皮肤病中医经典与临床

主编　白彦萍　王红梅

副主编　徐景娜　周涛　杨皓瑜　白冬洁　蔡文墨　侯绍伟

编委（按姓氏笔画排序）

丁伟芳　丁海宁　马杰　马雪婷　王慧　王磊
王菲菲　王斯尧　牛晓雨　吕景晶　朱琪　刘楠
刘久利　刘文静　刘宇超　齐潇丽　孙玉洁　李爽
李锴　李煜　李静　李小龙　李娟娟　宋晓娟
张天博　张丽雯　张维明　陈媛媛　林鹏　赵爽
柳赛赛　贾瑞璇　曹日曲　董晓宛　韩朔　魏武杰

人民卫生出版社
·北京·

图书在版编目（CIP）数据

皮肤病中医经典与临床 / 白彦萍，王红梅主编. —
北京：人民卫生出版社，2023.3
ISBN 978-7-117-34288-9

Ⅰ.①皮⋯ Ⅱ.①白⋯ ②王⋯ Ⅲ.①皮肤病 - 中医
治疗法 Ⅳ.①R275

中国版本图书馆 CIP 数据核字（2022）第 245158 号

人卫智网	www.ipmph.com	医学教育、学术、考试、健康， 购书智慧智能综合服务平台
人卫官网	www.pmph.com	人卫官方资讯发布平台

皮肤病中医经典与临床
Pifubing Zhongyi Jingdian yu Linchuang

主　　编：白彦萍　　王红梅
出版发行：人民卫生出版社（中继线 010-59780011）
地　　址：北京市朝阳区潘家园南里 19 号
邮　　编：100021
E - mail：pmph @ pmph.com
购书热线：010-59787592　010-59787584　010-65264830
印　　刷：三河市博文印刷有限公司
经　　销：新华书店
开　　本：710×1000　1/16　　印张：26
字　　数：426 千字
版　　次：2023 年 3 月第 1 版
印　　次：2023 年 4 月第 1 次印刷
标准书号：ISBN 978-7-117-34288-9
定　　价：76.00 元

打击盗版举报电话：010-59787491　E-mail：WQ @ pmph.com
质量问题联系电话：010-59787234　E-mail：zhiliang @ pmph.com
数字融合服务电话：4001118166　E-mail：zengzhi @ pmph.com

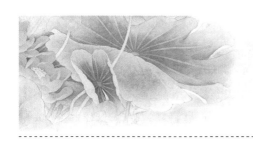

序

从 1979 年开始成为白彦萍的同窗，在我眼里她始终勤奋笔耕，临床求索，教书育人，一直是我学习的榜样。前不久白彦萍教授新书告竣，嘱我作序，我本意不应，自愧不如，怎能作序？拜读之后，叹其用思之精与传承之忱，故叨赘数语，以传其美。

全书披览中医皮外科古籍 19 部，精选疾病 35 种，采撷良方 54 首，合于一书，与众不同，颇有新意。诚能得古人心而有益后学。

健康所系，传承精华，为国育才，守正创新。当代中医成才，必须读经典、做临床、跟名师。而精读经典，是为基石。若不广学博采，上溯渊源，但囿于一人临床所见，数师经验之言，何异于各承家技始终顺旧？若不沉潜经典，怎能温故？不温故何以知新？我以为不仅当谨记轩岐仲景，天士东垣，探其理致之博大精深，更当应用诸多专科专论，众家经典。唯有博采众长，才能独树一帜，经典来自临床，实践出新论，读经典，悟妙道，薪火相传，中医疗效定会发扬光大，生生不息。

经典理论具有广泛的实践价值。我业医三十余载，师承孔光一老等温病大家，临证亦常用温病法治顽湿疡，每收良效。温病学的卫气营血、三焦，还有温热、湿热辨治思路皆可用于皮肤病诊治，显示出较高的临床指导意义。

卫气营血辨治理论于发疹性、发热性皮肤病常常适用，如麻疹、水痘、带状疱疹、急性荨麻疹等，皆为此类，可以知其传变，既可以遣其法，也可以用其方，更可推断其预后。

温热或湿热始于营血而外达营卫，其间传变多端，为祸尤甚。重症药疹、湿疹、红皮病急性期以及严重的自身免疫病，如系统性红斑狼疮、天疱疮、皮肌炎的活动期均可取法于此。

又有三焦膜系,湿邪留恋,辗转变化,津聚成痰化湿,蕴热攻窜气血,外现丘疹、水疱、糜烂、渗出、结节、斑块,而成湿疹、皮炎等病,内有肺脾肾三脏气化异常,升降出入乖谬,取其法理方可辨治获效。

每于诊竟,独坐冥思,常赞经典经久魅力,常悟明医大家之道术,实在幸事!老友所思者为我所思,所为者即我所欲为,欣喜之,敬佩之,钟鸣谷响,知音犹存,故乐为之序。

谷晓红

2022 年 8 月

于北京中医药大学和平街校区

前　言

　　中医学是中华民族的瑰宝，是打开中华文明的钥匙，中医经典是古贤圣哲的先知智慧与实践经验，是中医学理论渊源和独特思维方法的精华之魂。中医经典一贯为历代医家所尊崇，大凡名医无不精研中医经典，并在临床中应用，在实践中不断融会贯通。读经典、做临床是历代名医的成长必经之路，为古今成就中医大家的捷径。学习中医经典，要充分挖掘经典的智慧，从经典中汲取营养。

　　中医皮肤病是中医外科的一部分，其学术体系，萌芽于秦汉，发端于晋唐，发展于宋元，兴盛于明清。在近现代取得了长足的进步，逐步发展成为一门独立学科。在数千年的发展过程中，中医皮肤病学的内涵及其科学性、实用性在理论和实践两方面，不断充实与进步，成为中医学宝库中独具特色的重要组成部分，在许多慢性及疑难性皮肤病的治疗中，中医药治疗确有其独特的手段和优势。其精湛的学术理论，丰富的诊疗经验，都需要我们中医皮肤病工作者和有关科技人员认真学习研究，加以继承创新。

　　本书分为两部分：总论与各论。

　　总论部分，主要介绍中医皮肤科的发展简史，总结中医经典理论对中医皮肤科临床的贡献。挑选了19本经典古籍，横跨几千年，从春秋战国时期到清朝，从迄今已知我国最古老的医书——《五十二病方》，到我国最早的外科学专著《刘涓子鬼遗方》和我国第一部外治法专著《理瀹骈文》。明清时期，中医外科学更加重视内外统一的整体观念，正如汪机所言"然外科必本于内，知乎内以求乎外"。作为中医外科三大流派之一，"正宗派"陈实功的《外科正宗》重视脾胃，强调"盖疮全赖脾土"；"全生派"王维德所著《外科证治全生集》重视疮疡的阴阳辨证，主张"以消为贵，以托为畏"的治疗法则，创立阳和汤等著名方剂；"心得派"代表人物高秉钧所著《疡科心得集》提出"辨证求因"的辨证思路，首创"三部病机"学说，创立牛蒡解肌汤和萆薢渗湿汤至今仍是皮肤病的治疗首选。难能可贵的是，古籍中有关传染病与性病的专著，《疯门全书》《解围元薮》《霉疮秘录》，详细地记录了麻风、梅毒等传染病的临床症状、传染途径及治疗方法、鉴别诊断等，科学而翔实。

各论中包括两个章节，第一章论述常见皮肤病临床诊治。我们选取了35种皮肤科常见病，以病名、病因病机、临床表现、辨证论治、转归预后为纲，并辅以古籍条文精选，择其要者完善整理，旨在以形式集中的中医皮肤科古籍精华和系统的内容为引玉之砖，使读者"略窥皮肤科古籍之大略"，以飨广大皮肤科同仁。第二章论述经典名方在皮肤病中的应用，根据方剂的类别，分"麻黄类""桂枝类""白虎类""下瘀血类""泻心类""甘草类""柴胡类""附子类""当归芍药散类"以及其他类与外用药类，简要介绍方剂出处、组方用法、方证辨析、辨证要点，重点阐述其皮肤病应用思路及典型医案，力争全方位、新视角体现方剂化裁运用于皮肤病治疗的要点。

在浩瀚的历代医籍中，中医皮肤病学并无专著出版，其学术思想，诊疗技术，均散在于历代综合著作和外科专著中。为满足当下中医皮肤科事业发展需求，我们把中医古籍中蕴藏的有关皮肤病学的精髓与智慧挖掘整理出来，供现代医者研究参考，更好地服务于中医皮肤科临床。我们写作本书的初衷是把中医古籍中关于皮肤科的内容与现代临床相结合，从而重视古籍、学习古籍、应用古籍。

读经典在于"悟"道，而做临床在于"仿"道。希望本书的出版起到抛砖引玉的作用，帮助更多的临床医生学习古籍，从古籍中寻找解决临床问题的方法，做真正的中医。

白彦萍　王红梅

2022 年 7 月

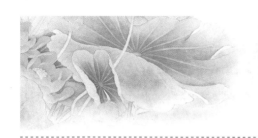

目 录

总 论

各　论

总　　论

第一章
中医皮肤病学发展概况

中医皮肤病学萌芽于秦汉，发端于晋唐，发展于宋元，兴盛于明清，并在现代医家的努力下进一步完善。在数千年的发展过程中，中医皮肤病学不断丰富其内涵，在理论和实践两方面不断发展，成为中医学宝库中独具特色的重要组成部分。

一、中医皮肤病学发展简史

关于皮肤病最早的文字记载出现在殷墟的甲骨文中，如"疕""疥""癣"等，应该是最早的皮肤病病名的记载。到了春秋战国时期，有关皮肤病的记载逐渐增多，马王堆出土的汉墓帛书《五十二病方》是迄今已知的我国最古老的医书，书中记载的皮肤病有17种：巢者（体臭）、身疕（顽固性皮肤病，如银屑病）、白处（白癜风）、疣以及马疣（寻常疣）、夕下（腋下湿痒类皮肤病，如多汗症、湿疹等）。在外治法中，有熏、浴、熨、酒、按、擦、印等，其中敷法内容丰富，共有110首，几乎占全书的一半，并载有我国皮肤科迄今所见的第一首美容处方（组成：白芷、辛夷、杜衡等）。该书还记载了物理方法治疗皮肤病，如火灸治疗"痂""干瘙"；以药物为介质按摩治疗"疥"与"冻疮"；以爪刮法治疗皮肤色素减退及痂症。

"皮肤"一词首次出现在《黄帝内经》中，《黄帝内经》中关于皮肤病相关病名近30种，如痱、秃、皮痹疽、痤、皶（酒渣鼻）、疠风（麻风）、毛拔（斑秃）等。书中论述皮肤和皮肤附属器的解剖、生理、病理，包括毛发、毛孔、腠理、爪甲等，如"所谓玄府者，汗空也"，"玄府"指汗腺及其开口。强调肺脾肾心肝与皮肤的生理病理关系密切，如"肺合大肠，大肠者，皮其应……视其外应，以知其内脏,则知所病矣""肺者,气之本,魄之处也,其华在毛,其充在皮""肾之合骨也,其荣发也,其主脾也""诸痛痒疮,皆属于心""诸湿肿满,皆属于脾"皆是从整体观念考虑皮肤的生理病理。

东汉张仲景的《伤寒杂病论》是第一部理法方药完备的著作,书中描述的皮肤病包括:急性女阴溃疡、眼-口-生殖器综合征、色汗症、色素沉着皮肤病、脂溢性皮炎、荨麻疹、皮肤角化性改变、湿疹、脱发、红斑狼疮等,有些甚至是世界上首次报道,这为中医皮肤病的发展起到了奠基的作用。世界上首次急性女阴溃疡的记载:"少阴脉滑而数者,阴中即生疮,阴中蚀疮烂者,狼牙汤洗之。"介绍"以绵缠箸如茧"以便"浸汤沥阴中"的治疗方法,同时"蛇床子仁,上一味,末之,以白粉少许,和令相得,如枣大,绵裹纳之"实为阴道栓剂之雏形,开后世外治法之先河。湿疹,大多数学者都认为浸淫疮是张仲景对急性湿疹的最早记述,《金匮要略·脏腑经络先后病脉证》及《金匮要略·疮痈肠痈浸淫病脉证并治》均提及浸淫疮的症状,同时提到了应用黄连粉治疗浸淫疮。

魏晋南北朝时期的《刘涓子鬼遗方》是我国现存最早的外科学专著,对化脓性感染等外科疾病有突出贡献。该书首次记载以局部有无"波动"作为辨脓的指征,明确记载了局部触诊方法和有脓、无脓的临床指征;并把脉搏与体温的变化也视为诊断有脓无脓的重要指征,比较系统地论述了不同化脓性感染保守治疗或切开治疗的原则和适应证。书中相当多的内容是论述皮肤病的,所记载的皮肤病包括疔、癣、疮、疥、鼠乳、瘾疹、秃疮、痱、热疮、皮疱等几十种,每种疾病均有相应的治疗方药,如用紫草膏方治疗小儿头癣疮,用白蔹膏方治疗皮肤热痱,用五黄膏方治疗久病疥癣,用麝香膏方治疗面黑皮疱,用白芷膏方治疗发秃等。书中首次记载用水银膏治疗皮肤病,比其他国家早了6个世纪。

隋唐时期,经济文化繁荣昌盛,科学技术进步,中外交流频繁,是中国历史上的鼎盛时期。这一时期,医学理论和实践进一步发展,外科医家诊断以及治疗水平有了很大的提高。皮肤病的病种增多,而且对大部分病证的诊断更加明确,针对病因及部位、经络的治疗法则基本确立,妇人、小儿、老人以及皮肤防护与美容方面的皮肤病逐渐分化出来,丰富发展了皮肤病理论体系。

隋朝巢元方的《诸病源候论》,其中15门309候涉及皮肤病,相当于130种皮肤病。《诸病源候论》首次按病因、部位、症状等对皮肤病进行分类,使之条理化、系统化,并且,在该书中,虫致病学说作为皮肤科疾病的病因学说得到较大发展。隋唐医家对诸如尸注、鬼疰、麻风等病均认为是"虫"引起之病,赋予"虫"说更深更新的意义。《诸病源候论》还将"疥虫"和"疥疮"联系起来，指出病因为"并皆有虫"，对疥的传染性已有明确认识。

唐代孙思邈的《备急千金要方》30卷，涉及皮肤病证名称近200种，所列述常见皮肤病证计150余种，还有小儿皮肤病、妇女皮肤病、老年皮肤病、皮肤病新生物、麻风等。该书重视皮肤与脏腑的关系，如《备急千金要方·面药》中以栀子丸治疗酒渣鼻，以肺合皮毛立论，以栀子、大黄等涤肺胃之热而达到标本兼治的目的，成为后世医家治疗面部皮肤病的依据。《备急千金要方·养胎》也认识到妊娠期对胎儿皮肤发育的影响，指出妊娠七月"密腠理""皮毛已成"，妊娠八月"成肤革""光泽颜色"；妊娠九月"养毛发，致才力"。此外，《备急千金要方》书中记录了大量的美容方药和方法，是我国历代方书中较早、较完整记录美容理论和美容方药的医学著作，同时也反映了当时的医学美容水平，对后世医学影响很大。

宋代伍起予编撰的《外科新书》(已佚)，是现知我国医学史上以"外科"命名的最早著作，比较重视外科痈疽特别是背疽的早期治疗。李迅的《集验背疽方》是一部治疗背部化脓性感染的专书，介绍了背疽的主证、兼证的鉴别，诊治和多种经验方，书中每方之前均有论说，辨析证候的虚实、治疗的节度，所载方剂如五香连翘汤、内补十宣散、加减八味丸、立效散等堪称良方。东轩居士的《卫济宝书》，论述了外科疮疡痈疽等化脓性感染之病因、症状体征、诊断以及诸种医疗方药和技术，内容丰富，图文并茂，并且第一次明确使用"癌"字记录疾病。

金元时期的刘完素的"主火论"及"六气化火说"理论对皮肤病的发病机制有一定的指导作用，如"人之疖肿，因内热外虚所生也……肺主气，候于皮毛，脾主肌肉，气虚腠理开，为风湿所乘，脾气湿而内热则生疮也。""夏热皮肤痒，而以冷沃之，其痒不去，谓寒能收敛，腠理闭迷，阳气郁结，不能越散，沸热内作故也。"刘完素创立的"防风通圣散"治疗皮肤病，具有解表攻里，发汗达表，疏风退热之功效，主治表里俱实证，至今应用临床，疗效甚佳。并且黄连解毒汤、凉膈散、白术散等名方，仍为治疗荨麻疹、中毒性红斑、疮、癣、发斑、多汗症等病证的效方。

明代是中国历史上政治比较稳定，封建经济高度发展的时期。明代外科(包括皮肤科)在疾病的诊断、治疗等方面出现了革新的趋势，中医皮肤科发展成熟。明代外科著作约有50种，其中有20余种至今仍是学习研究的参考书，如汪机的《外科理例》、薛己的《外科发挥》《疡疡机要》《外科枢要》、沈之问的《解围元薮》、王肯堂的《外科准绳》、申斗垣的《外科启玄》、陈实功的《外科正宗》、陈司成的《霉疮秘录》等，综合反映了明代外科学的发展水平。

陈实功的《外科正宗》，是中国医学发展史上一部重要的外科学名著，涉及疮疡、皮肤疾病、外伤蛇毒、性传播疾病等多方面，实乃中医外科疾病之大全，以"列证最详，论治最精"著称。开创了外科"正宗派"之先河。书中指出"外之证，必根于内"，强调"痈疽虽属外科，用药即同内伤"，并且十分重视保护脾胃。

明代麻风盛行，引起医家广泛重视，出现麻风专著。沈之问的《解围元薮》开始对麻风做出系统阐述，指出麻风病是"传染所袭"，揭示本病的传染方式系接触传染、飞沫传染等，还指出机体状况在形成传染中的决定性作用。沈氏首倡麻风病以脏腑经络统之，开麻风病辨证论治之先河，"天时毒气，脏腑混淆，互伤舛痊，变症源当。然肺病则痛，胃病则痒，肾病则麻，心病则烂，肝病则挛，脾病则脓"。并且总结了大枫子治疗麻风的经验，否认了服用大枫子"瞽目"之说。薛己撰《疠疡机要》，对麻风病的本症、变症、兼症与类症的辨证治疗等予以全面阐论和辨析，加上清代的《疯门全书》，合称中医学麻风三大专著，各具特点，使麻风病的理论和实践提高到一个新的水平。

经过长期的历史经验和积淀，到了清朝，无论是医学理论还是临床各科的诊疗方法，形成了完整的体系。中医皮肤病学发展到了鼎盛时期，名医辈出。

中医外科发展至清代形成三大学派，正宗派、全生派、心得派。正宗派以明代陈实功《外科正宗》学术思想为代表，所以称为正宗派。临证以脏腑经络、气血为辨证纲领，治疗上内外并重，内治以消、托、补为主，外治重视刀针、药蚀等法。全生派则以清代王维德《外科证治全生集》学术思想为代表，重视阴阳辨证，治疗上"以消为贵，以托为畏"，以温通为法则，反对滥用刀针，主张"阳和通腠，温补气血"治疗阴证。创立阳和汤、犀黄丸、醒消丸、小金丹以及阳和解凝膏等方剂，至今仍在广泛应用。心得派以清代高秉钧《疡科心得集》学术思想为代表，强调温病与外疡发病机制及治疗原则的一致性，将三焦辨证与外科审症求因相结合，把走黄、内陷与热入营血的治疗结合起来，应用犀角地黄汤、紫雪丹、至宝丹治疗沿用至今。

《外科大成》由清朝祁坤撰写，是继承"正宗派"的重要著作，主张消托补治疗痈疽，内外治并重。"是集也，辨证辨名从博，虽微疵悉备而不遗，用药用方从约，单刀直入以取效。至于独悟之心法，不传之秘方，皆为一盘托出，不复珍惜"，以上祁氏以短短数语，如实地概括了本书的全貌。其子昭远继承父业，入太医院为判官，其孙祁宏源亦太医院人员，在乾隆四年（1739 年）奉旨编撰《医宗金鉴·外科心法要诀》，就是在《外科大成》的基础上整理而成。

《疡医大全》为清代顾世澄所著，全书 40 卷，为疮疡专书。作者汇集前代有关外科治疗的专著及其先祖宁化、父青岩家藏秘方编撰著成。书中汇集《黄帝内经》以下历代外科精要之论分类编辑，是清代外科学内容最为丰富的一部巨著，对中医外科学术发展有着广泛而深远的影响，被后人誉为"网罗浩博，不愧大全"。

《理瀹骈文》又名《外治医说》，清末吴师机所著，是我国第一部外治法专著。吴氏强调辨证论治在中医外治中的应用，体现了治病求本的原则。该书创立了经皮吸收理论，认为"病先从皮毛入，药即可由此进"。此外，该书收集了我国清末以前千余年的外治法，包括贴、涂、熨、敷、洗、点、灸、照、烧、爆、熏、蒸、煮、糁、掺、扑、抹等百余种，对古代外治法进行了系统总结，并且收集了大量的民间单、验方，该书的问世，标志着中医外治体系的发展与成熟，对后世中医外治法的发展产生了重要的影响。

二、中医皮肤病学的发展现状

1. **中医皮肤病专科／医院的建设**　中华人民共和国成立以来，中医皮肤科在医、教、研方面形成了较为完整的学科体系，全国县级以上的中医院基本上都建立了皮肤科。1974 年赵炳南率先在北京中医医院（现首都医科大学附属北京中医医院）组建了我国第一家独立的中医皮肤科，这标志着中国中医皮肤学科的创建。2009 年 10 月国家中医药管理局确定了首都医科大学附属北京中医医院、广东省中医院、湖南中医药大学第二附属医院、重庆市中医院、黑龙江省中医医院、天津市中医药研究院附属医院、武汉市中西医结合医院为中医皮肤病学重点学科单位，进行中医皮肤科的全面建设和专病研究。在科研方面，有众多中医皮肤科承担了省部级中医和中西医结合皮肤病学研究课题并取得了成果，也有部分中医皮肤科申报并完成了多项国家自然科学基金项目，此外，还有科室承担着"十一五"国家科技支撑计划、"十二五"国家科技支撑计划等研究课题。

2. **中医皮肤科人才及学术团体**　1990 年，全国从事中医皮肤科工作的人数为 1 591，1996 年增加到 1 898，2000 年增加到 2 765，而在 2011 年大约有5 000 人从事中医皮肤科工作，并且人数仍在增加，可见中医皮肤科队伍在不断壮大。中医皮肤科高层次人才队伍也在扩大,1981 年国务院陆续批准朱仁康、石光海等 23 人为博士生导师,开始招收中医皮肤病学博士研究生和七年制学生。此后,为了中医皮肤科的继承与创新,国家中医药管理局确定朱仁康、张作舟等 9 人为中医皮肤科继承指导老师。在博士后教育方面,建立了广东省中医院、湖南中医药大学第二附属医院、上海中医药大学附属岳阳中西医结合医院等为中医皮肤病学博士后流动站,2003 年开始招收中医皮肤病学博士后,早期确立禤国维、杨志波、李斌为博士后指导老师,为中医皮肤科输送了大批高质量人才。

中医皮肤科人才队伍在不断扩大,同时,中医皮肤科各级学术团体也在不断建立与扩大,促进了中医皮肤科的交流与学习。作为国内中医皮肤科最高学术团体的中华中医药学会皮肤科分会于 2004 年 10 月 16 日成立,首任主任委员为段逸群,此后每年召开 1 次皮肤科学术会议。世界中医药学会联合会皮肤科专业委员会于 2009 年 9 月 19 日成立,禤国维为主任委员,学会成员包括中外各界人士,进一步促进了皮肤科的学术交流。此外,各省市也有相应的省市级专业委员会,极大促进了中医皮肤科学术交流。

3. 中医皮肤病优势病种　国家中医药管理局"十一五"重点专科协作组确立了白疕(银屑病)、蛇串疮(带状疱疹)、白驳风(白癜风)、湿疮(湿疹)、粉刺(痤疮)等为重点病种,并建立了中医及中西医结合临床路径,规范了皮肤病重点病种的诊疗。中医皮肤病优势病种的确立,提高中医诊疗水平,扩大了中医临床阵地。

4. 现代中医皮肤科著作　北京中医医院作为中医皮肤科的发祥地,于 1975 年出版的《赵炳南临床经验集》是第一部皮肤科老中医经验集,1983 年出版的《简明中医皮肤病学》第一次建立了完整的皮肤科辨证论治、理法方药体系,无数后学从中受益,二者可以说是现代中医皮肤科的奠基之作。此后大量中医皮肤科专著不断面世。1979 年中国中医研究院广安门医院汇集整理《朱仁康临床经验集》一书,提出皮肤外科疮疡的分类、病因病机、辨证论治的理论依据、治验医案及经验用方。1997 年,刘忠恕主编的《现代中医皮肤病学》出版,该书以中医学理论体系为纲,古今结合,全面系统地阐述了临床常见皮肤病的辨证和治疗。1986 年,徐宜厚修订《中医皮肤科诊疗学》,以清代《医宗金鉴·外科心法要诀》为蓝本,按部位归纳法分类且订正病名,突出中医诊疗特色和实用价值。2000 年,由欧阳恒、杨志波主编的《新编中医皮肤病学》出版，该书既突出了中医特色，又吸收了西医学研究的先进成果。2001 年，由赵尚华主编的《中医皮肤病学》问世，该书作为高等医学院校选用教材，讲述了中医皮肤病学的基本理论、基本技能、基本知识、常见病及部分多发的疑难病证的诊治方法等知识。2013 年，欧阳卫权著《伤寒论六经辨证与方证新探——经方辨治皮肤病心法》，较为系统地探索运用六经辨证指导皮肤病临床。2014 年，中华中医药学会皮肤科分会组织编写了《当代中医皮肤科临床家丛书》第一辑（共 13 册），后陆续出版了第二辑（共 9 册）、第三辑（共 8 册），较为系统地总结了 30 位中医皮肤科临床医家的经验。众多专业中医皮肤书籍的问世，使得中医皮肤病学理论体系逐渐完善。

三、中医皮肤病学目前存在的问题及对策

1. **理论创新进展缓慢**　张仲景的《伤寒杂病论》、金元四大家的学术观点、明清时期的温病学说，都是中医理论上的一座座高峰。尤其是温病学说的提出，突破了"伏寒化温论"为温病病因的主流思想，在温病学说提出之前，温病被认为是寒邪郁久化热导致，常以伤寒之辛温法治疗温病。然而近几十年来，虽然中医皮肤病学在不断发展，但在重大基础理论创新方面尚显不足。尽管如此，中医皮肤科在中医理论方面还是有些许发展的。近些年来，对一些皮肤疾病病因病机的认识，中医皮肤科学者在前人的基础上，有了进一步的发挥和发展。如对于痤疮，中医传统认为该病是由肺胃血热上熏头面所致，但近有学者提出痤疮是由肾阴不足、冲任失调、相火妄动所致。银屑病是皮肤科常见疑难疾病，传统医家认为血热是银屑病发病的关键病机，主张从血论治，但有学者提出不同观点，如有主张从毒论治，有主张从玄府论治，也有倡导从卫气营血论治等，皆在临床中取得良好效果。不过中医药的发展不是一蹴而就的，在中医理论创新的道路上，任何细小或平凡的创新，都是有意义的，积累到一定程度，便会有质的突破。

2. **中医外治法运用不足**　中医外治法是中医皮肤科的特色，有别于其他学科常用的内治法。中医外治法直达病位，作用迅速，疗效确切，运用方面，能直接观察。部分皮肤病如疥疮、鸡眼等，单用外治法便能取得良好效果，而对于一些疑难疾病，在内治法的基础上配合外治法，往往能取到出其不意的效果。但目前由于各种原因，中医皮肤病学界对中医外治的继承与发扬进展缓

慢,一些传统外治法得不到进一步完善,部分外治法不能推广应用,甚至有些有效的外治法因缺乏整理而濒临失传。因此,整理出行之有效的中医皮肤外治技术显得尤为重要。随着时代的发展,部分中医外治法在剂型、运用手法等方面存在局限性,如何吸取现代科技手段,改善中医外治技术,值得进一步研究。

3. **优势病种仍须扩大**　现代皮肤科学发展迅猛,特别是生物制剂的开发,使得西医皮肤科学有着革命性的突破。但皮肤病多达数千种,亦存在一些缺陷和不足,因此,建立中医皮肤病的优势病种,与西医学互相补充,显得尤为重要。另外,随着皮肤学科的细化,性病学科、美容学科、皮肤外科等亚专科的出现,临床中如何应用中医理论,如何挖掘中医治疗特色以便更好地为患者服务,是一个中医皮肤科人需要努力的方向。

四、中医经典理论对皮肤科临床的指导意义

中医药之所以源远流长,是因其有一套较为完整的理论体系。在中医学的发展中,留下了众多的中医经典理论,不仅在众多内科,而且在皮肤科领域,这些中医经典理论仍有较大的临床指导意义。鉴于中医理论众多,现仅就部分中医经典理论以举证说明中医经典理论对皮肤科临床的指导意义。

1. **阴阳理论**　阴阳理论是《黄帝内经》中认识自然,解释自然的核心世界观和方法论,是中医辨证之首。皮肤病以其独特的外在皮损临床表现,使得阴阳辨证在皮肤病的辨证中极具特色,如从皮损的颜色、质地、分布等可辨别阴阳。《外科证治全生集》提出"夫红痈乃阳实之症,气血热而毒滞;白疽乃阴虚之症,气血寒而毒凝。"在临床中,认为皮疹颜色鲜红者为阳,色晦黯者为阴;皮疹凸起坚实者为阳,凹陷柔软者为阴。当然,整体辨证很重要不能缺失,但局部皮疹的阴阳辨证亦是强有力的参考。

2. **有诸内者,必形诸外**　"有诸内者形诸外"出自《丹溪心法·能合色脉可以万全》,源于《灵枢·外揣》记载的"司外揣内""司内揣外"。皮肤病外在表现与内在脏腑密切相关,外在皮损与内在脏腑的对应关系对皮肤病的治疗具有指导意义,如肺主皮毛,可以用宣肺法治疗皮肤病;心主血,其华在面,可以运用泻心法治疗面部皮黄症状;肾藏精,其华在发,可以运用补肾法治疗脱发、少发等毛发疾病;脾主运化,其华在唇,对于唇部疾患,可以从脾论治。

3. **温病学说理论**　温病学说是以叶天士、吴鞠通、王孟英为代表的医家

提出的一套中医理论体系，广泛应用于临床各科，对于皮肤病的诊疗亦有巨大的指导意义，特别是感染性皮肤病，如风疹、麻疹、单纯疱疹、猩红热、丹毒、川崎病、传染性单核细胞增多症等；某些物理性皮肤病如日光性皮炎、痱；过敏性皮肤疾病如药疹、荨麻疹、过敏性紫癜、多形红斑以及免疫性皮肤疾病如系统性红斑狼疮、红皮病、银屑病等提供了理论上的支持。如基于温病学说理论，寻常性银屑病属于伏邪温病，病位在血分，邪伏血分是银屑病发病的主要病机。风邪外袭、情志内动、外感湿邪、饮食失节等诱发因素，引动血分之伏邪，血热之邪发于肌肤而成红斑丘疹，病程迁延日久，热灼津液，耗阴伤血，可致阴虚血燥，肌肤失养，血燥生风而起层层白屑，更因气血瘀滞，致皮肤肥厚，皮疹大如地图斑片。治疗可以血分治疗为基础，注重卫气营血多层次治疗，使血分伏邪透发于外，恢复卫气营血功能。

4. 诸痛痒疮，皆属于心　"诸痛痒疮，皆属于心"为"病机十九条"之一，出自《素问·至真要大论》。现代医家认为疼痛、痒、疮类疾病或症状的病因应该从心考虑，心主神志，痛痒是神志症状，所以其产生是因为心的功能发生障碍；心在五行属火，疮是火热盛的原因，所以疮应该从心火思考；痒、痛病机相通，都应该从心分析论治。心主神明，神明宜静，瘙痒性皮肤疾病、带状疱疹患者疼痛日久，情志多不调，或烦躁或抑郁，甚者夜不能眠，暗耗阴精，又加重疼痛，则可从心论治。如神经性皮炎是一种主要由神经精神功能障碍引起的以局部皮肤剧烈瘙痒和苔藓样变为特点的皮肤病，目前病因不明，相当多部分患者因情绪激动、紧张焦虑、心情抑郁、反复局部刺激以及进食辛辣刺激性食物而发病或加重，根据其瘙痒的特点，其治疗可以从心论治。湿疹是由多种内外因素引起的一种具有明显渗出倾向的皮肤炎症反应，对于湿疹的治疗，在健脾除湿、清热利湿的同时，还要兼顾"心"这"五脏六腑之大主"，以清泻心火、调养心神、濡养血脉为方法，重视心理精神因素在该病发病、转归、治疗中的作用，以达到促进疗效、提高患者生活质量的目的。

5. 不通则痛，不荣则痛　"不通则痛，不荣则痛"的观点出自《素问·举痛论》。临床中，有部分皮肤病伴有疼痛症状，如带状疱疹、皮肌炎、血管炎、结节型红斑与肢端红痛症等。"不通则痛，不荣则痛"，是根据疼痛的寒热虚实，使气血经络疏通，减缓疼痛症状。对于寒证疼痛，往往表现为局部青紫、疼痛，如雷诺症，可用温通活血之药物，而热证疼痛，一般具有红肿、发热与疼痛性皮损，如结节型红斑、变应性血管炎、局部化脓性感染的蜂窝织炎、皮肤深部脓疡等。对于虚证疼痛,如带状疱疹的后遗神经痛,可用补气养血法加用祛痰活血之药,而实证疼痛往往起病急骤,皮损红肿热痛明显,可用清热解毒、活血化瘀法治疗。

6. 斑为阳明热毒,疹为太阴风热　"斑为阳明热毒,疹为太阴风热"出自陆子贤《六因条辨》。阳明气分胃热炽盛,气分高热窜入血分,形成气血两燔,热邪灼伤血络,迫血妄行,血不循经,溢于脉外则成红斑,处方时可加用白虎汤;风热邪气侵犯太阴肺卫,卫分风热窜入营分,形成卫营同病,卫有邪阻,营有热逼,血液瘀于肌表细小脉络则成丘疹,处方时可加用银翘散。

7. 诸湿肿满,皆属于脾　"诸湿肿满,皆属于脾"出自《素问·至真要大论》。脾主运化,布散水精,若出现"湿、肿、满"这一类脾阳困遏、脾失健运、水湿内停的病证,其病位主要在脾,治疗上需要着重脾的治疗。在皮肤疾病中,湿疹常见渗液,荨麻疹可见风团伴痒,脂溢性皮炎皮疹具有油腻性特点,根据其皮疹表现,这一类疾病具有"湿、肿"病证特点,在辨证的基础上,加用健脾利湿之品可增加疗效。

8. 其在皮者,汗而发之　"其在皮者,汗而发之"出自《素问·阴阳应象大论》。现代医家多引申为"汗法"。汗法是在整体观指导下因势利导治则的具体体现,但汗法只是手段,透邪外出才是治疗目标。如对于寒冷性荨麻疹,风寒邪气内不得疏泄,外不得透达,寒邪郁于皮肤腠理之间,可加用麻黄附子细辛汤加桂枝汤以温阳解表,调和营卫,使皮肤腠理之寒邪外达。对于湿热郁积在体表肌肤的湿疹、皮肤瘙痒症类疾病,可运用麻黄连翘赤小豆汤清热利湿,解表散邪,祛除肌肤之湿热,亦是"汗法"的一种运用。

参 考 文 献

[1] 马慧群,马振友,张建中. 中医皮肤科学简史[J]. 中国皮肤性病学杂志,2011,25(5):408-410.

[2] 卢桂玲. 当代中医皮肤科临床家丛书·边天羽[M]. 北京:中国医药科技出版社,2014.

[3] 徐达,吴颢昕. 从"其在皮者,汗而发之"论治皮肤病经验[J]. 中国中医基础医学杂志,2019,25(1):115-116+130.

[4] 林鹏,李煜,王红梅. 从卫气营血论治寻常型银屑病[J]. 中医学报,2021,36(7):1386-1391.

（王红梅　魏武杰　林　鹏　侯绍伟）

第二章
古代中医经典著作对皮肤科的贡献

一、《五十二病方》对皮肤科的贡献

在 1973 年长沙马王堆出土的大量帛书中，有一种亡佚久已的无题帛书，因书中有五十二个病名目录，在目录末又有"凡五十二"字样，所以研究工作者将此书定名为《五十二病方》，这是我国迄今为止发现的最古老的医书，据考证成书于春秋战国时期，作者失考。据帛书整理小组统计，书全文由 283 个医方组成，共列药物 247 种，病名 103 个，包括内、外、妇、儿、五官等科，尤以外科病最为多见，反映了先秦时期我国古代医学的辉煌成就。同时该书也是我国现存第一部载有多种皮肤病和治法的医学著作，涉及多种皮肤病，为后世皮肤病的学术发展奠定了基础。

1. **皮肤病病名的记载**　《五十二病方》中记载了 10 余种皮肤病相关病名，如"疕""疣"等。其中"疕"指皮肤疮疡类皮肤病，而"身疕"泛指全身的疮疡，"瘃"为冻疮。"白处"指具有色素减退症状的皮肤病，如白癜风。"疣"指生于体表的赘生物，而"马疣"可能属于"疣"的一种，相当于现代的寻常疣。"夕下"可能是指发生于腋下的皮肤病，如多汗症、湿疹等。"螟"被学者推测为麻风病。"干瘙"是指具有瘙痒特点的疥癣类皮肤病。"巢者"则指具有体臭症状的患者。由此可见，该书所载的皮肤病大多根据临床特征以及疾病原因命名，体现了皮肤病易于观察的特点。

2. **药物剂型的记载**　在《五十二病方》治疗皮肤病的药方中，虽然没有药物剂型的具体名称，但实际上已经具备了膏、丸、洗剂等多种药物剂型的雏形，其中主要以外用制剂为主。

"膏""脂"即用动物的脂、膏作介质调和药物，该书载有彘膏、豹膏、猪膏、

豕膏、蛇膏、殺脂、牛脂等调药,是书中记载最多的药物剂型。书中40个应用膏脂类药物的医方中,有21方冠以猪、豕、彘、豨的,都一律称之为"膏";而有三方冠以殺、牛者,称为"脂"。在古代,动物油膏作为软膏原料外用,有固定药物的作用,便于贴敷;作为提取药物的有机溶剂,可以促进药物有效成分的分解,使药物更精纯,消除药物副作用,提高药物的疗效;作为局部外涂用药,具有润滑皮肤及伤口,防止其燥裂,对创面起保护作用,并能促进创面的愈合;而膏脂煎药,或煎过的膏脂,还有灭菌防腐作用,便于保持药效。如"以鸡卵弁兔毛,敷之"就是用鸡蛋去蛋壳后与兔毛调和,敷在创面上治疗烧伤。治疗痂病,"加(痂)方:财冶犁(藜)卢,以蠸(蜂)駘弁和之,即孰□□□□加(痂)□而已"根据痂病创面的大小,选择适量的藜芦和适量的蜂的幼虫,将二者搅和在一起,敷于痂上。"以茯苓,撮取大者一枚,捣。捣之以春,脂弁之,以为大丸,操"指用大茯苓捣碎与油脂掺和做成大药丸,涂擦患处以治疗干瘙。

该书还记载了药物的多种用法,如"蚖:(畜)兰,以酒沃,饮其汁,以宰(滓)封其痏,数更之,以熏□"指被毒蛇咬伤后,可以取兰草,将其捣碎,用酒浸泡后,服下药汁,并且将适量的药渣封敷在伤口处,应该多次更换药渣敷伤口,还可以用药渣进行熏疗,描述的是兰草的口服、外敷、熏疗三种用法。

此外,该书还记载了燔法。燔是炮制方法之一,指的是将药物直接或间接地放于火上高温加热至一定程度的炮制方法。该书记载此法可用于止血,如"止血出者,燔发,以安(按)其痏"。燔发之品药名为血余炭,原名乱发,始载于《名医别录》:"乱发……止血,鼻衄,烧灰吹之,立已。"可见《五十二病方》是燔发止血法的最早出处。此外,在该书记载"以刃伤,類(燔)羊矢,敷之",将羊矢烧炭成灰外敷于创面以止血,这开创了炭药止血的先河。

3. 外治法的使用　《五十二病方》记载了多种皮肤病外治法,包括药物外敷、外洗等药物疗法以及灸法、摩法、热熨等非药物疗法。

(1)外敷法:外敷法是将药物调匀敷于创面、患处或与疾病相应的部位、穴位等。在《五十二病方》中此用法最多。外敷法大多用介质调和外敷,如:"燔牡鼠矢,治,以善戴膳而封之。"戴是醋的古称,指用醋煎药以外敷。再如:"善酒,靡(磨)之血,以水银敷,以金刱□治末皆等,以彘膏敷。"还有"以雄黄二两,水银两少半,头脂一升,□黄靡(磨)水银手□□□□□□□雄黄,孰挠之。先孰洒骚(瘙)以汤,溃其灌,抚以布,令□□而敷之,一夜一□",疥疮加以雄黄调药已沿用至今。再如"胕腺":"治胕腺,取陈黍、叔(菽),治,以犬胆和，以敷。"此用法是用犬胆汁调药来治疗小腿烧伤和身体疮疡。再如："以少（小）婴儿弱（溺）渍殺羊矢，卒其时，以敷之。"又如本方"治乌豪（喙）四果（颗）、陵（菱）弐（芰）一升半，以南（男）潼（童）弱（溺）一斗半并□，煮熟，□米一升入中，挠，以敷之。"等。都是用童便调和来治疗癣类皮肤病的。"久伤者，茊（薼）杏核中人（仁），以职（胏）膏弁，封痈，虫即出"是用杏仁制膏涂于患处治疗创伤久而不愈的感染脓肿。

除用介质调和外敷外，该书还有很多直接外敷的方法，如胕膫（烧伤）："夏日取堇叶，冬日取其本，皆以甘（口）沮（咀）而封之。干，辄封其上。此皆已验"是直接将药物咬成小颗粒外敷烧伤部位。"封"在古医书中引申义为涂、敷，文中"以疾（蒺）黎（蔾）、白蒿封之"就是用蒺蔾、白蒿，共同捣烂后，药物直接涂在被"蝎子蜇伤"的患处。

（2）**外洗法：** 外洗法是通过用温水、酒或药液淋洗、浸泡患处。此方法在痈、疽方中体现更多，如外敷前先洒清水、煎药汤汁、酸米泔水等以清洁疮面。如"□者，治黄黔（芩）与□□□□□巂膏□□之，即以布捉，□□□□□□□浘之"，据考证"浘"通浼，字义均形容河水流动之状，文中即指用药液冲洗患处；"洒"通撒，《说文解字》载"洒，涤也"，其乃洗涤之义，《五十二病方》中"稍（消）石直（置）温汤中，以洒痈"即以破坚散积、解毒消肿的消石之剂来清洗痈疮。

（3）**非药物治疗：** 灸法，即将药物点燃直接或间接熏灼体表，热力透入肌肤，温和气血，扶正祛邪。该书记载："取敝蒲席若藉之弱（蒻），绳之，即燔其末，以久（灸）尤（疣）末，热，即拔尤（疣）去之。"在拔疣前用灸法，既达到消毒的作用，又可以防止疼痛。现代临床也通常采用小艾炷灸疣部数壮，以自感灼痛为耐度，连灸两三天，一般疣体1周左右即可自行脱落，而无明显瘢痕。另外，"烂疽者，□□起而□□□□□□□治，以巂膏未湔（煎）者灸销（消）以和□敷之"指烂疽在外敷之前先热灸可起到活血消肿止痛的作用。再如睢（疽）病："灸梓叶，温之。"将梓树叶烤热，然后将这种热树叶敷在患处。

按摩法，是用手或药物、器械等摩擦患处或穴位或特定部位以达到治疗目的的方法。该书记载"止血出者，燔发，安（按）其痏"，其中"以按其痏"指的是以其按压伤口，这是压迫止血的最早记载，也是按摩手法中按法的最早记载。另外，该书载有"睢（疽）未□□□□乌豪（喙）十四果（颗），以醯半升□□□□□□泽（㵒）泔二参，入药中□□□□令如□□□□□灸手以靡（磨）

□□□敷□□□□□之，以余药封而裹□□□□不痛已□□。●令"指的是在疽初发疼痛剧烈时，手热后按摩患处，可以起到以行气血、消肿痛的作用。"去故般(瘢)：善削瓜壮者，而其瓣材其瓜，其大如两指，以靡(磨)般(瘢)，令□□之，以□□敷之"描述的是治疗陈旧瘢痕的办法，切开成熟的瓜，并用瓜子壳将瓜皮肉削成两个指头大小，然后用其摩擦瘢痕部位，使瘢痕部位变为红，当瘢痕已经红了，就用削下的瓜皮肉贴敷在瘢痕上。此外，也有记载"节(即)炙裹乐(药)，以靡(磨)其骚(瘙)，□靡(磨)脂□□脂，骚(瘙)即已"即指通过用灸裹药物在瘙痒部位摩擦来止痒。

熨法则是指裹药物或加调和剂(如醋、酒、泥、葱等)以熨患处，主要是用热力和药力作用，起到开腠理、通经络、行气血、消肿痛的作用。如"烝(蒸)圈土，裹以熨之"指用包裹蒸泥熨治烧伤。"瞤(疽)始起，取商牢渍醯中，以熨其种(肿)处"，用熨法以助活血消肿之效，其中商陆熨除痛肿在《神农本草经》中也有所记载。再如"瘃"(冻疮)："烝(蒸)冻土，以熨之。""践而涿(瘃)者，燔地穿而入足，如食顷而已，即□葱封之，若烝(蒸)葱熨之。"介绍了治疗脚冻伤的方法，即挖一个大小适当的地洞，将地洞烧热后，放入冻伤的脚进行热疗，大约一顿饭的时间将脚抬出来，然后用捣烂的葱封包在冻伤处，或者将葱蒸热，对冻伤的脚进行热熨。

（林 鹏 李 爽）

二、《伤寒杂病论》对皮肤科的贡献

《伤寒杂病论》为东汉张仲景所著，包括《伤寒论》和《金匮要略》，该书集汉代以前医学之大成，被后世奉为中医学四大经典著作之一，书中所创的六经辨证理论成为中医临床的理论基础。该书也记载了许多鲜为人知的皮肤病，有些甚至是世界上最早的报道，对中医皮肤病的发展起到了指导作用。

1.《伤寒杂病论》对部分皮肤病的认识 本书所论中医皮肤科病证包括狐惑(白塞综合征)、阴阳毒(红斑狼疮)、黄汗(色汗症)、阴疮(急性女阴溃疡)、瘾疹(荨麻疹)、身痒(瘙痒症)、肌肤甲错(角化性皮肤病)、发落(脱发)、疮(疖、痈)、浸淫疮(急性湿疹)、面游风(脂溢性皮炎)、面赤(面部皮炎)等，并就疾病的病因病机、诊疗、预防调护等内容进行了丰富的论述，对中医皮肤科的理论和治疗有指导意义。

（1）对狐惑的认识：书中首载狐惑病，其症状有咽喉、口腔、前后二阴蚀烂性溃疡及眼部损害，与西医学的白塞综合征十分接近，如"狐惑之为病，状如伤寒，默默欲眠，目不得闭，卧起不安，蚀于喉为惑，蚀于阴为狐，不欲饮食，恶闻食臭，其面目乍赤、乍黑、乍白"。治疗方面，根据其局部症状及全身脉证辨证论治，既有内服的甘草泻心汤、赤豆当归散，又有苦参汤外洗、雄黄熏洗，如"蚀于上部则声喝，甘草泻心汤主之""蚀于下部则咽干，苦参汤洗之""蚀于肛者，雄黄熏之""若能食者，脓已成也，赤小豆当归散主之"，书中多样的治疗方法为后世治疗提供思路。后世医家对于白塞综合征的治疗方法在此基础上继续改善，疗效显著，如清代尤怡的《金匮要略心典》中用甘草泻心汤治疗本病，并载有"甘草泻心，不特使中气运而湿热自化，抑亦苦辛杂用，足胜杀虫之任"。

（2）对阴阳毒的认识：书中首载阴阳毒，其面赤、咽喉痛、身痛等症状与西医学的系统性红斑狼疮十分接近，如"阳毒之为病，面赤斑斑如锦文，咽喉痛，唾脓血……升麻鳖甲汤主之。阴毒之为病，面目青，身痛如被杖，咽喉痛……升麻鳖甲汤去雄黄蜀椒主之"。现代临证中常用升麻鳖甲汤加减治疗红斑狼疮、特发性血小板减少性紫癜等阴虚血瘀之证，如国医大师何任认为"阴阳毒都可采用升麻鳖甲汤。治阳毒可用本汤全方，而治阴毒则必须将方中蜀椒雄黄二味阳药除去，因为这二药用于阴毒，唯恐温燥劫阴，反使阴气受伤"。

（3）对黄汗的认识：书中首次记载黄汗，其与西医学的色汗症十分接近，如"黄汗之为病，身体肿，发热汗出而渴，状如风水，汗沾衣，色正黄如柏汁，脉自沉……以汗出入水中浴，水从汗孔入得之，宜芪芍桂酒汤主之""黄汗之病，两胫自冷……若身重，汗出已辄轻者，久久必身𥉁，𥉁即胸中痛，又从腰以上必汗出，下无汗，腰髋弛痛，如有物在皮中状，剧者不能食，身疼重，烦躁，小便不利，此为黄汗，桂枝加黄芪汤主之"。对于黄汗的治疗，书中主要从两个方面论治：用桂枝加黄芪汤治疗黄汗旨在益卫和营，宣达阳气以疏化郁遏实邪，用黄芪芍桂苦酒汤治疗黄汗旨在补脾固卫，通阳扶正以敛液，对中医辨治色汗症有指导意义。此外，书中还记载了黄汗的鉴别诊断、预后及转归，如"病有风水、有皮水、有正水、有石水、有黄汗……黄汗，其脉沉迟，身发热，胸满，四肢头面肿，久不愈，必致痈脓"指出"黄汗"与"风水、皮水、正水、石水"

不同,应及早治疗,防止痈脓的发生。

（4）**对阴疮的认识**：阴疮,即阴中生疮蚀烂者,本病与西医学的急性女阴溃疡十分接近,这可能是世界上首例急性女阴溃疡的记载,如"少阴脉滑而数者,阴中即生疮,阴中蚀疮烂者,狼牙汤洗之"。其中狼牙汤的使用方法富有特色,"以绵缠箸如茧"以便"浸汤沥阴中",同时将蛇床子仁"以白粉少许,和令相得,如枣大,绵裹内之",实为阴道栓剂之雏形,开后世外治之先河。

（5）**对瘾疹的认识**：该书记载的瘾疹与西医学的荨麻疹十分接近,并强调了瘾疹的病因与风邪相关,如"脉浮而大,浮为风虚,大为气强,风气相抟,必成隐疹,身体为痒"。此外,书中还提出瘾疹亦可见于风寒外束,营虚血少的虚实夹杂之证,如"寸口脉迟而缓,迟则为寒,缓则为虚;营缓则为亡血,卫缓则为中风。邪气中经则身痒而瘾疹;心气不足,邪气入中,则胸满而短气"。认为瘾疹不仅发于皮肤,也可累及内脏,出现胸满气短的症状。

（6）**对身痒的认识**：身痒与西医学的瘙痒症十分接近,书中着重强调了身痒是由不同病因病机所致。同为身痒,病机不同,辨治各异,如"太阳病,得之八九日,如疟状,发热恶寒,热多寒少,其人不呕,清便欲自可,一日二三度发……面色反有热色者,未欲解也,以其不能得小汗出,身必痒,宜桂枝麻黄各半汤",此为表邪不解,阳气怫郁之证;"脉浮而迟,面热赤而战惕者,六七日当汗出而解,反发热者,差迟。迟为无阳,不能作汗,其身必痒也",此为阳虚感寒,寒气不得发越而身痒;"阳明病,法多汗,反无汗,其身如虫行皮中状者,此以久虚故也",则为素体气津不足,皮肤失养之证。

（7）**对角化性疾病的认识**：《金匮要略》中记载了某些伴有明显皮肤角化性改变的疾病,与西医学的角化性皮肤病十分接近,如《血痹虚劳病脉证并治》虚劳干血的大黄䗪虫丸证中的"肌肤甲错",《水气病脉证并治》黄汗病桂枝加黄芪汤证的"久久其身必甲错",《疮痈肠痈浸淫病脉证并治》肠痈薏苡附子败酱散证中的"其身甲错",《妇人杂病脉证并治》中妇人经断的"肌若鱼鳞"等。书中使用大黄䗪虫丸、薏苡附子败酱散等活血化瘀药物治疗肌肤甲错,为后世治法提供了参考。

（8）**对发落的认识**：发落与西医学的脱发十分接近,如"失精家少腹弦急,阴头寒,目眩,发落,脉极虚芤迟……桂枝加龙骨牡蛎汤主之"。书中在治疗全身消耗性疾病时已注意到毛发的变化,并治以桂枝加龙骨牡蛎汤。

（9）**对浸淫疮的认识**：浸淫疮与西医学的急性湿疹十分接近,书中论述了浸淫疮的证治及预后。如"浸淫疮，从口流向四肢者可治；从四肢流来入口者不可治""浸淫疮，黄连粉主之"，提出黄连粉外用以收湿敛疮。

（10）**对面游风的认识**：面游风与西医学发于面部的脂溢性皮炎十分接近，书中明确指出面游风的好发部位、发病季节、诱因及饮食禁忌等，如"正月勿食生葱，令人面生游风"。

2. 经方在皮肤病治疗中的应用　形诸外，必因于内，局部皮损是整体病证的外在表现，《伤寒杂病论》从整体观念论治疾病疗效显著，近年来随着经方的广泛应用，运用六经辨证治疗皮肤病常获良效，即以辨六经病为主，兼以方证对应的整体辨治方法。现将常用经方在皮肤病中的应用总结如下。

（1）**麻黄汤**：本方适用于风寒束表，腠理密闭，阳气不得宣泄而导致的皮肤病，辨证为太阳伤寒表实证。临床特点为发热、恶寒、周身无汗、身痛腰痛、皮肤干燥、瘙痒、红斑鳞屑；常见于银屑病、皮肤瘙痒症、荨麻疹、结节性红斑等。银屑病症见发热，恶寒，肌肤出现干燥脱屑，病见冬季发病或者冬重夏轻，脉浮紧，说明风寒束表，卫阳被遏，营阴郁滞不能外达而濡养肌肤，治疗应当解表发汗，宣通腠理，方用麻黄汤。皮肤瘙痒症病人见雨天或潮湿则浑身不适，瘙痒，无汗，素体畏寒恶风，脉浮紧，可用麻黄汤解肌开腠，发汗解表。若荨麻疹于外感风寒后发作，皮疹色淡，发热恶寒，浑身不适，可选麻黄汤以解表发汗，温通开腠。结节性红斑见发热恶寒无汗，身疼腰痛，脉浮紧，为寒湿凝滞肌肤，当用麻黄汤辛温宣通，驱寒开凝。

（2）**桂枝汤**：本方适用于腠理不固，风寒外袭，营卫失和而致的皮肤病，辨证为太阳中风表虚证。常见于荨麻疹、皮肤瘙痒症、寒冷性多形红斑、湿疹、冻疮等。荨麻疹症见全身现淡红色或中央白色周围淡红色风团，瘙痒，遇风、遇冷后加重，遇温则缓，或兼有恶寒发热，无汗身痛，口不渴，舌淡，苔薄白，脉浮或浮紧；说明外感风寒，营卫不和，治疗当疏散风寒，调和营卫，方选桂枝汤。皮肤瘙痒症患者见遇风寒加重，汗出，脉浮缓，当用桂枝汤加减调和营卫，温煦肌肤，恢复对肌肤的濡养作用。寒冷性多形红斑因卫气逆行，不能达于四末，四末失去卫气的温煦作用，而出现形寒肢冷，皮色为苍白或者青紫，日久化腐成脓，当用桂枝汤调和营卫，恢复对肌肤的温煦作用。慢性湿疹病久，肺卫虚弱或正气不足，机体抵御和驱除邪气能力降低，风湿邪气郁结于皮肤腠理之间，难以排之，可选桂枝汤调节肺脏，起到疏布卫阳、营血，疏泄邪气的作用。冻疮多发于体质虚寒患者，因受寒邪冻伤而成溃疡长久不愈，可知是血脉不通、气血不达,故用桂枝汤加当归以温通血脉。

（3）**真武汤**:本方证属少阴证夹饮者,主要是阳虚与水饮内盛的表现,在荨麻疹、湿疹、带状疱疹、瘙痒症、银屑病、血管炎、皮肌炎、硬皮病、系统性红斑狼疮等皮肤病均有良好的疗效。带状疱疹病人见神疲乏力、身体沉重、面色浮肿、怕冷、小便不利、舌体胖大、舌边齿痕、舌淡黯、苔白或滑腻,说明邪入少阴,肾阳不足,治疗应当温阳利水,鼓舞阳气,祛邪外出,方选真武汤。慢性荨麻疹证见疹色淡红,倦怠欲寐、怕冷、背冷、面色无华或水肿,舌胖大舌质淡,脉沉细,可用真武汤调理体质,体质调理后,荨麻疹可以治愈。很多顽固性湿疹病人,前期大量应用苦寒清热之品,伤阳气,阳虚寒湿凝滞,或素有阳虚水饮病人,卫外不固,风湿热邪乘虚而入,蕴阻肌肤发为湿疹,表现为局部红斑丘疹、水疱、瘙痒、渗出,整体又见疲倦、身重、怕冷、舌胖大、苔白腻,脉沉细无力,方选真武汤以温阳扶正,加以祛风除湿清热之品。银屑病患者虽然皮疹表现为红斑鳞屑,然而整体表现为疲倦、怕冷、下肢沉重,舌体胖大、苔白腻,脉沉细,病机为机体阳虚卫外不固,寒湿侵袭,郁于肌表,郁久化热,不得宣泄,即为红斑鳞屑,方选真武汤温阳利水、散寒除湿,加以防风、羌活、连翘、白芷等辛温或辛凉透邪之品而取效。因此,皮肤病考虑阳虚水盛之证,均可以选用真武汤治疗,不必因疹色鲜红、或肌肤灼热、瘙痒、疼痛而有所顾忌,阳气来复,"离照当空,阴霾四散",皮疹自然消退。

（4）**麻黄附子细辛汤**:麻黄附子细辛汤适合治疗以素体阳虚,但尚不太甚,又复感外邪为病因病机的皮肤病,以发热、恶寒、欲寐、皮肤或痒或痛、舌胖苔白、脉沉细等为审证要点,麻黄附子细辛汤主要被用于治疗皮肤瘙痒症、带状疱疹后遗神经痛、神经性皮炎、硬皮病、寒冷性多形红斑等疾病。

中老年人易患皮肤瘙痒症,多见周身皮肤瘙痒,畏寒肢冷,舌质淡,苔薄白,脉沉细弱等症,因多素体阳虚,又复感外邪,阳虚不能抗邪于外,又不能温煦肌肤,祛邪无力,致使风寒等外邪滞留于肌肤,与阳气抗争于肌表所致,治疗则以麻黄附子细辛汤温经散寒解表为主。老年人带状疱疹后遗神经痛,见言语低微,畏寒肢冷,四肢无力,舌淡或淡黯、苔白、脉沉细或沉紧等症,因老年人阳气渐衰,感外邪后,易致元阳虚弱,肌表失固,寒邪凝滞,气血受阻所致,治疗以麻黄附子细辛汤温经扶正散寒为主。年轻女性的寒冷性多形红斑,临床可见遇寒冷季节则出面、双手、足背等部红斑、丘疹等,畏寒色多黯红、紫红,遇冷则重,遇热则轻,舌质淡、苔薄白,脉沉细,此因患者素体阳虚,阳气不足,卫外不固,复感风寒之邪,郁于肌肤,致气滞血凝,经脉闭阻而成,治疗可用麻黄附子细辛汤合桂枝汤以温经散寒。

（5）**柴胡剂**:《伤寒论》中柴胡类方包括小柴胡汤、柴胡加芒硝汤、柴胡桂枝干姜汤、柴胡桂枝汤、大柴胡汤、柴胡加龙骨牡蛎汤、四逆散等,多为汗法与和法合用,用于少阳和太阳合病。

本类方在皮肤科中用于治疗少阳和太阳合病的带状疱疹、荨麻疹、痤疮、黄褐斑、过敏性皮炎等。带状疱疹肝胆湿热或胆火上炎之证,皮疹出现于额、颞、耳周、眼周、颈部少阳经脉附近,伴有急躁易怒、胸胁满、口苦等少阳胆火的证候,方用小柴胡汤和解少阳,调和气血。荨麻疹患者出现口苦咽干、不欲饮食、畏寒发热、皮疹灼热等症状,为太阳少阳阳明合病,据《伤寒论》条"伤寒四五日,身热恶风,颈项强,胁下满手足温而渴者,小柴胡汤主之"之三阳合病,治从少阳的治则,采用小柴胡汤加减治疗。女性痤疮患者属于肝郁脾虚湿热者多,症见月经期间增多、心烦易怒、月经量少、口苦、大便干,舌淡紫、苔薄黄、脉弦数者,可用小柴胡汤取和解之功。黄褐斑患者大多由于情志不舒,肝失条达,气血运行不畅,血不华面而滋生黄褐斑,加之肝气郁结日久,气郁化火伤及面部血络,易生瘀生斑,故黄褐斑又名"肝斑",治疗当以疏肝清热为本,活血化瘀为要,方选柴胡桂枝龙骨牡蛎汤。

（6）**乌梅丸**:本方在皮肤病中可用于过敏性紫癜、老年瘙痒症、痤疮、荨麻疹、脂溢性皮炎等。过敏性紫癜患者见面色苍白,四肢不温,倦怠乏力,便溏,腹痛剧烈得温则减、遇寒痛甚或腹痛绵绵、喜温喜按。为寒热错杂证者,选用乌梅丸,寒热通调,辛开苦降。老年瘙痒症患者多脾胃阳虚,阳气失养,日久及肾,形成了脾肾阳虚,下焦虚寒,又见口舌疮、牙疼、口臭及心烦失眠等上焦火热之证,选用具有清上温下作用乌梅丸加减进行治疗。痤疮患者见上热下寒的寒热并见证,属于厥阴病,病入厥阴则木火上炎,疏泄失常,肝木横逆,犯胃乘脾,可致上热下寒,寒热错杂证,方选乌梅丸。荨麻疹伴见恶心、腹痛、腹泻之症,证属寒热错杂,上热下寒,治以清上温下,祛风止痒,方选乌梅丸加祛风止痒之药。脂溢性皮炎伴见大便稀溏、乏力症状,证属上热下寒,治以寒热并用,消风止痒,方用乌梅丸加减。

（7）**白虎汤**:本方在皮肤病中可用于治疗荨麻疹、系统性红斑狼疮、痤疮、过敏性皮炎、皮肤瘙痒症、带状疱疹后遗神经痛、银屑病等。荨麻疹见发热口渴,小便短赤,便秘,心烦,多汗,属内热炽盛者,方用白虎汤清阳明气分邪热。系统性红斑狼疮活动期或伴发感染以高热表现为主者，症见壮热不退，面赤，鼻衄，口渴喜饮，汗出热不退，或见斑疹隐隐，伴关节红肿热痛，舌红、苔黄，脉洪大或滑数有力。疾病初期，病程尚短，正气未伤，为患者不慎感受外邪或机体内热，痰浊，瘀血，水湿等郁而化火所致，方用白虎汤加减清气分实热，热退即止。痤疮患者嗜食肥甘厚腻之品，面部广泛痤疮，根部深红色，顶部褐白相间，口干渴，喜饮，大便数日不解，小便黄赤，舌质红，舌苔黄脉数有力，证属阳明热盛，方选白虎汤。过敏性皮炎患者皮肤红肿呈大片水肿性红斑，尿黄短，大便干结，口干不渴，证属风热客表，里热炽盛，热盛化风，治以白虎汤加减。皮肤瘙痒症患者躯干、四肢可见弥漫性红斑，烦热，口干，便秘，尿赤，舌质微红、苔薄黄，脉细数，乃风热内蕴，经气不宣，发为本病，治以白虎汤加减。银屑病患者伴有心烦易怒，或口干而渴、便秘尿赤等症状，多因素有蕴热，复感风热之邪，热毒郁于血分所致，可用白虎汤加清血分热药物。

（李　煜　王斯尧）

三、温病学说对皮肤科的贡献

温病学说是以叶天士、吴鞠通、王孟英等为代表的医家提出的一套理论体系，广泛应用于临床各科，对于皮肤病的诊治有很大的指导意义，现从以下几个方面就温病学对皮肤科的贡献进行介绍。

1. **温病学对皮肤病的认识**　温病是由温邪引起的，以热象偏重、易化燥伤阴为特征的一类急性外感热病，具有从外感受、起病急骤、性质属热、传变较快、部分具有传染性的特点。从临床错综复杂的症状表现分析归纳，形成了卫气营血和三焦辨证纲领，可见发热重恶寒轻、口渴心烦、溲赤、舌红、脉数等一派热势壮盛的卫、气分证之相，也可见热入营、血分出现各种动血或皮肤大量斑疹、热闭心包、神昏谵语等神志症状，或见身热不扬、胸脘痞满、身重、苔白腻等湿困三焦或湿热裹结的症状等。温病这种热象显著的温热性和缠绵难愈的湿热性，恰恰在皮肤病中也常有显现，因此温病学理论在皮肤病的诊疗中有很高的实用价值，特别是为感染性皮肤病，如风疹、麻疹、单纯疱疹、猩红热、丹毒、川崎病、传染性单核细胞增多症等；某些物理性皮肤病如日光性皮炎、痱；过敏性皮肤疾病如药疹、荨麻疹、过敏性紫癜、多形红斑以及免疫性皮肤疾病如系统性红斑狼疮、红皮病、银屑病等提供了理论上的支持。

2. 辨证纲领和临床表现　温病的传变有其一定的规律，大致按卫气营血或上中下三焦的规律传变，由此也形成了卫气营血辨证和三焦辨证的纲领。这种辨证方法一方面代表着疾病变化发展的深浅，另一方面代表着疾病病理损害的临床表现和程度，指导皮肤病的辨证治疗。

（1）卫气营血辨证：温热邪气犯人，一般依照卫气营血规律传变。早期卫分症状主要表现为发热、微恶风寒；邪气入里，脏腑气机失常，形成气分证，主要表现为身热、口渴、脘痞；邪热深入营分、扰乱心神则出现灼热夜甚、心烦不寐、时或谵语等症状；进一步深入到血分证，因耗血动血而产生身灼热、躁扰不安、出血、斑疹等较营分证更为严重的症状。温病各个阶段的病情演化，实际就是卫气营血证候相互转化的过程。

对于皮肤病来说，皮肤上任一异常变化都是内在脏腑病变在体表的体现，除了特有的皮损外还伴有不同的全身表现，两者的结合才能达到全面的辨证，这也是温病学说对皮肤病的特有影响。如荨麻疹的风团，一般表现为两类色泽，一类为相对色浅的苍白或淡粉色，另一类为色深的深红色，对于苍白或淡粉色风团，如兼有不同程度外感症状、恶寒发热、遇冷加重者，多属邪气侵犯肌表，病位在表，偏卫分阶段；若伴有口干口渴、大便秘结、高热、舌红者为气分炽热证；而风团表现为鲜红或深红、局部灼热、剧烈瘙痒，兼有烦躁、舌红绛，乃邪入营分或气营同病。再者，如紫癜或皮肤血管炎，皮损多呈鲜红或紫红，点状甚或融合成瘀斑，或血疱或溃疡，为热入营血之表现，除皮损外还可伴有便血、尿血、鼻衄等耗血动血之相，舌红绛，少苔或无苔，甚则出现高热、昏谵、痉厥，直入血分的重症，部分也可兼有发热恶寒、咽痛或关节疼痛、周身不适等风热伤卫，属卫营同病或营血兼有卫分之证。由此看来，温病学卫气营血辨证除了可以对于全身症状的深浅进行辨别，皮损表现、色泽、累及范围也体现了卫气营血证候相互转化及病情演化的过程，这也是皮肤科不同于其他学科特有的辨证方法。

（2）**三焦辨证**：三焦辨证理论是对卫气营血辨证的补充，同样对现代皮肤病的辨证有指导意义。当温邪夹湿出现"气病有不传血分，而邪留三焦"，出现如吴鞠通所总结的"凡病温者，始于上焦，在手太阴""上焦病不治，则传中焦，胃与脾也；中焦病不治，即传下焦，肝与肾也。始上焦，终下焦"三焦传变过程和辨证指导，这是因为三焦气机受阻易发生水液代谢障碍，水有自上流下的自然属性。

　　三焦辨证对皮肤病的辨证指导主要体现在两方面：一方面，三焦辨证是对湿热邪气犯人致病机制解释的补充，夹湿夹热在很多皮肤病中都可见到，这类皮肤病除了皮损多以红斑水疱、丘疱疹、糜烂、渗液为主，还兼见身体困重、脘腹胀满、口干不欲饮、大便黏滞、苔白腻或黄腻、病情缠绵反复等湿热裹结的特点；另一方面，人体上、中、下三焦所属脏腑的传变，变通在皮肤病上，可依据体表发病部位分为上中下三焦，三焦辨证实即辨湿热邪气所犯部位。发于上部者，如头面部位的皮肤病、痤疮、脂溢性皮炎、颜面部的过敏性皮炎、湿疹、血管神经性水肿等，表现为淡红斑、丘疹，为湿热化风侵犯上焦头面，属风温风热为多，因风性上行故也，多责之肺卫；发于中部者，多属气郁火郁，以气火之俱发于中也，皮损色红、丘疹、丘疱疹，责之胃肠、气分或气营同病；发于下部者，如下肢的结节性红斑、紫癜、淤积性皮炎、阴囊湿疹等，红斑色深或黯红、皮损肥厚、渗出、瘙痒难耐，多属湿热化毒或湿浊浸淫于下焦，湿性下趋故也，责之肝肾、气营或营血分多见。由此可见，根据皮损分布部位和表现辨证治疗，实是卫气营血和三焦辨证相合，使皮肤病的辨证更加丰满。

　　卫气营血及三焦的传变过程和表现有时并不是界限清晰的，可见直中或交叉或兼有，有卫分之邪未罢，而又兼见气分或营分证，即卫气同病、卫营同病，有卫分之邪未解，而又兼营分或血分见证，即气营两燔、气血同病，或者湿邪与燥邪同在。同样，这种混杂的传变及表现一样在皮肤病中有所体现，如过敏性紫癜，初起就表现为紫斑或血疱，并未按照卫气营血的发展过程，而是直入营分血分；再者，就皮损而言，风团色白多见卫分，辨为风寒外袭肌表；风团色红或赤，多辨气分或气营甚或营血同病。红斑者多见气分或营血分，其中发病急、色红光亮，可有疼痛，为营血有热；色紫红或深黯者为热毒深重，迫血妄行而致，直入血分。丘疹则多由气分湿热所致，色泽较红者大多属于血热或气营同病。脓疱者气分湿热或营分兼夹湿热。鳞屑多属热盛伤津，血热风燥或血虚风燥；若鳞屑油腻者，多为气分夹湿或湿热互结。多数皮肤病表现复杂，皮损多样，同一个病人既有斑丘疹、水疱、糜烂，又有皲裂、干燥脱屑，伴有皮下瘀斑，往往不属于单纯的卫、气分证或营血分证，也不属于单纯的火热证或湿热证，或虽属营血，却伴气分之高热或皮毛、肌腠的不利，形成卫营同病、气血两燔，甚则卫气营血皆病的证候，也有的湿象与燥象同在、血虚与血瘀同在，这也是皮肤病繁杂且治疗难度较大的原因。

3. 温病学理论对皮损辨证的指导

（1）斑疹辨证："斑疹"是温病表现于体表的特殊体征，也是现代皮肤病最主要和常见的皮损表现，斑疹的辨证有助于明确病机、了解疾病轻重及评估疾病预后，在温病和皮肤病的诊断上占有重要地位。

1）温病中"斑疹"病因和所对应的皮肤疾病：温病学中的斑疹是发于肌表的红色皮疹，因形态不同又分为斑和疹两种。具体到现代皮肤病来说，并不能简单地从字面上认为温病中的"斑"是红斑，"疹"是斑丘疹或丘疹。皮肤病学的斑疹是由皮肤组织病理变化直接产生，红斑是真皮内血管暂时性扩张、充血而致皮肤呈红色，用手压迫红色可变淡或完全消失；出血斑由毛细血管破裂后红细胞外渗到真皮内所致，按压不会退色；丘疹则由表皮或真皮浅层细胞增殖或炎细胞浸润引起，是一种实质性皮损，故不会出现温病学"疹"一样压之退色的情况。从皮损形成原因来看，温病学的"斑"可以等同于出血斑，"疹"类似于炎症性红斑，往往临床不易区分，常出现"夹斑带疹"，统称为斑疹的情况，均具有温病作为一种急性热病，发展迅速，病情深重的特点。相当于现代皮肤病中具有发斑、发疹类的皮肤病，如紫癜类皮肤病、感染性皮肤病（风疹、麻疹、猩红热、幼儿急疹、多形红斑、丹毒）、结缔组织病（红斑狼疮）、物理性疾病（夏季皮炎、日光性皮炎）、皮炎湿疹类（湿疹、接触性皮炎、药疹）等。

就病因来说，陆子贤提出"斑为阳明热毒，疹为太阴风热"，认为斑乃阳明热盛迫血外溢，外发肌肉所致，邪之重心偏于血分，病因为热毒，乃气血两燔之征象；疹多为太阴气分邪热内迫于营，血络瘀阻，外发皮肤，邪之重心偏于气分，病因为风热，属于风热邪气侵袭手太阴肺卫，同时又窜入营分而导致卫营同病，病情较浅。温病学中"斑疹"辨证对皮肤病辨证有指导意义。具体而言，荨麻疹的风团及感染性皮肤病中的风疹、麻疹等，病理表现多是组织间的炎症性水肿，病位多在卫分或气分；红斑狼疮、紫癜等，则是真皮内毛细血管破裂后红细胞外渗，属于营血同病或气血两燔，多从血分论治，这样又将斑疹的辨证治疗与卫气营血联系在一起了。

2）"斑疹"外现对感染性发疹性皮肤病的临床意义：斑疹的出现说明热邪已经深入营分、血分，视为重证，如紫癜、血管炎、红斑狼疮、药疹等，斑疹的出现、增多、色泽的加深是预后不好、病情危重的表现。但是从另一个角度来看，温热病中发斑、发疹未必是坏事，它的出现说明营分或血分的热邪有向外的趋势，是热邪在找出路，病情向好的方面转化。特别是感染性发疹性皮肤病，如麻疹，在斑、疹将发未发之际，往往出现发热、头痛、咳嗽，随着热势增高，继而烦躁，口渴，自耳后发际出现鲜红色斑丘疹，直至疹子出齐，热度减退，皮疹依发布顺序渐次消退，咳减，胃纳转佳。出疹前的种种是热邪郁在体内发泄不出来，而斑、疹发出并透齐之后，毒邪外泄，热象减轻，病情渐愈。发热及热势的变化与皮疹出现的时间是疾病诊断的一个重要体现，也是对判断疾病预后的提示，使该发之斑疹发出成为治病的重要一法。

斑、疹的出现可以判断疾病预后。感染性发疹性皮肤病"斑疹"发出之后有病情减轻的，也有病情并不减轻，甚至越来越重的，其预后也可以通过斑疹形态、色泽、疏密、全身症状来判断。一般来说，斑、疹的色泽红活荣润为顺；色黑，标志热毒极盛，病情危重，深红者较淡红为稍重，亦血热之象；色艳如胭脂，此血热之极，较深红为更恶，紫赤类鸡冠花而更艳，较艳红为火更盛。正如雷少逸所说"红轻，紫重，黑危"；每一种感染性皮肤病的出疹有其固有的顺序，如果不是按其该有的顺序出疹，往往提示预后不好；斑疹数量及分布的疏密情况也对疾病的预后判断有指导，数量少，说明出疹不透，往往有内陷或生变证的可能；而数量过多，说明热邪深陷严重；分布稀疏均匀，说明热邪轻浅，邪出有路，一般预后良好，属顺证；分布稠密，融合成片，说明热毒深重，预后不好，属逆证，正如叶天士所说，宜见而不宜见多之意。除此之外，还要结合全身症状综合分析，如果斑、疹透发之后热势降低，神清气爽，说明通过发斑、发疹热邪有出路而外达，外解则里和，如果斑、疹发出后热仍不解，甚或反而升高，或者斑、疹刚刚发出几个就不再往外发了，这说明正气衰败，没有力量托邪外出。以麻疹为例，皮疹自耳后开始，渐及全身，初起稀疏鲜红，逐渐稠密，3～4日内出齐，热度下降，如果皮疹未发透即骤然隐退，或皮疹稀少，颜色黯淡，迟迟不能透发者，警惕中毒性麻疹、休克性麻疹或出血性麻疹的可能，因此中医对麻疹的治疗掌握宣透、清解、养阴三个法则，其中宣透尤为重要，早期使疹点透好，即能使出诊顺利。若该透不透，或透不得法，或不该透而继续透，反而造成不良后果，即以透齐为顺，早没为逆。

温病学理论中观察斑疹的色泽、分布稀疏还是致密、出疹顺序、数量多少有助于我们对感染性发疹性皮肤病预后做出及时判断。但是对于紫癜类皮肤病、红斑狼疮、多形红斑、血管炎性皮肤病，虽也有"斑疹"的特点，但临床皮损不宜多见，不宜透发，还应具体问题具体分析，辨病为先，病证结合，所以运用温病斑疹辨证进行皮肤病的治疗，切不可生搬硬套。

（2）**对其他原发性或继发性皮损的指导意义**：皮肤病的皮损临床表现多样，除了"斑疹"以外，还有风团、水疱、结节、囊肿、鳞屑、糜烂、溃疡、瘢痕、苔藓样变等损害，单纯温病学辨证难以概括，须结合脏腑、八纲辨证等综合判断。

一般来说，风团多见于卫分或气分，风团色白多伴有发热恶寒，有汗或无汗，遇冷加重，多为卫分证，属风寒外袭肌表；色红或赤，多辨为气分证或邪入气营甚或营血同病；色黯为血瘀；久不消退者为气虚。

水疱多见于湿疹、接触性皮炎等，由风、湿、热、毒所致，水疱基底皮肤潮红者乃气营同病或气血两燔；疱液浑浊或脓者为兼夹湿热或湿毒。

结节者乃实质性、局限性皮损，结节色紫红、按之疼痛者为气血凝滞，如结节性红斑；皮色不变、质地柔软者为气滞、寒凝结聚，如皮肤囊肿。

鳞屑多属热盛伤津，鳞屑肤底红而干燥起屑多为血热风燥；肤底色淡红多血虚风燥；油腻者多为气分夹湿或湿热互结；糜烂渗出者，多伴有胃纳不适、腹满腹胀、呃逆反酸、大便质稀或不畅，为湿热蕴结或中焦脾胃不和。

临床中，多数皮肤病表现复杂，皮损多样，同一个病人既有红斑、丘疹、水疱、糜烂，又有皲裂、干燥脱屑，或伴有皮下瘀斑、抓痕，或者随着病情发展皮损表现也有主次的变化，如银屑病，初期往往为点滴状红斑、丘疹、鳞屑，伴有咽痛、发热，多因感受时令之邪，属卫分证，随着皮疹增多扩大，融合成片，色红或黯红，乃血热蕴于气分或营血分，红斑基础上大量脓疱甚则融合成脓湖，伴糜烂渗液，或高热，乃热毒炽盛兼感湿邪，湿毒煎灼肉腐成脓。由此看来，皮损辨证看似是对皮肤异常表现的望诊和触诊，但还需要结合全身症状，四诊合参，温病学理论可以指导部分皮肤病的辨证，但并非全部，还需要结合脏腑辨证、八纲辨证等综合考虑，这是皮肤病皮损所特有的，也是其治疗复杂的原因。

4. 治疗方法

（1）**卫气营血治疗原则**：叶天士与吴鞠通分别提出了卫气营血与三焦的治疗原则，主要以卫气营血辨证作为纲领，叶香岩于《外感温热篇》总结："在卫汗之可也，到气才可清气，入营犹可透热转气……入血就恐耗血动血，直须凉血散血。"一般温病邪在卫分，邪轻病浅，宜"汗之"，即宣通腠理，疏通气机，使邪气外达，辛凉轻清，方用银翘散、桑菊饮，以疏风透热，如一些感染性发疹皮肤病的早期，麻疹、风疹、幼儿急疹、单纯疱疹，初期可见发热、恶寒、咽痛、流涕、身痛等卫表证，太阴风热宜疏宜散，代表方为银翘散；"到气"乃正邪交争，脏腑功能亢奋，治宜"清气"，方用白虎汤，以苦寒直折、清泄热邪；此阶段乃是热邪入里，邪盛正不衰，多数皮肤病除了皮疹外，往往伴有心烦、焦躁、口渴、大便秘结不通、舌红等郁热内蕴之象，如痤疮、湿疹、荨麻疹、感染性皮肤病、毛囊炎等，多为阳明热毒，宜清宜解，代表方是白虎汤；邪已过气入营，耗伤营阴，应清营、养阴、透热转气，如清营汤；热邪耗伤血中津液而入血分，治宜凉血散血，方用犀角地黄汤；甚者气营两燔或气血两燔，凉血、养阴、活血以气血两清，如清瘟败毒饮等。邪入营血，可见"斑疹"外发，此是皮肤上最直观的表现，如感染性皮肤病的发斑期、红斑狼疮的急性期、重型药疹、紫癜类等皮肤病，片状鲜红或深红斑片，或伴高热、烦躁、口渴、关节疼痛，类似于温毒发斑，治宜清热凉血，解毒化斑，可用清瘟败毒饮加减。卫气营血的辨证治疗适合热毒炽盛、郁热内蕴这类皮肤病的治疗，它是建立在皮肤斑疹辨证和全身辨证结合的基础之上，只要病机吻合、方证对应，亦可应用温病理论方药。

另外，温病斑疹有禁用升提之戒，如《温病条辨》云："斑疹，用升提则衄，或厥，或呛咳，或昏痉……此治斑疹之禁也。"但在与其相关的皮肤病治疗中并非绝对。例如麻疹，初热期强调重在宣透，以升麻、葛根为主药，即便到了出疹期，仍在辛凉解毒的基础上，可酌情加升麻、葛根、牛蒡子、淡豆豉等，使热在营血分而发出的斑疹顺利外透，邪热不致壅结于里之意，透达热毒，也是斑宜清化、疹宜透发的体现。但如果斑已融合成片，应凉血化斑，而不能再用宣透药物，如重症药疹，多伴有高热、神志不清、口渴、便干、舌红、苔燥、脉数，病机多属毒热弥漫、气血两燔或营血同病，则需大剂量清热凉血解毒，重者兼以攻下，去其壅塞，使气血通畅，以清瘟败毒饮加减治疗，切不可误用升提之法，否则反而使热毒更为燔炽，变证丛生。此外，日光性皮炎、红皮病等表现为炎症性红斑的皮肤病也绝对禁用宣透、升提之品。对此，清代王孟英在《温热经纬》中进一步总结"凉血清热解毒"，更是广泛应用于现今一些重症皮肤病的治疗中。

（2）三焦治疗原则：三焦辨证可以指导湿邪为患的皮肤病，因为"湿邪"是多数皮肤病中贯穿始末的关键因素。当湿热之邪留于三焦气分，易于影响气机和水液代谢，痰湿内生阻滞三焦，治疗上"分消上下之势"，使湿邪从上中下三焦分消而出是三焦辨证的方法体现，即遵循吴鞠通提出的"治上焦如羽，非轻不举，治中焦如衡，非平不安，治下焦如权，非重不沉"，以开上、畅中、渗下，采用芳香化湿、苦温燥湿、淡渗利湿之法，针对病变部位，上、中、下三焦多途径分消走泄,温病学中的三仁汤、藿朴夏苓汤、王氏连朴饮、甘露消毒饮、温胆汤、蒿芩清胆汤、达原饮等方均有良效。

湿邪在皮肤病中广泛存在,湿邪重浊黏腻,易与热邪相合,充斥于肌肤腠理,如夏季皮炎、痱、湿疹等,尤其夏季皮炎、痱,表现为丘疹、水疱或脓疱,多发于暑天,在湿温、暑温夹湿、伏暑病中都可见到,内湿外湿相合,往往是湿热病的特殊体征,多因湿遏热伏,蒸郁肌肤,如伴有恶寒,无汗或少汗,身热不扬,午后热甚,身重,肢倦,头重如裹,面色淡黄,胸闷脘痞,纳呆不饥,甚或呕恶,大便溏滞不爽,小便不利,舌苔白腻,脉濡缓,乃湿遏中上焦,可用三仁汤、藿朴夏苓汤,宣气化湿,达邪外出;如脘痞腹胀,恶心呕吐明显,乃湿滞中焦,影响中焦脾胃运化,方以王氏连朴饮、雷氏芳香化浊法,以辛开苦降、燥湿泄热;同时也可酌加滑石、通草、车前子、茵陈、萆薢等淡渗利湿之品,利小便以祛湿,都是治疗这类皮肤病较常用的药。

另外,章虚谷提出"湿热之邪,始虽外受,终归脾胃",祛湿不忘调和脾胃,宣通气机,至今影响着湿热为患疾病的辨治,包括皮肤病,这也是很多湿热性皮肤病多伴有胃肠不适,或者胃肠不适的患者多合并有皮肤疾患的原因。

5. 温病学说对现代常见皮肤病的指导

(1)传染性、感染性皮肤病:不管从感邪途径、致病因素、传变过程还是临床表现,很大一部分具有传染性的感染性皮肤病属于温病范畴,如猩红热、风疹、麻疹、单纯疱疹、颜面丹毒、川崎病等。

这类传染性、感染性皮肤病的发病及传变过程大多具有卫气营血演变规律,临床表现也具有卫分、气分、营分、血分的症状。早期往往具有明显的卡他症状或感邪史,症见发热、微恶风寒、流涕、鼻塞、咳嗽,乃时邪由口鼻或皮毛而入,首犯肺卫,肺气失宣;病情发展,邪毒入里,正邪交争激烈,而现热盛、渴喜冷饮、舌红、苔黄、或心烦或大汗出,邪入气分;热邪燔灼气营,外泄肌肤,出现肌肤发斑、发疹等气营两燔证,甚者血热炽盛,耗伤阴血,出现动血、痉、厥闭、脱等各种重危证候。

治疗上,卫气营血治疗大法以及斑疹的辨证均可指导。"斑为阳明热毒,疹为太阴风热",涉及皮疹外露多见营分和血分阶段,或斑疹隐隐,或斑疹密布,斑与疹的出现一方面说明热邪已经深入营分、血分,标志着病情重,另一方面提示营分或血分的热邪有外透的趋势,结合斑疹数量、色泽、全身症状进行综合分析治疗,早期邪在卫分或伴有少许皮疹或斑疹外现不畅,以银翘散、桑菊饮等，少佐血分药；气分阳明热邪不解，心烦、口渴、渴欲冷饮、大便秘结，方以栀子豉汤、白虎汤、凉膈散等化裁清解气分之热；热邪伤营，皮肤焮红赤肿，斑疹隐隐，治疗以凉营化斑为要，可用化斑汤化裁，酌加金银花、连翘以达"入营犹可透热转气"，卫分、气分、营分阶段不忘透邪，以"急急透斑"为要，给邪以出路，使该发而发出不畅的皮疹透发出来，从而透表而解，热邪有出路了，自然就不再逼入血分；一旦热入血分，迫血妄行，片状斑点、色红赤，主方犀角地黄汤以凉血散血，忌寒凉药物用量过大，以防遏阻气机，反而使邪气没有出路，但斑片融合、色深、伴高热、神昏，毒热弥漫、营血同病，应大剂量清热凉血解毒，而不能再用宣透的药物，以清瘟败毒饮加减治疗，斑宜清化，疹宜透发。实乃温病治疗大法的体现和应用，并且效果显著。

现代医家也在温病卫气营血理论基础上进行加减化裁，如赵炳南老先生所创的荆防方，从卫营同病角度出发，其中荆芥、防风、薄荷、蝉蜕从卫分疏散清透，再加牡丹皮、生地黄和营，与吴鞠通《温病条辨·上焦篇》第16条银翘散去豆豉，加细生地皮、大青叶、倍玄参方吻合，具有疏风清热、透卫清营，以达卫营同治之功，适用于荨麻疹、感染性皮肤病等；朱仁康老先生创立的皮炎汤，取白虎汤、清营汤、犀角地黄汤三方加减，达到卫气营血一步走，不仅适用于发疹性感染性皮肤病，也适用于临床表现为急性色泽鲜红或红赤的红斑类皮肤病。

（2）银屑病：银屑病是一种免疫相关的慢性复发性炎性皮肤病，既有卫气营血的特点，又具有伏邪温病待时而发之性，有学者提出，银屑病乃伏邪伏于血分，更是将两者结合。

临床上银屑病主要表现为红斑丘疹伴鳞屑，"斑为阳明热毒，疹为太阴风热"，初起时皮疹为点状出血伴轻度隆起，属"夹斑带疹"，为热入（营）血分，随着病情加剧皮疹逐渐肥厚，可见其有外发之动态，属气分，其发病趋势有由血分累及气分，正与王孟英认为"若伏气温病，自里出表，乃先从血分而后达于气分"一致，乃邪伏血分，邪气自内而外，由血及气，向外透发。

银屑病之伏邪多由遗传、先天正气不足，邪气乘机伏藏体内或失治误治致邪气内陷或病邪残留，邪伏血分；其时邪多与感染、情绪、环境等因素相关。如复感外邪，银屑病多由咽部感染诱发或加重，"温邪上受，首先犯肺"，在内血分伏邪，经外邪引动而发病；或内伤邪气，如情志化火、饮食不节生痰生湿、正气耗伤致伏邪乘虚而发，内外相引。

因银屑病为邪伏血分，外感时邪，由表及里闭阻气机，内外相合发病，所以其发展涉及卫气营血变化，如急性点滴型银屑病初起表现为咽痛、口渴、舌尖红等肺卫表证，而红皮病型银屑病进行期表现为高热恶寒、心烦头痛等寒邪束表，营热郁闭不得外达之象，其在卫分者多风热，治以辛凉清解，使邪气去，如银翘散、桑菊饮；在气分者多里热炽盛，皮损浸润肥厚，色红，以清气、凉解为要，使郁热外透，防止进一步内陷，方用白虎汤、栀子豉汤、凉膈散、升降散等辛凉清解之剂，防止过用苦寒直折而遏阻气机，反而使邪气没有出路，闭门留寇；在营分者多血热，因火热炽盛为毒，入于营血，煎灼肌肤所致，见于银屑病急性期，皮疹色鲜红、大小不等，且丘疹逐渐扩大，治宜清营汤透营转气，酌加茜草、紫草、牡丹皮、白茅根凉血清热，阻其热盛动血之势；血分者多瘀热，皮疹色黯红，大斑片样肥厚丘疹，宜犀角地黄汤凉血活血，酌加三棱、莪术、红花、赤芍、丹参活血化瘀，防止因瘀致郁，遗留伏邪。不管在卫气营血的哪个阶段，治疗都强调以祛邪为重，透发、清解，给邪以出路，将血分热邪转出气分而解，可加入金银花、牛蒡子、薄荷、淡豆豉、玄参等轻清透泄之品，正是"透热转气"的体现，此法正顺应银屑病由血及气的发病趋势，引血分伏邪自表而出。

另外，温热之邪易伤阴液，而鳞屑的多少是衡量银屑病伤阴程度的体现，吴鞠通认为以补阴之品为退热之用，可一面补阴一面搜邪，初起少屑或细薄鳞屑，此时热势已起，为防热邪伤阴，用以玄参、生地黄清热养阴；病久鳞屑粗糙呈片状，触之似雪花飞落，此时阴伤已重，用麦冬、玉竹、白芍、首乌、黄精滋补阴液。祛邪之时要时时顾护阴液，阴液充足则孤热难炽，使邪祛而正安。

当代名老中医赵炳南、朱仁康等在借鉴温病学卫气营血辨证的基础上，认为血热不仅是银屑病发病的根本原因，还是病情转化的关键，热邪侵入卫气营血的过程可出现阴液受伤而产生化燥伤阴而成血燥证；或因毒热煎熬阴血日久，气血瘀结，以致经脉阻塞而转为血瘀证，此时皮损往往经久不退。提示临床重视血热证，适时汗之、清气、透热、凉血、散血，同时不忘固护阴液，对银屑病的治疗指导有很大意义。

（3）**皮炎湿疹类**：皮炎湿疹类疾病是皮肤病中常见的一大类疾病，多因体内之湿与体外之湿相合生热，充斥肌肤腠理，既具有湿热的特性，湿热相蒸则见糜烂渗液，湿热裹结胶着难分，顽固难治；又有湿易兼夹，夹风则表现为奇痒难耐，也可见湿热化火伤络可见红色斑疹或皮肤焮赤，若病程长久则易伤阴而见皮肤粗糙肥厚、鳞屑干燥。湿热夹风、化火、伤阴的病理过程可概括地称为湿热蕴结化毒证，也使皮损表现多样化，尤其在慢性湿疹、神经性皮炎、接触性皮炎、结节性痒疹等慢性顽固性皮肤病中更多见，因此可将温病学卫气营血辨证、三焦辨证理论与湿热蕴结化毒类皮肤病皮损辨识结合起来，有一定的合理性，也有较高的实用性。

根据临床表现侧重的不同和致病轻重的不同，急性期表现为急性发作、焮红肿胀性红斑、色红赤灼热、糜烂、瘙痒疼痛，伴有口干口渴、烦躁、大便秘结，小便黄赤，以内热炽盛为主者，多为湿热化火伤络，属血热或气营两燔或气血同病，治以清热解毒凉血，治以银翘散、消风散、清热除湿汤；亚急性期表现为淡红斑或轻度潮红，黯红色粟粒状丘疹、水疱、轻度糜烂、渗出、结痂，反复发作者，抓后糜烂渗出不止，属湿邪充斥三焦，浸淫肌肤，除此之外还多有湿邪困阻所致的胸闷、头身困重、口中黏腻、脘腹胀满、呕恶、小便不利、大便不畅等全身症状，根据湿热邪气所犯部位，予以"分消走泄"法，选用芳香化湿、苦温燥湿或淡渗利湿，同时加以清热之品，令湿从三焦而去，治以三仁汤、甘露消毒饮、除湿胃苓汤等；慢性期，局部皮肤色素沉着，或见陈旧性斑块，粗糙肥厚，干燥脱屑，抓痕累累，甚者抓后渗出糜烂，多为病程长久伤阴，或脾虚血燥或化热伤阴，治以滋阴养血润燥、健脾除湿，增液汤、当归饮子、沙参麦冬汤、四物消风散加减治疗。

治疗上，在照顾全面的基础上又有侧重。首辨湿与热的偏重，即热象偏重者为热重湿轻，湿象偏重者为湿重热轻。皮损潮红焮热，红斑丘疹或水疱密集渗液，搔抓，痛痒则为热重，全身可见身热，心烦口渴，小便黄，大便秘，舌红、苔腻，脉数等，治以清热解毒为主，多用龙胆草、黄芩、栀子、金银花、连翘、黄柏类辛凉和苦寒药，既能清热又能透邪外出；若皮损色黯，反复发作，时轻时重，呈慢性发展，局部皮损增厚，瘙痒无度，搔抓后起干燥皮屑，则为湿重，治以渗利除湿为主，如泽泻、茵陈、车前子、滑石等，尽量避免苦燥伤阴药；同时不忘宣通气机、运脾和胃，如薛生白所说："太阴内伤，湿饮停聚，客邪再至，内外相引，故病湿热。"此类疾病易见神疲倦怠、舌淡、苔白腻等脾湿证表现，祛湿不忘健脾，可用健脾兼有利湿作用药物，如白术、茯苓、山药、薏苡仁、扁豆等。

另外，辨皮损部位的所偏，采取不同药物治疗，等同于三焦辨证中辨湿热邪气之部位。如颜面部的过敏性皮炎、湿疹、血管神经性水肿等，为湿热化风侵犯上焦头面；阴股部湿疹、皮炎等，为湿热化毒浸淫于下焦肝经；上下肢及躯干部位的湿疹、神经性皮炎等年久不愈，肤黯粗糙，瘙痒难耐，已成皮肤顽症，为湿热化风夹毒深入肌腠、血管，三焦同病。正是卫气营血和三焦辨证体系相合对于该类皮肤病指导的体现。

（4）炎症性红斑类皮肤病：炎症性红斑类皮肤病范围也很广泛，与温病范畴相关的有多形红斑、药疹、红皮病、日光性皮炎、系统性红斑狼疮、皮肌炎急性期、严重的带状疱疹等等，这些疾病的共同特征为皮损鲜红或紫红，或见瘀斑，局部灼热疼痛、肿胀糜烂，或瘙痒，往往发病急，部分初起可见发热、微恶风寒、微咳、咽痛等类似于上呼吸道感染的卫分证，很快出现高热不解、皮疹、红斑隐隐的气营同病之证，气营同病证存在时间很短暂，病邪即入营血，而见斑疹密布、舌质红绛或草莓舌。中医辨证属热毒炽盛，多系气分有热、郁久化毒、毒热波及营血而致。斑出阳明，疹发太阴，斑宜清化，切忌升提发汗；疹宜提透，切莫凉血以引邪深入。可参考温病学的斑疹辨证，治疗以化斑汤和犀角地黄汤为代表方剂，加入金银花、连翘、淡豆豉等辛凉质轻的药物，清营透疹，将热外达，使卫分与营分的热邪向外透达，使邪有出路。临床中初起以发疹为主者，应该以透邪为主，给邪气找出路，使它透表而解，热邪有出路了，自然就不再逼入血分，而斑也就不再发。因为已见斑点，可以适当加入凉血化斑的药物，但量不能大，防止过于寒凉而遏阻气机，反而使邪气没有出路。如果斑已经融合成片，就应该治以凉血化斑，而不能再用宣透的药物。

后世医家朱仁康老先生创制的"皮炎汤"、赵炳南老先生的"凉血五根汤"，具有凉血解毒化斑之效，适用于血热发斑，热毒所致以红斑、紫癜为主的皮肤疾病，正与汪曰桢在《温热经纬》中评论、总结的"急急透斑，不过凉血清热解毒"相合。

总之，温病包含一部分皮肤病，温病学的辨证方法、治疗原则、发病规律、用药选择，在皮肤病的诊疗中有着非常重要的实用价值，临床运用时须在明确皮肤病诊断的前提下，结合中医的辨证论治，审证求因，审因论治，灵活地将温病理论的辨证方法及方药运用于皮肤病的治疗中，值得我们进一步深入研究探讨。

（李　静）

四、《肘后备急方》对皮肤科的贡献

《肘后备急方》原名《肘后救卒方》,为东晋医药学家葛洪(公元283—363年)所撰,内容系葛氏摘录自著的《玉函方》中可供急救的单方、验方及针灸等疗法编成。该书记载的皮肤相关方剂涉及散剂、酒剂、丸剂、膏脂剂等107首方剂,内容丰富,覆盖面广。书中记述有40余种皮肤病,包括:头疮、恶疮、漆疮、风疹、面上粉刺等,其中第五十二篇《治面发秃身臭心鄙丑方》为迄今发现最早的美容专篇,不单单是记载了面部皮肤病的治疗方法,还包含"疱疮方""去黯方""面脂方""白令黑方"等清洁、滋润、美白、去皱、乌发等诸多养生驻颜方剂,堪称中医美容第一书。

1. 最早对多种皮肤病进行描述

(1)**世界上首次记载天花**:《肘后备急方》在世界上最早描述了天花,书中指出:"比岁有病时行乃发疮,头面及身,须臾周匝,状如火疮,皆戴白浆,随决随生。不即治,剧者多死……以建武中于南阳击虏所得,乃呼为虏疮。"虏疮后又被称豌豆疮,也就是天花,书中指出天花并非中国本土固有疾病,且详细论述了天花的流行性、病程经过、发疮特点及预后等,还提出了有效的治疗及预防方法,如"治伤寒发豌豆疮未成脓,研芒硝,用猪胆和涂上,效"。启发了后世医家对天花治疗的探索。

(2)**最早对沙虱进行详细描述**:本书最早对沙虱(恙螨)的生态、自然疫源地、主要症状体征、检查方法和预后等进行了细致的观察及科学的描述。如其发现自然环境中多有沙虱,在野外洗澡或冒雨涉水可能患病"山水间多有沙虱,甚细略不可见,人入水浴,及以水澡浴。此虫在水中,着人身,及阴天雨行草中,亦着人。便钻入皮里……"还详细描述了其皮疹形态,如"初得之皮上正赤,如小豆黍米粟粒,以手摩赤上,痛如刺。三日之后,令百节强,疼痛寒热,赤上发疮。此虫渐入至骨,则杀人,自有山涧浴毕,当以布拭身数遍,以故帛拭之一度,乃敷粉之也"。书中还指出沙虱钻入皮肉后,如果以针挑取虫子,正如疥虫样,放在指甲上映光观察,方见行动。

(3)**首次记载了血栓性静脉炎相关疾病**:本书首载了恶脉病(类似于现代的血栓性静脉炎及其继发性静脉曲张):"恶脉病,身中忽有赤络脉起如蚓状。此由春冬恶风入络脉之中,其血瘀所作,宜服之。五香连翘去血。敷丹参膏,积日乃瘥，余度山岭即患。常服五香汤，敷小豆得消……"

2. 详细记载了多种皮肤病的诊治　《肘后备急方》中记载了40余种皮肤病，多数记载了详细治法，为后世皮肤病的诊治提供了依据。如治疗恶疮、头疮及各种疮疡"神黄膏，疗诸恶疮，头疮，百杂疮方。黄连，黄柏，附子，雄黄，水银，藜芦各一两，胡粉二两，七物细筛，以腊月猪脂一斤，和药调器中，急密塞口。蒸五斗米，下熟出，纳水银，又研，令调，密藏之。有诸疮，先以盐汤洗，乃敷上，无不瘥者。"

古代的漆疮相当于现代的接触性皮炎，本书中对其认识很早，并且总结了多种治疗漆疮的方法，如"《千金方》，疗漆疮，用汤溃芒硝令浓，涂之，干即易之""谭氏，治漆疮，汉椒汤洗之，即愈"等，体现了当时不止会用单一方法治疗疾病，还会根据皮疹的形态以及疾病的不同阶段辨证论治。

本书还总结了古代医家对风疹的治法，也称瘾疹，即西医学中的荨麻疹，皮疹以风团为主要表现"《千金方》，主大人小儿，风瘙瘾疹，心迷闷方。巴豆二两捶破，以水七升，煮取三升，以帛染拭之""《外台秘要》，涂风疹。取枳实，以醋渍令湿，火炙令热。适寒温，用熨上，即消""治瘾疹。楝皮，浓煎，浴之"。

对于损美性皮肤病有其独到的见解，书中包含大量治疗影响面部美观疾病的记载，如："又疗面上粉刺方。捣生菟丝绞取汁，涂之。不过三五上。""妇人颊上疮，瘥后每年又发。甘家秘方涂之，永瘥。黄矾石二两，烧令汁尽。胡粉一两，水银一两半。捣、筛，矾石，胡粉更筛，先以片许猪脂，于瓷器内，熟研水银令消尽，更加猪脂，并矾石，胡粉，和使粘稠，洗面疮以涂上，又别熬胡粉，令黄，涂膏讫，则敷此粉，数日即瘥，甘家用大验。"

本书还对皮肤赘生物有一定的记载，并提出了灼烧的外治法："恶肉病者，身中忽有肉，如赤小豆粒突出，便长如牛马乳，亦如鸡冠状，亦宜服漏芦汤，外可以烧铁烙之。"类似于现在的火针、激光疗法，这足以说明当时皮肤美容处于发展阶段，医家已经熟练运用内治法与外治法联合进行皮肤美容治疗。

3. 治疗皮肤病剂型多样

（1）熏洗法：《肘后备急方》中载有多种熏洗方剂。有外洗法，如"小儿身中恶疮。取笋汁自澡洗，以笋壳作散，敷之效"。有坐浴法，如"若下部生疮，已决洞者。秫米一升，盐五升，水一石煮作糜，坐中，即瘥"。还有浸渍法，如治"阴茎中卒痛不可忍。雄黄、矾石各二两，甘草一尺，水五升煮取二升，渍"。其认为用药物煎汤浸洗患部，可使疮口洁净，病邪得以去除。

（2）**粉剂**：《肘后备急方》中还有很多粉剂的记载，如"女子阴疮。末硫黄，敷上。姚同，又烧杏仁，捣，涂之。又方，末雄黄，矾石，各二分。麝香半分，捣，敷，姚同""又疗恶疮粉方。水银，黄连，胡粉，熬令黄，各二两。下筛，粉疮，疮无汁者，唾和之""人体生恶疮，似火自烂。胡粉熬黑，黄柏，黄连，分等。下筛，粉之也"。粉剂多用于治疗破溃、糜烂有渗出的皮肤病，可以起到很好的收敛作用。

（3）**膏剂**：《肘后备急方》结合临床实际，灵活运用膏剂，详细地记载了膏剂的制作方法与疾病预后。如"恶疮雄黄膏方。雄黄，雌黄，并末，水银各一两。松脂二两，猪脂半斤，乱发如鸡子大，以上合煎，去滓。纳水银，敷疮，日再""地黄膏，疗一切疮已溃者。及灸贴之无瘢，生肉去脓神秘方。地黄汁一升，松脂二两，薰陆香一两，羊肾脂及牛酥。各如鸡子大，先于地黄汁煎松脂及香，令消。即纳羊脂酥，并更用蜡半鸡子大，一时相和。缓火煎，水尽膏成。去滓，涂帛，贴疮，日一二易，加故绯一片，乱发一鸡子许大，疗年深者，十余日即瘥，生肉秘法"。

（4）**芳香药物外治法**：《肘后备急方》中载有大量运用芳香类中药的外治疗法，如香熏法、香囊佩戴法、香枕法等。

香熏法是将芳香醒脑、辟秽的天然香料加工制作后置于室中点燃，去其明火，使居室香气萦绕，从而达到治病防疫作用的治疗方法。如"毒病下部生疮者……又方，大丸艾灸下部，此谓穷无药……若病人齿无色，舌上白，或喜睡眠，愦愦不知痛痒处，或下痢，急治下部。不晓此者，但攻其上，不以下为意，下部生虫，虫食其肛，肛烂见五脏便死。治之方……又方，烧艾于管中熏之，令烟入下部中，少雄黄杂妙。此方是溪温，故尔兼取彼治法。"

香熨法是将芳香药物炒热后，用布包裹，熨摩人体肌表某一部位，从而起到祛风散寒、舒筋活络的一种治疗方法。如"葛氏，妇女乳痈妒肿，削柳根皮，熟捣，火温，帛囊贮熨之，冷更易，大良""葛氏疗卒毒肿起急痛，柳白皮，酒煮令热，熨上，痛止"，就提到了用芳香药物施以熨法治疗治疗痈肿，可起到舒筋活络止痛的作用。

4. **对于鲜药应用多有记载** 鲜药是指新鲜的动植物药，一直被历代医家所重视。《肘后备急方》中记载了多种应用鲜药治疗皮肤病的方法，用到的药物有生菟丝、白楸叶、白头翁根、青蒿、蓖麻仁、柳白皮、胡麻、桑白皮、冬瓜、柏叶、扁豆、麻子仁、白桐叶等，用以治疗粉刺、痈肿、脱发、蜂蜇咬、阴痒、鼠瘘、恶疮、热肿等。如治疗恶疮肿毒以蔓菁根（或龙葵根）一大把，乳香、黄连各一两，杏仁49枚，柳木三四钱，各药均锉细，捣二三百杵，做饼子贴于肿处，干后更换，痛肿很快消散。另贴膏药疮，效果良好。治癣挤漆疮，取笋汁洗澡，并以笋壳作散外敷患处，有效。书中还记载了用新鲜的菟丝绞汁治疗痤疮，如"又疗面上粉刺方。捣生菟丝绞取汁，涂之。不过三五上"。

5. 对于中医美容有着卓越的贡献　《肘后备急方》中记载了大量的清洁、滋润、美白、去皱等美容方剂，这些方剂不是着眼于治病，而是着眼于美化人的容貌，堪称中医美容第一书。书中记载了大量美容方剂，如："疗面及鼻酒渣方。真珠，胡粉，水银，分等猪脂和涂。""卒病余，面如米粉敷者。熬矾石，酒和涂之。姚云，不过三度。又方，白蔹二分，杏仁半分，鸡屎白一分，捣下，以蜜和之。杂水以拭面，良。"

在美容方用药方面，多用白色药物，如白芷、白术、白芍、白茯苓、鹰屎白等，如："疗人面无光润，黑及皱，常敷面脂方……白附子、辛夷、芎䓖、白芷各一两……十一物切之，以绵裹，用少酒渍之。一宿，纳猪脂煎之，七上，七下，别出一片白芷，纳煎，候白芷黄色成，去滓。绞，用汁以敷面，千金不传，此膏亦疗金疮，并吐血。""又令面白如玉色方。羊脂，狗脂各一升，白芷半升，甘草七尺，半夏半两，乌喙十四枚，合煎。以白器成，涂面，二十日即变，兄弟不相识，何况余人乎。"其认为白色入肺，肺主皮毛，多运用白色药物可以使皮毛得到滋养，且还能起到以色补色的作用，以白色药物入方可以使皮肤白皙光泽。

（贾瑞璇）

五、《刘涓子鬼遗方》对皮肤科的贡献

《刘涓子鬼遗方》是我国现存最早的中医外科专著，其内容主要为对痈疽及金创外伤的论述。该书对化脓性感染皮肤疾病的研究有突出贡献，无论是对该类疾病的诊断、鉴别诊断，还是全身药物治疗、局部外敷治疗、各种手术治疗的适应证与手术时机的选择等，均较前代均有发展与进步。书中记载了痈疽、疖肿、湿疹、瘰疬、疥癣等皮肤科疾病的诊治，并论述了丰富的外用剂型和药物。本书继承和发展了《灵枢·痈疽》篇的外科理论，总结了南北朝以前外科学术成就，是宋以前中医外科学巅峰之作。

1. 书中可见"消托补"三法的雏形 《刘涓子鬼遗方》根据外科疾病不同阶段辨证用药，开启了消、托、补三法之雏形。

痈疽初期主因火热壅滞于卫表而成，以消为治疗大法，治以清热解毒，解表透邪。消即消散，"治痈疽始一二日，痛微，内薄令消，猪胆薄方"；《刘涓子鬼遗方》卷三有"治背上初欲作疹，便服此大黄汤方。大黄（三两）、栀子（一百枚，去皮）、升麻、黄芩、甘草（炙，三两）"。疮疡初起"初欲作疹"，方予大黄汤以清热解毒、发表解肌泻下，能起到消的作用。

用补益气血和透脓的药物扶助正气、托毒外出，以免毒邪扩散和内陷的方法称托法，是外科疾病中期用药的原则。该书常用扶正内托药物，如卷三记载："治痈疽内虚，黄芪汤方。黄芪、人参、甘草（炙）、芍药、当归、生姜（各三两）、大枣（二十枚）、干地黄、茯苓（各二两）、白术（一两）、远志（一两半）。"即以八珍汤为基础，重用参芪，扶正托毒。

外科疾病后期脓肿已溃、邪去正虚，治疗需益气养血，助养新生。如卷三载有"治发背已溃，大脓汁，虚惙少气力，内补黄芪汤方。黄芪（三两）、干地黄、人参、茯苓（各二两）、当归、芍药、芎䓖、桂心、远志（去心，各一两）、甘草（一两半）、麦门冬（去心，三两）、生姜（五两）、大枣（十四枚）"，全方益气、养血、滋阴安神，有病后调补作用，属补法范围。

2. 完善了辨脓的方法 在本书以前《金匮要略》载有"诸痈肿，欲知有脓无脓，以手掩肿上，热者为有脓，不热者为无脓"等较浅显的辨脓方法，本书提出"熟之候，手按之若随手起便是熟""痈大坚者未有脓，半坚薄半有脓，当上薄者都有脓"及"若外不别有脓，可当其上数按之，内便隐痛者，肉㑊坚者，未有脓也。按更痛于前者，内脓已熟也"等辨脓方法，并把脉搏与体温的变化也看作是诊断有脓无脓的重要指征，如"复恶寒""其脉迟坚者未成脓也""脉数脓成"等，根据临床表现及局部触诊完善了辨脓的方法，为后世医家在脓肿的诊断上开辟了新的途径。

书中还提出了不同部位痈疽的特点以及治疗预后，如："略说痈疽，极者一十八种。痈发于嗌，名曰猛疽。猛疽不治，则化为脓，脓塞其咽，半日死。其为者写则已，含豕膏，无冷食，三日而已。发于颈者，名曰夭疽。其状痈大而赤黑，不急则热气下入渊腋，前伤任脉，内熏肝脉，十余日死。""发于胸者，名曰并疽。其状如大豆，三四日起，不早治，下入腹，不治，十日死。""发于膝，名曰雌疽。其状痈色不寒热而坚，勿破，破之死。须以手缓柔之，乃破。""发于阳者百日死。发于阴者四十日死。"

《刘涓子鬼遗方》中十分重视脓肿形成后切开引流的时机，并系统地论述了不同部位、不同性质脓肿切开治疗的原则和适应证，如"若背生，破无善……胸背不可过一寸针""其化为脓者……写则已""痈大坚者未有脓，半坚薄，半有脓，当上薄者，都有脓，便可破之。所破之法，应在下逆上破之，令脓得易出，用排针脓深难见……用火针"等等。

《刘涓子鬼遗方》还提出了颜面脓肿的注意事项，较早对"危险三角区"有了一定的认识，提出颜面炎症为险症，如"鼻骨中并能害人""鼻下一处，人中两处……此亦害人"等，提示这些部位的炎症应更加注意预防感染。

3. 多种外治法皮肤病治疗中的应用　《刘涓子鬼遗方》中记载了种类繁多的外治法，包括针刺法、灸法、薄贴法、汤洗法、外摩法、烟熏法、药浴法等。书中外治膏方有 69 方，薄贴有 6 方，约占全书方剂的一半，且包含了现代临床外用的各种剂型，有调膏，如卷五中的"白蔹膏方"；有捣研膏，如卷四中的"治食肉，青龙膏方"；有熬膏，如卷五中的"治痈疽疮，生肌黄芪膏方"等。

（1）**首次记载箍围法：**本书首次记载箍围法，就是以水调药散成糊状，箍围疮肿四周，可起到箍集围聚、收束疮毒作用，还详细描述了各种药膏的具体制作方法，说明了早在一千多年前我国中医外科乃至皮肤科的治疗就有很高的水平，如卷四"治痈疽始一二日，痛微，内薄令消，猪胆薄方。黄芪、龙骨、青木香、栀子仁、羚羊角、干地黄、升麻、白蔹、大黄、黄柏、黄芩、芎劳、赤小豆、麻黄（去节）、黄连、犀角（一两）。上十六味各等分捣筛，以猪胆调令如泥，以故布开口如小豆大，以泄热气"。

（2）**摩膏外摩法：**摩膏以药物做成的膏剂作为介质，在人体体表或一定穴位施以按摩手法，是一种将药物与按摩相结合的治疗方法。本书中记载了白膏药、松脂膏及黑膏药等的应用。《刘涓子鬼遗方》对于治疗疥疮有独到的方法，其认为生于少腹部的疥疮，可用丹砂膏方"治下赤腹中有痈，并痈疾在外，即摩之"。

（3）**膏剂敷贴法：**书中还提出了以猪油做基质将清热解毒药物熬制成外用膏剂治疗热疮等皮肤科疾病："治热疮，生地黄膏方：生地黄、白蔹、白芷、黄连、升麻、黄芩、大黄（以上各十两）……以猪脂一升半，微火煎成膏，绞去滓，敷疮，日四五"，类似于现在常用的黄连膏、紫草膏等外用药，既可起到清热解毒、消肿止痛的作用，又可滋润皮肤，恢复皮肤的屏障功能。

此外，该书还首次记载了用水银膏制剂治疗皮肤疥癣："治病疗癣恶疮，散热，水银膏方：水银、矾石、蛇床子、黄连（各一两）。上四物两度筛，以腊月猪脂七合和，并水银搅，令调打数万过不见银，膏成敷疮。"疥癣即现在的疥疮，书中运用水银制剂以起到杀虫止痒的作用。

（贾瑞璇）

六、《诸病源候论》对皮肤科的贡献

《诸病源候论》成书于隋唐时期，是由巢元方等奉召主持编撰，专论疾病的病因证候的一本著作。该书对临床各科疾病广收博采，是我国第一部由朝廷组织编写、集体撰作的医学理论著作，第一部病因证候学著作，是隋代以前病源证候学之大成，标志着中医学独特的病因学和证候学理论的系统化。全书 50 卷，分为 71 门，所载述的 1 739 种证候中，有分布于 15 门的 309 候涉及皮肤疾病，记载了相当于西医学的 130 余种皮肤病，几乎囊括现今常见皮肤病，提高了后代医家对皮肤病的认识。

1. **规范皮肤病命名** 该书首次记载的皮肤科病名有 20 余种，如：白癜、干癣（类似于慢性湿疹或银屑病）、脑湿（似于"皮角"）、鬼舐头（斑秃）、秃顶（早秃）、蛇身（鱼鳞病）、牛癣（类似于局限性神经性皮炎）、摄领疮（颈部神经性皮炎）、鼠乳（传染性软疣）、甜疮（类似于小儿脓疱疮或小儿湿疹）、手足逆胪（指趾端皮肤剥脱）、肉刺（鸡眼）、蓝注（色汗症）、虬癥、嗣面（粉刺）、蜂瘘、蚱蟟瘘（类似于瘰疬性皮肤结核）、蚝瘘（类似于寻常狼疮）等。

该书中关于皮肤病的命名有以下几种形式：①以形态命名，如：鼠乳（传染性软疣）、肉刺（鸡眼）、鹅口、蛇身（鱼鳞病）、手足皲裂等。②以颜色命名，如：白发、黄汗（色汗症）、黑痣（黑子）、白癜（白癜风）等。③以病因病机命名，如：风瘙瘾疹（荨麻疹）、冻疮、风癣、燥病疮（慢性湿疹）、漆疮（接触性皮炎）、热疮等。④以病程长短、治疗难易命名，如：顽疽、久病疮（慢性湿疹）、月食疮（耳部湿疹）、久恶疮、久癣等。⑤以好发季节命名，如：雁疮（猫眼疮）、夏日沸烂疮（痱子）等。⑥以发病部位命名，如：脑湿、耳疮、脐疮、摄领疮（神经性皮炎）、阴痒（外阴部瘙痒）等。

《诸病源候论》记载和提出的病名对后世意义重大，丰富了后世医家对皮肤疾病的认识，并且有些病名至今沿用，包括疬、疔疮、疣目、圆癣、摄领疮、雁疮、脐疮、燕口疮、断耳疮等。

2. 对皮肤病进行分类　该书对皮肤病进行了多种分类，使得皮肤相关疾病更加系统化、条理化，也是对皮肤疾病的概括和总结，促进了皮肤学科的发展。主要分类有：①根据疾病发生的病因进行分类，如将风瘙瘾疹生疮候、恶风候、风痒候、恶风须眉堕落候等风邪致病者归属于"风病诸候"，时气疱疮候、时气发斑候等由外感时气致病者归属于"时气病诸候"，狐尿刺候、蜂螫候等归属于"杂毒诸候"。②以部位分类，如分为"毛发病诸候"（毛发性皮肤病）、"目病诸候"（眼部皮肤病）、"四肢病诸候"（四肢部位皮肤病）、"面体病诸候"（颜面部皮肤病）等。③以症状分类，如"疔疮病诸候""痈疽病诸候""疮病诸候""瘿瘤等病诸候"等，把症状相似的皮肤疾患进行归类。

3. 促进皮肤病理论的发展

（1）倡导风邪是导致皮肤病发生的重要因素：该书认为风邪为百病之首，风邪是导致皮肤病发生的重要因素。在《诸病源候论·风病诸候下》中将恶风须眉堕落候、恶风候、风瘙瘾疹生疮候、风瘙身体瘾疹候、风瘙痒候、风身体如虫行候、风痒候、诸癞候、乌癞候、白癞候等 11 种皮肤病以致病因素同是风邪作为分类依据归为一类疾病。该书对风邪发病病机描述详细，如认为黑痣（黑子）是风邪搏于血气变化所致；蛇皮（鱼鳞病）为风邪客于腠理所致；手足逆胪（指趾端皮肤剥脱）是经络感受风邪，血气运行阻滞而成；赤疵（血管瘤）、疬疡（花斑癣）是风邪搏于皮肤，血气不和所致；疣目（寻常疣）、鼠乳（传染性软疣）是风邪搏于肌肉所致。如赤疵候（血管瘤）"面及身体皮肉变赤，与肉色不同，或如手大，或如钱大，亦不痒痛，谓之赤疵。此亦是风邪搏于皮肤，血气不和所生也"。疬疡候（花斑癣）"疡者，人有颈边、胸前、掖下自然斑剥，点相连，色微白而圆，亦有乌色者，亦无痛痒，谓之疬疡风。此亦是风邪搏于皮肤，血气不和所生也"。疣目候（寻常疣）"疣目者，人手足边忽生如豆，或如结筋，或五个，或十个，相连肌里，粗强于肉，谓之疣目。此亦是风邪搏于肌肉而变生也"。鼠乳候（传染性软疣）"鼠乳者，身面忽生肉如鼠乳之状，谓之鼠乳。此亦是风邪搏于肌肉而变生也"。

（2）发展了皮肤病虫毒致病病因学说：该书在以往医家对皮肤病病因认识中大胆创新，认识到了病原体的存在，创立并发展了皮肤病虫毒致病病因学说，提高了医家对皮肤疾病病源的认识，把当时的病因学说提高到了一个新的水平。将"疥虫"和"疥疮"联系起来，指出该病的病因是"并皆有虫"，充分认识到病原体的存在，如"疥者，有数种……并皆有虫。人往往以针头挑得，状如水内瘑虫"与西医学认为疥疮是由疥螨（疥虫）寄生于皮肤所致一致。提出"阴痒"病因为"虫食"，"阴疮"病因为"侵食"，认为"妇人阴痒，是虫食所为，三虫九虫，在肠胃之间，因脏虚虫动作，食于阴""阴疮者，由三虫九虫动作侵食所为也"。认为"癞""疥""癣""久瘑疮""疽疮""甲疽""查疽"等类皮肤病多系有虫寄生所致，如"言白秃者皆由此虫所作，谓在头生疮有虫，白痂甚痒，其上发并秃落不生，故谓之白秃"。

（3）**发展了皮肤病体质内因致病学说：**该书认识到个体的差异决定发病与否，发展了皮肤病体质内因致病学说。如漆疮候描述："漆有毒，人有禀性畏漆，但见漆，便中其毒。喜面痒，然后胸、臂、胫、腨皆悉瘙痒，面为起肿，绕眼微赤。诸所痒处，以手搔之，随手辇展，起赤瘖瘟；瘖瘟消已，生细粟疮甚微。有中毒轻者，证候如此。其有重者，遍身作疮，小者如麻豆，大者如枣、杏，脓焮疼痛，摘破小定或小瘥，随次更生。若火烧漆，其毒气则厉，著人急重。亦有性自耐者，终日烧煮，竟不为害也。"相同条件下，有人发病，有人未发病，说明了"漆疮"与人的"秉性"有关，与现代医学的过敏体质相对应。

（4）**重视皮肤疾病与脏腑的关系：**该书重视皮肤疾病与脏腑的关系，认为五脏六腑的病变可以在皮肤上有所表现，体表的病变可对应相应脏腑病变，为皮肤病的治疗提供了思路。如鼻生疮候："鼻是肺之候，肺气通于鼻。其脏有热，气冲于鼻，故生疮也。"说明鼻部疔疮与肺脏有热有关。鹅口候："小儿初生，口里白屑起，乃至舌上生疮，如鹅口里，世谓之鹅口。此由在胎时，受谷气盛，心脾热气熏发于口故也。"说明心脾热熏能导致小儿鹅口疮的发生。浸淫疮候："浸淫疮，是心家有风热，发于肌肤。"浸淫疮是由心经风热所致。紧唇候："脾与胃合，胃为足阳明，其经脉起于鼻，环于唇，其支脉入络于脾。脾胃有热，气发于唇，则唇生疮。"唇疮候："脾与胃合，足阳明之经，胃之脉也，其经起于鼻，环于唇，其支脉入络于脾。脾胃有热，气发于唇，则唇生疮。"说明脾胃有热能导致唇部的皮疹。口舌疮候："手少阴，心之经也，心气通于舌。足太阴，脾之经也，脾气通于口。腑脏热盛，热乘心脾，气冲于口与舌，故令口舌生疮也。"说明口舌生疮是由脏腑热盛，热乘心脾所致。令毛发不生候："足少阴之血气，其华在发。足太阳之血气盛，则眉美；足少阳之血气盛，则须美；足阳明之血气盛，则发美；手阳明之血气盛，则髭美。诸经血气盛，则眉、髭、须、发美泽。"说明毛发疾病的发生与肾、膀胱、胆、胃、大肠等脏腑有密切联系。

（5）认识到情志在皮肤病中的作用：该书认识到情志在皮肤病中的作用，情志的异常能导致一些皮肤疾患的发生或加重。书中所描述狼瘘、蛴螬瘘相当于颈淋巴结核形成之漏管，并明确记载其发病与情志相关。如"狼瘘者，年少之时，不自谨慎，或大怒，气上不下之所生也。始发之时，在于颈项，有根，出缺盆，上转连耳本，其根在肝"说明发病与情志大怒相关。蛴螬瘘："蛴螬瘘者，恐惧、愁忧、思虑，哭泣不止，余毒变化所生也。始发之时，在其颈项，无头尾，如枣核，或移动皮中，使人寒热心，其根在心。"说明悲思忧虑、情志不遂能引发蛴螬瘘。

4. 对皮肤疾病描述详尽　该书对皮肤疾病有着详细的描述。如丹毒病在卷三十一，设丹毒病诸候13论，并在卷四十九，小儿杂病诸候五中设丹病30候，书中所描述丹毒病不仅仅包括西医学的溶血性链球菌所致的丹毒，而且包括其他症状类似的红斑类皮肤疾病，西医学所认识的丹毒可发于人体不同部位，而本书也描述了不同部位的丹毒。如赤丹候："赤丹者，初发轸起，大者如连钱，小者如麻豆，肉上粟如鸡冠肌理。由风毒之重，故使赤也。亦名茱萸丹。"对其形态、大小、颜色均有描述。室火丹候："室火丹，初发时必在腓肠，如指大，长三二寸，皮色赤而热是也。"此病初发部位在小腿处。尿灶火丹候："尿灶火丹，发于胸腹及脐，连阴头皆赤是也。"此病发于胸腹外阴等处。骨火丹候："丹发初在臂起，正赤若黑，谓之骨火丹也。"此病颜色深红近黑色。鬼火丹候："丹发两臂，赤起如李子，谓之鬼火丹也。"此病发于两臂。该书用如此篇幅描述丹毒病，可谓详尽至极。

另外还对湿疹、疥疮、反花疮等描述详尽。如："发于肌肤，初生甚小，先痒后痛而成疮，汁出侵溃肌肉，浸淫渐阔乃遍体。"湿疹初起为红色丘疹，瘙痒挠抓后有抓痕伴渗液，皮疹可泛发周身。疥疮："疥疮，多生手足指间，染渐生至于身体，痒有脓汁……其疮里有细虫，甚难见。"疥疮是由疥虫引起，好发于指缝、肚皮等皮肤皱褶处，真菌镜检可查见疥螨。反花疮："初生如饭粒，其头破则血出，便生恶肉，渐大有根，脓汁出。肉反散如花状。"相当于鳞状细胞癌，破溃流血，后期形状可如菜花状。

5. 对麻风的认识　该书对麻风的认识主要集中在诸癞候，书中称本病为"癞病"。西医学认为，麻风是由麻风分枝杆菌引起的一种慢性传染病，主要病变在皮肤和周围神经，临床表现为麻木性皮肤损害，神经粗大，严重者甚至肢端残废。该书认识到麻风是虫毒致病，如"毒虫若食人肝者，眉睫堕落。食人肺，鼻柱崩倒，或鼻生肉，孔气不通。若食人脾，语声变散。若食人肾，耳鸣啾啾，或如雷鼓之音。若食人筋脉，肢节堕落。若食人皮肉，顽痹不觉痛痒，或如针锥所刺，名曰刺风。若虫乘风走于皮肉，犹若外有虫行。复有食人皮肉，彻外从头面即起为肉，如桃核、小枣。"麻风可因接触而感染，如"凡癞病，皆是恶风及犯触忌害得之"。并且，该书认识到了麻风具有潜伏性，并将发病的潜伏期、发病、自觉症状、临床表现等描述详尽，如潜伏期"初觉皮肤不仁，或淫淫苦痒如虫行，或眼前见物如垂丝，或隐轸辄赤黑""初入皮肤里，不能自觉，或流通四肢，潜于经脉"，发病中期"或在面目，习习奕奕。或在胸颈，状如虫行，或身体遍痒，搔之生疮，或身面肿，痛彻骨髓"，发病晚期"眉睫堕落""鼻柱崩倒""肢节堕落"等，并且描述了不同类型麻风，如"彻外从头面即起为疱肉，如桃核小枣"与结核样型麻风类似，"似绳缚拘急，难以俯仰，手足不能摇动""面无颜色，恍惚多忘"与神经型麻风类似。本书还将麻风病按色态、病态、五行进行分型：如以色态分型的有白癞、黑癞；以病态分型有蛴螬癞、面癞、雨癞、麻癞；以五行分型有木癞、火癞、土癞、金癞、水癞。

6. **专题陈列妇女、小儿常见皮肤病的论述** 该书专题论述了妇女、小儿疾病，包括常见的皮肤病。如小儿患斑毒病候："斑毒之病，是热气入胃，而胃主肌肉，其热挟毒，蕴积于胃，毒气熏发于肌肉。"说明小儿斑毒与热毒有关。头发不生候："足少阴为肾之经，其华在发。小儿有禀性少阴之血气不足，即发疏薄不生……皆由伤损其气血，血气损少，不能荣于发也。"说明小儿头发不长与气血相关。风瘙隐胗候："小儿因汗，解脱衣裳，风入腠理，与血气相搏，结聚起，相连成隐胗。风气止在腠理，浮浅，其势微，故不肿不痛，但成隐胗瘙痒耳。"说明小儿瘙痒与风邪侵袭相关。妇女产后身生疮候："产则血气伤损，腠理虚，为风所乘，风邪与血气相搏，脏腑生热，重发肌肤，故生疮也。"说明妇女产后气血耗损，风邪侵袭，易生疮疡。面黑皯候："面黑皯者，或脏腑有痰饮，或皮肤受风邪，皆令血气不调，致生黑皯……不能荣于皮肤，故变生黑。"说明妇女面黑与痰饮、风邪等导致的气血失和相关。

7. **重视皮肤病的防治** 《诸病源候论》虽然未载治疗方药，书中附有"补养宣导"养生保健方法，如《风瘙身体隐疹候》："汗出不可露卧及浴，使人身振寒热，风轸"提出出汗后不能马上洗浴及露天睡，否则易瘙痒；《毛发病诸候》中"热食汗出勿伤风，令发堕落"提出进食后不能着凉受风，否则易脱发，"千过梳头，头不白" 勤梳头则头发不易变白；《面体病诸候》云："醉不可露卧，令人面发疱疮。" 醉酒后不能露天睡，否则面部易起皮疹。这些预防措施，对皮肤病防治有一定的借鉴。

（林　鹏）

七、《备急千金要方》《千金翼方》对皮肤科的贡献

《备急千金要方》又称《千金要方》《千金方》，为唐代的孙思邈所著，撰成于永徽三年（公元 652 年），该书系统总结了唐代以前的医学成就，涉及临床各科及针灸、食疗、药物、卫生保健等，是我国第一部理法方药俱全的医学百科全书。《千金翼方》是《备急千金要方》的续篇，意在补《备急千金要方》之不足。《备急千金要方》涉及皮肤病证名称近 200 种，所列述常见皮肤病证计 150 余种，还有小儿皮肤病，妇女皮肤病、老年皮肤病、皮肤病新生物、麻风等，对皮肤病的病因病机、症状、好发部位及治疗均有论述。

1. 对皮肤病病因病机的认识　"风者百病之长"，孙思邈在《备急千金要方》《千金翼方》中关于风邪所致皮肤病的阐述比较详细，其中载有"风"与皮肤关系的不少内容。该书认为皮肤病的发生与"风"联系密切，这里的"风"所指含义较广。在《备急千金要方·诸风》说："风邪客于肌肤，虚痒或风疹瘙疮，风邪入深，寒热相搏则肉枯。" 该处指风邪侵犯的部位深浅不同，即若风邪侵犯肌肤卫表，皮肤出现瘙痒；风疹、风瘙瘾疹（荨麻疹）、白癜风、风毒、面游风（脂溢性皮炎）均是因风邪致病命名。

《备急千金要方》认为皮肤病的发生与脏腑有着密切的联系，十分重视皮肤与脏腑的关系。《备急千金要方·皮虚实》指出："夫五脏六腑者，内应骨髓，外合皮毛肤肉，若病从外生，则皮毛肤肉关格强急……皮虚者寒，皮实者热，凡皮虚实之应，主于肺、大肠，其病发于皮毛，热则应脏，寒则应腑。" 这一论述概括了皮肤与脏腑的关系。孙思邈又从病理说："心者，脉之合也，脉不通则血不流，血不流则发色不泽，面黑如漆柴""脾应肉，肉与脾合，若脾病则肉变色；至阴遇病为肌痹，肌痹不已，复感于邪，内舍于脾，体痒淫淫，身上津液脱，腠理开"，说明脏腑疾病在皮肤的相应部位有一定的反应。

2. 关于皮肤病病种的记载　《备急千金要方》中关于皮肤病病种的记载

较多，对皮肤病病种的认识有了一定的深度与广度。该书首先提出"白癜风"病名，记录了九江散等数十种内外治方剂。还提出新的病名，如"瘭疽"，《备急千金要方·瘭疽》载："瘭疽者，肉中忽生点子如豆粒，小者如黍粟，剧者如梅李，或赤、或黑、或青、或白，其状不定，有根不浮肿，痛伤之应心，根深至肌，经久便四面悉肿，黯熟紫黑色，能烂坏筋骨。"这里的"瘭疽"相当于现代疾病中的化脓性指头炎，因感染时整个指腹高度肿胀，形同蛇头，故名"瘭疽"。由于指腹皮下的组织排列较紧密，因此在感染起初，组织肿胀，同时腔内张力明显增高，疼痛剧烈，末节指骨的血供受到阻碍。疾病早期局部症状较重；脓肿形成后很难检出感染区的波动感，是化脓性指头炎的重要特征。

3. 关于皮肤病症状的描述　书中对多种皮肤病症状有较全面的描述。如麻风，《备急千金要方·恶疾大风》曰："恶疾大风有多种不同，初得虽遍体无异而眉须已落。有遍体已坏而眉须俨然……有疮痍荼毒重垒而生，昼夜苦痛不已者，有直置顽钝不知痛痒者。其色有多种，有青、黄、赤、白、黑、光明、枯暗"。

关于"丹毒"的症状描述及治疗，《备急千金要方·丹毒》中提到："丹毒，一名天火，肉中忽有赤如丹涂之色，大者如手掌，甚者遍身有痒有肿，无定色。有白丹者，肉中肿起，痒而复痛，微虚，肿如吹状，瘾疹起也。有鸡冠丹者，赤色而起，大者如连钱。小者如麻豆粒状，肉上粟粟如鸡冠肌理也，一名茱萸丹。有水丹者，由遍体热起，遇水湿搏之结丹，晃晃黄赤色，如有水在皮中，喜着股及阴处。此虽小疾，不治令人至死。"既提到了丹毒这一疾病的颜色"赤如丹涂"；也对其范围大小进行了记载，"大者如连钱""小者如麻豆粒状"；皮疹会出现红肿，红肿区有时可发生水疱，也可引起转移性感染，累及循环系统、肾脏等，重症者可导致败血症，故"此虽小疾，不治令人至死"。由此可见该书对丹毒的阐释较详细，且关于丹毒的治疗则有如升麻膏方、升麻汤等38首详细方子。

关于"瘾疹"的记载也比较全面，《备急千金要方·瘾疹》中提到："风邪客于肌中则肌虚，真气发散又被寒搏，皮肤外发腠理开毫毛，淫气妄行之则为痒也。所以有风疹瘙痒，皆由于此。又有赤疹者，忽起如蚊蚋啄，烦痒极者，重沓垄起，搔之逐手起。又有白疹者，亦如此。赤疹热时即发，冷即止。白疹天阴冷即发。白疹宜煮矾石汁拭之，或煮蒴，和少酒以浴之良。"不仅提到瘾疹的发病原因是"风邪"所致肌虚，也记载"瘾疹"主要症状即瘙痒。而关于瘾疹的治疗方则有石南汤、青羊脂膏等29首详细方子，更是详细记录了该病灸法的治疗，如"又方灸曲池二穴，小儿随年壮。发即灸之，神良"。

关于"烂疗"，《备急千金要方·疗肿》载"色稍黑，有白班，疮中溃溃有脓水流出，疮形大小如匙面"，该疾病相当于西医学的气性坏疽，是发生于皮肉之间、腐烂甚剧且病势较急的化脓性疾病，该病临床表现正如书中记载，疮口周边为紫黑色，破溃有脓水流出，疮形略带凹形（如匙面）。孙思邈首先提出"妒精疮"，该病又名阴蚀疮、下疳，相当于现代疾病的梅毒，书中记载"男子在阴头节下，女人在玉门内，似疳疮作臼齐，食之大痛，疳即不痛也"，明确"妒精疮"的发病部位以及与"疳疮"的鉴别诊断依据为是否疼痛。

4. 关于皮肤病的治疗　孙思邈辟专篇论述麻风病，其中《备急千金要方·恶疾大风》有论1首，方10首；《千金翼方·耆婆治恶病》有论7首，方11首。在治疗上，如初期投以阿魏雷丸散方；中期后期服天真百畏丸；顽痹不觉痛痒，以大白膏方摩之；若遍体生疮脓血溃坏，用大黑膏方摩之；还有苦参消石酒饮之，浸汤方浸之等治疗方法。收载治疗麻风的许多单方、验方，并善用松脂治疗本病。

《备急千金要方》《千金翼方》不仅载有关于皮肤病的药物治疗方法，对外治疗法也有了进一步的发展。在治疗皮肤病使用的1 085首方剂中，外治方剂896首；治疗60多种皮肤病证，占总方剂数的70%，大大丰富了外治疗法的内容。记载有敷贴法、熏法、扑粉法、摩擦法、坐浴坐药法、渍渍法、热熨法、浸洗法、吹法、含漱法、枕法、解冻法等外治方法。书中收集了大量内服方、外用方，同时还记录了水溶液剂、酊剂、软膏剂、薄贴剂、散剂、熏洗剂、醋剂、沥剂8种外治剂型，还有各种油膏等赋形剂，极大地丰富了皮肤科的治疗方法。

5. 关于皮肤美容的记载　《备急千金要方》《千金翼方》中记录了大量的美容方药和方法，是我国历代方书中较早、较完整记录美容理论和美容方药的医学著作，反映了当时的医学美容水平，对后世医学影响很大。该书共收集美容方剂300多首，包括治疗美容方和保健美容方。美容方涉及黧黑斑、雀斑、黑痣、粉刺、酒渣鼻、白发、唇风、牙宣、口眼斜、摄领疮、湿疮、白驳风、皲裂疮、体气、蟹足肿等损美性病证，剂型包括内服和外用两种。保健美容方剂涉及净面、驻颜、防皱去皱、润面泽面、增白、明目、洁齿白牙、固齿牢牙、润唇艳唇、香口除臭、乌须发、生须发固发、洁身润肤、香身除臭、轻身减肥、增重肥白等16项内容。

《备急千金要方·面药》中记录了大量美白、去皱、润肤方,其中不少方剂沿用至今,对面部皮肤美容有较好疗效。如"五香散……黑皯赤气,令人白光润方""洗手面,令白净悦泽,澡豆方""治面无光泽,皮肉皱黑,久用之令人洁白光润,玉屑面膏方""面脂,主悦泽人面,耐老方""面膏,去风寒,令面光悦,却老去皱方""桃花丸,治面黑皯,令人洁白光悦方"。此外,孙思邈还记载了治疗浸淫疮(即湿疹)、腋漏(即狐臭)、肺风粉刺(即痤疮)、瘢痕等疾病的多种方剂。

外用药方面,书中提及多种外用药的制法及用法,如《备急千金要方·面药》中提及炼脂法:"凡合面脂,先须知炼脂法,以十二月买极肥大猪脂,水渍七八日,日一易水,煎取清脂没水中,炼鹅熊脂,皆如此法。"以此炼出的面脂相当于现代皮肤科常用的油膏、软膏类外用药,如面脂方、玉屑面膏等均属此类。在疥癣的治疗中,孙思邈以硫黄、水银等以猪脂、蜂蜜等调为软膏涂搽,此与现代所用的汞软膏、硫黄软膏基本相同。又如"猪蹄汤,洗手面令光润方",相当于现代皮肤科常用的洗剂类外用药,桃仁澡豆方、猪蹄浆方等均属此类。

孙思邈的医学美容理论充分体现了中医学的整体观念,孙思邈除了强调使用外用方药之外,还重视内服丸、散、膏、丹等方药,并提倡采用食疗、针灸、按摩、气功、冷冻、磨削等综合美容方法,如"太冲,主面尘黑""天突、天窗,主面皮热"。《千金翼方·养性》中记载"清旦初以左右手摩交耳,从头上挽两耳,又引发,则面气通流。如此者令人头不白,耳不聋。又摩掌令热以摩面,从上向下二七过,去皯气,令人面有光"。

6. 胎、婴儿时期皮肤病的防治与保健 孙思邈深刻认识到从人在胎儿时期就应注意皮肤病的重要性,并提出相应的保健要求与措施。在《备急千金要方·养胎》指出妊娠七月,"密腠理";妊娠八月,"成肤革""光泽颜色";妊娠九月"养毛发,致才力",并指出孕妇在此间饮食、起居、情绪应注意的事项。《千金翼方·养小儿》中,再次指出"七月毛发生";《备急千金要方·求子》特别指出:"惟怀胎妊而挟病者,避其毒药耳。"并且所列妊娠12条饮食禁忌中,关乎皮肤的有两条"妊娠食鸡子及干鲤鱼令子多疮""妊娠食雀肉并豆酱令子满面多皯䵟黑子"。

孙思邈强调产后对皮肤的预防保健,如"产后,大须将慎"。若不注意,

"犯时微若秋毫,感病广于嵩岱"。又指出:"产后百病……或但烦热苦渴,或头身皆重,或身痒……此皆因虚风冷湿及劳伤所为。"本症与西医学的产后皮肤瘙痒症颇似。

此外,对于婴儿时期母乳的选择,孙思邈指出患有何种疾病的人不应入选作为乳母。原文中描述道:"凡乳母者,其血气为乳汁也。五情善恶,悉是血气所生也。其乳儿者,皆宜慎于喜怒。夫乳母形色所宜,其候甚多,不可求备。但取不胡臭瘿瘘气嗽病疥痸癫白秃疬疡渖唇耳聋齆鼻癫痫,无此等疾者,便可饮儿也。"其中皮肤病占有多半,相当于西医学的臭汗症、湿疹、疥疮、头癣、皮肤结核、唇炎等。

(丁伟芳)

八、《外科精义》对皮肤科的贡献

《外科精义》为元代御药院外科太医齐德之所撰,其摘录元以前医学著作中有关痈疽、疮疡的论述,博采《黄帝内经》《难经》《伤寒杂病论》《千金要方》等经典古籍及古今名医诸家方论,并结合个人经验,加以总结发挥,于元统三年(公元1335年)著成此书,是现存较早的外科著作。该书强调疮疡病的整体观,认为疮疡总由阴阳不和、气血凝滞所致,临床诊断时要脉证合参,结合全身症状,详析疾病阴阳、虚实、表里、脏腑、气血之属,明辨证之善恶、轻重、深浅。治疗上主张以证遣方,内外兼治。内治开创内消、托里法;外治有砭镰、针烙、灸疗、渍渍、追蚀诸法等。书中对阴疮、丹瘤等皮肤疾病的诊断、辨证、治疗做了详细的阐述,并辑录了诸多皮肤病外治法及经验方。

1. **强调疮疡病的整体观**　该书强调疮疡的诊断要把握整体观念,脉证合参。如"原夫疮肿之生,皆由阴阳不和,气血凝滞。若不诊候,何以知阴阳勇怯,血气聚散耶",强调对外科疮肿的诊察,既要注重外观形色等局部症状,又要兼顾脉象虚实等全身症状,从总的方面辨其阴阳、表里、寒热、虚实。

此外,齐氏批判了部分外科医者"不诊其脉候,专攻治外"的错误做法,认为"盖医家苟不明脉,则如冥行索途,动致颠覆矣"。该书首篇即言明了脉诊在疮疡病诊断中的重要性,《论持手诀消息法》篇,在《黄帝内经》基础之上,对诊脉方法、三部脉所主脏腑病证有详细论述。首次把浮、洪、滑、数、散等26部脉象变化与疮疡病临床特点结合起来,对 26 种脉诊的主证、在疮疡病诊治中的意义做了详细而且深入的说明,形成疮疡病脉证合参的重要理论依据,对外科整体观念的建立做出了贡献。

2. **详述疮、疽、脓诊断法**　该书强调疮疽首当辨虚实。如:"夫疮疽脓溃,肿毒浸展,证候危恶者,须辨虚实。况无虚者难补,实者易泻,补泻之法,不可轻用,若或少差,利害甚大。""有疮之虚实,有脏腑气血、上下真邪各有虚实,故不同也。"指出皮损坚硬脓稠者,属实;皮损柔软脓稀者,属虚。以疼痛为主者属实,以瘙痒表现为主者属虚。治疗上实则泻之,疏利而自导其气;虚则补之,和其气托里也。

注重辨疮肿深浅。如:"高而软者,发于血脉;肿下而坚者,发于筋骨;肉皮色不相辨者,发于骨髓。""以手按摇,疮肿根牢而大者深也,根小而浮者浅也。"指出根据疮肿软硬、颜色、根脚可推断病位深浅。依据病位深浅,给予不同的治疗方法,发于血脉之病位浮浅者,"纴贴膏求瘥",深者则须"速服犀角汤及漏芦汤、通气丸等,取通利疏畅,兼用浴毒汤溻渍之类"。

强调辨脓法。如"夫疮肿之疾……当辨脓生熟浅深,不可妄开"的观点。"凡疮疽肿大,按之乃痛者,脓深也;小按之便痛者,脓浅也;按之不甚痛者,未成脓也""若按之即复者,有脓也;不复者,无脓也""凡疗痈疽,以手掩其上大热者,脓成自软也;若其上薄皮剥起者,脓浅也;其肿不甚热者,脓未成也",指出根据皮损大小、疼痛程度、皮损弹性、皮肤温度等辨别脓成与否及脓之深浅。

强调辨疮疽善恶。该书详述疮疽五善七恶表现,如:"盖七恶者,烦躁时嗽,腹痛渴甚,或泄痢无度,或小便如淋者,一恶也;脓血既泄,肿焮尤甚,脓色败臭,痛不可近,二恶也;目视不正,黑睛紧小,白睛青赤,瞳子上看,三恶也;喘粗短气,恍惚嗜卧,四恶也;肩背不便,四肢沉重,五恶也;不能下食,服药而呕,食不知味,六恶也;声嘶色败,唇鼻青赤,面目四肢浮肿者,七恶也。动息自宁,饮食知味,一善也;便利调匀,二善也;脓溃肿消,水鲜不臭,三善也;神彩精明,语声清亮,四善也;体气平和,五善也。"医者根据疮疽善恶表现,可判断预后,如"大抵证候,疮疽之发,虚中见恶证者,不可救也;实证无恶候者,自愈";"脓溃之后而烦疼,尚未瘥者,诊其脉洪滑粗散者,难疗;微涩迟缓者,易瘥"。提出疮疽五逆之证,"白睛青黑而眼小,服药而呕,伤痛渴甚,膊项中不便,音嘶色败者,是为五逆",是疮毒入里,伤及脏腑的表现,当随证以治之。

3. 对疮疡的治疗注重内外兼治

（1）**内治方面**：齐氏认为疮疡病的治疗当辨证论治，以证遣方，内外兼治。创立内消和托里两大法则，至今仍在指导临床实践。如"若初觉气血郁滞，皮肉结聚，肿而未溃，特可疏涤风热，通利脏腑一二行，徐次诸汤渐渍，即得内消矣……如有气已结聚，不可论内消之法，宜用排脓托里之药，此者先后之次也"。初起用内消，久病用托里，是临床应用的基本原则。疮疽病本由阴阳不调，营卫凝涩，气血瘀滞所生，其中热郁结不通，风邪寒气所聚，治之宜温热之剂，和血令内消。疮疽经久不愈，气血渐衰，肌寒肉冷，脓汁清稀，毒气不出，疮口不合，或聚肿不赤，结核无脓，外证不明者，宜托里。血气虚者，托里补之；阴阳不和，托里调之。适时使用托里法，可使脓未成者脓早成；脓已溃者，新肉早生。

（2）**外治方面**：外治有渍渍、针烙、灸法、砭镰等，书中详述了其具体操作及适应证，并提出"疽则宜灸不宜烙，痈则宜烙不宜灸，丹瘤肿毒宜渍渍之，肿皮光软则针开之，以泄其毒"的观点，强调外治法当因病制宜，合理选择。

渍渍法可宣通行表、发散邪气，有荡涤之功，分渍渍、淋射、浴渍。"其在四肢者渍渍之，其在腰腹背者淋射，其在下部委曲者浴渍之"。书中详述其具体操作，"且如药二两，用水二升为则，煎取一升半，以净帛或新绵蘸药水，稍热渍其患处，渐渐喜渍淋浴之，稍凉则急令再换，慎勿冷用"指出该法操作时要保持药液温热，以达疏导腠理，通调血脉的作用。该法相当于现在临床常用的中药湿敷、外搽、药浴，对于渗出性炎症性皮肤病及全身性皮肤病有较好疗效。

针烙手法有深浅、迟速、宜与不宜之分，当辨别清楚，灵活运用。如"盖疽肿皮后口小肿多，脓水出不快者，宜用针烙。疖皮薄，惟用针以决其脓血，不可烙也"。疖肿久久不消者，"当用火针，如似火箸，磨令头尖如枣核样圆滑，用灯焰烧，须臾作炬，数揾油烧令赤，于疮头近下烙之，一烙不透，即须再烙令透，要在脓水易出，不假按抑"。火针疗法至今在临床仍广泛应用，因其具有泻火解毒、消肿止痛、活血化瘀、软坚散结、祛腐排脓、生肌敛疮、调和气血、温经通络、祛风散寒、除湿止痒等功效，在治疗痤疮、硬结性毛囊炎、带状疱疹急性期及后遗神经痛期、结节性痒疹、扁平疣、寻常疣、神经性皮炎等常见皮肤病中效果显著。

灸法依靠温热作用，以热导热，使疮肿内热气随火而出。齐氏收录了《太平圣惠方》中对灸法的记载，根据病情选用不同的灸法，如一般疽疮，用直接灸法，"认是疽疮，便宜灸之一二百壮，如绿豆许大，灸后觉似烬痛"；伴有瘙痒感，隔豉饼子灸之，"其饼须以椒姜盐葱相和，烂捣捏作饼子，厚薄如折三钱以来，当疮头豉饼子上灸之"；疼痛明显者，"即须急灸，壮数多为妙"；经久不愈成瘘者，"用硫黄灸法灸之。其法：硫黄一块，可疮口大小安之，别取少许硫黄，于火上烧，用钗尖挑起，点硫黄令着三五遍，取脓水干差为度"。

4. 强调调护在疮肿治疗、预后中的重要性　书中亦强调了调护在疮疡病治疗中的重要性。提出疾病初期当速求良医，做到早发现早治疗；要求患者要调畅情志，劳逸结合，"不可恚怒悲忧，叫呼忿恨，骄恣情性，信任口腹，驰骋劳役"；患者家属要为其提供安静的环境，忌吵闹，少探望；其服侍者要性情沉稳，勤谨耐烦。并指出疮肿不同阶段的饮食调理，详述饮食禁忌，如："若其疮疽，脓溃肿消，气血虚弱，则可食羊肉、鹌鹑、蔓菁、姜、酱瓜、荠、萝卜及黄白粮米、细米、稀粥、软饭。若至肌肉渐生，思想滋味，则宜食白熟酥饼……熟软温和，稀稠得中，制造如法，勿令太饱；此时尤忌馒头、蒸饼、博饦、馄饨、肉角、煎饼……煎炒、咸酸、油腻脂肥鱼肉。若至肌肤欲平，恶肉去尽，疮口收敛之际，尚忌起立行步、揖待宾客、房酒宴会、嗔怒、沐浴、登陟台榭、运动肢体、寒暑劳倦；正宜调节饮食，保摄以待，疮瘢平复，精神如故，气力完全，方无所忌。百日内慎勿触犯之。"

5. 对皮肤科相关疾病的论述

（1）"阴疮"：在对阴疮的论述中，根据其病因病机及临床表现不同，而分为湿阴疮、妒精疮、阴蚀疮（下疳疮），分别相当于西医学上的外阴湿疹、外阴疖肿、硬下疳。如"夫阴疮者，大概有三等：一者湿阴疮；二者妒精疮；三者阴蚀疮，又曰下疳疮"。由"肾经虚弱，风湿相搏，邪气乘之，搔痒成疮，浸淫汗出，状如疥癣者"，为湿阴疮；由"壮年精气盈满，久旷房室，阴上生疮，赤肿作白，妒闷痒痛者"，为妒精疮；由"肾脏虚邪，热结下焦，经络痞涩，气血不行，或房劳洗浴不洁，以致生疮"，为阴蚀疮；"袖疮在里，措手无方，疼痛注闷，或小便如淋，阴丸肿痛是也；或经十数日，溃烂血脓，肌肉侵蚀，或血出不止，以成下疳"。

（2）"丹毒"：丹毒是患处皮肤突然发红、色如涂丹的急性感染性疾病，西医也称丹毒。"人身忽然变赤，如涂丹之状，故谓之丹毒……或因有疮，误而相触，四畔烬赤，谓之疮瘤……小儿得之，最忌百日之内，谓之胎瘤。"其发病特点是病起突然，恶寒发热，局部皮肤忽然变赤，色如丹涂脂染，焮热肿胀，边界清楚，迅速扩大。本病发病前多有皮肤或黏膜破损史，是由溶血性链球菌从破损处侵入皮内网状淋巴管所引起的急性炎症，正如原文所述"或因有疮，误而相触，四畔焮赤"。

（3）"肿"："盖皮肤微高起而肌厚，或痛或痒，移走无常者，谓之肿。有因风而得之者，有因风热相搏而得之者，肿硬色白。因热而得之者，肿焮色赤"此段所描述的皮损表现，相当于风团，"肿"类似于瘾疹，相当于西医学中的荨麻疹。

总之，《外科精义》首次将外科疾病的 26 种脉象证候加以总结归纳，旨在扭转外科医生轻视脉诊的不良倾向，从而为外科整体观的建立做出了贡献。在疾病诊断上详述 26 种脉诊的主症，辨痈疽虚实、深浅、善恶法，辨脓法等。在治疗上，内治方面在刘河间"治疮大要"的基础上倡导内消法、托里法、追蚀法、止痛法等，从此外科消、托、补三大法则基本确立，也为现代感染类皮肤疾病的诊治起到了重要的指导作用；外治方面，较全面地总结了砭镰、针烙、灸疗、溻渍法等在外科疾病中的应用，皮肤科现常用外治法如中药浴、火针、灸疗等亦是对其的继承和发挥。

（赵　爽）

九、《外科理例》对皮肤科的贡献

《外科理例》为明代新安名医汪机所编撰的外科著作，成书于公元 1531 年，其辑录宋、元、明医家关于外科的论述，结合汪氏的临证心得，将病证与方药相结合，系统阐述了痈、疽、疖、疮、疡等疾病的脉象、临床表现、病因病机、治则、治法和经验方药，叙理透彻，论治提纲挈领。其中"外科必本于内，知乎内以求乎外"的观点，对后世外科发展产生了很大影响。书中亦详细论述了杨梅疮、天疱疮、丹毒、疥疮等皮肤科疾病的诊断及辨证论治。

1. 提出"外科必本于内，知乎内以求乎外"的观点　对于外科疾病的认识，汪氏以中医整体观念为指导，强调有诸内必形诸外，故治外必调其内。若"治外遗内"，则如舍本逐末，必误于人。外科疾病，由内而生，治病必本于里，不同的病因病机，治法不应相同，当辨证论治。

汪机认为痈的病因有外感六淫、素体瘦弱、情志因素、肾气虚、饮食不节、过服丹药等，故治疗不应只一味清热，当据病因而施治。如《痈之源有五九》中述："天行一，瘦弱气滞二，怒气三，肾气虚四，服法酒食炙爆服丹药热毒五。盖治痈疽不可一概视为热。"

对于痈的病机，汪氏提强调了热毒内积、阳气失司、营气失职、三阳脉阻塞、气血凝滞在皮肤病发病中的重要性。《生痈所感不同十》中述："膏粱浓味，热毒内积，其变多生大疽。"膏粱厚味、醇酒炙煿或辛辣刺激之品，可使脾胃功能失调，湿热火毒内生，加之感受外邪，则生痈疽；"疡瘰因阳气开阖失宜，外寒袭陷，经脉凝瘀而生"，人体阳气，具有卫外及温煦作用，精则养神，柔则养筋，阳气不足，筋脉失于温煦，加之寒邪侵袭，经脉凝滞，气血不通，肌肤腠理失于温养而成痈疡；"营气不从，逆于肉理，乃生痈肿"，营生血，营气失司，不行其道，阻逆于肌肉腠理，郁而发热，而生痈肿；"三阳为病发寒热，下为痈肿"，"三阳"为手阳明大肠经、手太阳小肠经、足太阳膀胱经，太阳之气主表、主开，感邪始于皮毛，邪正相搏，发为寒热，太阳病，开阖失职，邪气从之，逆于腠理，而生痈肿；"鱼热中，盐胜血，故其民黑色疏理，其病为痈疡"，《素问·五脏生成》曰："多食咸，则脉凝泣而变色。"过食咸味会伤及血脉，造成血液凝滞，肌肤失养而成痈疡。

汪氏认为脏腑功能失和在痈的发病中亦有重要作用。如"五脏菀熟，痈发六脏""六腑不和，留结为痈"，人体是一个有机的整体，脏腑内在的病变，可以体现于体表。五脏积热，阳热相搏，热盛则发为痈；六腑属阳而主气，肌肉上位阳脉，邪气游于六腑，肌肉上之脉不和，则邪气留于肌肤，结聚为痈肿。

2. **首重脉诊，强调疮疡病的诊断当脉症合参** 汪机认为"盖疮有表里虚实之殊，兼有风寒暑湿之变，非脉以别之，安得而察识乎"。否定了当时部分疡科医家只重视疾病外在表现而忽略脉诊的做法，强调诊察脉象在皮肤科诊疗中的重要性，该书开卷便详述了痈、疽、疮的脉象主症，总结出"治疮脉诀"："身重脉缓，湿盛除湿。身热脉大，心燥热，发肿，乍来乍去，除热。诸痛眩晕，动摇脉弦，去风。脉涩气滞，燥渴亡津液，脉涩，泻气补血。寒胜则浮，食不入，便溺多，恶寒，脉紧细，泻寒水。数脉不时见，当生恶疮。诸浮数脉应发热，反洒淅恶寒，若有痛处，当发痈疽。脉滑而数，滑则为实，数则为热。滑则为荣，数则为卫。荣卫相逢，则结为痈。热之所过，则为痈脓。"为后世皮肤病的辨证论治打下坚实的基础。

3. 对疮疡的治疗上主张内外兼治，以治其本　"疮疡者，火之属，须分内外以治其本"，汪机认为虽然疮、痈、疽、肿的病机，都与火毒内蕴有关，但与素体瘦弱、情志因素、肾气虚、饮食不节、脏腑失和等多种因素所均有联系，故对疮疡病的治疗不应只一味清热，不可轻易使用寒凉攻利之剂和刀针之术，当辨表里、寒热、虚实，随证治之。

疮疡的治疗应遵循李东垣的托里、疏通、和营卫三大法则。脉沉实，发热烦躁，外无焮赤，痛深在内，邪气沉于里也，故先疏通以绝其源，方选内疏黄连汤；脉浮数，焮肿在外，形证外显，恐邪气极则内行，或汗或先托里，以防入内，方选荆防败毒散、内托复煎散；外无焮恶之气，内则脏腑宣通，知其在经，当和荣卫，方选当归黄芪汤、东垣白芷升麻汤。

"以标本言之，先受病为本，非苦寒之剂为主为君，不能除其苦楚疼痛也"。内有郁结，发于肌表，皆从虚而出，如"太阳经虚，从鬓而出。阳明经虚，从髭而出。督脉经虚，从脑而出"，故疮疡治疗当辨虚实。脉实焮肿、烦躁、寒热、脉证俱实，属实证，则非硝黄猛烈之剂不能除；疮疡聚肿不溃，溃而脓水清稀，或泄利肠鸣，饮食不入，呕吐无时，或手足并冷，脉证俱虚，属虚证，当以补益药平之。

治疗中时时顾及胃气，认为："如用凉药，则内伤其脾，外冰其血。脾主肌肉，脾气受伤，饮食必减，肌肉不生。血为脉络，血既受冰，则血气不旺而愈滞。宜用理脾，脾健则肉自生，血气自运行矣。""大凡下部生疮，虽属湿热，未有不因脾胃虚而得之。"故擅用健脾之剂。例如《论疽疾咽喉口舌生疮》中述，因胃气不足，饮食不化所致的口舌生疮，治宜补中益气；由中气虚寒所致者，治宜温中健脾；因房劳过度或禀赋不足所致者，治宜补肾纳气。

4. 对某些皮肤病的论述

（1）漆疮：汪机以香油调铁锈末外涂治疗漆疮，对于伴有呕吐者，认为病机乃中气虚弱，漆毒内侵所致，予以六君子汤加砂仁、藿香、酒炒芍药健脾补中，体现了内外兼治、护胃健脾的治疗原则。

（2）天疱疮：对于天疱疮，汪机据患者脉象及整体情况，辨证论治。脉浮发热，或拘急者，风热在表，宜发散表邪，予荆防败毒散；脉沉发热便秘者，邪在内，表里俱实，宜解表攻里，先予防风通圣散，热退后，予荆防败毒散；发热小便赤涩者，分利消毒，先予大连翘汤清利膀胱湿热，再予金银花散清热解毒。外治挑去毒水，以黄柏、滑石末敷之。

（3）**杨梅疮**：汪机根据杨梅疮不同阶段，辨证施治。下部生疳，状如翻花，筋挛骨痛，至夜尤甚，此肝肾湿热所致，宜先导湿，予导水丸，次予龙胆泻肝汤，外贴神异膏吸其脓，隔蒜灸拔其毒；遍身出疹，脉数者，为表实，宜先解表，予荆防败毒散；伴便秘、口渴，脉沉实者，为里实，宜先疏里，予内疏黄连汤，里证已退，以龙胆泻肝汤，疮毒顿退，间服草薢汤；表里若俱实，解表攻里，予防风通圣散；表虚者，补气，宜四君子汤；里虚者，补血，予四物汤；表里俱虚者，补气血。并提出禁用轻粉等药，如果服轻粉等药，反收毒于内，以致迭发。

（4）**小儿痘毒**：对于小儿痘毒，汪机以外治为主，主张及早针刺，排出疱液，防毒内传。对发热，皮疹按之复起，为脓胀痛，遂刺之，予托里药；痘后肢节作肿而色不赤，宜金银花散，外用生黄豆末调热水敷之；痘后瘙痒，搔破成疮，脓水淋漓，用经霜陈茅草为末敷之，兼服金银花散；痘疮已愈，腿上数枚变疳蚀陷，用雄黄、铜绿等分为末敷，兼金银花散而愈。若患遍身，用出蛾绵茧填实白矾末，烧候汁干，取出为末，放地上，碗盖良久，出火毒，敷之。

（5）**小儿丹毒**：汪机善用砭法治疗小儿丹毒，对遍身如血染者，用瓷锋击刺，遍身出黑血，以神功散涂之，内服大连翘饮；患处丹如霞，游走不定，外用麻油涂之，砭患处去恶血，内服金银花散；外势较轻，大便不利者，此在脏，内服大连翘饮，外敷神功散等。提出"丹有数种，治者有数法，无如砭之为善"，强调砭法在丹毒治疗中的重要性。亦指出"毒入腹而死"，认为丹毒从四肢蔓延至腹者为不治，故当及早使用砭法，以免毒邪入里，危及生命。

（6）**湿疮**：汪机根据湿疮的表现，瘙痒或脓水浸淫，脉浮无力者，宜消风除湿，予消风散，少愈，再予四生丸；痒痛无脓者，宜祛风润燥，以黄芩、黄连、荆芥、防风、山栀子、薄荷、芍药、当归身治之；瘙痒或疼，午后尤甚者，宜益阴降火，予当归饮子，少愈，更以人参荆芥散；搔起白屑，耳作蝉鸣者，宜祛风清热，予四生散数服痒止，更以当归饮子；瘙痒成疮，日晡痛甚，大便秘涩者，宜滋阴泻火，予四物汤等。并指出下部生疮者，虽属湿热，但多由脾胃虚而得，故治疗中常加入补肾健脾祛湿之剂，如六君子汤加苍术、升麻、酒炒芍药等。

另本书载有诸多皮肤科疾患的外用验方，如用牛胆调烧酒敷之治疗牛皮癣；芜荑、黑狗脊、白矾、雄黄、硫黄、水银、樟脑、松香、茱萸治疗阴囊疮；松皮（烧灰）、白胶香、枯矾、大黄、黄柏为末，熟油调敷，治疗小儿癞头并身癞；黄连、枯矾为末敷，治疗阴蚀疮；芦荟、大黄、轻粉、雄黄、蛇床子、槟榔等为末，用米醋调涂，治疗癣疮等。并总结出干痒出血多者加大黄、黄连、猪脂调敷；湿多者油调；痒多加枯矾；痛多加白芷、方解石；定痒杀虫用蛇床等外用药规律。

汪机之学术观点多来源于金元四大家，主张外科疾病必求于内，治病求本，辨证论治，内外兼顾；重视保护脾胃，反对过用寒凉药；并提出有病宜及早就医。其学术思想对现今外科疾病诊治有颇多启迪，对某些皮肤病的诊治也有一定指导意义。

（赵　爽）

十、《解围元薮》对皮肤科的贡献

《解围元薮》是沈之问于明嘉靖二十九年（公元 1550 年）撰成的一本关于麻风病的专著，颇受后世推崇，被誉为我国第一本麻风病防治专著。现在一般认为，既有名称又有阐释的"麻风"一词最早出现在本书中。该书总结了沈氏及其父艾轩、祖父怡梅三代的临床治风经验，全书共四卷，前两卷为总论部分，详述病因病机及药治总则，分析受病经络及论治；后两卷列有 249 首方药，分述其调配、适应证和临床应用要点，对麻风病的防治有一定的指导作用。

1. **认识到麻风病的传染性**　《解围元薮》一书中沈氏提出麻风病最主要的病因有五种，其中包括传染致病。这五种病因分别是："一曰风水阴阳所损"地脉方向、吉凶之理曰风水，星历盈虚曰阴阳，指生活环境及地理区域的因素；"二曰源流传染所袭"指遗传因素；"三曰气秽蛊疰所犯，他人之毒……闻其污气，或对语言，而病患口内之毒气，冲于无病人之口鼻，直入五内"指出麻风病具有传染性，西医学也指出飞沫传播是麻风重要的传播方式；"四曰保养失度所发……纵欲毒怒，忧愁思虑，妄想贪嗜"即指饮食不节，劳逸失调等因素；"五曰感冒积郁所生，风寒暑湿燥火之气"是指外感六淫之气入体。其中，该书指出麻风病具有传染性，可有接触传染、飞沫传染等传染方式，此见解在当时是较为先进的。

该书记载了麻风病直接传播和间接传播两种传播方式。其中直接传播，可通过直接接触患者或通过飞沫传播，如文中记载"若父母素患恶疾，必精血有毒，交感于胚胎，传至于儿女"。说明麻风可以胎传。"偶遇恶疾之人，闻其污气,或对语言,而病患口内之毒气,冲于无病人之口鼻,直入五内,则发为病",说明当时已认识到麻风可以通过飞沫传播。间接传播是指通过接触患者的生活用品、衣物、生产工具等传染疾病,如:"又如恶疾人登厕之后,而虚弱人或空腹人随相继而圊,则病人泄下秽毒之气未散冲上,从无病人口鼻,直入于脏腑。"描述的是通过共用厕所而得麻风。

此外,该书还强调了体质在麻风病发病的重要作用。体质虚弱的人是易感人群,如文中记载:"若人血气虚,脾胃弱,偶遇恶疾之人,闻其污气,或对语言,而病人口内之毒气,冲于无病人之口鼻,直入五内,则发为病。"说明脾胃虚弱之人容易感染麻风病。而对于气血充足之人:"皆由内伤七情,真元失耗,气血衰弱者感之,如调养固密,何由致此哉?"说明气血充盛之人不易得病。

2. 对麻风病症状的详细记载 根据麻风患者的免疫力水平,其对麻风分枝杆菌的反应能力像"光谱"一样,在光谱的一端为结核样型麻风,表明机体对麻风分枝杆菌的抵抗力强,在"光谱"的另一端为瘤型麻风,表明机体对麻风分枝杆菌的抵抗力弱,在这两个"极端"之间存在着广阔的中间类型,因此麻风病的临床表现多种多样的,主要包括皮肤损害和神经病变,轻者可有皮肤斑块、丘疹等皮肤损伤,及皮肤蚁行感、四肢麻木等神经损伤症状,重者可出现皮肤大片凹凸不平的损害,严重时毛发脱落、耳垂肿大、双唇肥厚,形如狮面,甚至出现四肢畸残。

结核样型麻风皮损主要表现为散在的红斑、丘疹或斑块,边缘清晰,皮损表现无明显特异性。如"此症初生瘾疹形如麻豆疥癣之状",也有表现为灰白色斑点的,如"此症初无痛处,但皮肤麻木,生灰白斑点"。

介于结核样型麻风和瘤型麻风中间的皮损临床表现各异,具有多形性和多色性,大小不一,分布广泛但不对称。有皮损连接成片的:"此症初起于遍身干白,浮痒麻木渐生小疮,变成梅花大片,如刀刮鱼肚之皮,或如蛇背之纹。"有的如神经性皮炎症状:"形如蚀癣,或白或紫,或顽浓如牛领之皮。"有的可伴瘙痒症状:"身生紫赤黑斑如钱,延晕如云雾之状,非疥非癣,形似麻癞,或稍作痒。"

瘤型麻风可见广泛对称分布的结节、斑块和弥漫性浸润,表面光亮多汁,眉、睫毛脱落,也可见狮面、鼻唇肥厚、耳垂肥大等,此外,黏膜、淋巴结和内脏受累,可产生鼻中隔穿孔、鞍鼻、淋巴结肿大等表现。根据虫毒侵袭脏腑的不同,可有不同的症状,如:"若食人肝,眉睫堕落;食人肺,鼻梁崩倒;食人脾，语声变散或哑；食人肾，耳鸣啾啾沿生疮，或如雷声；食人心，膝虚肿，足底穿烂，难治。"面部五官受损可表现为"面色败，皮肤伤，鼻柱坏，须眉落""毛发落，颈项痛，骨立肉解，目痛鼻酸，齿蚀，发为蚝风则顽痹，或如蚝螫，或痒或痛"。肢体损害的描述如："虚火下流，热毒注肾，直出涌泉，故肿痛，循膝节而至足底穿烂。""或生于足面及穿鞋处，混如鞋面而生，俗云鞋带疮，又名鞋套风，其实即此风也。久则穿溃、秽烂、脓臭、延及遍身，败恶弥甚。""筋骨弛缩，肤体腐烂，脓秽淋漓，眉须脱落，手足痿痹，趾指堕折，寒热麻痒，或如棰楚如掣，掌如挛如缚，如拶如夹，瘸瘰肿酸，荼毒疙瘩，百恶对骈。"

在麻风临床表现中，除了皮肤损害，几乎所有患者均有不同程度的周围神经损害。在神经的感觉、运动和自主神经功能中，感觉神经功能受累最早。如："初起时发于身手，按皮肤如隔一纸，洒淅不仁，或遇阴雨或至夜间，则肌肉之内如漉漉然，或痛或痒，渐至皮肉坚顽，剜切不知，身体虚肿。""然麻乃不仁，与平常皮肉不同，按之如隔一纸。木乃肉内唧唧然，不知痛痒而酸楚之至也。"而麻风运动障碍的出现较感觉障碍迟，常引起肌萎缩、肌无力和各种畸形，常见的运动障碍在手、足和面部。如"此症手足自摇，振抖无力，不能持物，举动艰难，牵引挛缩，霎时僵直或节骱麻木大痛，腿肘转筋"描述的是手足的运动障碍。

另外，麻风也可出现危重的病情，如："虫生脏腑，唉肌髓，飧血液，形态丑恶，神思昏迷，遍身疮秽，先儒曰疠，即此候也。"描述了麻风患者形体损害的同时出现了昏迷的重症。

此外，根据个人体质，麻风病程发展不太一样，长者可达数十年。如："遇中此风，体顽肉坚，斑白如癞，十年后眉毛堕落。""偶着肌体，春秋生疮，淫淫习习，类如虫行，游走无定，十年后毛堕落。""初受此风，不知痛痒，亦不生疮，渐成白癞，十年后眉毛堕落。"

3. 首倡麻风病脏腑经络辨证　该书首倡麻风病以脏腑经络统之，开麻风病辨证论治之先河。该书认为麻风病主要是心、肝、脾、肺、肾、胃六经受邪而致，结合受邪经络，提出受邪脏腑为心、肝、脾、肺、肾、胃，且五脏六腑充贯人身，互有关联，并非独自发病，而是相互影响，在制方中，以此为法，沈氏认为，心风先传肺经，双目俱损；脾风先传肾经，周身顽癣刺痛；肺风先传肝经，眉发焦脱；肾风先传心经，脚底穿烂；胃风传五脏，浑身溃烂。该文还详细描述了各经及相应脏腑受邪的证候、病程进展转归及预后。如少阴心受邪："中于手少阴，面目舌赤……久乃生虫，蚀心则足底穿，膝虚肿，浑身溃烂……荣血先死矣。""虚火下流,热毒注肾,直出涌泉,故肿痛,循膝节而至足底穿烂,无可救疗。"指心主血,火热上炎,则皮肉肿胀、伤残,肝脏之毒伤血而中心,心病则烂,循经而行,则发至足底穿烂,即胫后神经损伤所致的足底溃疡。又如:"中于足厥阴,面目多青,恶风自汗,左胁偏痛……若指肿挛瘰堕折者,筋死矣。""指屈趾烂者,如木杇、根枝死也。瘰挛者,正谓肝木干枯也。"即肝为风木,病则痒痛挛,湿土无制,水不涵木,循经则发眉发脱落,手脚麻木挛急,甚至指趾脱落。足太阴经受邪:"中于足太阴,四肢怠惰……蚀脾则音哑肤瘰。""然麻乃不仁,与平常皮肉不同,按之如隔一纸。木乃肉内唧唧然,不知痛痒而酸楚之至也。"指脾主四肢,气血不能充养,痰热生风,致肌肤麻木、四肢痿软无力,循经而发。"中于手太阴,面颊浮白……失音者不治,乃骨死矣……故山根崩折,剧则鼻柱烂落……"即肺主气,气闷则发风疬,虫蚀肺,则出现鼻塌、唇翻、失音等症,循经而发。足少阴肾经受邪:"中于足少阴,面耳鳖晦,腰脊引痛……若割切不知痛者,肉死矣……为病酸麻不知痛痒。肾邪最速,一年即成大患矣。"说明肾主水,藏精,水枯精乏,则出现疮疡、皮肤不觉痛痒但骨肉间知痛痒,循经而发。"中于足阳明,额多汗,膈塞不通……散蛊周身,则皮痒浮游。"指胃为受盛之司,胃气虚则毒入,气血不通,致皮肤瘙痒疼痛且浮肿,循经而发为麻风病。

此外,该书还归纳了十四种癞症的六经所属,如"火癞""木癞""白癞""金癞"等,并对其临床表现、病因病机、预后均有详细描述,为麻风分型论治提供了参考。如对于土癞的临床表现:"此症初生块瘰,先发渐热,或呕吐,或黄肿,大如鸡卵,小如弹丸,或如麻豆,穿即成疮,脓滋腥秽"描述其症状初起为块瘰,后有发热,呕吐等症状,继而生出大小不一的包块,最后破溃流脓。并且阐明土癞的病因病机为脾受邪,外加饮食不节,如文中记载:"由脾受贼邪,炙爆毒味,禽兽鱼鳖,久而成之。"对于土癞的预后转归则写道:"急治则可,若至六年,病成祸速,人闻其气息,即染成病,遗害甚大。"说明土癞早期治疗预后好,若病久则难愈,且传染性增加。

4. 对麻风病治疗经验的总结 《解围元薮》对当时麻风病的治疗经验进行了总结,并首次记载运用大枫子治疗麻风病。该书作者沈氏广游四方,虚心求问,通过临床验证,总结筛选,列出了249首方药,内容详尽,如"花龙丸""香身汤""大风丸"等。此外,还强调临证须对症施治,不可拘泥,应当辨证施治,"若对症用之无不奏效,若乱投妄用则不见功",如导痰去湿,可用苍术、白术、南星、银柴胡之类；若利气清阳，以沉檀、柴胡之类；而雷丸去积杀虫，用于男子；妇人用皂荚等。

其中，在沈氏总结的经验中，以大枫子治疗麻风病最为突出。沈氏以自己的临床实践证明了大枫子可治麻风，并破除了久服大枫子将导致双目失明的讹传，如文中记载用大枫子治愈一患麻风日久的病人："且据富翁陈善长患风年久，求予先君治之，先君思善长耽于酒色，日不间断，必难治，固辞不药。善长密贿予家老奴，盗传制大风子之法，善长依法制度三年，共食大风子肉七十余斤，其病脱去，绝无他患。一日持礼币至予家，谓先君曰：'昔年求治，力辞何也？'先君甚赧颜，厚谢老奴而去，始知盗方之弊，想风病损目，难归咎于大风子，盖世之不食大风子而瞽者甚多，后人不可泥于纸上之语。"该书对大枫子有精辟的评价："此药性猛大热，有燥痰劫血之迅力，制炼不精则病未愈而先失明矣……其油最能败血。"说明大枫子油具有较高的治疗价值，现代药理研究亦表明，大枫子油及其脂肪酸钠盐在试管中对结核杆菌有极高的抑制作用，可以比酚强100倍以上，该书可谓开大枫子治疗麻风病之先河。

对于药物的用法，该书强调了药物的使用顺序。如："始以汤药宣畅，次以膏酒灌融，丸散调护，王道之常。""风癫之药，煎剂奇方最能速效，逐散风邪，通畅脉络，无留毒之患……须待病愈之后，防其再发，宜药酒使药力钻透肢体，把截毫窍，基固神坚，邪毒不能再犯也……故治风者，先须汤液，次用丸膏，愈后方进药酒，为治法之序。"表明治法顺序，先以汤药，后以膏酒，最后以丸散。此外，还提示了内服外洗兼施，不可骤用点刺等治疗伤害皮肤，如："内频服药，外频熏洗，内外应施……渐渐荣活而愈矣。切不可骤用点刺、锋镰，暴虐惨酷，剥害肤体。"

书中提出风癫病的治疗原则及顺序为祛邪、攻毒、调元、养血。文中指出："治风之法，先散寒邪，次攻虫毒，次调元气，次养阴血，待风散虫死，血足气清之候，再拔疮秒，舒其筋而伸其挛，滋生毛发则病愈不发……若欲速不分次序，则随得随失，变驳反掌，非惟无益，必反害之。"表明风癫病的治疗需要循行渐进，不可求速。"祛风、泻火、杀虫、排毒为先，补血、壮元、导滞、坚筋相济。血足风自消，气清风自散，是圣贤确论，万古之下岂能改乎"，说明麻风病的治疗，应当以攻邪为先，但亦不能忘补正气。

5. 提出麻风病的预防措施　对于预防，《解围元薮》一书强调了人体正气强弱在形成传染中的决定性作用，与现代研究中人对麻风病的基因易感性一致,在易感个体中,体内麻风分枝杆菌的个体免疫应答也有很大差异,如文中记载"若人血气虚,脾胃弱,偶遇恶疾之人……则发为病",甚或"其如清晨未饮食之时,犯之祸不旋踵,百难逃一"。可以看出养护人体正气对麻风预防的重要性,不可过劳过食或放浪形骸。沈氏还首先提出给接触者特别是幼童在"未曾发病之先,预常服药"以控制本病流行。麻风病从感染到发病具有较长的潜伏期,最长潜伏期可达 20 年,而麻风病患者当身体出现不适时才会寻求诊治,容易造成病情的延迟诊断,所以沈氏提出的预常服药,特别是幼儿,是非常有前瞻性的。

纵观全书,将前人医家及沈氏三代治风经验集于一体,证候描述详细生动,理法方药完备,丰富了中医学对于麻风病的认识,为后人研究麻风病铺就了坚实的基础。但书中对麻风病的分类,较为庞杂,由于当时的技术限制,其中一些非麻风疾患不能完全鉴别,如白癜风既包含有麻风病的减色斑,也含有真正的白癜风、汗斑等,而过敏反应、自身免疫性疾病,例如中线肉芽肿以及其他分枝杆菌感染等也易与麻风病混淆。

(林 鹏)

十一、《疡医证治准绳》对皮肤科的贡献

《疡医证治准绳》是明代医家王肯堂所撰的《六科准绳》之一,又名《疡科证治准绳》《外科证治准绳》《证治准绳·外科》。《疡医证治准绳》全书汇集《黄帝内经》《金匮要略》《刘涓子鬼遗方》《外科精义》等近 20 部医籍中有关外科内容,以及陈无择、李东垣、朱丹溪、张洁古、刘河间、薛立斋等十多位名家医论,广集众方、详列证治、分门详细;所载之方药,皆医案中所用者,其范围甚广,并结合王氏本人丰富的临床经验,自明代刊行以来,影响甚大,为历代医家所推崇,不仅有重要的文献价值,而且具有极高的临床使用价值。

博而不杂,详而有要 《疡医证治准绳》体系完备、内容详尽,对皮肤科部分病证进行了专题论述与分析。书中对痈疽的叙述占据了大量的篇幅,卷一、卷二先述多种痈疽、肿疡的病因病机及治法治则,卷三、卷四列述人体头部、面部、耳部、口齿部等部位之痈疽,卷五"诸肿"中还对石痈、石疽、瘰疽等进行了阐述。卷五中还涉及了诸多皮肤科杂病证治,如反花疮、杨梅疮、丹毒、

天疱疮、白癞、疥、癣、瘿瘤等。王肯堂对这些皮肤病进行了详尽的阐述，详列理法方药并医案介绍，在总结前人诊治经验的基础上发表了个人的见解，直到今天，仍然有效地指导着临床实践。

书中对有些皮肤病的描述与西医学某些疾病的症状相似。可分为感染性皮肤病，如肿疡、溃疡、水入疮、马汗入疮、疔疮、丹毒、结核、瘿瘤、疣、癣等；寄生虫、昆虫及其他动物所致皮肤病，如疥癣等；物理性皮肤病，如手足皲裂、冻疮等；皮炎湿疹类皮肤病，如瘾疹、浸淫疮、漆疮等；皮脂腺及汗腺皮肤病，如痤等；皮肤肿瘤，如痣、反花疮等；性传播疾病，如杨梅疮等。全书采摭丰富，条理清晰，多以证辨治，持论公允，流行甚广，对后世医学发展具有一定影响。现以部分疾病为例，浅述如下。

（1）对痈疽的认识：历代医家认为痈疽的病因有五种，"一，天行时气。二，七情内郁。三，体虚外感。四，身热搏于风冷。五，食炙爆、饮法酒、服丹石等热毒"。而《疡医证治准绳》以三因学说来说明痈疽的病因，并结合《黄帝内经》和历代医家观点加以论证。王肯堂认为外因应以"运气"来解释，可由四种原因引起，包括"火热助心为疮""寒邪伤心为疮疡""燥邪伤肝为疮疡"和"湿邪疮疡"；其内因者，王氏认为不论"痈疽、瘰疬，不问虚实寒热，皆由气郁而成"；不内外因者，"经所谓膏粱之变，足生大疔，更如持虚"。

《疡医证治准绳》在论述痈与疽的区别时，认为形状和外表不同，疾病反应也不同，强调应当以临床表现区分"痈""疽"，如"疽者，上之皮夭以坚，状如牛领之皮。痈者，其皮上薄以泽，以此候也"。

王肯堂还根据脉象判断痈疽邪气的深浅，如："沉实，发热，烦躁，外无焮赤、痛，其邪深在里……"认为人体据经络有血气多少之分，"如手少阳三焦、足少阴肾、太阴脾多气少血，手厥阴心包络、太阳小肠，足太阳膀胱多血少气……"王肯堂对痈疽的预后亦有一定的认识，认为疮疡分五善、七恶，指出"五善见三则善，七恶见四则危"；判断痈疽虚实，书中推崇《黄帝内经》的观点，"用寒远寒，用热远热。有假者反之，虽违其时，必从其证，若执泥常法则误矣"。

治疗痈疽外疡，王氏认为必须内外兼治，方能有效。内治法有内消法和内托法。内消法适用于痈疽外疡之初期，"痈疽之证，发无定处，欲令内消，于初起红肿结聚之际，施行气活血解毒消肿之药是也"。内托法适用于痈疽已成、气血虚弱，"痈疽已成，血气虚者……气血既虚，兼以六淫之邪而变生诸证，必用内托，令其毒热出于肌表，则可愈也"。内托的药物，以补药为主，佐以活血祛邪之药,并随证加减。外治之法有灸法、贴敷法、淋洗法等。

（2）对缠腰火丹的认识：“缠腰火丹”又名“火带疮”,书中对缠腰火丹“绕腰生疮,累累如珠”“缠于带脉,故如束带”的记载与西医学对带状疱疹的描述相似。王肯堂认为缠腰火丹的病因为“由心肾不交,肝火内炽,流入膀胱,缠于带脉,故如束带”,即火毒炽盛于内,缠于带脉,发疮毒于外,内责之于心肾不交、肝火内炽。治疗上应内外兼治,内治宜清热解毒、通腑泄热,外治以清热解毒散结为主,即“急服内疏黄连汤。壮实者,一粒金丹下之。活命饮加芩、连、黄柏,外用清热解毒药敷之”。

（3）对天疱疮的认识：该书记载“天疱疮,即丹毒之类而有疱者,由天行少阳相火为病,故名天疱”。王氏认为天疱疮因火热郁阻肌肤而发,即“为火热客于皮肤间,外不得泄,怫热血液结而成疱,如豌豆疮”,皮疹表现为“根赤头白,或头亦赤,随处而起”。本病的治疗须根据发病季节以及部位的不同等辨证施治,内外兼治,即“若止从头项、两手起者,此上焦热也,则服凉膈散。若从身半以下起者,则服黄连解毒和四物汤。若发于秋冬,则宜升麻、葛根、犀角,或加柏、芩一二味；外敷如马齿苋、吴蓝、赤小豆、苎根之类,皆解毒消肿,可用于初起之时。或蚌壳、或龟甲、水龙骨各煅存性,则收湿生肌,可用于浸淫之后”,为中医辨证治疗提供了参考。

（4）对疥癣的认识：书中对疥癣病因病机、临床特征和治疗的论述为后世对该病的诊疗提供了一定的依据。该书认为疥癣具有传染性,即“二者皆有细虫而能传染人也”。认为疥、癣二者虽有不同,但皆由脾经湿热、肺气风毒,客于肌肤所致,即“风毒之浮浅者为疥,风毒之深沉者为癣。盖癣则发于肺之风毒,而疥则兼乎脾之湿热而成也”,若病程久而不愈,则会导致全身溃烂,或痒或痛。王氏对疥癣的认识较为全面,对其证型、临床表现等均有详细的叙述。书中记载疥有五种：“一曰大疥,赤痒痛,作疮有脓；二曰马疥,隐起带根,搔不知痛；三曰水疥,含浆,摘破出水；四曰干疥,痒而搔之,皮起干痂；五曰湿疥,薄皮小疮,常常淫汁是也。”癣有六种：“一曰干癣,搔则出白屑,索然凋枯；二曰湿癣,搔则多汁,浸淫如虫行；三曰风癣,搔则痹顽,不知痛痒；四曰牛癣,其状如牛领之皮,浓而且坚；五曰狗癣,时时作微痒,白点相连；六曰刀癣,则轮廓全无,纵横不定是也。”此病的治疗须内外同治、标本兼治,外敷杀虫、渗湿、消毒的药物治其标,内服和脾清肺,除风散湿的方剂治其本。

此外,王肯堂对“吹花癣”亦有一定的认识,吹花癣可能相当于西医学的单纯糠疹、白色糠疹或脂溢性皮炎等皮肤病。王肯堂认为其病因"此皆肺经蕴积风热""阳气上升，发于面部，或在眉目之间，久而不愈，恐成风疾"，春季风木当令，阳气升发，多风热之邪，风热侵袭，拂于肌肤，随阳气上升发于面而见红斑、鳞屑。临床可见"又面上风癣，初起，或渐成细疮，时作痛痒，发于春月，名吹花癣，女人多生之"，该病好发于儿童和妇女，常发在面部、上臂、颈和肩部等处，有明显的季节性，春天多发。治疗上根据其病因肺经蕴积风热"当清心火，散肺经之风热，然后以消毒散热之药敷之，则自愈矣"。

（5）对杨梅疮的认识：王肯堂在薛氏对杨梅疮诊治思想的基础之上，对其病因病机、临床表现及治法等进行了详细的描述。书薛氏指出该病具有传染性，如"属元气不足，邪气所乘，亦有传染而患受，症在肝肾二经，故多在下体发起，有先筋骨痛而后患者，有先患而后痛者"。究其病因，则载"此肝肾二经湿热。或色欲太过，肾经虚损，感邪秽之气而成。或因下疳蓄毒，缠绵不已而作"，认为本病为淫秽疫毒与湿热、风邪杂合所致。

书中记载杨梅疮："其状坚硬，肉色平淡，或痛或痒，多结于骨节、头面、喉鼻之间，经络交会之处。已破则脓水淋漓，甚可畏也，轻则发广癣，亦名千层癣，多生手心足底重叠不已。"这与二期梅毒疹的部分表现相似。"又有余毒，亦名气毒，筋骨疼痛，来去不定。亦名湿毒，筋骨痛酸，乍作乍止，宜随其浅深治之"，这与二期或三期梅毒骨损害的症状类似，可见筋骨酸痛。此外，王肯堂还强调了杨梅疮的禁忌证，即书中所言"大忌房劳，如犯之服药不效，虑后结毒。一忌酸醋，酸敛邪毒，后结广癣，一忌白肠，能发郁火，以致缠绵不已。一忌轻粉及冷水，致后筋骨疼痛，结成风块，或一二年或数年方发"，对现代临床有一定的借鉴意义。

此外，书中还记载了丹毒、瘾疹、紫白癜风、痤、浸淫疮、反花疮等皮肤病的特点，但均为对薛立斋、朱丹溪、刘河间等多位医家学术思想或诸多医学著作内容的总结，鲜发表个人的见解，故在此不做赘述。

总之，王肯堂博采古代著名医家论著，加之自身经验，所成《疡医证治准绳》，此书"独名证治……以言证治独详故也"，反映了它的诊疗实用性。书中对痈疽以及其他皮肤科相关疾病的记载，持论平正，组方严谨，在皮肤科疾病的转归预后、方药治法、注意禁忌等方面，均可使后世医家借鉴。

（朱　琪）

十二、《外科启玄》对皮肤科的贡献

《外科启玄》系明代申斗垣所撰,刊于万历三十二(公元 1604)年。全书共十二卷,详论疮疡病候、诊治法则、各种外科病诊治,并在各病之后加以图示,"图其形症",末附方剂,"广前人之所未备,补前人之所不足",而"议论精详,考究悉当",于临床颇有参考价值。

1. **首次提出的皮肤病病名** 《外科启玄》首次提出"白壳疮""日晒疮"等病名。如白壳疮:"白壳疮者即癣也,而有四种,曰风癣,杨梅癣,花癣,牛皮癣。皆因毛孔受风湿之邪所生外。"对白壳疮的病因、分型作了描述。对于日晒疮:"日晒疮,三伏炎天,勤苦之人,劳于任务,不惜身命,受苦日晒曝,先疼后破,而成疮者,非血气所生也,内宜服香薷饮加芩连之类,外搽金黄散制柏散青黛等药治之则自安矣。"描述了日晒疮的病因病机和内外治疗方法。

2. **对皮肤病致病因素新的认识** 外科病因,除了三因之说,历代医家对于许多物理性致病因素没有详细讲解,申氏在卷九对此进行了专门论述。其中对于一些因职业因素或物理刺激导致的皮肤病论述尤其全面。皲裂多见于行船推车辛苦之辈,"行船推车辛苦之辈,及打鱼染匠辗玉之人,手足皲裂成疮";冻疮多发于贫贱卑下之人,表现为面、耳、手足等处肿痛,遇暖则有灼热感,或溃烂成疮,"冻疮多起于贫贱卑下之人,受其寒冷,致令面耳手足初痛次肿,破出脓血,遇暖则发烧";日晒疮是由于勤苦之人野外受酷日晒曝,患处先痛后破或成疮,"三伏炎天,勤劳之人,劳于任务,不惜身命,受酷日晒曝,先疼后破,而成疮者";水渍手、脚丫烂疮均属浸渍擦烂性皮炎,前者多见于车镞匠与染匠,久弄水浆,机械摩擦加上化学刺激,致使手丫湿烂,后者因长期赤脚水湿中行走、劳动所致。"辛苦之人,久弄水浆,不得停息,致令手丫湿烂□,如车旋匠及染匠等之类多""久雨水湿,劳苦之人跣行,致令足丫湿烂成疮,疼痛难行";担肩瘤是因为背负重物后,休息枕卧冷处,导致血脉不畅,蓄久而成,"担肩瘤亦有破而出脓血者,非营气不从之所生,乃因负重于肩,又因枕卧冷处,致令隧道不通,蓄而有之"。

除职业性因素之外,他还注意到卫生因素与性接触传染因素,对小儿皮肤病还注意母体因素的影响。认为:"臊疳……盖因交媾不洗,肝经有湿热所致。""阴蛋,妇女阴户内有疮名阴蛋,是肝经湿热所生,久而有虫作痒,腥臊臭，有因男子交媾过之，此非肝经湿热，乃感疮毒之气"，阴疮、臊疳等疾病与性卫生因素有关，是由于长时间没有洗浴导致，"久不洗浴，淹渐皮肤，烂成疮者"。小儿患湮尻疮、落脐疮，卫生因素是其致病原因之一，然而主要还是与护理不当有关，如不及时换尿布、洗浴后不注意擦干及穿戴过厚等，"月子乳孩绷缚手足颐下颊肢窝腿丫内湿热之气，常皆湮烂成疮，系乳母看顾不到所致"；"初生小儿自落脐带之后，脐汁不干，疮口不合，盖因乳母不勤，或因儿尿湿脐，或因洗浴拭揩不干，多成此疮"。黄水疮、肥黏疮（头癣）等疾病均有传染性，前者可由脓液传染，"黄水疮，一名滴脓疮，疮水到处即成疮"，后者又可经剃刀传染，"小儿头上多生肥粘疮，黄脓显暴，皆因油手抓头生之……亦有剃刀所过"。小儿胎毒疮、胎塌皮疮（生后无皮）等多与母体过食辛辣刺激之物，或父母患疮而孕、遗热与胎儿有关。"此疮因子在母腹中，母不禁口，过食五辛炙煿等物，或父母有疮而得孕，致令生子下来，浑身无皮，如汤烫去，或半体，或头面，皆有之"。

3. 辨证论治，推陈出新

（1）疮疡标本论：疮疡标本论是本书特点之一。根据《黄帝内经》中"营气不从，逆于肉理"而生疮疡的病理，认为疮疡虽然是表现在皮肤表面，但其产生的根源是脏腑之变，强调治外必本诸内。开卷即论"疮疡标本"，提出外科施治的基本大法，即先定标本。"当察其疮生于何经部位，则知何经先病为本，次则察其有何苦楚，兼现何经证候则为标，既明其标本，治之亦然，对症主治，内托为本，次则调泻营气，营气者，即胃气也，去其兼现之症为标，使其经络流通，脏腑内无壅滞，非苦寒之剂不能除也，此治疮标本之法神矣"。先察其疮生于何经部位，则知何经先病，先病为本；次察其有何苦楚，兼现何经证候，证候则为标。既明疮疡病的标本，治疗同样也分标本施治，内托调和营气为治本，次去其兼证，为治标。如在"足背发"中指出："此疮发于足背，衡阳陷谷二穴，乃足阳明胃经，多血多气，初发时令人发热作呕，痛痒麻木，俱照前篇中可灸之可托之，以平为善也。"首先观察足背发生长部位，属于足阳明胃经循行路线上，初起时自觉发热、恶心，局部疼痛瘙痒及麻木感，足阳明胃经多气多血，治疗上可灸之或托法托毒外出。

（2）三因制宜：三因制宜是中医治疗的一条原则，即因时、因地、因人制宜，制定其适宜的治法和方药。申斗垣对此有独到的见解，他认为南北异处、人之肥瘦都各有不同，治疗也应区别对待。如妊娠患疮，应注意调气血安胎，"大凡妇女有孕，忽生痈疽疔毒……止宜调气血安胎托里之剂，可保无虞"；产后与贫苦之辈又应注意补气血，"大凡妇女生产之后，气血大虚之际，而感受七情六淫，致令荣卫不行，逆于肉理，乃生痈肿……只宜大补气血，大托里之药"；婴儿多内热，当辅以内疏，"婴孩之辈，乃气血未克，筋骨未坚，脾胃尚脆，凡有痈疽，多是胎毒，或母不慎调护，致令血气壅滞，多生疮肿，止宜内托内疏汤剂，和缓之药"。

（3）经络辨证：申斗垣在接受朱丹溪关于经络气血多寡理论的同时，又创造性地将奇经八脉的理论运用于外科的诊疗。对不同经络部位的疾患随证加减治疗，使用引经药物，使药力直达病所，如"奇经八脉者，是十二经十五络，共二十七气……凡人之疮疡，因气血壅塞而生者何也……故有疮疡，如生于头面背脊者，是阳维症也，如疮生于颐项胸腹肢股内胁者，是阴维症也，凡治疮疡，必察此意，而审载于何经部位""随经者引经必要之药也，引者导引也，引领也……太阳经疮疽生于巅顶之上，必用羌活、本麻黄，在下黄柏；少阳经耳前上用升麻、柴胡，下用柴胡、连翘；阳明经面上用葛根、白芷、黄芩，下用花粉；太阴经中府、云门、尺泽上用条芩、连翘，下则箕门、血海用苍术、防己；少阴经少冲、少海，上用细辛，下涌泉、照海用知母；厥阴经中冲、内泽，上用川芎、菖蒲，下大敦、曲泉，柴胡之类"。

4. 对皮肤疾病描述详尽　该书对各类皮肤病有着详尽的描述，图文并茂，列证精详。"赤炎疮，是手太阴肺经，受风热，肺主皮毛，其经多气少血。故发于遍身，红疮点子，又名赤炎风。乃心火盛血热也，有赤点或有或无，久而不愈，变为厉风，宜消风退热，防风通圣散类治之""黄水疮，一名滴脓疮，疮水到处即成疮，亦是脾经有湿热，治宜除湿清热凉血等药治之，外宜玄粉散，看干湿搽之即愈""天疱疮，是手太阴肺经受暑热湿蒸之气所生，肺主皮毛，故遍身燎浆白疱，疼之难忍，皮破赤沾，用定粉煅赤，丝瓜叶汁调擦即愈，多服香薷饮"。

书中还详细描述了梅毒即杨梅疮，共描述杨梅结毒、杨梅癣疮、翻花杨梅疮、阴杨梅疮、杨梅痘子、杨梅疳疮、杨梅圈疮、臊疳、阴疳、妒精疳十种病证，指出杨梅疮均由男女性交传染而来，"盖因交媾不洗"，"夫阴杨梅疮，与阳梅疮大不相同，此疮色红而不起不破……又云男子受女人梅毒之秽气相感而生"；同时描述胎传梅毒，"杨梅结毒、此疮结毒于生梅疮之后。或数年三五十年。皆因毒未发之净也。亦有父母生而遗及子孙"。"结之微毒亦微，始则筋骨疼痛"与西医学中梅毒的骨关节损害表现一致；关于三期梅毒表现的记载"杨梅疳疮"，"在上者鼻内蚀烂，至于塌陷破坏面目口鼻；在下者，则蚀其谷道坏烂，或蚀其玉茎至于断落",与西医学临床表现一致。

5. **皮肤病外治法**　申斗垣长于外治,该书总结介绍的外治法近20种。药水熏洗,对肿疡可"开通腠理、血脉调和,使无凝滞……亦消毒耳。如已溃,洗之,令疮净而无脓"。申氏不仅认识到熏洗能促进局部血液循环、清洁创面,还明确提出了消毒的概念。疮肿脓成后宜及时切开引流,对生于不便之处或娇姿畏针者,他又创赛火针一法:"将药末放于疮顶上,亦看其疮之大小深浅,可用药多少于上,以香点之,其药一射而入,其脓大泄而出,顷刻痛止,使疮者无妨。"即按照疮的大小深浅,将药置于疮上,用火点燃,药末一射而入,疮破脓泄。溃后脓出不畅,用药物煮竹筒趁热拔吸之。

申斗垣还积极开展手术治疗。我国的手术治疗在两宋时期是缓慢发展的,明中叶以前也无甚发展,但到晚明却有较大的进步,手术开展较为普遍,申斗垣主张对一些疾病采用相应的手术治疗。六瘤之中,申斗垣认为"大凡瘤根细小,可以芫花煮细扣线系之……或以利刀去之"。他治疗血瘤,先服药后切除,再用银匙烧烙止血,还可起到防止复发的作用,"凡生血瘤赘,小而至大,细根蒂者与茄子相似,宜调恶针散,一服即以利刃割去,以银烙匙烧红一烙即不流血,亦不溃,不再生"。对齿䶉等增生性疾病也主张用手术治疗,"有齿断上长出如鸡足距,长一二寸不痛,误触之则痛连心,乃足阳明胃经之毒,即以芫花线系之,二日自落"。

6. **皮肤病的防治**　申氏十分强调有病早防、早治,截其致病之源,先安其未受邪之地,对于初病不治而过早夭折者,深感痛惜。在未病之前,采取各种措施,做好预防工作,防止疾病的发生;在疾病发生的初始阶段,应力求做到早期诊断、早期治疗,防止疾病的发展及传变。申氏在该书自序中曰:"近时疮患颇多,奈萌时不治,待形症息而求疗。内经云,病已成而后药之……譬由渴而穿井,斗而铸兵,岂不晚乎。诸疮稍缓,惟恐疔疽之变,势非小可。"在临床具体运用上也应如此,如"瘰疽乃心火热毒见于五心作痛者,其症状如泡疹而血赤,外行虽小而内毒热甚,在心腕间最难治之。如在四肢手足心者可治之,虽可治,其治必早,若迟则毒在心腕,令肉腐,虽神仙莫救也。如在手心用洪宝丹外截其潮血,内以冲和膏留头收功"。如此之论,充分体现了该书未病先防、初病急治、既病防变的学术思想。

（李娟娟）

十三、《外科正宗》对皮肤科的贡献

《外科正宗》成书于 1617 年,由中医外科三大派"正宗派"的代表人物陈实功在搜集明以前外科有效方药的基础上,通过自身"四十余年,心习方,目习症"而成的一部集大成之作。全书共四卷,分别为痈疽门、上部疽毒门、下部痈毒门和杂疮毒门,共论述外科各种常见疾病一百多种,对中医皮肤、肛肠、五官、乳腺、肿瘤等各科进行了专题论述与分析,并在书中最后介绍了炼取诸药的方法,是中国医学发展史上一部重要的外科学专著。

1.**《外科正宗》的主要学术思想** 重视保护脾胃是《外科正宗》的重点。陈实功幼年学医,早年师从医学家李沧溟,受其师"外之症则必根于其内也"观点的影响颇深。书中陈氏强调了外症发于外而源于内的整体观,认为各类疮疡虽然症状表现在外,而其发病根源在于全身,所以治疗过程中,不能舍弃内治,即"内外自无两异"。如书中所言:"痈疽虽属外科,用药即同内伤……情势虽出于外,而受病之源实在内也。及其所治,岂可舍于内而治外乎。"陈实功提出治疮全赖脾土,强调脾胃对外科尤为紧要,时时顾护脾胃、补养气血贯穿疾病诊治的始终。脾胃为气血生化之源,陈氏言"气血者……人之命脉,全赖于此",若不注意养护脾胃,则精神气血亏,脏腑脉络损,肌肉形体削,而生百病。反对无原则地使用寒凉药物,以免攻伐胃气。倡导"节饮食、调寒暑、戒喜怒、省劳役",以调养脾胃。

2.**《外科正宗》对部分皮肤病的认识** 《外科正宗》对皮肤科部分病证进行了专题论述与分析,书中对这些皮肤病的病因病机、临床表现和内外治法进行了详尽的阐述,直到今天,仍然有效地指导着临床实践。现以部分疾病为例,浅述如下:

(1)**对痈疽的认识:**痈疽是常见病和多发病,有病变部位和深浅之不同,《外科正宗》论述了一百余种外科疾病的病源、诊断及治疗方法,其中对体表痈疽的相关论述尤为详细,包括脑疽、鬓疽、石榴疽、穿踝疽、囊痈、悬痈、臀痈、天蛇毒、合谷毒等。

书中开篇《痈疽原委论》即对痈疽的病因病机及治法治则进行了阐释,认为痈疽发病与人体五脏六腑密切相关,如"五脏不和则六腑不通,六腑不通则九窍疲癃,九窍疲癃则留结为痈。盖痈疽必出于脏腑乖变,开窍不得宣通而发也"。提出痈疽病因有三：内因、外因、不内外因，其中外因为"外又六淫伤气血，风寒暑湿火相临"；内因为"内被七情干脏腑，忧愁思虑总关心"；不内外因为"膏粱厚味多无忌，劳伤房欲致亏阴"。

在治疗方面，倡用消、托、补三法，且重视脾胃的学术思想贯穿始终。陈氏强调在疮疡初期，用药不可过于苦寒，以免攻伐胃气；中期宜补养脾胃、气血以助正气透邪外出；在疾病后期应大补脾胃、气血以助元气恢复。若脾胃顾护不当则疮毒不得外发而内攻，可能性命不保，言"不应者，乃脾崩，死在月余"。外治方面，陈氏主张使毒外出为第一，并创制了丰富的外治方药和方法，如用葱艾汤、猪蹄汤外洗，神火照等方法治疗疮疡。又精于"刀圭"之法，常用刀针、扩创引流及腐蚀药清除坏死组织，如疮疡"起顽肉，用刀剪当原顶剪开寸余，使脓管得通流，庶疮头无闭塞""疮不大肿高，四边又不焮痛……宜用化腐紫霞膏涂疮顶上，外以膏药盖之"。

（2）对大麻风的认识：《外科正宗》对大麻风的病因病机有一定的认识。书中记载"大麻风症，乃天地间异症也"，说明当时陈氏已经认识到麻风这一疾病的特殊性。并指出"但感受不同，有体虚之人因骤被阴阳暴晒，露雾风雨之气所侵，感之不觉，未经发泄，凝滞肌肤，积久必作"，认为本病的发生是由于体虚感受山岚瘴疠、风湿邪气，究其根本原因，"总皆风湿相乘，气血凝滞，表里不和，脏腑痞塞，阳火所变，此其根蒂也"，即风、湿之邪在体内瘀积，袭人血脉，客于脏腑，留而不去，久而化热，与血气相搏，致营卫不和，淫邪散溢而发。

《外科正宗》对大麻风的描述详尽，其中有一些描述与西医学麻风病的症状较为接近。该书记载麻风的典型体征，如"次发红斑，久则破烂，浮肿无脓""血死破烂流水""肝受之面发紫泡""脾受之遍身如癣"，描述了麻风皮损的特点，临床可见红斑、浅色斑或斑块，可覆盖鳞屑，并伴有浸润；麻风可导致浅感觉障碍，如"其患先从麻木不仁""又谓皮死麻木不仁"，描述了麻风皮肤麻木的症状；"肉死刀割不痛"描述了麻风痛觉迟钝或消失的表现；麻风亦可侵犯人的骨关节，如"筋死指节脱落""骨死鼻梁崩塌"描述了麻风骨骼的改变；"肺受之眉毛先脱"描述了麻风眉毛脱落的表现；"心受之先损于目"描述了麻风眼损害的特点；"肾受之足底先穿"描述了麻风周围神经受损可累及足部，导致足底溃疡的特点。另外，麻风有可能造成颜面、手、足等部发生不可逆转性损害，导致畸残，即"有此五症，俱为不治"。此外，该书还记载了麻风病的预防与调护，如"忌戒房事、厚味、动风等件，可保终年不发矣"。《外科正宗》对大麻风病因病机,临床表现的详细描述,为后世对该病的诊疗和调护提供了参考。

（3）**对杨梅疮的认识：**对于梅毒传染性的认识。如《外科正宗·杨梅疮论》中所言:"夫杨梅疮者……总由湿热邪火之化,但气化传染者轻,精化欲染者重。"文中临床医案中也有提到"又一人嫖妓生疮""又一妓者患此",可见杨梅疮可以通过性途径传播。

对于早期梅毒症状的描述。如《外科正宗·杨梅疮论》中记载可"初生疮发下疳,次生鱼口""初起无头疼,筋骨不作痛,小水无涩淋,疮干细者轻",这可能相当于西医学一期梅毒的症状,主要表现为硬下疳。

对于晚期梅毒症状的描述。《外科正宗·结毒论》中对结毒的某些描述与三期梅毒的症状相似,如"发则先从筋骨疼痛""发在关节中则损筋伤骨,纵愈曲直不便"描述了三期骨梅毒的表现;"发于口鼻则崩梁缺唇,虽痊破形更相"描述了三期黏膜梅毒造成鼻中隔穿孔、鼻梁塌陷、唇部缺损的表现;"发于咽喉者,更变声音"描述了三期梅毒口腔黏膜损害导致发音障碍的表现。

对于胎传梅毒的认识。《外科正宗·杂疮毒门·小儿遗毒烂斑》中对小儿遗毒烂斑的描述与西医学胎传梅毒的表现相似。陈实功认识到"小儿遗毒烂斑"有遗传的特性,是由父母患梅毒,遗毒于胎儿所致,即原文中所言"遗毒乃未生前在于胞胎禀受,因父母杨梅疮后余毒未尽,精血孕成"。书中对小儿遗毒烂斑"故既生之后,热汤洗浴,烘熏衣物,外热触动,内毒必发于肌肤之表,先出红点,次成烂斑,甚者口角、谷道、眼眶、鼻、面皮肉俱坏,多妨乳哺,啼叫不安"的记载与胎传梅毒导致的皮肤黏膜损害、梅毒性鼻炎等特点类似,皮损表现为斑疹、斑丘疹、水疱等,常发生在口角、鼻周、眼眶及肛门周围,可发生糜烂,并常因鼻部黏膜的损害导致婴儿呼吸、哺乳困难,啼哭不安。

（4）**对白屑风的认识：**《外科正宗》中对白屑风的论述颇为详尽。书中记载该病的病因病机"此皆起于热体当风,风热所化",提示本病因素体有热又感受风邪所致,风热之邪外袭郁久则耗伤阴血,阴伤血燥或平素血燥之体复感风热之邪,血虚生风,风燥热邪蕴阻肌肤,肌肤失去濡养而生本病。"白屑风多生于头、面、耳、项发中,初起微痒,久则渐生白屑,叠叠飞起,脱之又生"描述了该病的临床特点,这与西医学中银屑病、脂溢性皮炎等皮肤病的症状相似。治疗上陈实功采用内服整体调节与外用局部治疗相结合的方法,"治当消风散,面以玉肌散擦洗,次以当归膏润之。发中作痒有脂水者,宜翠云散搽之自愈"。

（5）**对油风的认识：**《外科正宗·油风》首次记载"油风"病名,到了明清两代，一些外科专著如《外科大成》《疡医大全》《疡科捷径》等均沿用"油风"病名。书中指出油风是由于"血虚不能随气荣养肌肤"，"风热乘虚攻注"而导致的头发脱落。又指出该病"毛发根空，脱落成片，皮肤光亮，痒如虫行"的临床表现，这与西医学对斑秃的描述类似。在治疗上，陈实功认为治疗油风应内外兼治，内服养真丹，外用海艾汤熏洗。

（6）对鹅口疮的认识：《外科正宗》对鹅口疮描述为"满口皆生白斑雪片"，"咽间叠叠肿起"。陈实功认为小儿鹅口疮由"心、脾二经胎热上攻"所致，临床可见舌、软腭等上覆盖一层凝乳状白色斑片，分散或成片黏着于口腔黏膜上，以致哺乳困难，即"致满口皆生白斑雪片；甚则咽间叠叠肿起，致难乳哺，多生啼叫"。治疗上，陈实功主张"以青纱一条裹箸头上，蘸新汲水……以净为度，重手出血不妨，随以冰硼散搽之，内服凉膈之药"。该书所载冰硼散，由冰片、硼砂、朱砂、元明粉混合而成，具有清热解毒、消肿止痛的功效，已成为我国中医药传统的优良药品之一，常用于热毒蕴结所致咽喉疼痛，牙龈肿痛，口舌生疮等的治疗。

（7）对火丹的认识：陈实功认为火丹的病因病机为"心火妄动，三焦风热乘之"，素体血分有热，又有三焦风热乘虚侵入，郁阻肌肤而发。认为火丹可见"干湿不同，红白之异"："干者色红，形如云片，上起风粟，作痒发热，此属心、肝二经之火，治以凉心泻肝，化斑解毒汤是也"，火溢肌表又感染风火邪毒，气血郁闭则见红斑、丘疱疹、作痒作痛，治疗宜用化斑解毒汤凉心泻肝；"湿者色多黄白，大小不等，流水作烂，又且多疼，此属脾、肺二经湿热，宜清肺、泻脾、除湿，胃苓汤是也"，脾湿蕴结而化热，湿热外发肌肤，再感湿热邪毒，影响肺的宣发肃降功能，导致水液停聚于肌表，则见水疱，湿热郁积化热则引起皮肤疼痛灼热，治疗宜用除湿胃苓汤清肺泻脾。

此外，书中对生于腰胁部的火丹也有一定的记载，即"腰胁生之，肝火妄动，名曰缠腰丹，柴胡清肝汤。外以柏叶散、如意金黄散敷之"。《外科正宗》首载柴胡清肝汤，该方善治肝、胆、三焦风热疮疡或疮毒结于两耳前后之疾，临床上常用于治疗肝胆经循行部位的皮肤病如痤疮、带状疱疹、银屑病等，疗效满意。

（8）对葡萄疫的认识：葡萄疫之病名首见于《外科正宗·杂疮毒门》。《外科正宗》中对葡萄疫"大小青紫斑点，色若葡萄"的描述，与西医学的紫癜十分相似。书中记载"葡萄疫，其患多生小儿，感受四时不正之气，郁于皮肤不散"，可见陈实功也认识到了该病病因的复杂性，其病因总由小儿禀赋不足，邪伤脉络，致血不循经或瘀血阻滞络道，血溢脉外，凝滞肌肤，而发为紫斑。陈实功对该病的临床表现和发病过程亦有一定的认识，即"结成大小青紫斑点，色若葡萄，发在遍体头面，乃为腑症；自无表里，邪毒传胃，牙根出血，久则虚人，斑渐方退"。治疗上，疾病初起时热毒伤络，宜服羚羊散清热凉血；病久则患者脾胃虚弱，宜服胃脾汤补益脾胃；若有牙根腐烂，用人中白散搽之。

（9）**对鹅掌风的认识**：《外科正宗》指出："鹅掌风由手阳明、胃经火热血燥，外受寒凉所凝，致皮枯槁；又或时疮余毒未尽，亦能致此。"即该病多因热毒聚结于肌肤，致气血不畅而发。临床可见"初起红斑白点，久则皮肤枯厚，破裂不已"。治疗上主张"二矾汤熏洗即愈"。二矾汤组方包括白矾、皂矾、孩儿茶和侧柏叶，是治疗皮肤枯厚、破裂作痛的著名外用方剂。

（10）**对肾囊风的认识**：《外科正宗》首载肾囊风。陈实功认为本病的病因"乃肝经风湿而成"。书中对肾囊风临床症状"其患作痒，喜浴热汤；甚者疙瘩顽麻，破流脂水"。治疗上，陈氏主张"宜蛇床子汤熏洗二次即愈"。

（11）**对血风疮的认识**：《外科正宗》记载血风疮的病因"乃风热、湿热、血热三者交感而生"。临床可见"发则搔痒无度，破流脂水，日渐沿开"。陈氏认为治疗血风疮须内外同治，辨证施治，即"甚者内服消风散加牛膝、黄柏，外搽解毒雄黄散或如意金黄散，俱可敷之。如年久紫黑坚硬，气血不行者，用针砭去黑血，以神灯照法熏之，以解郁毒，次以前药敷之方效"。

（12）**对漆疮的认识**：书中记载，"漆疮由来自异，有感而弗感也，俗称木生人感之非也。但漆乃辛热火象有毒之物，人之皮毛腠理不密，故感其毒"。治疗"宜韭菜汁调三白散涂之，服化斑解毒汤"。总之，书中明确提出该病与"漆有毒""故感其毒"有关，有明确的接触史，并指出"忌浴热水，兼戒口味，不然变为顽风、癣、癞，愈而又发者多矣"，为后人对该病的预防和调护有一定的指导意义。

（13）**对钮扣风的认识**："钮扣风"一词首见于《外科正宗》，书中对钮扣风的病因、病机、症状及治疗进行了阐述。"钮扣风，皆原风湿凝聚生疮"。临床可见"久则搔痒如癣，不治则沿漫项背"。治疗"当以冰硫散擦之，甚者服消风散亦妙"。

（14）**对枯筋箭的认识**：陈实功认为枯筋箭"乃忧郁伤肝，肝无荣养，以致筋气外发"。书中对枯筋箭"初起如赤豆大，枯点微高，日久破裂，趱出筋头，蓬松枯槁，多生胸乳间"。陈氏用结扎法阻断疣体血供，令其坏死脱落，即书中所言"宜用丝药线齐根系紧，七日后其患自落；以珍珠散掺之，其疮自收。兼戒口味不发"，并创制药浸丝线代替一般丝线，可以加速其阻断气血，促使坏死组织脱离的效应,对现代临床寻常疣的治疗有一定的借鉴意义。

（15）对奶癣的认识：陈实功认为奶癣的发生与胎毒遗热密切相关,如书中所言"奶癣,儿在胎中,母食五辛,父餐炙煿,遗热与儿,生后头面遍身发为奶癣"。书中对奶癣症状描述"流脂成片,睡卧不安,搔痒不绝",主张"以文蛤散治之,或解毒雄黄散,甚则翠云散妙"治疗。书中对奶癣病因病机、临床表现和治则治法的论述,为后人对该病的诊治提供了一定的依据。

（16）对黄水疮的认识：《外科正宗》中记载"黄水疮于头面、耳项忽生黄色、破流脂水,顷刻沿开,多生痛痒",与西医学对脓疱疮的描述较为类似。陈氏认为,此病多因湿热交蒸,暑湿热邪客于肌肤,以致气机不畅、汗液疏泄障碍,湿热毒邪壅遏,熏蒸肌肤而成,即"此因日晒风吹,暴感湿热,或因内餐湿热之物,风动火生者有之"。临床可见黄水疮好发于头面、四肢等暴露部位,也可蔓延全身,以发生丘疹、水疱、脓疱,易破溃糜烂,流出黄水,形成蜜黄色痂,并自觉瘙痒为特点。治疗"宜蛤粉散搽之必愈"。

（17）对唇风的认识：《外科正宗》首载"唇风"的病名。书中记载："唇风,阳明胃火上攻,其患下唇发痒作肿,破裂流水,不疼难愈。宜铜粉丸泡洗,内服六味地黄丸自愈"。陈氏认为唇风虽发于唇部,但其病因与脏腑经络有密切联系,尤其与脾胃关系密切,认为该病的发生与胃火上炎、阴虚于下有关。

（18）对茧唇的认识：《外科正宗》记载茧唇"初结似豆,渐大若蚕茧,突肿坚硬,甚则作痛;饮食妨碍,或破血流久则变为消渴、消中难治之症"。陈实功明确指出"茧唇乃阳明胃经症也",唇为脾之荣,又乃阳明胃经所循,因此茧唇的发生涉及脏腑的定位基本不离脾、胃二脏。究其病因病机,"因食煎炒,过餐炙煿,又兼思虑暴急,痰随火行,留注于唇",即因为饮食不节、过食煎炒醇酒浓味以及思虑暴急等七情内伤,而致脾胃积火,痰随火行,积聚而成。茧唇的治疗因用药途径分有外治、内治之别,书中载外治法："初起及已成无内症者,用麻子大艾炷灸三壮,贴蟾酥饼膏盖,日久渐消。"有内症则用内治法,"内症作渴者,早服加减八味丸,午服清凉甘露饮,以滋化源"。另外,茧唇后期,出现明显恶病质或肿块溃烂的表现,预后很差,如书中所言："饮食妨碍,或破血流久则变为消渴、消中难治之症……日久流血不止,形体瘦弱,虚热痰生,面色黧黑,腮颧红现,口干渴甚者,俱为不治之症也。"

（19）对翻花疮的认识：《外科正宗》中记载了"翻花疮"的特征和治疗,指出:"翻花者乃头大而蒂小,小者如豆,大者若菌,无苦无疼;揩损每流鲜血,久亦虚人。"所述临床表现与西医学鳞状细胞癌的症状相似。陈氏治疗翻花疮主要侧重于外治方面，"以津调冰螄散遍擦正面，上用软油纸包裹，根蒂细处用线连纸扎紧，十日后其患自落；换珍珠散掺之收口。又有根蒂不小，如鳖棋子样难扎，以前药搽上，用面糊绵纸封上二重，用心勿动，亦以十日外落之，掺珍珠散"。

总而言之，《外科正宗》涉及疮疡、皮肤疾病、外伤蛇毒、性传播疾病等多个方面，从中医角度阐释了疾病的病因病机，同时详细准确地描述了这些疾病的临床表现，转归和预后。陈氏突出整体，临证首推阴阳，主张内外兼治，并创立了多种手术方法，体现了作者中医内外科疗法娴熟之功。该书所记载的辨证思路，治疗和预防调护的方法无不对现今皮肤科临床疾病的诊治有很高的借鉴价值，正可谓"列证最详，论治最精"。

（朱　琪）

十四、《霉疮秘录》对皮肤科的贡献

《霉疮秘录》是明朝浙江海宁籍人陈司成撰写的我国现存第一部梅毒性病学专著，该书系统总结了我国 16～17 世纪治疗梅毒的经验。全书包括总说七则、或问二十四则、治验二十九则、方法四十九条、宜忌十七条，对梅毒之成因、证候、治疗方法及方药之罗列甚详，并载录医案多篇。该书对梅毒传染性的阐述及症状的描述，使后世医家对梅毒有了更清晰的认识，此外，减毒砷剂的运用，增加了梅毒的治疗手段。《霉疮秘录》对梅毒知识的详细记载，丰富了皮肤科的内容，一定程度上推动了我国皮肤科的发展。

1. **统一病名，明确梅毒传播起源**　古时梅毒因皮疹出现部位、形态的不同而有不同的名称，如"霉疮""痘疮""阳霉疮""砂仁疮""广疮""棉花疮""杨梅疮""结毒"等近 10 种。陈氏根据其对梅毒的深入认识，在《霉疮秘录》中将梅毒病统称为"霉疮"，如文中记载："如霉疮，有赤游紫癜，如疯如疹，如砂仁，如棉花，如鼓钉，如烂柿，如杨梅，或结毒破烂孔窍，名状不一，大约似杨梅者多半，故名曰梅疮。痘疮、梅疮，皆以形命名，所以不一也。"将梅毒的认识提高到新的层次。

对于梅毒的起源，该书记载："霉疮一症，细考经书，古未言及，究其根源，始于午会之末，起于岭南之地，致使蔓延全国，流祸甚广。"明确指出梅毒在我国范围内始见于广东，后逐渐蔓延至全国，对民众健康产生重大影响。这也是古时"霉疮"亦有"广疮"之称的缘由，为我国梅毒历史起源提供了一定的参考。

2. 明确梅毒传染途径　《霉疮秘录》详细记载了梅毒的传染性，叙述了梅毒的一些主要传染途径：性交传染、母婴传播及其他途径传播，与西医学的观点基本相符。

梅毒最常见的是性传播。如："游冶公子，轻薄少年，蝶窥墙凤，求凰荡情，相感湿毒，相仍一发经络……甚者传染及旁人。"即为典型的性传播。"乳母年三十，患乳痈肿痛，百日而溃，诸药勿效，秽气异常。延余治之诊其脉，原非乳痈，乃霉疮毒气所遗。究其因，乳子之父，曾患此症"。曾患病的丈夫传染哺乳的妻子，说明梅毒可通过性交传染。

而母婴传播也是梅毒常见的传播方式。"胎毒胎儿，屡患疮、游风丹肿者……生儿无皮不寿者，必是父母蓄毒所使，当诊父母脉气，方见毒之有无轻重"，意识到了婴儿的梅毒可能来自父母。

3. 详载梅毒临床特点，利于梅毒诊断　《霉疮秘录》详细叙述了梅毒、不同时期所表现出来的不同皮疹表现，与西医学中梅毒的各期症状表现很接近。

一期梅毒主要表现为硬下疳和硬化性淋巴结炎，发生在不洁性交后2~4周，硬下疳部位大多发生于生殖器，少数出现在唇、咽、宫颈处，并且无疼痛感，如"毒中肾经，始生下疳，继而骨痛，疮标耳内、阴囊、头顶、背脊，形如烂柿，名曰阳霉疮""初生疮子，不为痛楚"。硬下疳出现后1周左右，可表现为一侧局部淋巴结肿大，如"毒中肝经，先发便毒，嗣作筋痛，疮标耳项胁肋，形如砂仁，俗以砂仁疮名之，甚则筋痿不起"，随后可发展为双侧淋巴结肿大，如："横痃双生，便毒破溃，名为鱼口。"

二期梅毒皮损表现多种多样。如文中记载："如痘疮，有红斑白瘟；如豆，如麻，如蚕子，如土蚨，如茱萸，如葡萄，或移毒眼目肘膝，形证多端，大约似豆者多半，故名曰痘疮。如霉疮，有赤游紫癜，如疯，如疹，如砂仁，如棉花，如鼓钉，如烂柿，如杨梅，或结毒破烂孔窍，名状不一，大约似杨梅者多半，故名曰梅疮。痘疮、梅疮，皆以形命名，所以不一也。"可有梅毒性脱发及甲损害，如"毒伤阴阳二窍，传于心，发大疮，上下左右对称，掣痛连心；移于肝，眉发脱落，眼昏多泪，或疳爪甲"。梅毒性白斑，文中也有详述："移于肺，肌肤生癣，如花色红紫，褪过即成白癜。"发生在掌跖部位的梅毒疹有助于诊断，如"移于脾，生鹅掌风癣，手足起止不随"，而"毒中脾经，疮标发际口吻，或堆肛门，形如鼓钉，俗以广疮名之"描述的是出现在肛门外、生殖器、趾间等皮肤相互摩擦和潮湿部位的扁平湿疣。该书亦有其他如口腔黏膜受损相关的记载如"毒聚咽嗌""传于肺，发喉癣，渐蚀鼻梁，多作痰唾""毒壅肺道，不时吐痰而声哑"。

三期梅毒皮疹主要表现为结节性梅毒疹和梅毒性树胶肿，此外，还可累及心血管、神经等系统，在《霉疮秘录》中皆有记载。《结毒方法》篇中描述的"结毒"即与西医学中的三期梅毒树胶肿性损害相似，如"夫结毒者，霉疮毒气，结于四肢、百骸、孔窍、经络，不易散解，作痛作肿，久则块破，溃烂不已""久则块破溃烂不已""肌肉蚀烂蔓延""或发大块破溃腿臁"。累及心脏梅毒则可出现胸部疼痛感，如"传于心，发大疮，上下左右相对，掣痛连心"。骨梅毒则以疼痛为主症，文中有多处记载"毒结于膀胱并肾经者，内作骨痛，流注上下，抽掣时痛""始生下疳，继而骨痛""传于肾，骨痛髓烈，发块百会、委中、涌泉等穴"。累及眼睛的眼梅毒可出现失明，"毒结于心、小肠经者，毒注瞳仁，似乎内障，或见或不见"。梅毒可出现神经症状如"手足起止不随""甚则筋痿不起"。

该书也记载了胎传梅毒，早期胎传梅毒多在出生后 2 周～3 月出现症状，表现为消瘦，皮肤松弛多皱褶，哭声嘶哑，发育迟缓，哺乳困难等；皮肤损害可表现为斑疹、斑丘疹、水疱、大疱、脓疱等；晚期胎传梅毒患儿有发育不良，智力低下等各种异常症状，其皮肤黏膜损害与成人相似。如文中记载："词客染杨梅疮，传于内室，多方调治仅愈，惟生儿多夭……此乃先天遗毒使然，或初生无皮，或月内生疮，或作游风、丹肿，或发块，或生癣，皆霉疮之遗毒也。""其父用毒药发之，起疮如癣，或干或湿，身无完肤。其友邀余视之。余曰：'此虽胎毒，必为霉疮恶气所遗。'"

4. 独特的梅毒治疗经验

（1）**运用砷剂治疗梅毒**：在梅毒诊治方面陈氏最大的贡献是以化毒为治疗根本大法，研制了含砷制剂"生生乳"，并以其为基础研制了多种含有减毒砷剂的化毒丸，是历史记载中首次将含砷制剂纳入到梅毒的治疗方法。书中用含砷成分的"生生乳"，其炼制方法："上件共研不见星，入羊城罐内。三方一顶火……滚水炖化，和前末研匀为丸，每重一钱一分，外以黄蜡封固，即名生生乳。"陈氏还将"生生乳"作为治梅毒的"圣药"，并将砷剂生生乳及雄黄作为所有攻邪方中的必用之品。在陈氏之前，医家治疗梅毒皆用汞剂，如李时珍在《本草纲目》土茯苓条下曾谓："近时弘治、正德间，因杨梅疮盛行，率用轻粉，药取效，毒留筋骨，溃烂终身。"而且，同为梅毒治疗药物范畴的含砷制剂，减毒砷剂"生生乳"比诺贝尔生理学或医学奖得主德国人埃尔利希发明的砷凡纳明早出现两百余年。

（2）**治疗注重扶正，攻补兼施**：该书继承《黄帝内经》"邪之所凑，其气必虚"之论，重视发病过程中人体的正气，"不能治其虚，安问其余"，把人体正气强弱视为是否得病及药物能否奏效的关键。该书认为梅毒乃正虚感邪之疾，正虚为先，邪侵在后，扶护正气是贯穿始终的治疗法则，"所以治此症者，须标本兼治，不可偏施"应标本兼顾。其中，攻补兼施的治则在文中多次记载，如"第化毒之法，不外攻邪补元""治此症者，不外乎攻补，攻则毒气去，补则正气强"，均强调了同时扶正与祛邪的重要性。该书虽强调时刻固护正气，但也不惧猛药，面对危重证候，常常以毒攻毒，并汲取前人运用金石药的经验，如："凡疮毒年深月久，流脓出水者，症属虚寒，非金鼎砒佐他药，不能收功。"大大提高了临床的疗效。

5. **提出梅毒的预防与调摄**　《霉疮秘录》提出了彻底治疗梅毒的重要性，也对饮食、预后提出相关建议。"毒未尽化，药不胜病耳。盖毒不尽，则精神不复，非骨节酸痛，则疤色紫黑，故交媾便有所染，牛嗣未免有毒。倘或性气躁率，屡犯禁忌者，遂使一分之毒未除，竟能复十分之患。不知者反责前药无效，此非倦药者自废欤？"强调用药施治的彻底性，是此疾病得以痊愈的重要保证。但同时也指出乱用药物的弊端："若百药无效者，乃中毒之深也，又非毒之中深，系受毒之始，速求病痊，不究标本，乱投汤剂以致真元耗削，药毒蓄积于内，遂变证杂出，往往至于伤生。患者医者，俱不觉察。故未经药饵者，仅为终身不瘳之疾；误投药石者，定罹夭横之患。由是红紫眩乱，使病者暗受其弊也。"此外，书中还叙述了对于不同经络的侵入梅毒，应注意的方药饮食宜忌，宜忌又分补泻，根据五脏所苦所欲进行调整，如："急也，敛也，肝性之所苦也，违其性而苦之，肝斯虚矣。补之以辛，是明以散为补也，细辛、生姜、陈皮之属是也。"

（林　鹏）

十五、《外科证治全生集》对皮肤科的贡献

《外科证治全生集》，又名《外科全生集》，刊于乾隆五年（公元 1740 年），是由清代著名医家王维德汇集祖传效方及其四十余年亲治验方而成。该书独树一帜，首创阴阳为主的辨证法则，重视疮疡的阴阳辨证，治疗上"以消为贵，以托为畏"，以温通为法则，反对滥用针刀，主张阳和通畅，温补气血治疗阴证。自创的阳和汤、犀黄丸、醒消丸、小金丹以及阳和解凝膏等方剂，至今仍

广为流传,广泛应用。因其贡献巨大,独树一帜,被尊称为外科全生派的创始人,该书亦被称为全生派的代表作。

1. 对疮疡的认识

(1) 疮疡辨证分阴阳: 王氏认为痈疽不同,即痈红疽白,痈为阳实热,疽为阴虚寒。并根据红白两色鉴别,分别施治。痈疽二者治则均以开腠理为要。该书指出"痈"与"疽"发病机制不同,认为痈发六腑,其毒浅,多为火毒之滞,属阳属实;而疽发五脏,攻其根深,因寒痰之凝,阴毒深伏,属阴属寒,如"症之根盘,逾径寸而红肿者谓痈,痈发六腑""白陷者谓疽,疽发五脏,故疽根深而痈毒浅""凡患色红肿疼痛,根盘寸余者是痈""白陷称疽""夫红痈乃阳实之症,气血热而毒滞;白疽乃阴虚之症,气血寒而毒凝,二者以开腠理为要。腠理一开,红痈毒平痛止,白疽寒化血行……如以阴虚阳实分别治之,痈疽断无死证矣"。

(2) "以消为贵,以托为畏"治痈疽: 对痈疽的治疗,有许多独到之处,主张"以消为贵,以托为畏",认为痈与疽病因有别,治法当殊。痈当清火败毒,消肿止痛,非溃者不可用托毒之法,而治疽宜开腠理,散寒凝,溃者当温补排脓,兼通腠理。托法容易导致病情加重,指出"无脓宜消散,有脓当攻补",治疗方法灵活多样。外疡早期,尚未成形,或表证显著者,辛散开腠;外疡阴证尚未酿脓者,首推温化寒凝、助阳益阴、扶正祛邪之阳和汤、桂姜汤等。

(3) "解凝散寒"治阴疽: 该书有关阴疽的论述最具特色。根据皮肤肿与不肿,痛与不痛,坚硬或是柔软分为不同病名,如流注、贴骨、鹤膝、横痃、骨槽、瘰疬等。"阴毒之症,皮色皆同,然有肿有不肿,有痛有不痛,有坚硬难移,有柔软如绵,不可不为之辨。夫肿而不坚,痛而难忍,流注也。肿而坚硬微痛,贴骨、鹤膝、横痃、骨槽等类是也……不痛而坚,坚如金石,形大如升斗者,石疽也。此等症候,尽属阴虚。无论平塌大小,毒发五脏,皆曰阴疽。"

该书提出治疗阴疽的重要原则即以开腠理,散寒凝为主,已溃者当温补排脓,兼通腠理,使毒得外解,勿轻用内托之法。该书不仅极大地丰富了阴疽的理论基础,首倡阳和解凝散寒的治疗原则,还创立阳和汤治疗阴疽,提出阴疽"治之之法,非麻黄不能开腠理,非肉桂、炮姜不能解其凝结。此三味,酷暑不能缺一也。腠理一开,凝结一解,气血能行,行则凝结之毒随消矣。治疽之方,悉列于后。照方治,无不愈。如增减,定无功效"。

(4) 经典名方的创立: 王氏自创阳和汤、犀黄丸、醒消丸、小金丹以及阳和解凝膏等方剂,至今仍广泛运用于临床。

1）阳和汤：阳和汤由熟地、白芥子、鹿角胶、炮姜炭、麻黄、肉桂、生甘草所组成，具有温阳补血，散寒通滞之效。其中麻黄和熟地配伍巧妙，后世医家言麻黄得熟地不发表，熟地得麻黄不凝滞，神用在此。主治多种阴疽，如骨槽风、流注、脱骨疽、鹤膝风、乳岩、结核、石疽、贴骨疽及漫肿无头，平塌白陷，一切阴凝等证。现代常用于雷诺病、硬皮病、冻疮、猫眼疮等皮肤病的治疗。

2）犀黄丸：犀黄丸方用乳香、没药末各一两、麝香一钱五分、犀牛黄三分，共研和，取黄米饭一两捣烂，入末再捣，为丸如萝卜子大，晒干忌烘。每服三钱，热陈酒送服，醉取汗。凡患乳岩、瘰疬、痰核、横痃、流注、肺痈、小肠痈等毒，每服三钱，热陈酒送下。患者上部临卧服，下部空心服。该方有结毒散痛、消坚化结功效。主治乳癌、横痃、瘰疬、流注、肺痈、小肠痈等证。现代常用于治疗淋巴结炎、多发性脓肿等。

3）醒消丸：醒消丸方用乳香、没药末各一两、麝香一钱五分、雄精五钱，共研和，法同犀黄丸。该方功效为活血散结，解毒消痈。主治一切红肿痈毒。现代临床常用于淋巴结结核、硬红斑、结节性红斑等。

4）小金丹：小金丹方用白胶香、草乌、五灵脂、地龙、木鳖各制末，一两五钱，没药、归身、乳香各净末，七钱五分、麝香三钱、墨炭一钱二分，以糯米粉一两二钱，为厚糊和入诸末，捣千槌，为丸如芡实大。此一料，约为二百五十丸，晒干忌烘。如流注初期，及一应痰核、瘰疬、乳岩、横痃初起，服消乃止。如流注等证，成功将溃，溃久者，当以十丸作五日早晚服，服则以杜流走，患不增出。该方功效为化痰祛湿，逐瘀通络。主治流注、痰核、瘰疬、乳癌、横痃、贴骨疽等。现代常用于治疗慢性丹毒、硬红斑、变应性血管炎、结节性红斑等。

2. 对其他皮肤病的认识

（1）**杨梅结毒**：杨梅结毒即西医学之梅毒。王氏认为该病因形而名，又名广豆、棉花。为感毒发病，治疗以化毒为贵，熏罨为忌。提出了杨梅结毒不同时期的不同治法。如："初发以三黄丸……或以泻肝汤……升药为丸，雄黄为衣，粥饮送服。或点药条一根，口含冷水之法。""如有因服升药，并药条熏罨复发，在五日之内，日服三黄丸，再取忍冬藤、牛蒡子、紫花地丁、白甘菊，煎汤当茶时饮。""如溃，以渣煎汤，日洗两度，接服圣灵丹，可祛毒尽。色转红活，用洞天膏贴收工……僵毒重，服圣灵丹，无不痊愈。"

（2）**痘毒**：痘毒即西医学之水痘。王氏认为幼儿出痘服凉药后"血寒气滞，乘流发毒"，故其色皆白，医家误治后，致流走患生不一，久则成漏，应以流注法治,以小金丹消之。此处王氏用小金丹化痰散结,软坚破瘀,治疗小儿水痘误治后形成的类似多发性感染性的脓肿类疾病。

（3）漆疮:漆疮即西医学之接触性皮炎。王氏"取杉木屑,煎汤温洗,接以蟹黄、滑石二末,白蜜调服"。用杉木屑煎汤治疗漆疮,最早见于《本草纲目》:"漆疮,煮汤洗之,无不瘥。"王氏沿用前人成果,在此基础上,加滑石末祛湿敛疮,蟹黄末,白蜜调服。《本草纲目》中提到蟹黄可"败漆",可"化漆为水",故可用于治疗漆疮。

（4）冻疮:冻疮是由受寒冷刺激引起的局部血管痉挛、瘀血所致。好发于手足及头面部。王氏简明扼要地提出了"以阳和解凝膏贴,一夜可愈。溃者贴三张收工"。说明该方效果显著,贴一夜可愈,破溃者贴三张即可痊愈。阳和解凝膏由川附子、桂枝、大黄、当归、肉桂、草乌、地龙、僵蚕、赤芍、白芷、白蔹、白及、川芎、续断、防风、荆芥、五灵脂、木香、香橼、陈皮和香油,黄丹、乳香、没药、苏合油、麝香等经过多日反复熬煮等多种工艺加工制成,过程较为复杂。

（5）蛀发疮、头面肥疮治法:蛀发疮、肥疮为头部皮肤或毛发感染真菌引起的真菌病。王氏提出蛀发疮治疗应将头发剃去,"取生木鳖片浸数日,入锅煮透取汤,将发剃去用汤洗。"用泡过三条蜈蚣的菜籽油搽头,至愈乃止。"或取草乌片,炙脆,研粉,醋调,日涂三次,数日愈"。头面肥疮,取"白明矾研粉,取绵纸卷作长条,打结子几十个,入菜油内浸透",用火烧至枯并研粉,加至松香约一半,共调油内,每日早晚擦,三五日愈,戒发物。

（6）发颐、鹅掌风:发颐即相当于西医学的急性化脓性腮腺炎。发病时两腮疼痛,肿胀者为"遮腮,取嫩膏敷上,次日痊愈"。若发病时两腮肿胀不伴疼痛为发颐,宜服表风散毒之剂。当用白芷、天麻、防风、荆芥各一钱,陈酒煎半碗,送服醒消丸三钱,自愈。鹅掌风相当于西医学之手癣。王氏治疗鹅掌风用"麻油一两,红砒一钱,敲细如秫,入油煎……有风之处,日以火烘油,擦二三次,至愈止"。

（王　慧）

十六、《医宗金鉴·外科心法要诀》对皮肤科的贡献

《医宗金鉴》是清代乾隆年间由吴谦、刘裕铎奉命编辑的一部大型医学丛书,是我国综合性医书中最完善又最简要的一部,全书共90卷,《外科心法要

诀》是其中的一部分，为第61～76卷，是由当时精于外科医理的著名医家祁宏源以其祖父之《外科大成》为蓝本修订而成。该书内容详备，辨证详明，选方实用，理法方药融为一体，全面总结了清乾隆以前的中医外科学成就，对常见皮肤病的发病机制、方药运用规律做了归纳，具有鲜明的学术特点，是后人学习中医外科的经典教材。

1. 论述了众多皮肤病，多种病名延续至今　《外科心法要诀》体系完备、内容丰富，对中医外科学的内容进行了翔实的阐述，其中涉及皮肤病数百种。包括感染性皮肤病，如枯筋箭、缠腰火丹、火赤疮、蝼蛄疖、发际疮、鹅口疮、百会疽、百脉疽、黄水疮、丹毒、癣等；寄生虫、昆虫及其他动物所致皮肤病，如疥疮、阴虱疮等；皮炎湿疹、鳞屑性类皮肤病，如白屑风、四弯风、胎敛疮、浸淫疮、旋耳疮、纽扣风、肾囊风、血风疮、漆疮、唇风、鹅掌风、白疕、猫眼疮等；色素性皮肤病，如雀斑、白驳风、黧黑皯黯等；皮脂腺疾病，如肺风粉刺、酒渣鼻等；皮肤肿瘤如黑痣、茧唇等；性病如杨梅疮等；皮肤脉管性疾病，如葡萄疫等；毛发类疾病，如油风等；且雀斑、鹅掌风、白疕等多种病名延续至今，指导相关皮肤病的诊断。

2. 形象描述皮肤病的临床表现

（1）对原发皮损的描述：对斑疹的描述。《外科心法要诀》指出斑疹有边界，不高出皮面，如书中记载黧黑皯黯"大小不一，小者如粟粒赤豆，大者似莲子、芡实，或长、或斜、或圆，与皮肤相平"；漆疮"抓之渐似瘾疹，色红"；赤游丹毒"次生红晕，由小渐大"。另外，对斑疹的色彩描写丰富，如斑疹红色"色红赤"，黄色"色淡黄"；黧黑皯黯"初起色如尘垢，日久黑似煤形，枯黯不泽"；内发丹毒"色赤如霞"；赤游丹毒"其色如丹"；狐尿刺"初起红紫斑点"；葡萄疫"大、小青紫斑点"；白驳风"肉色忽然变白，状类斑点"。

对丘疹的描述。形象描述丘疹为局限性、隆起皮面的实质性损害，及其大小以及形态等临床表现，如燕窝疮"初生小者如粟，大者如豆"；肺风粉刺"起碎疙瘩，形如黍屑"；黑痣"形如霉点，小者如黍，大者如豆，比皮肤高起一线"；粟疮"作痒疮疡形如粟粒，其色红，搔之愈痒，久而不瘥"。

对水疱的描述。详细描述了水疱高出皮肤，内含有水液的特点，形象描述水疱的大小："小如芡实，大如棋子，如累累珠形。"描述疱液的颜色为"黄疱""湿者色黄白""燎浆水疱，色赤者为火赤疮；若顶白根赤，名天疱疮"。指出部分水疱具有传染性，如黄水疮"初如粟米，而痒兼痛，破流黄水，浸淫成片，随处可生"。

对风团的描述。明确说明风团水肿性隆起及游走不定的特点，如荨麻疹

"发于肌肤,游走无定,起如云片"。描述风团形态特点,如赤白游风"浮肿热,痛痒相兼,高累如粟";风邪多中表虚之人,"初起皮肤作痒,次发扁疙瘩,形如豆瓣,堆累成片"。指出风团的颜色有红色、白色等,如赤白游风"滞于血分者,则发赤色;滞在气分者,则发白色"。

对结节的描述。结节为大小不一、局限、深在性损害,质地较硬,如茧唇"初起如豆粒,渐长若蚕茧";失荣证"其证初起,状如痰核,推之不动,坚硬如石,皮色如常……愈溃愈硬,胬肉高突,形似翻花瘤证";痘痈"小如李者为毒,大如桃者为痈,漫肿不红,亦无焮痛,身热多烦";青蛇毒"形长二三寸,结肿,紫块,僵硬";上水鱼"肿如高埂,长若鱼形,色紫作痛";黄鳅痈"疼痛硬肿,长有数寸,形如泥鳅,其色微红"。

(2)对继发皮损的描述: 鳞屑是即将脱落或已脱落的表皮角质层薄片,其大小、形态、厚薄、数量、色泽不一,有的干燥,有的油腻,大多是有红斑或丘疹损害类皮肤病的继发损害。如白屑风"耳项燥痒,日久飞起白屑,脱去又生";面游风"肌肤干燥,时起白屑,次后极痒,抓破,热湿盛者津黄水";大麻风"遍身麻木,次起白屑红斑,蔓延如癣,形若蛇皮,脱落成片";白疕"形如疹疥,色白而痒,搔起白皮";胎敛疮"痒起白屑,形如癣疥";疥疮"肺经燥盛,则生干疥,瘙痒皮枯,而起白屑"。

糜烂和渗出常相继出现,糜烂可见皮肤、黏膜处的浅表性坏死性缺损,多局限于黏膜表层,而渗出一般是炎症引起的局部血管、组织内的液体和细胞成分,通过血管壁进入组织的过程。如漆疮"初发面痒而肿,抓之渐似瘾疹,色红,遍传肢体痛,而后皮破烂斑流水,湿毒流注,轻则色紫,重则色黑,溃破脓水浸渍,好肉破烂,日久不敛";四弯风"搔破津水";脚气疮"破津黄水,形类黄水疮";浸淫疮"抓津黄水,浸淫成片";胎敛疮"搔痒无度,黄水浸淫,延及遍身";肾囊风"初起干燥痒极,喜浴热汤,甚起疙瘩,形如赤粟,麻痒搔破,浸淫脂水";臭田螺"脚丫破烂,其患甚小,其痒搓之不能解,必搓至皮烂,津腥臭水觉疼时,其痒方止"。

皲裂,即出现皮肤的干燥和裂纹。如旋耳疮"上下如刀裂之状,色红,时津黄水";鹅掌风"初起紫白斑点,叠起白皮,坚硬且厚,干枯燥裂,延及遍手"等。本书对继发皮损描述较少,涉及皮疹描述以生活中常见、常用的物品来比喻,形象生动,易于理解、记忆,便于临床上诊断和鉴别诊断。

3. 记载诸多皮肤病,指导现代临床 《外科心法要诀》对肺风粉刺、白屑风等诸多皮肤病都有详细的记载,从发病、临床表现、证治用药三个方面进行概括，书中的理法方药对理解和治疗现代皮肤病具有指导意义。

油风，相当于现在的斑秃，书中记载"油风毛发干焦脱，皮红光亮痒难堪，毛孔风袭致伤血，养真海艾砭血痊"。病因病机为"毛孔开张，邪风乘虚袭入，以致风盛燥血，不能荣养毛发"。临床可见"毛发干焦，成片脱落，皮红光亮，痒如虫行"。治疗上"宜内服神应养真丹，以治其本，外用海艾汤洗之，以治其标"。神应养真丹现常用于治疗斑秃、脱发等疾病，海艾汤常用于治疗头部疾病，如头皮银屑病、斑秃等。

白屑风，相当于现在的银屑病、脂溢性皮炎等，书中记载"白屑风生头与面，燥痒日久白屑见，肌热风侵成燥化，换肌润肌医此患"。病因病机为"肌热当风，风邪侵入毛孔，郁久肌肤失养，化成燥证"。临床可见"初生发于内，而后延及面目，耳项燥痒，日久飞起白屑，脱去又生"的表现。治疗上"宜服祛风换肌丸，若肌肤燥裂者，用润肌膏擦之甚效"。现代也常用二者加减治疗面部脂溢性皮炎、银屑病等。

缠腰火丹，相当于现在的带状疱疹，书中记载"缠腰火丹蛇串名，干湿红黄似珠形，肝心脾肺风热湿，缠腰已遍不能生"。病因病机为"肝心二经风火、脾肺二经湿热"，不同经别病变，可见不同的临床表现，若病在心肝二经，可见"干者色红赤，形如云片，上起风粟，作痒发热"，治宜龙胆泻肝汤；若病由脾肺二经湿热而致，可见"湿者色黄白，水疱大小不等，作烂流水，较干者多疼"，治宜除湿胃苓汤；若肝火妄动，可见腰肋生累累珠形的皮损，治宜柴胡清肝汤。

黧黑皯䵟，相当于现在的黄褐斑，书中记载"如尘久炱暗，原于忧思抑郁成，大如莲子小赤豆，玉容久洗自然平"。病因病机为"忧思抑郁，血弱不华，火燥结滞而致生于面上"。好发于妇女，临床可见"初起色如尘垢，日久黑似煤形，枯暗不泽，大小不一，小者如粟粒赤豆，大者似莲子、芡实，或长、或斜、或圆，与皮肤相平"。治疗"宜以玉容散早晚洗之"。现代临床也常用玉容散加减治疗黄褐斑。

鹅口疮，相当于现在的念珠菌病，书中记载"鹅口满口白斑点，小儿心脾热所生，初生多是胎中热，甚则咽喉叠肿疼"。病因病机为"心、脾二经有热"，好发于儿童，可见"满口皆生白色斑点作痛，甚则咽喉叠叠肿起，难于乳哺，多生啼叫"。治疗上宜内服凉膈散，外用冰硼散搽之。现代临床也常用二者加减治疗放射性口腔黏膜炎、复发性口腔溃疡等。

口糜，相当于现代临床的增殖性脓性口炎，书中记载"口糜阴虚阳火成，膀胱湿水溢脾经，湿与热瘀熏胃口，满口糜烂色红疼"。病因病机为"阳旺阴虚,膀胱湿水泛溢脾经,湿与热瘀,郁久则化为热,热气熏蒸胃口"。可见"满口糜烂,甚于口疮,色红作痛,甚则连及咽喉,不能饮食"。治疗宜内服导赤汤,外搽姜柏散。现代临床也常用以上方剂加减治疗口腔溃疡、白塞综合征等。

唇风,相当于现在的唇炎,书中记载"唇风多在下唇生,阳明胃经风火攻,初起发痒色红肿,久裂流水火燎疼"。病因病机为"阳明胃经风火凝结而成"。可见"初起发痒,色红作肿,日久破裂流水,疼如火燎,又似无皮,如风盛则唇不时动"的表现。治以内服双解通圣散,外抹黄连膏。现代临床也常用二者加减治疗慢性唇炎。

肾囊风,相当于现在的阴囊湿疹,书中记载"肾囊风发属肝经,证由风湿外袭成,麻痒搔破流脂水,甚起疙瘩火燎疼"。病因病机为"肝经湿热,风邪外袭皮里而成"。临床可见"初起干燥痒极,喜浴热汤,甚起疙瘩,形如赤粟,麻痒搔破,浸淫脂水,皮热痛如火燎"。治疗上宜内服龙胆泻肝汤,外用蛇床子汤熏洗。现代临床也常用龙胆泻肝汤治疗阴囊湿疹,而蛇床子汤现大多用于治疗妇科相关疾病。

4. 独具治疗特色的经络辨证　《外科心法要诀》十二经气血多少歌指出了十二经气血多少的不同,从而判定不同经脉发病和预后的特点以及引经用药。如书中所述"手阳明大肠、足阳明胃,此二经常多气多血;手太阳小肠、足太阳膀胱、手厥阴包络、足厥阴肝,此四经常多血少气;手少阳三焦、足少阳胆、手少阴心、足少阴肾、手太阴肺、足太阴脾,此六经常多气少血",且气血"多则易愈,少则难痊"。十二经脉气血多少有不同,故相应的疾病、临床表现和治疗也有差别。

如脑疽和偏脑疽都位于头部,但有正有偏,因为其具体位置、所属经脉不同,故病因病机、临床表现、气血盛衰、治疗和转归预后也有区别。脑疽与偏脑疽"正属督脉经,入发际名为脑疽,俗名对口;偏属太阳膀胱经,名为偏脑疽,俗名偏对口"。书中记载:"脑疽项正属督脉,左右偏脑太阳经,阳正阴偏分难易,治与痈疽大法同。"正脑疽发病位置在枕后正中,在督脉循行部位,多因"阳亢热极"而生,可见"皮损多赤肿痛,色鲜红活,根束顶尖,时痛时止",督脉为"阳脉之海",总督一身之阳气,故易脓、易腐、易敛,多属顺证;偏脑疽,长在枕部正中旁开 1.5 寸,在足太阳膀胱经循行路线,多由"寒热错杂"所生,可见皮损"漫肿,色暗,平塌,坚硬",该经为多血少气之经。"然足太阳经外阳内阴……难脓、难腐、难敛,多属逆证"。治疗时"初起有表证,令人寒热往来,宜服荆防败毒散;有里证,令人口唇焦紫,大渴,大便结燥,宜服内疏黄连汤"。所以,不同的经络,疾病的临床表现、转归和治疗方法,都有区别。

引经药可引药入经,有引经报使之意,可使全方药力直达病所,从而提高临床疗效。六经辨证引经药选用:太阳经多选用羌活、川芎,阳明经多选用葛根、白芷,少阳经多选用柴胡、黄芩,少阴经多选用细辛、独活,厥阴经多选用吴茱萸、柴胡,太阴经多选用苍术、升麻;脏腑辨证引经药选用:肺脏如白芷、葱白,脾脏如升麻、苍术,心脏如黄连、连翘心,肝脏如吴茱萸、柴胡,肾脏如肉桂、独活;三焦辨证引经药的选用:上焦引经药多选用质轻气薄之药,如桔梗、麻黄、川芎、柴胡之类,中焦引经药多选用药性平和之药,如白术、茯苓、黄芪之类,下焦多选用质重味厚之药,如牛膝、琥珀、赭石之类;按病变部位选用引经药:临床直接用引经药引诸药直达病所,在上者,加羌活、威灵仙、桂枝,在下者,加牛膝、防己、木通、黄柏等。

(丁海宁)

十七、《疯门全书》对皮肤科的贡献

《疯门全书》是由清代的肖晓亭撰写的一本麻风病专著。肖氏于嘉庆元年(公元 1796 年)撰成《病疢辑要》《病疡备要》各一卷,然无力刊印,后由袁春台注而付梓,定书名为《麻疯全书》,得以刊行。现所见版本为道光二十三年(公元 1843 年)敬业堂刊本,通行书名为《疯门全书》。该书除《述古八则》中辑录古文献及各代医家论述外,还有麻风二十一论、麻风三十六种、五不治、五主治、内治九法、外治六法以及治疗方药等内容,记载了前人对于麻风病的认识与治疗经验,详细总结了肖氏对于麻风病的病因病机、治法方药、防治预后等的独到见解,对麻风病症状的描述亦十分准确,为中医学麻风病学做出了巨大贡献。

1. **对麻风临床表现的详细描述** 麻风是由麻风分枝杆菌引起的一种慢性传染病,主要侵犯人的皮肤和周围神经。麻风在临床上存在着两个迥然不同的极型,如若机体对麻风分枝杆菌的抵抗力强,表现为结核样型麻风,如若机体对麻风分枝杆菌的抵抗力很弱,表现为瘤型麻风,在这两个极型之间存在着广阔的中间类型,使得麻风病的临床表现多种多样。这些临床类型的差异,取决于人体免疫状态的不同,即患者所患麻风的类别取决于宿主而不是菌株的差异。

《疯门全书》在《麻疯二十一论》开篇中对麻风病全过程有整体的描述:"初则血滞不行,渐生麻痹,日久渐大,不知痛痒,针之不痛,今年发手,明年发足，或如癣形，或如疮癞，或似虫行，或筋痛肉跳，久则伤形变貌，面生红堆，耳或长大，时如蝉鸣，脸如酒醉，又如油涂，手拳脚跛，口㖞眼斜，鼻塌唇翻，不早治，成废疾矣。"该段文字对麻风病的描述基本上符合西医学对麻风的认识，如麻风早期可有明确的感觉丧失，主要是浅感觉障碍，产生类似麻痹症状，包括温度觉、痛觉和浅触觉的异常，而后期可出现各种皮损表现，若不积极治疗还可出现肢体残废。

（1）皮疹的描述：《疯门全书》中记载大量的麻风病皮损表现，与西医学对于麻风皮损的描述很接近。认识到麻风皮损的形态各异，如："或如癣形，或如疮癞，或似虫行，或筋痛肉跳。"手足先有麻木，次则身有死肉，或如疮疹，或似疥癣，或皮肉常似虫行，或耳肿长大，或虎口肉焦，身有红块红堆，脸有红云油光，筋跳肉痛，遍身瘙痒，或起白屑，或起黑皮。

该书对麻风患者皮疹描述十分全面，特别是瘤型麻风。瘤型麻风可见广泛对称分布的结节、斑块和弥漫性浸润，如"脸起红云，身有红块，四肢麻木""面有油光，疹粒如珠，身有死肉，重者粒大脸红"；可有表面光亮多汁，眉、睫毛脱落，如"面带紫色，常如醉人，且如油涂，俱有微浮，或黑而枯瘦，或黄而有浮光，其人身上，必有麻木，或数月即发""皮血光亮如油珠状，近火必红，眉须先脱，手足麻痹，肉中结核，穿烂成疮""患如癣癞，遍身瘙痒，身多死肉，皮多麻木，久则拘挛，眉发脱落"；也可见"狮面"、鼻唇肥厚、耳垂肥大等，如"如猪癞，有密疹，耳脸俱发，手足破烂，眉发稀少，搔之皮飞，身体瘦弱，轻用搜风散，重则蒺藜散，此麻疯也"；此外，对皮肤溃疡的描述："大麻疯眉毛脱落，手足拳挛，皮肉溃烂，后翻眼绽，口歪身麻，肉不痛痒，面生紫斑。"

而到了瘤型麻风晚期出现黏膜、淋巴结、骨骼、内脏的损害，导致面貌、骨骼改变，如"唇翻齿露，眼扯脚吊，手足指脱，鼻梁崩塌，损形变颜，种种恶状，年深病重""至年久病深，坏形变貌，鼻塌肉崩，手指脱落，足底烂穿，则难治矣"。此外，也有声音嘶哑这种少见症状的记载，如："重则鼻梁崩塌，声哑语变，或生息肉。"

（2）神经损害的描述：该书对麻风病神经损害有详尽的记载，书中载有麻风特有的感觉神经障碍、运动神经障碍和自主神经障碍的症状。

1）浅感觉障碍，该书中主要记载了痛觉和触觉相关障碍："疬疯初起者，其手足必先麻木，而后皮肤伤溃。"其他描述麻风的麻木感如："手足先有麻木，次则身有死肉。""手足麻痹，肉中结核，穿烂成疮。"其中"刺深不知痛，刀割不知疼，鼠咬不觉""重扭不疼，针刺不知"说明了麻风患者痛觉的丧失。

2）运动神经障碍，常引起肌萎缩、肌无力和各种畸形。单侧面神经瘫痪可致口角向健侧歪斜，如"大麻疯眉毛脱落……后翻眼绽，口歪身麻，肉不痛痒，面生紫斑"；双侧面神经瘫痪可致双侧口角下垂及下唇外翻，如："唇翻齿露，眼扯脚吊，手足指脱，鼻梁崩塌。""手拳脚跛，口眼斜，鼻塌唇翻。"小鱼际肌群及骨间肌萎缩，对指活动障碍，形成"爪形指"，如文中记载"麻木不仁，十指拳曲，状如鸡爪""又手有瘰肉，则虎口肉珠必焦，左手瘰则左虎口肉焦，右手瘰则右虎口肉焦，轻则肉珠瘦小，重则肉珠消陷"的描述与正中神经损伤导致的猿手症状相似。此外，因足部神经受损引起足的背屈、外翻困难，足下垂等引起足底溃疡："至年久病深，坏形变貌，鼻塌肉崩，手指脱落，足底烂穿，则难治矣。""肾经受病……重则足底先穿。""少阴受病，脚底先穿，骨节疼痛。"

3）自主神经功能障碍，表现为皮脂腺和汗腺分泌功能丧失，如原文中描述："凡瘰肉无汗者，血死湿闭故无汗。"

2. **麻风的分类**　《疯门全书·麻疯三十六种辨症图说》一章节中专门描述了36种麻风或类似麻风的疾病，其中10种为明确的麻风，与现代麻风基本类似，其余26种为麻风的鉴别诊断。限于当时的技术手段，有些疾病并不能完全区分，但该书能总结如此多麻风病临床类型与鉴别诊断，实属不易。该书记载的10种麻风类型及描述如下：

（1）**大麻疯**："唇翻齿露，眼扯脚吊，手足指脱，鼻梁崩塌，损形变颜，种种恶状，年深病重，无药可治，必用毒药攻之，久久方效，蒺藜散之类主之，此麻疯也。"此段描述与瘤型麻风晚期相符，表现为毁容性皮损，出现面貌、骨骼改变。

（2）**暑湿疯**："手足先有麻木，次则身有死肉，或如疮疹，或似疥癣，或皮肉常似虫行，或耳肿长大，或虎口肉焦，身有红块红堆，脸有红云油光，筋跳肉痛，遍身瘙痒，或起白屑，或起黑皮，此大麻疯之次也，小神散主之，此麻疯也。"此类麻风先出现典型的感觉麻木，后出现皮损。

（3）**拔发疯**："眉发脱尽，然后痰出，手足麻痹，身有红块，预穿脚底，耳热眼跳，手拳足吊，痒痛无时，蒺藜散主之，此麻疯也。"此类麻风主要表现为手足的运动神经受损。

（4）**癫癣疯**："患如癣癫，遍身瘙痒，身多死肉，皮多麻木，久则拘挛，眉发脱落，蒺藜散主之，此麻疯也。"此类麻风皮损如癣癫，且周身瘙痒，皮肤亦有麻木感。

（5）**癫皮疯**："如猪癫，有密疹，耳脸俱发，手足破烂，眉发稀少，搔之皮飞,身体瘦弱,轻用搜风散,重则蒺藜散,此麻疯也。"此类麻风主要表现为密集的皮疹,眉发稀少。

（6）**牛皮疯**:"皮破色淡,抓之如竹壳,不知痛痒,色如牛皮,面苍黄,手足瘦削,轻用蒺藜散,重则不治,此麻疯也。"此型麻风皮损表现如牛皮癣,并且有感觉障碍。

（7）**蛇皮疯**:"身如蛇鳞,足有破烂,红而兼黑,身体瘦削,手足麻木,且多痰嗽,轻用蒺藜散,重则不治,或吃蛇中毒,亦致此病,此麻疯也。"此类麻风皮损表现如蛇鳞,也有手足麻木,且多伴咳嗽咳痰症状。

（8）**牛蹄疯**:"风痒多年,十指脱落,筋骨损伤,状如牛蹄,不治,此麻疯也,因失治误治,以致于此,可不慎之。"指麻风病久,失治误治,而造成肢体损害。

（9）**肾毒疯**:"少阴受病,脚底先穿,骨节疼痛,多因房劳传染,或病已发,不禁房事,此症多因风俗,妇女卖疯,而所买者,则成疯,因贪淫传染,不禁房事,法在不治,若能改过迁善,向书中求之,按症用药方妥。"强调此类型麻风主要通过性传播。

（10）**感疬疯**:"纯是热毒之气,裹于皮肤之间,湿气又藏骨肌之内,皮红生点,须眉尽落,遍体腐烂,臭气不可闻,以补肾健脾,散风去湿之剂主之,此感瘴疬之气,而成大麻疯也。"强调此类型麻风是感染瘴疬之气而成。

3. 指出麻风病的传染性 该书记载麻风病的病因为"五风生五种虫",由"虫"传染的,"风"携带"虫"的传播是导致本病的主要传播途径,指出麻风具有传染性。原文记载:"五风生五种虫,黄风生黄虫,青风生青虫,白风生白虫,赤风生赤虫,黑风生黑虫。此五种虫,食人五脏。若食人脾,语变声散;食人肝,眉睫堕落;食人心,遍身生疮;食人肺,鼻柱崩倒,鼻中生息肉;食人肾,耳鸣啾啾,或如车行雷鼓之声;食人皮,皮肤顽痹;食人筋,肢节坠落。"指出不同气候的"风"对麻风的致病机制有特殊的影响,导致麻风有不同的临床表现,说明作者对于麻风这个病的临床表现非常熟悉,已经认识到麻风是一种传染性疾病,且可以引起人的肢体损害。虽然这个认识有历史局限性,但是对麻风的传染性和传播途径的认识已经是世界上对这个问题最早的认识。1873年挪威人阿莫尔·汉森发现麻风病的病原体是麻风分枝杆菌,证实了麻风是麻风分枝杆菌导致的一种慢性传染病,而肖晓亭对于麻风传染性的认知较阿莫尔·汉森早了70余年。

对于麻风病的传播方式,该书亦有描述,可分为直接传播和间接传播。其中直接传播,可通过直接接触患者或通过飞沫传播。"况男女交接。毒又必传染乎"，说明男女密切接触可传染疾病；"未见疾而有臭气逼人，此种一发必甚，亦易传染"，说明麻风可通过空气传播。此外，还有间接传播，如原文记载："大小便不同器，人皆知之；此外，病患吃烟，亦宜避之；不病患吃烟，见病患亦宜避之；病患之尿，不可淋烟草，淋则吃者必生疯病。"说明麻风可通过接触传染性患者的生活用品、排泄物而传染。

除传染之外，该书还指出地理气候是麻风病发病的因素，并认为麻风的病因病机在于湿热侵入营卫，如书中记载："或言传染，或言风水，虽非无因，然未必皆此之故也，盖东南地卑近水之处，此疾尤甚，天气较炎，地气卑湿，湿热相搏，乘人之虚入于营卫。""营卫俱受……结于筋络，积于肌肉腠理之间，郁久生热，故此病血热居多。"说明气候因素在麻风病发病中的重要作用。

4. 对麻风病的治疗多样　《疯门全书》记载麻风的治疗方法极为丰富，既有内治法又有外治法。全书分列经方、时方、验方、单方，包括丸剂、散剂、膏剂、丹剂、饮剂、油剂、饭剂、水剂、浆剂、酒剂、粉剂等多样剂型，涉及预防、治疗、调护等各个方面，为麻风病的治疗提供了借鉴。其中有内治九法和外治六法，内治九法分别为统治、分治、缓治、峻治、补治、泻治、兼治、类治、徐治，并阐明了适应证及方药，如分治："病究其源，药疏其流，曰分治。分五脏经络酌用引药，泻青、泻白、泻黄、逍遥散。"外治六法有针、灸、烧、熏洗、烂、敷等。因为本病"结于筋络，凝于皮肤，患处既多，势难攻里，宜治其外"，认为本病不仅需要口服药物，还需要辅助外用药物治疗，才能有更好的临床疗效。

此外，该书作者肖氏与前代医家在治疗麻风方面的看法不同，作者认为方中含有白矾、轻粉等，会更添毒副作用，而大黄、皂角刺、牵牛等宜用于实证者，不宜用于气血虚者。"丹溪止用醉仙散、再造散二方，但服轻粉，多生毒，恐一疾未愈，又添一疾。又有大黄皂刺牵牛之类，然惟实者可用，气血虚者，反耗元气"，这种敢于质疑前人治法的精神和提出自己想法的勇气值得后人学习。

5. 提出麻风的防治调护　《疯门全书》认识到麻风具有传染性，应予隔离，故提出远离病源、不共用生活用具、不同饮食起居的防治措施，如原书记载："疯疾传染，事故常有，但回避可也，不共享器，不同饮食，各房各床，尽力求治。"

此外，该书在饮食和防止复发上也提出了相应要求。在饮食方面提出："发毒之物助毒，生冷之物凝血，凝滞之物固毒，煎炒之物助火，皆宜切戒二三年，若自死禽兽之肉，终身宜戒，母猪肉亦然。"麻风病患者不能吃发物、生冷、煎炒之物。该书还记载麻风病复发的原因多为中断治疗或治疗不彻底，并提出麻风病最忌房事,如:"大凡染病者多贫,药饵难继,或半痊而囊空,或痊后不戒食物,不守禁忌,或治之未尽,有一二点痹肉未活,或痹肉活而皮色未撤消,以致复作。此疾最忌房事,盖精乃骨髓,精泄则毒气乘虚而入,若不断此,必不能治。愈后不再戒,一年必复发。"这些内容为防止麻风病的复发提供参考。

(林　鹏)

十八、《疡科心得集》对皮肤科的贡献

《疡科心得集》初刊于嘉庆十年(公元 1805 年),是由清代外科学家高秉钧所著。该书采用了新的编写体例,确立了按部求因的辨证方法,将三焦辨证应用到疮疡辨证中,善用清、攻、温、补四法。书中载方 260 余首,秉承《黄帝内经》理论,阐发外证实从内出之旨,因其巨大的贡献及独树一帜的特点,自成一脉,该书被尊为"心得派"的代表作,而高秉钧被尊为"心得派"的创始人。

1. **对疮疡疾病的论述**

(1)确立按部求因的辨证方法:受温病三焦辨证思想的影响,将三焦辨证应用到疮疡辨证中,确立了按部求因的辨证方法,如:"在上部者,俱属风温风热,风性上行故也;在下部者,俱属湿火湿热,水性下趋故也;在中部者,多属气郁火郁,以气火之俱发于中也。"

疽发于上部,多属风温风热,风性上行。如抱头火丹、发颈痈等,治宜清透疏解,可选用牛蒡解肌汤、犀角地黄汤、泻心汤等方剂,多用薄荷、荆芥、连翘、牡丹皮、夏枯草灯清热解毒、凉血疏风之品。

痈疽发于中部,多属气郁火郁所致。如胁痈、肺痈等,治宜清泻疏散,多选用柴胡清肝散、栀子清肝汤等方,多用柴胡、黄芩、山栀、牡丹皮、芍药、川芎等清泻肝火、疏散郁结之品。

痈疽发于下部,多属湿火湿毒所致。如鱼口便毒、下疳等,治宜清热利湿,多用草薢渗湿汤、黄连解毒汤、龙胆泻肝汤等方,多用黄柏、泽泻、通草、草薢等。

此外,高氏也指出毒攻五脏的证候,"毒入于心则昏迷,入于肝则痉厥,入于脾则腹疼胀,入于肺则喘嗽,入于肾则目暗手足冷"。根据五脏的生理特点,明确了各自的主证,为临床分脏治疗,提供了依据。

(2)治法别具一格

1)**内治法:**在内治法方面,善用清、攻、温、补四法,尺度严谨,极尽工

巧。重点指出治疗疮疡以阴阳、虚实、表里、寒热为本，主张阳毒可以攻毒，阴毒必须扶正；未溃以疏托解毒为主，已溃以托补元气为主。如原文记载："夫外疡之发也，不外乎阴阳、寒热、表里、虚实、气血、标本，与内证异流而同源者也。"并明确指出"凡治痈肿，先辨虚实阴阳"，"得其本"后，治疗"宜凉、宜温、宜攻、宜补"，才能"用药庶无差误"。

"凉"包括辛凉解表、清法，适用于痈疽初期实热证。如"湿热上壅，即用黄连泻心汤或温胆汤……火热伤液，如犀角地黄汤，或羚羊角、银花、地丁、石斛、芦根、鲜首乌、黄芩、枳壳、山栀、丹皮、灯心、竹叶、夏枯草等类，清其火毒，解其营热"。

"温"指辛温解表法、温法，适用于阴疽。如"阴寒着骨而发，足不能伸舒，或身不能转动，必须用阳和汤温经通络"。

"攻"包括泻热、攻毒、散结等治法，多用于急证、实证。如"若不急治，毒即内陷，腹满气逆，致成胎惊而毙者多矣。治以生大黄磨浓汁，调入西黄末，再以金银花、芦根、甘草、钩藤，煎汤冲服，得大便泻后，其火自退，毒气外泄，即可调理而愈"。

"补"包括补虚、托毒，主要用于正气不足所致之虚证或虚实夹杂证。高氏认为"凡治痈疽、发背、疔疮、乳痈，一切无名肿毒，先须托里，勿使毒入附延骨髓"。如治疗鹳口疽"初宜滋阴除湿汤和之；已成未溃者，和气养营汤托之；溃而不敛者，滋肾保元汤补之；久而成漏者，琥珀蜡矾丸、先天大造丸"。

对于上、中、下三部疮疡之初起或轻证，高氏有针对性地运用牛蒡解肌汤、柴胡清肝汤、萆薢渗湿汤，灵活化裁，效如桴鼓。其中牛蒡解肌汤和萆薢渗湿汤为高氏首创，牛蒡解肌汤治疗"头面风热，或颈项痰毒，风热牙痛等证"，萆薢渗湿汤治疗"湿热下注，臁疮、漏蹄等证"，对后世医家有很强的启发作用，一直沿用至今。

2）外治法：在外治法方面，高氏擅长手术排脓法、腐蚀法，还记载了敷贴（膏丹丸散）、鼻吸给药（鼻嗜）、外洗（海马崩毒法等）、针刺（排脓）、引流、涂搽、艾灸（隔姜、隔蒜、豆豉饼灸）、吹药、鹅毛探吐、放血、滴（耳）法、挑（水疱）法、埋药法等。另有舌下含服给药法，虽不属外治之法，但作为给药方式，仍值得后世参考。其中，排脓法、针刺、引流、艾灸、放血等方法至今仍广泛运用于临床中。

2. 其他皮肤科疾病的论述

（1）大头瘟毒、抱头火丹：大头瘟毒、抱头火丹泛指头面部因感染引起的表现为红肿热痛的头面部疾病，如头面部的丹毒、痄腮等疾病。该书认为大头瘟毒、抱头火丹（痄腮、头面部丹毒等）均为感受天行邪热疫毒而发病。如："大头瘟者，系天行邪热疫毒之气而感之于人也。一名时毒，一名疫毒。"高氏认为，该病是体内血分原本有热，遇风温火热之邪侵犯，同气相合为患，郁于肌肤，壅为火毒而暴发。

治疗方面根据临床表现及发病部位，并根据不同部位及不同经络辨证，予以不同方剂治疗。如："大头伤风之证，若先发于鼻额红肿，以致两目盛肿不开，并面部焮赤而肿者，此属阳明也；或壮热气喘，口干舌燥，咽喉肿痛不利，脉来数大者，用普济消毒饮主之；如内实热甚者，用通圣消毒饮。若发于耳之上下前后，并头角红肿者，此属少阳也，或肌热，日晡潮热，往来寒热，口苦咽干目疼，胁下满，宜小柴胡汤加花粉、羌活、荆芥、连翘、黄芩、黄连主之。若发于头上，并脑后项下及目后赤肿者，此属太阳也，宜荆防败毒散主之。"高氏在辨证论治的基础上，强调标本缓急，顺应自然，认为治疗头面丹毒宜先缓后急，缓者以退热消毒为本。虚人则以补助元气，扶助胃气为本。急者大便秘结，宜用大黄泻热通便，使邪毒有出处。高氏根据不同部位及不同经络予以不同方剂治疗的辨证方法及所用方剂至今临床仍在沿用。

（2）天疱疮：高氏主张天疱疮为天行少阳相火为病，为风热客于皮肤间，外不得泄，沸热血液，结而成疱。高氏形容天疱疮："形如水疱，皮薄而泽，或生头面，或生遍身。"治疗宜清热凉血，并随证加减，热解则愈。如兼表邪而发热脉数者，宜荆防败毒散；如火盛者，或加黄芩、黄连、连翘、金银花、玄参之属；如焮肿疼痛者，脉数便结者，此表里俱实也，宜防风通圣散双解之。

（3）疥疮：高氏根据肺、脾、肝、肾、心五经辨证将疥疮分为干疥、湿疥、虫疥、砂疥、脓疥。并指出各自的临床特点："如肺金燥盛，则生干疥，瘙痒皮枯，而起白屑；脾经湿盛，则生湿疥，肿作痛，破泄黄水，甚流黑汁；肝经风盛，则生虫疥，瘙痒彻骨，挠不知痛；心血凝滞，则生砂疥，形如细砂，焮赤痒痛，抓之有水；肾经湿盛，则生脓窠疥，形如豆粒，便利作痒，脓清淡白，或脾经湿盛亦生之，但顶含稠脓，痒痛相兼为异，皆有小虫，染人最易"。并指出了疥疮的饮食禁忌："切忌热汤浸洗，图快一时，殊不知热毒攻里，虫愈深入，虽有良方，何能刻日奏效？患者戒之。兼忌一切发物海鲜。"治法主张："内服疥灵丹，或消风散；外搽绣球丸，或一扫光俱可。"

（4）白秃疮、**肥疮**：白秃疮即白癣，肥疮即黄癣，均属于头癣范畴，为真菌感染所致。高氏将白秃疮与肥疮鉴别开来，认为白秃疮为足太阳膀胱经、督脉受湿热，生虫作痒，疮痂高堆是也。治法当消风除湿、杀虫止痒、养血。肥疮生于头顶，乃脏腑不和之气上冲，血热之毒上注。小儿阴气未足，阳火有余，故最多犯之。宜清热解毒，凉血和血。可内服荆芥、防风、连翘、天花粉、贝母、玄参、赤芍、生地黄、牛蒡子等。宜毒气稍解，再外用药物涂之，不可骤加寒凉药物阻遏，以致毒热内攻不救，尤其是脏腑娇嫩的小儿。

（5）蜘蛛疮、漆疮：蜘蛛疮即带状疱疹，高氏论述了该病的临床特点为"形与水窠疮相似，淡红，作痒且痛，五七个成簇，日渐延开，甚亦使人恶寒发热"。治疗上即以"犀角磨汁涂之则愈；否则以苎麻在疮上揉搓出水，用金黄散搽之；或以雄黄、枯矾等分，研细，干掺亦可"。

漆疮即类似接触性皮炎，高氏认为漆疮为火象有毒之物接触人之皮毛腠理感其毒而成。临床表现为"初起发泡，作痒变疮，甚则传变肢体，皮破烂斑，流水作痛，寒热交作"。须忌浴热汤，兼戒口味，不然变顽风癣癞矣。治疗上"以杉木花煎汤洗之；用杭粉、石膏、轻粉、韭汁调搽；或生鸡蛋黄涂之，频换"。

另外，高氏还记载了用冰硼散外用治疗雪口疳（鹅口疮），也对杨梅疮（梅毒）、胎火胎毒（胎传梅毒）、大麻疯（麻风病）、冻疮等的病因病机、临床特点、治疗方法做了论述。

（王　慧）

十九、《理瀹骈文》对皮肤科的贡献

《理瀹骈文》原名为《外治医说》，由清代医家吴师机所著。本书不仅总结了吴氏外用膏药治疗疾病的宝贵经验，还对外治法进行了拓展和创新，被尊称为"外治之宗"。吴氏开业行医数十年，诊病数十万人次，专用膏药治疗各种疾病，"月阅症四五千人，岁约五六万人，出膏大小约十万余张"。后吴师机认真探究前人外治经验，并结合自身治病心得，完成《理瀹骈文》。该书对外治法进行系统整理和理论阐释，将中医外治法的理法方药融合成完整的思想体系，打破了以往药物多内服的惯例，大力推崇外治疗法，将中医外治法提到了和内治法同等重要的地位。

1. 系统论述外治机制，标志中医外治法理论体系的建立　《理瀹骈文》有较为完整的、理法方药齐全的中医外治法理论体系,使中医外治法更加成熟完善,它的成书标志着中医外治法理论体系的建立。

（1）**系统性论述外治机制**：外治法早在清代之前就有记载,但是系统论述中医外治机制,首推吴氏,他提出"内外治殊途同归之旨,乃道之大原也"。吴氏认为外治内治医理均以中医基础理论为指导,在八纲辨证论治的基础上,与辨病辨证相结合,通过调节人体气血阴阳水平,使其达到"阴平阳秘",从而让机体恢复正常状态。他还指出"外治之理,即内治之理;外治之药,亦即内治之药,所异者法耳。医理药性无二,而法则神奇变幻",外治和内治的理论基础和用药差异不大,两者的差异只是治疗方法上的不同。如文中记载了川芎茶调散用川芎、白芷、羌活、防风、荆芥、薄荷、细辛、生甘草,研,茶调服,以葱涎调贴太阳穴,或用油熬黄丹收贴;川芎茶调散本是治疗内科伤风头痛方,吴氏结合前人经验和自己的临床心得,将川芎茶调散改用为调贴外敷太阳穴以治疗伤风、头风等。

（2）**辨证论治思想贯穿全文**：吴氏在《理瀹骈文》提到五种施治方法,分别是"审阴阳""察四时五行""求病机""度病情""辨病形"。

"审阴阳"即辨疾病表里寒热,邪正虚实;如原文:"犯贼风虚邪者阳受之,阳受之入六腑,则身热不时卧,上为喘乎,清阳膏主之。"外感风邪多为表邪、阳邪,侵袭机体易袭上位,可见发热不得安卧,气逆而喘促等阳证,可以用清阳膏治之,清阳膏治上焦风热,膏中有薄荷、荆芥、防风、连翘、牛蒡子等疏风清热中药,文中还指出湿为阴邪,下肢先受侵犯,用行水膏治疗。

"察四时五行"以知晓四时所伤,五脏病变而施治;如原文"冬伤于寒,春必病温（春之病根即由于冬）,清阳、滋阴膏主之。"指出春季多发伏邪温病。"东方生风,风生木,在脏为肝,春多风木之病,清阳（风木）、清肝（脏气）、清肺（金胜木）、滋阴（水生木）膏主之",指出春季在脏为肝气当令,肝易受邪,从五行生克角度宜用清阳膏疏风清热、滋阴膏滋水涵木治疗疾病。

"求病机"以洞察疾病外在症状的原因,原文以《黄帝内经》病机十九条为参考;如:"诸湿肿满,皆属于脾（脾不运行）,健脾膏主之（培土补火）,金仙、行水膏（皆利湿消肿胀）亦主之。"凡是湿邪引起的水湿内停,浮肿胀满症状,都与脾脏相关联,脾主运化水湿,一旦运化失司,湿邪积聚体内,发为肿满。然肾主水液,《素问》说:"雨气通于肾。"肾阳可以协助脾阳温化水湿,膀胱气化,故用健脾膏培土生火以防水治疗亦可,方中有温肾之药如巴戟天、肉豆蔻、补骨脂等。

"度病情"分析不同原因如情志内伤、饮食不节、房劳损伤等对疾病的影响；原文"形寒饮冷则伤肺，温肺膏主之"，"形寒饮冷则伤肺"出自《难经》。形寒指外感寒邪因素，饮冷指饮食生冷。肺为娇脏，主皮毛，通于天气，有代君受邪的生理功能，故用温肺膏治疗，膏中用杏仁、紫苏、桂枝、麻黄等发散风寒，肉桂、陈皮、白术、干姜、厚朴等温中散寒。

"辨病形"根据疾患外在症状，以确定患病脏腑。临证时须辨证论治，即辨明病性阴阳，病位表里，病势虚实，病情寒热如面色、情志表现、不适症状所在位置、脉象等，方能对证用药起到疗效。如"心病者，外证面赤、口干、善笑，内证脐下有动气，其病烦心，心痛，掌中热而啘……实者清心（治痰火）、虚者养心膏主之"。面赤、口干、心痛、掌心汗出等大多是心系疾患，临床分虚实，实证者用清心膏，虚证者用养心膏。肺病，外证表现为面色苍白，毛发枯萎，热者清阳、清胃、清肺膏主之。脾病者，面黄、身重、肌肉萎缩，热者用行水膏，寒者金仙膏、健脾膏主之等。这种局部辨证的方法逐渐演变成中医皮肤科中的皮损辨证法。

（3）在辨证论治基础上创新提出三焦分治：吴师机结合前人辨证思维和自身外治方法的临床经验提出三焦分治。他把人体划分成上、中、下三个重要区域：头至胸为上焦，胸至脐为中焦，脐至足为下焦；上焦心肺居之，中焦脾胃居之，下焦大、小肠、膀胱居之，此为三部。三法即治三焦之病对应之法。吴氏通晓三焦的生理功能，上焦如雾，中焦如沤，下焦如渎。嚏法泄肺者也，可以散上焦之雾，通天气，而开布宗气以行呼吸。坐法泻肾者也，可以决下焦之渎，通地气而流行卫气，以司开阖。炒熨、煎、抹与缚之法，理脾胃者也，可以疏中焦之沤，通天气地气，而蒸腾营气，以化精微。

上焦之病，治以嚏法。文中指出"大凡上焦之病，以药研细末，搐鼻取嚏发散为第一捷法"，宗气积于上焦，上焦在胃之上脘，上通天气，主纳而不出。上焦心、肺为病，多因邪气从外入侵尚未深入体表，心、肺均在高处，采用药物细末搐鼻取嚏，取其发汗或吐法作用，使得轻清之邪因势利导从鼻窍发散而出，达到病上者从上出的目的。除嚏法外，还有涂顶、敷额、点眼、塞耳、擦顶等法也能使病邪从上焦发散。此处还提及膻中、背心两处，是治上焦之病用药要穴，为治疗提供了另一种方法。如治疗鼻渊病，可用苍耳子、白芷、辛夷、薄荷研成粉末，吹入或吸入鼻窍，使得病邪从鼻窍而出。

中焦之病，治以填法。文中"中焦之病，以药切粗末炒香，布包缚脐上为第一捷法。"营气出于中焦，卫气出于下焦。中焦在胃之中脘，上通天气，下通地气，主腐熟水谷。中焦由脾、胃居之，二者为气血生化之源，水液代谢枢纽，中焦为病多因气血阴阳失和、气机不畅所致。吴氏谈及敷脐疗法包括敷脐、熨脐、填脐及布包轮熨等。肚脐,即神阙穴,通过奇经八脉而统领全身经脉,联系五脏六腑,药之气味由脐而入,药力持久,可收和中之效。如中焦虚寒,可用干姜、附子、川乌、高良姜、吴茱萸、肉桂研为细末,用醋调和纳入肚脐。

下焦之病,治以坐法。文中说:"下焦之病,以药或研或炒,或随症而制,布包坐于身下为第一捷法。"卫气出于下焦。下焦在脐下,下通地气主出而不纳。大肠、小肠、膀胱居于下焦,其病多为气机不畅,传导失职,二便不得排出,吴氏采用坐法,便于发挥药物作用,且不伤脾胃,此外还有暖腹法、兜肚等法以及命门、脐下、腿肚、脚跟、足心等部位治疗的方法。如湿热下注导致阴痒,可以用明矾包住,放入阴户。再如便秘,可以用川乌、草乌等研为细末,用葱蘸少许塞入肛门。

三焦分治是吴氏《理瀹骈文》一书在外治辨证论治方法上的创新。吴氏虽归纳为上、中、下三焦分治,但并未割裂三焦之间的关系,他认为临证时只要辨证准确,可根据具体情况变通,不必拘泥,即可根据需要选择相应的治法,随症加减。即"此三法虽分上、中、下三焦,而凡上焦之症下治,下焦之症上治,中焦之症上下分治,或治中而上下相应,或三焦并治,其法俱不出于此。不独可代内服,并可助膏药之所不及"。

(4)外治用药特点:吴氏外治用药灵活变通,颇有特色。吴氏提出外治用药须通经走络、气味厚重,须注意热者易效、凉性缓也,寒热并用。

用芳香类药物,加强芳香走窜发散开窍作用,如"膏中用药味,必得通经走络,开窍透骨,拔病外出之品为引。如姜、葱、韭、蒜、白芥子、花椒以及槐、柳、桑、桃、蓖麻子、凤仙草、轻粉、穿山甲之类,要不可少,不独冰、麝也"。芳香走窜者如干姜、花椒等,渗透力强,易于吸收。

用气味浓厚类药物,增强药性。"膏中用药味,必得气味俱厚者方能得力。虽苍术、半夏之燥,入油则润;甘遂、牵牛、巴豆、草乌、南星、木鳖之毒,入油则化,并无碍。又炒用、蒸用皆不如生用"。而对药性较为平和的外治方中,虑其或缓而无力也,亦须加用姜、蒜等生药,冰片、乳香等香药,附子、大黄等猛药,使气血流畅而病自愈,具体应在临床中斟酌变通。

区分凉药、热药,攻药、补药。"膏药,热者易效,凉者次之,热性急而凉性缓也。攻者易效,补者次之,攻力猛而补力宽也。然大热之症,受之以凉,其气即爽;极虚之症,受之以补,其神即安,只在对症耳……此又在临症之斟酌而变通也"。原文还指出,临症凉药与补药并非不用,大热之症,则非凉药无以取胜。极虚之本,非补药则不能使气盛神安。另有针对寒热错杂、本虚标实等可考虑寒热并用、消补兼施诸法。

2. 提出膏统治"百病"　吴氏善用膏药治疗众多疾病。吴师机行医数十载，推崇外治，外用贴膏是其主要手段，临床经验丰富，分门别类用于内、外、妇儿、五官等不同疾病，疗效颇佳，故言膏可以治百病。略言中提到："膏可以统治百病…药不止走一经治一症，汇而集之，其统治也固宜。如冲和汤为太阳解表之方，而春可治温，夏可治热，秋可治湿，以治杂症亦有神也……膏药本其意而更推之扩之，虽治百病何难？要之，人病不外气滞血凝，及阴有寒湿，阳有燥热而已。观病机十九条文曰皆属。皆即统也，病可统而药不可统乎？知其要者，一言而终，制膏药者，亦在乎能握其要而已……握要之道，一'通'字该之，理通则治自通矣，然通须虚心读书。"文中先以阳和汤、通圣散等经典方剂为例，言其用于治疗不同病证而非一症。而后又以朱丹溪治疗痛风，李杲治疗鼓胀佐证，膏和药一样，并非只是用于作用某一经络，治疗某一症状。又用一线串百钱和牙牌虽只有单双却组合千变万化作类比，向后人说明只要能够掌握要点，通晓理论，才能正确施治。膏和方一样适用性很广，如"满屋散钱，以一线贯串百钱可，即千钱万钱亦无不可，是所谓握其要也。一副牙牌，不过单双配合，而千变万化，用无穷尽，是亦所谓握其要也"。膏药之所以能治疗百病，是因为膏药是对因治疗而非对症治疗，一因可以致百病，故一膏也可以治百病。且膏药中用药广，药味丰富，能统摄六经之病，从而达到以广取胜的目的。

3. 对经皮吸收的认识　经皮吸收即药物敷贴于皮肤体表，经皮肤被机体吸收，发挥治疗作用。当今医学又称经皮给药系统，这种方式能够有效地避免肝脏的首过效应和胃肠道环境对药物的干扰。

肌肤腠理是人体第一道防线，属机体卫表，有抵御外邪、温煦体表等功能。外邪入侵机体，必先侵袭肌肤。《素问》曰："夫病之始生也，极微极精，必先入结于皮肤。"吴氏认为外治法不仅可以使药物通过肌肤、孔窍深入腠理、脏腑，通过经络作用于全身，取得与内服药同样的治疗效果，更可以通过热熨、热敷等手段促进病灶部位气血通畅，加快药物吸收，以增强人体的正气。正文记载"病先从皮毛入，药即可由此进""膏药不经脾胃，故不致伤脾胃"，外用药从肌表进入，通过周身经络到达全身，而不通过脾胃运化，会减少药物对脾胃的刺激，具有安全、便利的特点。后世也由此对经皮吸收有了较深的认识。

《理瀹骈文》是吴师机在融汇古法、熟谙机制的基础上，经过长期实践总结出来的外治经验专著，是一部划时代的医学著作，标志着中医外治理论体系的成熟和完善，是我国第一部外治法专著，对中医外治法的发展，做出了巨大贡献。

（李小龙）

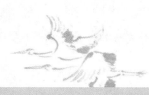

各　　论

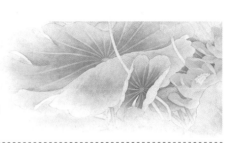

第一章
常见皮肤病临床诊治

一、单纯疱疹（热疮）

热疮是指发热后或高热过程中在皮肤黏膜交界处所发生的急性疱疹性皮肤病。中医文献中又名"热气疮"，俗称"火燎疱"。本病以好发于皮肤黏膜交界处的成群小疱为临床特征，多在1周后痊愈，但易于复发。男女老幼均可发病，尤以成年人为多。本病相当于西医学中的单纯疱疹。

【经典点睛】

"热疮"病名首见于《肘后备急方》："甘家松脂膏，疗热疮。"而发于会阴处的热疮，则称之为"阴疮"，如《肘后备急方》载："阴疮有二……二者但亦作疮，名为热疮。"

本病的病因病机，多认为风、热二邪外袭肌腠为主，如《圣济总录》记载："热疮本于热盛，风气因而乘之，故特谓之热疮，盖阳盛者表热，形劳则腠疏，表热腠疏浆汁治疮、退风热。"《诸病源候论》责之"诸阳气在表，阳气盛则表热，因运动劳役，腠理则虚而开，为风邪所客，风热相搏，留于皮肤则生疮"。亦有喜食易生热之食物或大热之药石之物，内热郁积，可外发于皮肤而为本病。如《海药本草》载："今泸渝人食之，多则发热疮。"这里的"之"指荔枝；《证类本草》言："兵部手集服丹石人有热疮。"

在《备急千金要方》中记载了本病的临床表现：如"凡热疮起，便生白脓黄烂，疮起即浅"，说明热疮起疹部位较浅，可内含黄白色内容物；《诸病源候论》记有"初作癗浆，黄汁出；风多则痒，热多则痛；血气乘之，则多脓血。"又有《圣济总录》云："赤根白头，轻者癗浆汁出，甚者腐为脓血，热少于风则痒，热盛于风则痛而肿。"

因此治疗原则总以疏风清热为核心,《太平惠民和剂局方》中记载了诸多方剂可以对此类证型的热疮进行治疗,如"论诸风热上攻面生热疮者,可与驱风丸、龙虎丹、排风汤、胡麻散、何首乌散、羌活丸、川芎丸、白龙丸、芎犀丸";"治小儿热疮,生于身体,黄芩散方";"治小儿热疮,黄脓出,黄芩膏方"。亦可采用外治法,如《肘后备急方》载:"甘家松脂膏,疗热疮,尤嘬脓。"《幼幼新书》载:"飞乌膏散方……亦敷诸热疮。"

本病一般预后较好,但又有《圣济总录》载:"小儿身生热疮,久不瘥者,必生瘰。"

【病因病机】

中医认为其病总由外感风温邪毒,客于肺胃二经,蕴蒸皮肤而生;或因肝胆湿热下注,阻于阴部而成;或由反复发作,热邪伤津,阴虚内热所致。发热、受凉、日晒、月经来潮、妊娠、肠胃功能障碍等均常能诱发本病。

1. 肺胃蕴热,外感风热毒邪,内外之邪相合,循经上犯面部。

2. 情志内伤,日久肝郁化火,与湿邪搏结,肝胆湿热,循经下注二阴。

3. 脏腑虚实不调,脾肺气虚,卫表不固,或阴虚而生内热,风热毒邪因而乘之,则病情一瘥一剧,反复发作。

【诊断要点与鉴别诊断】

1. **诊断要点**　多发于皮肤黏膜交界处的群集性水疱,易反复发作。

2. **鉴别诊断**　本病须与带状疱疹、脓疱疮等相鉴别。

【辨证施治】

1. **肺胃风热证**　面部疱疹新发,簇集成群,基底潮红,刺痒灼热,伴有发热、口渴、小便黄、大便干,舌红,苔薄黄,脉滑数。治以银翘散加减。

2. **湿热下注证**　疱疹发于外阴,水疱易破溃糜烂,灼热痛痒可伴有发热尿赤、尿频、尿痛,舌红,苔黄,脉滑数。治以龙胆泻肝汤加减。

3. **阴虚内热证**　疱疹反复发作,红色斑片,上有簇集水疱,伴有目涩咽干、五心烦热、潮热盗汗,舌红,苔薄,脉细数。治以增液汤加减。

外治:

1. 火针疗法或耳尖刺血。达到泄热解毒的功效。

2. 水疱未破时,可用青黛散或如意金黄散水调涂于皮损处。

3. 水疱破溃时,可用马齿苋、蒲公英、野菊花、黄连煎汤湿敷患处。

【调护】

饮食应清淡,忌辛辣、肥甘之品。多饮水,多吃蔬菜水果,保持大便通畅。发作期间应注意休息,避免疲劳。

【验案】

基本情况:窦某,女,30岁;初诊日期:2014年3月24日。

主诉:臀部反复起水疱5年。

现病史:患者5年前臀部起数个水疱伴疼痛,服用"阿昔洛韦分散片"1周后水疱逐渐干涸结痂脱落,5年来臀部疱疹每于月经、劳累或食辛辣后反复发作,发作频率大概2月1次,每次发作都服用阿昔洛韦分散片,病情可于1周后缓解。现症见左侧臀部红斑、水疱,伴水疱部位轻度灼热疼痛。现正处于月经周期的第9天,伴有口干、尿频、乏力,大便稀溏,舌尖红,苔薄,脉沉数。

皮科情况:左侧臀部5个簇集水疱,基底淡红斑片。

中医诊断:热疮。

西医诊断:单纯疱疹。

辨证:气虚邪犯,湿热下注证。

治法:益气扶正,清热解毒利湿。

方药:黄芪15g　　生白术15g　　茯苓15g　　板蓝根15g

　　　玄参15g　　大青叶15g　　川牛膝15g　　桑枝15g

　　　连翘15g　　扁豆30g　　　生甘草10g　　通草15g

　　　黄柏15g

7剂,每日1剂,水煎200ml,分早晚两次饭后1小时温服。

二诊(4月1日)

患者诉疱疹已结痂,皮损处仍有灼热感。平时工作压力较大,睡眠欠佳,多梦,大便时干时稀,舌尖红,苔薄,脉细数。

方药:柴胡15g　　黄芩12g　　　黄柏12g　　连翘12g

　　　薏苡仁30g　生白术15g　　山药30g　　莲子心12g

　　　太子参15g　决明子12g　　煅牡蛎30g　生龙骨30g

　　　生黄芪12g

14剂,每日1剂,水煎200ml,分早晚两次饭后1小时温服。

三诊(4月15日)

患者诉乏力、口干等症状好转,睡眠改善,正值月经第一天,上方去黄芩,加当归15g,继服14剂。

四诊(5月4日)

患者诉口干、乏力等症状大为减轻,大便成形,追问病史,病情3月未复发。

【按语】

本病患者病史久,反复发作,致气虚邪犯,故临证可见乏力,口干,自汗肢冷,大便溏等症状,皮损亦色淡,痒痛不显,且每于月经、劳累或食辛辣后反复发作,根据辨证选择扶正祛邪、佐以健脾利湿之方药。二诊时症状不减,且情绪急躁,属虚火上炎,故急则治其标,投以清热燥湿,疏散余毒,兼以重镇安神之药。三诊时邪毒已清,酌去苦寒,加用养血调经之品以补气生精,强形体。

(周 涛)

二、带状疱疹(蛇串疮)

蛇串疮是指皮肤上出现成簇水疱,多呈带状排列,痛如火燎的急性疱疹性皮肤病。因多发生于腰肋部,皮损色红,带状分布,故中医文献中又称"缠腰火丹""蛇丹"等。多数患者愈后很少复发,多发于成年人,老年人病情尤重。相当于西医学中的带状疱疹。

【经典点睛】

中医文献中对带状疱疹有大量记载,仅病名就有十几种,如蛇缠虎带、缠腰火丹、甑带疮、蛇串疮等。如《诸病源候论·甑带疮候》记载:"甑带疮者绕腰生……状如甑带,因以为名。"《证治准绳·疡医》中提出"或问绕腰生疮,累累如珠,何如?曰:是明火带疮,亦名缠腰火丹。"《医宗金鉴·外科心法要诀》中称为"蛇串疮"。

关于本病的病因病机,在《诸病源候论·甑带疮候》中提出"此亦风湿搏于血气所生。"《疮疡验全书·火腰带毒》云:"火腰带毒,受在心肝二经,热毒伤心流于膀胱不行,壅在皮肤,此是风毒也。"《证治准绳》则记载带状疱疹乃"心肾不交,肝火内炽,流入肌肤,缠于带脉,故如束带。"

《外科启玄》记载本病临床表现为:"此疮生于皮肤间,如水寒相似,淡红且痛,五七个成攒,亦能荫开。"在《外科正宗·火丹》中对本病的病因病机及辨证分型进行了比较详细的论述,并影响至今:"火丹者,心火妄动,三焦风热乘之,故发于肌肤之表,有干湿不同,红白之异。干者色红,形如云片,上起风粟,作痒发热,此属心、肝二经之火,治以凉心泻肝,化斑解毒汤是也。湿者色多黄白,大小不等,流水作烂,又且多疼,此属脾、肺二经湿热,宜清肺、泻脾、除湿,胃苓汤是也。腰胁生之,肝火妄动,名曰缠腰丹,柴胡清肝汤。外以柏叶散、如意金黄散敷之。"《外科大成·缠腰火丹》则记载缠腰火丹:"一名火带疮,俗名蛇串疮。初生于腰,紫赤如疹,或起水泡。痛如火燎。由心肾不交,肝火内炽,流入膀胱而缠带脉也。宜内疏黄连汤清之,壮实者贵金丸下之。外以清凉膏涂之自愈。"

本病一般预后较好,但又有《医宗金鉴·外科心法要诀》:"若不速治,缠腰已遍,毒气入脐,令人膨胀,闷呕者逆。"《外科大成》中有:"缠腰火丹……如失治,则缠腰已遍,毒由脐入,膨胀不食者不治。"这充分说明古代医家已经认识到重症带状疱疹的可能。

【病因病机】

诱发蛇串疮的因素主要有感冒、过度劳累、情志失调、外伤等。

1. 情志内伤,肝气郁滞,久而化火,肝经火毒蕴结;或形劳伤脾,脾失健运,蕴湿化毒,湿热蕴毒;或内有肝火湿热,兼感毒邪,致使湿热火毒循经外发肌肤而发病。

2. 邪阻经络,局部气血瘀滞不通则疼痛。年老体弱者气虚血行不畅,患处气血凝滞,经络阻塞不通,以致疼痛剧烈,持久不能缓解。

总之,蛇串疮初期以湿热火毒为主,后期则为正虚血瘀兼夹湿邪。

【诊断要点与鉴别诊断】

1. **诊断要点**　身体单侧,簇集状的红斑水疱沿周围神经走向呈带状分布,疼痛剧烈。查外周全血细胞分析经常见有淋巴细胞或单核细胞的升高。

2. **鉴别诊断**　本病须与单纯疱疹、接触性皮炎等相鉴别。

【辨证施治】

1. **肝经郁热证** 皮损鲜红,灼热疼痛,疱壁紧张,伴有口苦咽干、心烦易怒,大便干燥或小便黄;舌红,苔黄,脉弦数。治以龙胆泻肝汤加减。

2. **脾虚湿蕴证** 皮损颜色淡红,水疱松弛,疼痛不适,伴有纳少、腹胀、大便不成形,舌质淡胖或淡红,苔白腻,脉沉缓或滑。治以除湿胃苓汤加减。

3. **气滞血瘀证** 皮疹减轻或消退后局部仍疼痛不止,可放射到附近部位,重者可持续较长一段时间如数月甚至数年,舌质黯,苔白,脉弦细。治以活血散瘀汤加减。

外治:

1. 火针治疗、耳尖放血、刺络拔罐治疗。

2. 水疱未破时,可将如意金黄散或二黄散兑入炉甘石洗剂中混匀,调涂于皮损处。

3. 水疱破溃后,可用紫草炸油外调涂于患处,或将鸡蛋黄炸油外调。

【调护】

保持心情舒畅,以免肝郁气滞化火加重病情。多饮水,多吃蔬菜水果,饮食应清淡,忌食辛辣油腻之物。皮损处尽量避免擦洗,以免造成感染。

【验案】

基本情况:闫某,女,53岁;初诊日期:2016年4月14日。

主诉:左侧胸腹部水疱伴疼痛半月余。

现病史:患者半月前生气及劳累后出现左侧胸腹部水疱,伴烧灼样疼痛,未予处理。此后水疱逐渐加重,疼痛甚,夜间不能安睡,遂就诊于我科。刻下症见:患者胸腹部起红斑水疱,伴剧烈疼痛,心烦,急躁欲哭,口苦,饮食及睡眠欠佳,大便尚可。舌黯红,苔黄腻,脉弦数。

皮科情况:左侧乳房下、胸背部潮红水肿性斑片,其上簇集水疱、脓疱,呈单侧带状分布;部分水疱破溃,形成脓痂,浅表溃疡。

中医诊断:蛇串疮。

西医诊断:带状疱疹。

辨证:肝郁气滞证。

治法:疏肝解郁,清热解毒。

方药:柴胡疏肝散加减。

柴胡 15g	白芍 15g	郁金 15g	黄芩 12g
炒枳壳 15g	丹参 15g	红花 15g	三七粉 3g
赤芍 15g	青皮 15g	香附 12g	生甘草 15g
丹皮 15g	黄连 12g	蒲公英 15g	生黄芪 12g
远志 15g			

7剂,每日1剂,水煎200ml,分早晚两次饭后1小时温服。

皮疹局部予生理盐水清疮,配合半导体激光治疗。

二诊(2016年4月20日)

患者自诉皮疹疼痛较前减轻三成,情绪改善,睡眠及饮食较前改善,舌黯红,苔白。查体见原有皮疹处水疱干涸,结痂,无明显浅表溃疡。调整方药如下:

柴胡 15g	郁金 15g	白芍 30g	香附 12g
丝瓜络 12g	丹参 30g	三七粉 3g	全蝎 12g
生白术 15g	红花 12g	陈皮 12g	生黄芪 15g
桑寄生 15g	川芎 15g	首乌藤 30g	

7剂,每日1剂,水煎200ml,分早晚两次饭后1小时温服。

三诊:(2016年4月27日)

患者自诉皮疹疼痛较前明显减轻约五成,皮疹处触痛明显,睡眠及饮食可,二便调,舌黯红,苔白。

前方减生白术、陈皮、桑寄生,加香附20g,桃仁12g,全蝎15g,煅牡蛎30g,地龙15g,水煎服,继服7剂,日1剂,分两次饭后服。后因患者自行外出旅游,未再来诊。

【按语】

该患者情志内伤,过度劳累为本病的诱发因素。故治宜疏肝解郁,解肝经火毒,清脾胃湿热,方拟柴胡疏肝散加减。方中柴胡功善疏肝解郁;香附理气疏肝而止痛,红花、丹参、三七、赤芍活血行气以止痛;青皮、炒枳壳理气行滞;白芍、生甘草养血柔肝,缓急止痛;生甘草、蒲公英、黄芩、黄连清热燥湿解毒;郁金疏肝解郁,行气止痛;生黄芪扶正祛邪,托毒外出;远志养心安神,消肿疗疮。二诊患者疼痛减轻,皮疹好转,情绪、睡眠均较前改善,皮疹触痛明显,考虑气滞血瘀,不通则痛,故加川芎行气活血止痛,全蝎通络祛风止痛,并加桑寄生以滋养肝肾。三诊患者自诉疼痛明显减轻,但仍有轻微疼痛,故证属气滞血瘀,减生白术、陈皮等燥湿之品,香附、全蝎加量,加强行气通络止痛之功,地龙通经活络,丹参、桃仁活血化瘀,煅牡蛎重镇安神。

(周 涛)

三、水痘(水痘)

水痘是指感染时行疫毒引起的急性出疹性时行疾病,又名水花。临床以发热,皮肤及黏膜分批出现斑丘疹、水疱、结痂,各类疹型同时存在为主要特征。《小儿卫生总微论方·疮疹论》:"其疮皮薄,如水泡,破即易干者,谓之水痘。"明确提出了"水痘"命名及疱疹的特点,因其疱疹浆液清亮如水,形状椭圆,状如豆粒,故名之。本病相当于西医学的水痘。

【经典点睛】

古代医籍中对水痘病的记载最早始于宋朝,在宋朝以前未见关于本病的相关记载,《小儿药证直诀》中最早提出"痘疮"即今之所谓痘,直到《小儿卫生总微论方》,文中明确提出了水痘的命名:"其疮皮薄,如水泡,破即易干者,谓之水痘。"

关于本病的病因病机,多数医家均认为本病由脾肺二经湿热、外感风邪所致。如《彤园医书》:"水痘发于脾肺,由湿热酿成。"《痘科辑要》:"水痘……此由脾肺湿热,外感风寒而发也。"

《彤园医书》中对本病的临床表现进行了描述:"水痘……面红唇赤,眼光如水,咳嗽喷嚏,唾涕稠粘,身热二三日而始出,顶尖而圆大,明净如水,泡形同小豆,内含清水,易出易收,皮薄结痂,中心圆润,不作脓浆。"《张氏医通》所载"由红点而水泡,有红盘,由水泡脓泡而结疮",指出本病有西医学丘疹、红斑、水疱、结痂均存在,即"四代同堂"的皮疹特点。《景岳全书》总结本病发病过程为:"凡出水痘,先十数点,一日后,其顶尖上有水泡;二日三日,又出渐多;四日浑身作痒,疮头皆破,微加壮热即收矣。但有此疾,须忌发物,七八日乃痊。"

本病的治疗应遵循《彤园医书》所言"初起宜发表""水痘出透，次宜清里"的原则，"初起宜发表，服荆防败毒散，见麻疹发热水痘出透，次宜清里，服加味导赤散"。又如《幼幼集成》记载："外候面红唇赤，眼光如水，咳嗽喷嚏，涕唾稠黏，身热二三日而出，明净如水泡，形如小豆，皮薄，痂结中心，圆晕更少，易出易靥……自始至终，惟小麦汤为准。""小麦汤治小儿水痘，白滑石、地骨皮、生甘草（各五分）、官拣参、川大黄、净知母、川羌活（各四分）、葶苈子（五分），小麦一十四粒引，水煎，热服。"在《痘疹心法要诀》中又记载："水痘皆因湿热成，外证多与大痘同，形圆顶尖含清水，易胀易靥不浆脓。初起荆防败毒散，加味导赤继相从……加味导赤散：生地、木通、生甘草、连翘、黄连、滑石、赤苓、麦冬（去心）；引用灯心，水煎服。"

古籍中已记载本病具有传染性，如《张氏医通》："其沿街里巷一概出痘者，此则岁气并临，疫疠传染。"在饮食调护上须"切忌姜椒辣物，并沐浴冷水，犯之则成姜疥水肿"（《幼幼集成》）。

【病因病机】

感受时行邪毒，自口鼻而入，侵犯肺脾，时邪与内湿相搏，外透于肌表，则发为水痘。轻者邪郁于肺卫，重者气营两燔，甚至邪毒炽盛而内陷。

【诊断要点与鉴别诊断】

1. **诊断要点**　发热，1天后出现红色斑丘疹、水疱、结痂，皮损分批出现，各种疹型同时存在，分布以躯干部为主。

2. **鉴别诊断**　本病须与丘疹性荨麻疹、脓疱疮等相鉴别。

【辨证施治】

1. **邪郁肺卫证**　轻度发热，鼻塞，流涕，喷嚏，痘疹稀疏，疹色红润，疱浆清亮，跟脚红晕不明显，舌苔薄白、微腻，脉浮数。治以银翘散合六一散加减。

2. **邪犯气营证**　壮热不解，烦躁不安，口渴欲饮，面红唇赤，痘疹稠密，颜色鲜红或紫黯，疱浆混浊，跟脚红晕显著，大便干结，小便黄赤，舌红绛，苔黄厚，脉洪数有力。治以清营解毒汤加减。

外治：

1. 水疱未破时，可将大黄、黄连、黄芩药面配入炉甘石洗剂中混匀，涂于皮损处,可有清热祛湿收敛的功效。

2. 水疱破溃后,可用马齿苋、蒲公英、野菊花煎汤,放凉后湿敷患处。

【调护】

注意休息,勤换内衣,保持皮肤清洁,切勿搔抓,不宜洗浴。多饮水,饮食宜易消化并富有营养。隔离至疱疹干燥结痂并脱落。对于患者的衣物可采用水煮沸消毒。

【验案】

基本情况:李某,女,25岁;初诊日期:2009年9月18日。

主诉:发热3日,全身起红斑、水疱1日。

现病史:患者2周前有带状疱疹患者接触史,3日前自觉乏力、恶寒、周身酸痛,测体温38.8℃,自行服用"维C银翘片",发热未缓解,1日前面部出现红斑水疱,逐渐发展至躯干、四肢。现症见:周身起水疱、红斑,轻度瘙痒,伴有发热、头痛、咽痛、乏力、纳差、下颌淋巴结肿痛、肌肉酸痛,小便黄,大便干。舌尖红,苔黄腻,脉浮数。

皮科情况:头皮、面颊、躯干、四肢多发米粒至黄豆大小的丘疱疹、水疱,皮肤基底炎性红晕,以面部及躯干部为重,水疱疱液澄清,部分水疱疱液混浊成脓疱。

中医诊断:水痘。

西医诊断:水痘。

辨证:热毒夹湿,邪犯气营。

治法:清热凉营解毒,佐以利湿。

方药:金银花12g　连翘20g　板蓝根15g　大青叶15g
　　　蒲公英15g　牛蒡子15g　栀子12g　马齿苋30g
　　　玄参15g　苏叶10g　泽泻15g　生薏仁30g
　　　竹叶10g　防风12g　生白术30g　茯苓15g

每日1剂,水煎200ml,早晚两次饭后1小时温服。

二诊(9月25日)

患者发热已退,头痛、全身肌肉酸痛症状消失,精神好转,仍感咽痛,躯干、四肢、头面大部分水疱已结痂,未见新发红斑水疱。上方去防风、苏叶,加锦灯笼10g、土茯苓20g。1周后电话随访,痊愈停药。

【按语】

患者为成年女性，病势多较幼儿为重，全身症状明显，容易产生并发症，故应快速投以中药清热解毒，凉营利湿。方中金银花、连翘疏风清热解毒，苏叶、防风祛风透邪，板蓝根、大青叶、蒲公英、马齿苋、栀子、玄参清热解毒并凉营，生白术、茯苓、生薏苡仁健脾渗湿，牛蒡子既解毒利咽又透疹，竹叶、泽泻清热利湿，药证相应，得以迅速扭转病势，患者1周后复诊时全身症状大部分已消失，仍感咽痛，水疱已结痂，故去苏叶、防风，加锦灯笼清利咽喉，土茯苓化湿解毒。

（白彦萍　李　锘　周　涛）

四、扁平疣（扁瘊）

扁瘊系疣病类疾病，为湿热郁结肌肤，兼感邪毒所引起的赘生物。以好发于面部、手背，针头至粟粒大小的扁平丘疹为临床特征。任何年龄均可发病，但以青少年，尤其是青春期前后的少女为多。本病病程缓慢，有时皮损可自行消退，但不久又可复发。相当于西医学的扁平疣。

【经典点睛】

"扁瘊"其又名"疣目"，病名首见于《诸病源候论》："人有附皮肉生，与肉色无异，如麦豆大，谓之疣子，即疣目也。"又名"枯筋箭"，如《外科大成》记载："疣一名枯筋箭。"

本病的病因病机，多认为与肝热水涸乃至肾气不荣有关，《景岳全书》曰："疣，属肝胆经，风热血燥，或怒动肝火，或肝客淫气所致。盖肝热水涸，肾气不荣，故精亡而筋挛也。"同时也有人认为是本虚正气不足所致，如《疡医大全》载："虚则生疣。"

在《普济方》中记载了本病的临床表现：如"夫小儿疣目者，由附着皮肉生，与肉色无异，如麦豆大，俗谓之疣子，即疣目也。"《太平圣惠方》记载："亦有三数个相聚而生者，割破里状如筋而强，微有血，而续后又生……多生于手足也。"

因此治疗原则内服调精血，外以腐蚀为法。如《景岳全书》中记载："宜以地黄丸,滋肾水以生肝血为善。"《外科枢要》记载:"故外用腐蚀等法。"《青囊琐探》中外治法有:"蛇蜕不以多少,滚汤浸频浣患处,即瘥。治疣蔓延者,以活蛞蝓一个,转擦疣母上,着粘讫乃放弃,则其疣自脱。"

本病一般预后较好,亦有治疗不当者成为坏病,《景岳全书》载:"若用蛛丝缠、螳螂蚀、着艾灸,必致多误。大抵此证与血燥结核相同,故外用腐蚀等法,内服燥血消毒,则精血益虚,肝筋受伤,疮口翻突开张,卒成败证。"

【病因病机】

气血失和,腠理不密,复感外邪,凝聚肌肤而成。

【诊断要点与鉴别诊断】

1. 诊断要点

(1)多见于青少年,尤以青春期少女为多,皮疹为米粒至高粱粒大的扁平丘疹,颜色呈黄褐色或正常皮色,表面光滑发亮,无炎症,多数散在,也可密集。

(2)一般无自觉症状,偶有痒感,病程缓慢,有时可自愈。

2. 鉴别诊断 本病须与汗管瘤、粟丘疹、扁平苔藓、雀斑等相鉴别。

【辨证施治】

邪毒蕴肤,气血不足,治以调和气血、解毒软坚。

(1)紫蓝方(马齿苋 60g,板蓝根 30g,紫草根 15g,生薏苡仁 15g,大青叶 30g,赤芍 15g,红花 15g)水煎服。

(2)生牡蛎 30g,穿山甲 10g,珍珠母 30g,桃仁 10g,红花 10g,赤芍 10g,陈皮 6g,水煎服。

外治:

(1)鸦胆子仁捣烂如泥,外敷疣上,包扎,3～5 日换 1 次。

(2)黑色拔膏棍,加热滴疣上,包扎,3～5 日换 1 次。

(3)木贼草 30g,香附 30g,煎水泡洗患部。

【调护】

1. 避免搔抓,以防自身传染、扩散。

2. 忌食辛辣、鱼腥等发物。

【验案】

基本情况:黄某,女,38岁;初诊日期:2015年1月29日。

主诉:右侧颜面部起褐色皮疹半年。

现病史:患者半年前无明显诱因右侧颜面部散发3个淡褐色皮疹,无痛痒,就诊于某医院,诊断为粉刺,予环丙沙星凝胶外用,后丘疹逐渐增多,密集发于右侧颜面。现症见:右侧面颊褐色皮疹,无其他症状。平素自觉口干口渴,常感疲惫,因工作压力较大入睡困难,面色较晦黯,食欲尚可,二便正常。舌淡红,苔薄黄,脉沉弦。

皮科情况:右侧颜面多发数十个针尖至小米粒大小淡褐色丘疹,表面光滑。

中医诊断:扁瘊。

西医诊断:扁平疣。

辨证:邪毒蕴肤,气血不足。

治法:疏风清热,解毒散结,佐以益气。

方药:紫蓝方加减。

黄芩 12g	马齿苋 30g	板蓝根 12g	紫草 12g
生薏苡仁 30g	炒白术 15g	防风 12g	香附 12g
木贼 12g	煅牡蛎 30g	牛蒡子 15g	生黄芪 20g
升麻 12g			

10剂,每日1剂,水煎200ml,分早晚两次饭后1小时温服。

皮疹处外用0.025%维A酸乳膏。

二诊(2月12日)

患者面色渐润,扁瘊已见稀疏,上方中黄芪增至30g,加大益气扶正的力度,继服14剂。

三诊(3月5日)

患者扁瘊显著减少,面色红润,睡眠质量提高。上方加当归12g养血活血,继服14剂。

【按语】

本病患者病史久,致气血亏虚,邪毒蕴肤,故临证可见乏力、面色晦黯、失眠。根据辨证选择疏风清热，解毒散结，佐以益气之方药。二诊时症状已减轻，继以扶正气力度，正气存内，邪不可干，终得以气血调畅。

（吕景晶）

五、脓疱疮（黄水疮）

黄水疮，又名滴脓疮、香瓣疮、浸淫疮、天疱疮，主要由金黄色葡萄球菌或溶血性链球菌感染所致，具有接触传染的特征性。脓疱疮多发于夏秋季，可发病于各年龄段，但主要见于儿童。脓疱疮传染性强，可通过搔抓感染部位将病菌传播给自身或其他人，常在幼儿园、中小学校发生小流行，互相传染。"黄水疮"病名出自《疡科捷径》。历代医籍记载较详，如明代《外科启玄》云："黄水疮，一名滴脓疮，疮水到处即成疮。"并绘有一幅幼童图，图文并茂地指出了本病的好发人群及部位，皮损特点等。清代《洞天奥旨·黄水疮》对本病具有传染性有其独到的见解和深刻的认识。清代《疡科心得集·辨脓窠疮黄水疮论》云："乃肺经有热，脾经有湿，二气交感而成。"指出了本病的发病机制。本病相当于西医学的"脓疱疮"。

【经典点睛】

《疡科捷径》云："黄水疮如粟米形，起时作痒破疼行"，《洞天奥旨·黄水疮》载："黄水疮又名滴脓疮，言其脓水流到之处，即便生疮，故名之也。"同时也指出了脓水到处皆可染病这一特点。

本病的病因病机，多认为外因风邪内因湿热所致，如《外科正宗·黄水疮》记载："此因日晒风吹，暴感湿热，或因内餐湿热之物，风动火生者有之。"《洞天奥旨·黄水疮》强调："此疮生在皮毛之处，不在肌肉之内，虽是脾经湿热，亦由肺经干燥。脾来固母，本以湿气润母也，谁知此湿有热，热得湿而生虫，欲救母而反害之皮肤也。"

在《疡科心得集》中记载了本病的临床表现，如："黄水疮者，头面耳项忽生黄疱，破流脂水，顷刻沿开，多生痛痒。"《续名医类案》记载："小儿头面患疮数枚，作痒出水，水到处皆溃成疮，名曰黄水疮也。"

因此治疗原则总以内服除湿清热，外治解毒散瘀为法。内治如《洞天奥旨·黄水疮》"治法内服除湿清热之药,而佐之凉血之味,血凉而热退,热退而水更清,亦易行也。湿热两除,何虫不死? 又得外治以解其郁,毒又何能长存乎? 故随洗而随愈也"。外治如《医权初编》中"予思解毒散瘀者,莫如大黄与紫花地丁,以二物煎浓汁,新笔蘸扫之。旋干旋扫,应手而愈"。《疡科心得集》记载:"黄水疮者……当内服祛风、凉血、清热之药,外以汤洗之,用蛤粉散搽之;有用雄猪胆一个,入黄柏一两浸,焙干为末,掺之;或用井花水调搽,殊妙。"

【病因病机】

本病多因夏秋之交,气候炎热,暑湿交蒸,热毒外侵,暑湿热毒客于肌肤,不得疏泄,以至气机不畅、湿热毒邪壅遏,熏蒸肌肤而成;或因小儿脾胃虚弱,运化失职、湿邪内蕴,又感风热湿毒;或原患痱之类皮肤疾患,复因搔抓或擦破,皮肤破损染毒而成。又因小儿皮肤稚嫩,腠理不固,汗多湿重,肝常有余,脾常不足,更易感受暑湿,故发本病,相互传染。

【诊断要点与鉴别诊断】

1. 诊断要点

(1)好发于儿童,成人亦可感染,夏秋季节多见。

(2)多发于颜面、四肢等暴露部位。易接触传染,有自身接种性的特点。

(3)皮损为散在性脓疱,周围绕以红晕,有半月形积脓现象,易破溃、糜烂、结脓痂。脱痂后遗留淡褐色色素沉着。

(4)程度不同的自觉瘙痒,可伴有附近淋巴结肿大。

2. 鉴别诊断　本病须与水痘、脓窝疮等相鉴别。

【辨证施治】

肺胃湿热,外感毒邪证　脓疱周围有炎性红晕,破后结黄痂,严重的伴有发热、口渴,大便干,小便黄,舌质红,苔黄或白,脉滑数。一般轻症可局部治疗或服用中成药,严重者可服解毒清热汤加减。

外治:

1. 涂擦疗法　适用于热毒炽盛,湿热甚的脓疱疮患者。脓疱未破,或已结痂。渗出者慎用。

可选用油调散剂,如甘草油调青蛤散或青黛散;亦可选用祛毒油膏;结痂者用艾叶(烧灰存性)30g、枯矾2g,共为细末,麻油调敷,每日2次。痂皮厚者,外用化毒散软膏。

2. **中药溻渍疗法** 适用于脓疱破裂,糜烂滋水者。可选用马齿苋水剂、龙葵水剂、龙胆草水剂湿敷。

3. **针灸疗法** 针刺取穴:主穴:耳尖(双)、大椎、曲池(双)、合谷(双)、足三里(双)。随症配穴:丰隆(双)、蠡沟(双)、承浆、人中、地仓(双)、迎香(双)。疗程:间日1次,1~2次即可。

【调护】

1. 在夏秋季节每日应勤洗澡,保持皮肤清洁,干燥。勤剪指甲,勤换衣。

2. 在幼儿园、托儿所、学校发现患儿时,应立即隔离治疗,以免引起流行。

3. 患病后应避免搔抓,有脓汁应立刻蘸干,以免脓流他处又发新的皮损。

4. 适当调理患儿起居、饮食,增强体质。脾胃健运则腠理固密,热毒时邪即不易相互传染。

【验案】

基本情况:李某,女,8岁;初诊日期:2015年1月23日。

主诉:颜面部、双手泛发脓疱3天。

现病史:患者3天前颜面部、双手泛发粟粒大小黄色脓疱,1天前脓疱增大至黄豆大小,疱内黄色清澈内容物。舌红,苔黄,脉滑数。

专科检查:颜面部、双手泛发黄豆大小黄色脓疱,可见黄色、清澈内容物,疱底部有半月形黄色沉淀,疱周有红晕。

中医诊断:黄水疮。

西医诊断:脓疱疮。

辨证:风湿相搏证。

治法:祛风除湿解毒。

方药:升麻解毒汤加减。

| 升麻10g | 白芷10g | 黄芩10g | 连翘12g |
| 当归12g | 牛蒡子10g | 黄芪12g | |

7剂,每日1剂,水煎400ml,分早晚两次饭后1小时温服。

外用：

马齿苋 30g　　蒲公英 30g　　野菊花 30g　　蜂房 9g

每日 1 剂，水煎 2 000ml，外洗。

多黏菌素 B 软膏外用。

二诊（1 月 30 日）

患者皮损结痂，部分痂皮脱落，无新发皮损。舌红，苔薄黄，脉滑数。

上方 7 剂，继服。后患者未复诊。

【按语】

本病患者为少年儿童，符合本病的好发人群特点，内外同治，内服以祛风除湿解毒为法，以升麻、黄芪行气引药上行，黄芩、连翘凉血解毒，佐以白芷增强燥湿之功力。外用药物可增强除湿清热解毒之力。

（吕景晶）

六、毛囊炎（坐板疮、发际疮）

中医学根据发病部位的不同将西医学的毛囊炎称之为坐板疮或发际疮。发际疮是发于项后发际间的化脓性皮肤病。因其好发于项后发际处而得名。以项后发际处起丘疹，色红坚实，并迅速化脓为临床特征。坐板疮是一种以臀部反复发生疖肿为特征的皮肤病。因其发生部位多在臀部所坐之处而得名。以红肿热痛，迅速成脓，脓出即愈，反复发生为临床特征。一年四季均可发病。本病均多见于成年人。

【经典点睛】

“坐板疮”即是《素问·生气通天论》中的“痤痱”，疮发于臀部者，名坐板疮，亦即臀部的多发性疖肿。而发于发际处，则称之为“发际疮”，如《外科大成·发际疮》载：“发际疮，为生于发际间也。”

本病的病因病机，多认为由肺热脾湿或风热毒邪搏于肌肤而生，皆因“臀乃脾经之所属也。脾属至阴，而臀又至阴之地，脾经血少，血少则易生热矣。血少而热，又加湿气侵之，则湿热两停，郁久不宣，臀乃生疮矣”（《洞天奥旨》)。又有《疡科心得集》记载："此由脾经湿热湿毒郁久而成，或有因久坐卑湿之地，或坐烈日石上，酿成湿热，亦能致之。"亦有肝肾湿热下注而为本病。如《疡科纲要》载："有肝肾湿热，而下流于阴股者，则阴蜃疮等之湿痒不已(……后臀之坐板疮皆是)"；亦有暑湿热毒之说，如《疡科捷径》言："坐板疮在臀腿缠，形如黍豆痒连绵。暑湿热毒凝肉里，宜服清脾甘露痊。"《疡医证治准绳》记载《鬼遗》云："发际疮……始因风湿上攻发际，亦宜出脓无伤。"

在《疡医大全》中记载了陈实功对本病临床表现的论述："痤痱疮者俗名坐板疮。生于两股，密如撒粟，尖如芒刺，痒痛非常，浑身毛刺。"，又有《医宗金鉴·外科心法要诀》曰："发际疮生发际边，形如黍豆痒疼坚。"说明本病有明显的疼痒等自觉症状。

因此治疗原则总以清热解毒，消风散结为主，《素问·生气通天论》中记载了诸多方剂可以对此类证型的坐板疮进行治疗，如："痤瘰疮发于臀部者，名坐板疮，亦即臀部的多发性疖肿。宜用消风散加赤芍、牡丹皮，外用苦参汤浸洗，并搽金黄散。"《外科备要》记载外治法："坐板疮肿痛，多脓者用密陀僧、生矾、大黄，等分为细末敷之。"《外科大成·发际疮》记载："发际疮，为生于发际间也。其形如粟，如芡实，头白肉赤，痛痒相兼，甚则状如葡萄而更痛，由风热上壅所致，宜绀珠丹发之，或酒制防风通圣散解之。"

本病一般预后较好，病程与一定体质有关，《医宗金鉴·外科心法要诀》载："顶白肉赤初易治，胖人肌厚最缠绵。"

【病因病机】

本病多因内郁湿热，外受风、毒之邪，风热上壅或风湿热相互搏结而成。若正虚邪实，正不胜邪则迁延日久，瘀滞不散，此愈彼起，反复发作。

【诊断要点与鉴别诊断】

1. 诊断要点

（1）发于后项发际处或臀部，以成年人多见。

（2）皮损以毛囊为中心，初起为炎性丘疹，迅速形成脓疱，疱破结痂愈合，可成批出现，此愈彼起，缠绵难愈。

（3）脓疱向深处及周围发展，可演变为疖。

（4）自觉症状：先痒后痛或痛痒相兼。一般无全身症状。若患有消渴病，则有与之相应的临床症状。

2. **鉴别诊断**　本病须与水珠疮、疖等相鉴别。

【辨证施治】

1. **热毒夹风证**　起病骤然,颈项发际处见散在或密集焮红之粟疮,顶见黄色脓点,中央可有毛发穿过,疼痛颇剧,色焮红,渗流脂水。舌质红,苔黄,脉滑数。治以普济消毒饮加减。

2. **正虚邪恋证**　疮面色淡不红,间有脓头,微感疼痛,面色㿠白,心悸,夜难入寐,常反复发作,经年不愈,舌质淡红,脉细弱。治以托里消毒散加减。

外治:

1. 初起用金黄散蜜、水调外敷,或用新癀片水调外敷,或颠倒散洗剂或3%碘酊外涂,每日3~4次。

2. 有脓点时,可用提脓丹点盖黄连膏,或用手法祛除脓点,盖黄连膏掺拔毒生肌散,痊愈后可继续用安庆膏外贴。

【调护】

1. 节制饮食,避免摄食辛辣厚味,过于肥甘食物,防止体胖。

2. 积极治疗慢性疾病,如消渴病、失眠症、消化不良等。

3. 衣着应柔软、透气、吸汗,头皮油脂分泌旺盛者,应适当清洗,去除油垢,同时配合适当的治疗。

4. 换药时应让药物紧贴疮面。

5. 局部忌挤压,以免演变成疖。

【验案】

基本情况:赵某,男,26岁;初诊日期:2014年9月17日。

主诉:头皮起疹伴瘙痒肿痛10余年。

现病史:患者10余年前出现后发际线起疹伴瘙痒,未经系统诊治。此后皮疹增多,面积扩大,并出现部分融合,曾于当地医院治疗,外用夫西地酸、盐酸环丙沙星凝胶等药物,未见明显缓解。后病情时有反复,就诊于多家医院,经治疗皮疹略有消退。现体态肥胖,面部及头皮油脂分泌旺盛。纳可眠安,二便调。舌黯胖,苔白,脉滑。

皮科情况：后发际线处可见一 10cm×5cm×3cm 大小肤色增生性斑块，质软，压痛（＋），其上可见数个窦道开口，开口处可见黏稠脓液，周边散在红色炎性丘疹及绿豆至黄豆大小增生性瘢痕。

中医诊断：发际疮。

西医诊断：毛囊炎。

辨证：痰瘀互结。

治法：祛湿化痰，化瘀软坚。

方药：海藻玉壶汤加减。

土茯苓 30g	连翘 30g	丹参 30g	茵陈 30g
浙贝母 10g	僵蚕 10g	夏枯草 20g	生牡蛎 30g
野菊花 15g	当归 10g	川芎 6g	黄连 6g
黄柏 10g	虎杖 20g	大青叶 15g	生薏苡仁 20g

28 剂，每日 1 剂，水煎 400ml，分早晚两次饭后 1 小时温服。

复方化毒膏、黑布药膏混匀外敷于患处。

二诊（2014 年 10 月 29 日）

患者诉药后窦道口稍有脓液排出，压痛较前减轻，皮损体积略小于前。上方加鬼箭羽 20g、白芷 10g、皂角刺 5g。28 剂，日 1 剂，水煎服，早、晚分温服。外用药同前，并嘱患者于外科就诊，手术切开引流。

三诊（2014 年 11 月 26 日）

患者诉于当地医院行手术切开引流，但病情略有反复，皮损面积略有增大。上方中加入赤芍 10g、天花粉 15g。28 剂，日 1 剂，水煎服，早、晚分温服。外用药同前。

四诊（2015 年 1 月 7 日）

患者于当地医院进行经窦道口引流治疗，配合中药口服，效果明显，颈后增生性斑块体积明显减小，压痛减轻。基本已无新发炎性丘疹。上方中加红花 10g、桃仁 10g、三棱 10g、莪术 10g。28 剂，日 1 剂，水煎服，早、晚分温服。

此后，患者 2 个月复诊 1 次，症状持续好转。

【按语】

本例患者禀赋不耐，脾失健运，复喜食肥甘厚味，遂痰湿内生，日久化热，则发为红色炎性丘疹，痰湿内蕴，瘀滞气血，导致痰瘀互结，遂发为增生斑块、瘢痕;湿热内蕴,遂可见脓出。脓出不畅及时切开引流,方中茵陈、野菊花、虎杖、黄连、黄柏、大青叶、土茯苓清热利湿,解毒排脓;丹参、当归、川芎、桃红养血活血;浙贝母、僵蚕、夏枯草、生牡蛎燥湿化痰,软坚散结;三棱、莪术破血消癥。配合外用复方化毒膏清热解毒,黑布药膏活血化瘀。(《陈彤云损美性皮肤病治验》)

（吕景晶）

七、疖与疖病（疖）

疖是生于皮肤浅表的急性化脓性疾患,本病西医亦称"疖",指单个毛囊及其皮脂腺或汗腺的急性化脓性感染。疖的特征是随处可生,患处红、热、肿、痛,疮形虽肿突但浮浅无根,病变范围局限,常径不逾寸,出脓即愈。疖四季均可发生,但多见于夏秋暑季。发于暑天者称"暑疖""热疖"。疖初起可有头、无头两种,有头者称"石疖",无头者称"软疖"。本病一般症状轻而易治,但亦可因治疗或护理不当而形成"蝼蛄疖",或反复发作,日久不瘥而成"疖病"。

【经典点睛】

疖,病名。痈疽根盘小而局限之轻症者。出自《刘涓子鬼遗方》卷四,又名热疖、石疖,俗称疖子。《备急千金要方》卷二十二之痈疽第二:"凡肿,根广一寸以下名疖,一寸以上名小痈,如豆粒大者名疱子。"

本病的病因病机见于《诸病源候论·小儿杂病诸候·疖候》:"疖……亦是风热之气,客于皮肤,血气壅结所成。"亦有《太平圣惠方·治热毒疖诸方》记载:"疖者,由风湿冷气搏于血,结聚所生也。人运役劳动,则阳气发泄,因而汗出,遇冷湿气搏于经络,血得冷折,则结涩不痛,而生疖。"亦有《外科启玄》:"时毒暑疖,是夏月受暑热而生。"

《医宗金鉴·外科心法要诀》中对于临床表现和发病过程有着详细记载:"暑令疡毒小疖……此证系暑令所生。疡毒小疖,初发背心肌肤红晕,次生肿痛,发热无时,日夜不止,兼头目晕眩,口苦舌干,心烦背热,肢体倦怠。初宜荆防败毒散加藿香、黄连、石膏服之,外治按痈疽肿疡、溃疡门。"又如《证治准绳·疡医》："疖者,初生突起,浮赤而无根脚,肿见于皮肤之间,上阔一二寸,有少疼痛,数日后则微软,薄皮剥起,始出清水,后自破……脓出即愈。"

本病治疗原则初期以疏风解表为法,后期通过观察"皮色""肌肉内微痛"以及"发热恶寒、烦渴"等症状辨证施治。《外科理例·疮名有三日疖曰痈曰疽》有云:"此证毒气浮浅,春夏宜防风败毒散,加葱姜枣煎,秋冬去葱姜枣,加木香,身半以上,加栝蒌,身半以下,加射干,又有皮色不变,但肌肉内微痛,甚发热恶寒,烦渴,此证热毒深沉,日久按之,中心微软,脓成,用火烙烙开,以决大脓,宜服托里之药。"亦可配合外治,"疽上或渐生白粒如黍米,逐个用银篦挑去,勿令见血,或有少血亦不妨"。

【病因病机】

总因脏腑燥热,外因感受风热,两者相搏,蕴于肌肤而成。

1. **热毒蕴结** 多因湿热或热毒之邪,蕴阻肌肤所致。

2. **暑热浸淫** 因夏季炎热,腠理不密,暑热浸淫而成。

3. **正虚毒恋** 由于身体虚弱,皮毛不固,肌肤不洁,毒邪侵入引起,常反复发作,缠绵难愈。

【诊断要点与鉴别诊断】

1. **诊断要点** 疖为局部红、肿、疼痛的小丘疹或结节,炎症后期结节中央出现黄色脓头,脓出即愈。

2. **鉴别诊断** 本病须与痱疖、痈等相鉴别。

【辨证施治】

1. **热毒蕴结证** 轻者疖肿单发,损害重者可散发全身,发无定处,此愈彼起,四季均发,伴发热口渴,头身痛,溲赤,便秘。舌质红,苔薄黄,脉浮数。五味消毒饮加减治之。

2. **暑热浸淫证** 好发于夏秋季,以儿童或产妇多见,可伴有发热,口渴,舌苔薄腻,脉滑数。清暑汤加减治之。

3. **正虚毒恋型** 疖肿常此起彼伏,不断发生,缠绵日久,常见于体质虚弱或某些慢性病患者,由阴虚内热染毒所致者,易形成有头疽,常伴口干,消谷善饥,心烦难寐,舌质红,苔少,脉虚数。托里消毒散加减治之。

外治

初起应清热解毒,用三黄洗剂外搽或外敷金黄膏,脓溃脓尽后用生肌散掺白玉膏收口。

【调护】

1. 注意皮肤清洁。

2. 忌食辛辣油腻以及鱼虾等发物。

3. 多发性疖病患者多与糖尿病有关,注意监测患者的血糖并加以调控。

【验案】

基本情况:彭某,女,16岁,初诊日期:1972年12月4日。

主诉:左手示指指背部红肿,左前臂起红线5天。

现病史:患者5天前左手示指指背部近根处起一小白疱。当天晚上开始发烧,体温39℃以上。次日中午,局部红肿明显,并起红线,查白细胞计数17 400/mm^3。曾服清热解毒的丸药及使用外用药,1天后烧退,但局部红肿未消,红线沿上臂蔓延到肘窝以上。病后口渴,纳食差,尿黄赤,大便不干。

专科检查:体温38.7℃,左侧示指背侧红肿隆起中间有脓样白头,中心破溃,疮口局部有少量脓性分泌物,周围发红而且肿起,范围有3cm×2.5cm大小,有灼热感及明显压痛,边界清楚,沿前臂内侧有黯红色线状索条延及肘窝上方,腋下淋巴结未扪及。舌苔薄白,舌质稍红,脉滑数。

中医诊断:手背部疖肿,合并急性淋巴管炎。

西医诊断:疖。

辨证:火毒蕴结,毒势蔓延。

治法:清热解毒,凉血护阴。

方药:
金银花50g	连翘25g	蒲公英50g	地丁50g
黄芩15g	天花粉50g	生地黄50g	赤芍15g
白茅根50g			

3剂,每日1剂,水煎400ml,分早晚两次,饭后1小时温服。

人工牛黄散0.01g分两次冲服。

外用芙蓉膏。

二诊(12月8日)

服上方3剂后,体温恢复正常,复查白细胞计数5 900/mm³,手背红肿减轻,红晕逐渐消失,疮面已愈合,红线完全消失,纳食恢复正常。按前方稍佐活血通络之剂,以疏通气血:

金银花25g	连翘25g	蒲公英25g	生地黄25g
天花粉25g	赤芍15g	姜黄15g	鸡血藤25g

7剂,每日1剂,水煎400ml,分早晚两次,饭后1小时温服。

12月17日手背红肿消失,皮色恢复正常,眠、食、二便均正常,临床治愈。

【按语】

本例系手背疔毒。一开始误认为是一般的疖,未引起重视,仅投以清热解毒之丸药,未能控制。继而引起红丝疔。因为中医所谓之疔,比疖根深而毒热重,故见恶寒发热,不容忽视。而本例最初治疗时病重药轻,如若进一步发展很可能引起"疔毒走黄",所以特别强调"疖"与"疔"的鉴别。要从形态、毒热、病位等方面去区分"疖"与"疔",否则必然会贻误病情。重用金银花、连翘、蒲公英、地丁、黄芩等清热解毒之剂,又因其发热5天,症见口渴、尿赤,已有伤阴之势,故用生地黄、天花粉、白茅根清热养阴,佐以赤芍凉血活血,另加人工牛黄解其毒热。抓住毒热的主要方面,集中药效,力争转机。药后热退毒势见减,红丝疔已消退。由于毒热壅滞经络,局部红肿未全消。复诊时佐以姜黄、鸡血藤以疏通经络。毒热得解,气血流畅,肿势得消。通过本例治疗,足以说明临证时对于常见的"小病"(疖肿),应当明确鉴别是疖还是疔,才不至于贻误病机。(《赵炳南临床经验集》)

(韩　朔)

八、头部脓肿性穿掘性毛囊周围炎(蝼蛄疖)

蝼蛄疖,俗名蟮拱头。本病多生于小儿头上,未破时如曲蟮拱头,溃后似蝼蛄窜穴,乃以形状命名。蝼蛄疖分为两种,一种是疮形肿势虽小,而根脚坚硬,溃破后脓水流出,但坚硬不消,出现一处未愈,他处又生的现象。另一种是疮大如梅杏,相连三五枚,溃破脓出,疮口不敛,日久头皮穿孔。常数月不愈。本病相当于西医学头部脓肿性穿掘性毛囊周围炎。

【经典点睛】

"蝼蛄疖"病名首见于《诸病源候论》,"蝼蛄瘘者,由食果蓏子,不避有虫,即便啖之,有虫毒气入于腹内,外发于颈"。

本病的病因病机,历代医家多认为胎毒或外感暑湿与此病有关。如《外科正宗》曰:"蟮拱头,俗名脑猪是也。患小而禀受悠远,皆父精母血蓄毒而成。生后受毒者,只发一次。"清代吴谦《医宗金鉴》云:"蝼蛄疖即蟮拱头,势大势小各有由,胎毒坚小多衣膜,暑热形大功易收。"

临床表现见于《医宗金鉴·外科心法要诀》:"此证多生小儿头上,俗名貉貓,未破如曲蟮拱头,破后形似蝼蛄串穴。有因胎中受毒者,其疮肿势虽小,而根则坚硬,溃破虽出脓水,而坚硬不退,疮口收敛,越时复发,本毒未罢,他处又生,甚属缠绵难敛。"

因此治疗原则如《外科证治全书》云:"蟮拱头(溃久名蝼蛄串),患生婴孩头发内,肿块不红,初起往往错认跌肿,至高大作疼方知觉。医者每以为头属阳……宜用小金丹疗之。初起三服乃消,溃后七丸而愈,外贴阳和解凝膏。如能服煎剂者,则以加味保元汤加当归、熟地服之尤善。"《外科正宗》指出"肿甚脓熟者,用针刺破,以三品一条枪插入孔内,化尽内膜自愈。又有肿而不收口者,此必风袭患口,宜败铜散搽之,兼戒口味自愈。"

《外科大成·蝼蛄疖》指出本病预后:"蝼蛄疖,胎中受者小而悠远,生后受毒者大而易愈。"但正如《外科正宗·蟮拱头》所言,"愈而复发"为本病的临床特征。

【病因病机】

本病多因暑疖失治所致。患疖肿后,若处理不当,疮口过小,脓液引流不畅,致使脓液潴留;或由于搔抓碰伤,以致脓毒旁窜,在头皮较薄之处发生蔓延,穿孔而成蝼蛄疖。

【诊断要点与鉴别诊断】

1. **诊断要点** 多发于小儿头皮。初起症见毛囊性丘疹,疖肿逐渐增大,如黄豆至梅李大小,根底坚硬,继之形成脓肿,多自溃脓出。

2. **鉴别诊断** 本病须与毛囊炎性脱发、枕部乳头状皮炎等相鉴别。

【辨证施治】

1. **热毒蕴结证** 轻者疖肿只有 1~2 个,也可散发全身,或簇集一处,或此愈彼起,或伴发热,溲赤,便秘;舌红,苔黄,脉数。五味消毒饮加减治之。

2. **阴虚内热证** 疖肿散发于全身各处,此愈彼起,不断发生,疖肿较大,易转变成有头疽,疖肿颜色黯红,脓水稀少;常伴低热,烦躁口渴,或乏力肢软;舌质红,苔薄黄,脉细数。四妙汤加减治之。

外治:

疖肿严重者应及时进行扩创,将穿孔头皮剪通,使无藏脓之处,再用菊花煎水日洗 1 次,外贴千捶膏或生肌玉红膏收口。

【调护】

1. 少食辛辣油炸及甜腻食物,患病时忌食鱼腥发物。

2. 注意个人卫生,勤洗澡,勤理发,勤换衣,保持局部皮肤清洁。

3. 夏秋季节多饮清凉饮料,如金银花露、绿豆米仁汤等。

【验案】

基本情况:李某,男,31 岁;初诊日期:1957 年 6 月 14 日。

主诉:头部患疮已 1 年。

现病史:1 年前前额开始起脓疱数个,渐延及头后部,反复出脓不愈。脉弦滑。舌质红,苔黄腻。

皮科情况:头顶后部有一银币大凹凸不平的皮肤肿块,质软,有互相穿凿的脓孔三四处,压迫后有少许脓汁流出,但排脓不畅,疼痛,四围有散在米粒大脓疱多个。

中医诊断:蟮拱头。

西医诊断:头部脓肿性穿掘性毛囊周围炎。

辨证:湿热上壅,化火成毒证。

治法:清热解毒。

方药:内服:黄连上清丸,日服 2 次,每次服 9g。

外用:先用金黄散蜂蜜调敷,后改用四黄散香油调搽。

二诊(6 月 21 日):1 周后四围脓疱已消,但头顶后部脓肿仍反复攻窜。改贴千捶膏一张,烤热后盖于疮上,3天换一张,使其压迫脓肿不致积脓。并服清热解毒汤剂。

药用:黄连 6g,黄芩 9g,川朴 6g,黑山栀 9g,牡丹皮 9g,赤芍 9g,金银花 9g,连翘 9g,生甘草 6g;先后服 8 剂,脓肿渐渐平复,3 周后痊愈。

【按语】

头部脓肿性穿掘性毛囊周围炎,中医称蟮拱头,多发于小儿头部,初起为疖肿,日久不愈,肿如曲蟮拱头故名,破后有数孔,形如蝼蛄串穴,又名蝼蛄疖。常脓出不尽,或暂时封口,但内有蓄脓,不久又肿起如馒头。上述各症,发病原因一致。中医认为湿热内蕴,化为火毒,治法相同。凡发于上半身、头部者,火毒为重,治宜清火解毒,方用消炎方加减,大便干结加生大黄(后下)6~9g,元明粉(冲)9g,大青叶 15g;发于下半身臀部者,湿热为重,则宜理湿清热,用除湿胃苓汤加减,如疖肿日久,肿坚不溃,则宜托毒消肿,用消痈汤加减。如病久体虚毒胜,经常复发,宜四妙汤补正托毒,方用生黄芪 15~30g,当归 12g,金银花或忍冬藤 15g,生甘草 6g,每日 1 剂,水煎服。(《朱仁康临床经验集》)

（韩　朔）

九、丹毒(丹毒)

丹毒是皮肤突然呈现红色,且色如涂丹的一种急性感染性疾病。又名"丹疹""丹膘""天火"。《素问·至真要大论》云:"少阳司天,客胜则丹胗外发,及为丹膘疮疡。"《诸病源候论·丹毒病诸候》云:"丹者,人身忽然焮赤,如丹涂之状,故谓之丹。或发于足,或发腹上,如手掌大,皆风热恶毒所为。重者,亦有疽之类,不急治,则痛不可堪,久乃坏烂。"其临床特点为起病突然,恶寒壮热,局部皮肤色如丹涂脂染,焮热肿胀,迅速扩大,边界清晰,发无定处。生于胸腹腰胯部者,称内发丹毒;发于头面部者,称抱头火丹;发于小腿足部者,称流火;新生儿多生于臀部,称赤游丹。本病相当于西医的丹毒。

【经典点睛】

"丹毒"病名首见于《素问·至真要大论》:"少阳司天,火淫所胜,则温气流行，金政不平。民病头痛，发热恶寒而疟，热上皮肤痛，色变黄赤。""客胜则丹胗外发，及为丹熛疮疡。"

关于本病病因病机，多认为以风热邪毒所致，《诸病源候论·丹毒病诸候》记载："丹者，人身忽然焮赤，如丹涂之状，故谓之丹。或发于足，或发腹上，如手掌大，皆风热恶毒所为。重者，亦有疽之类，不急治，则痛不可堪，久乃坏烂。"《疡科心得集》云："抱头火丹毒者，亦中于天行热毒而发。"

在《太平圣惠方》中记载了本病的临床表现："夫一切丹毒者，为人身体忽然变赤如丹之状，故谓之丹毒也。或发手足，或发腹上，如手大，皆风热恶毒所为，重者亦有疽之类也。"《证治准绳·疡医》："发丹色状不一，痒痛亦异，大概皆因血热肌虚风邪所搏而发。然色赤者多，以赤故谓之丹。"说明丹毒最典型的体征便是皮肤颜色突然色赤如丹，且可以发于身体各处。《外科证治全书》记载："流火，生小腿，红肿放亮，热痛如烧，不溃不烂，多在小腿肚之下。"

丹毒的治疗原则总以疏散风热为核心，《外科大成》中根据辨证记载了诸多方剂的使用："丹毒者，为肌表忽然变赤如丹涂之状也。经曰：少阴司天，客胜则丹疹外发，及为丹熛。然二症亦有红白、干湿、痒痛之殊，故用药则分表里补泻之异。如色赤而干，发热作痛者，为丹毒，属肝心之火，宜化斑解毒汤；色白而湿烂，流黄水，痒痛不时者，为风丹，属脾肺湿热，宜除湿胃苓汤。痒而搔之起块，成饼成片，皮色不变者，为冷瘼。故天阴则剧，风中亦剧，晴暖则减，身暖则瘥。由风邪外袭，热郁于肌肤也，宜藿香正气散发之。外以枳壳煎汤浴之。忌用风药。"

本病若治疗及时，预后良好，但又有《圣济总录》记载："热气剽悍，其发无常处，大则如掌，甚则周流四体，不急治，或至坏烂出脓血，若发于骨节之间，则肢断如截，毒气入腹，则能杀人，治法用镰割，明不缓故也。"以及《太平圣惠方》："若不急治。则痛不可忍，久则坏烂，出脓血数升。若发于节间，便令人四肢毒肿，入于肠则煞人，小儿得之，最为急也。"

【病因病机】

古代医家认为丹毒由血热火毒为患。但因发病部位不同，循经不同，导致其发病和兼夹邪毒有所差异，或由于皮肤黏膜损伤，毒邪乘虚而入继而发病。凡发于头面部者，夹有风热；发于胸腹腰胯部者，夹有肝火；发于下肢者，夹有湿热；发于新生儿者，多由胎热火毒所致。

1. **血分热毒**　病人集体素血分有热,加之外受火毒,热毒蕴结,郁阻肌肤而发于体表。

2. **破损染毒**　皮肤黏膜破损,毒邪乘虚而入致病。

【诊断要点与鉴别诊断】

1. **诊断要点**

（1）好发于小腿及面颊部。小腿丹毒由足癣继发感染,面部丹毒由鼻黏膜损害所引起。

（2）皮损出现前常有头痛、发热、畏寒、食欲减退及全身不适等前驱症状。

（3）局部出现大片的鲜红色水肿性斑片,表面光滑,发亮紧张,边缘清楚,间有水疱、大疱发生。有灼热触痛。局部淋巴结肿大。

2. **鉴别诊断**　本病须与蜂窝织炎、接触性皮炎、类丹毒等相鉴别。

【辨证施治】

1. **风热毒蕴证**　发于头面部,皮肤焮红灼热,肿胀疼痛,严重者可发生水疱,眼睑肿胀难以睁开。伴发热恶寒,头痛。舌质红,苔薄黄,脉浮数。治以普济消毒饮加减。

2. **肝脾湿火证**　发于腰胯部,皮肤红肿蔓延,触之皮温升高,肿胀疼痛。伴咽干口苦。舌质红,苔黄腻,脉弦滑数。治以龙胆泻肝汤加减。

3. **湿热毒蕴证**　发于下肢,局部红赤肿胀、灼热疼痛,或见水疱、紫斑,甚至结毒化脓或皮肤坏死;可伴轻度发热,纳食不香;舌红,苔黄腻,脉滑数。反复发作,可形成象皮腿。治以五神汤合草薢渗湿汤加减。

4. **胎火蕴毒证**　发生于新生儿,多见于臀部,局部红肿灼热,常呈游走性;或伴壮热烦躁,甚则神昏谵语、恶心呕吐。治以犀角地黄汤合黄连解毒汤加减。

外治：

1. **外敷**　用金黄散冷开水或金银花露调敷;或用新鲜野菊花叶、鲜地丁全草、鲜蒲公英等捣烂外敷。

2. 皮肤坏死者,若有积脓,可在坏死部位切一两个小口,以引流排脓,敷贴九一丹。

【调护】

有皮肤破损者,应及时对症处理,以免进一步感染毒邪。因真菌感染等致下肢复发性丹毒者,应根治下肢真菌感染,以减少复发。

【验案】

基本情况:严某,男,27 岁;初诊日期:2014 年 9 月 6 日。

主诉:右下肢红肿热痛 2 周。

现病史:患者 2 周前无明显诱因于右小腿外侧出现手掌大水肿性红斑,疼痛明显。发热,体温 38.5℃,予头孢等抗生素治疗后疼痛减轻,但红斑不消,水肿不退。现症见:右小腿皮疹,红肿热痛,伴小便短赤,大便黏腻不爽,舌红,苔黄腻,脉滑数。

皮科情况:右小腿外侧手掌大水肿性红斑,边界清晰,皮温高,触之疼痛。

中医诊断:丹毒。

西医诊断:丹毒。

辨证:湿热蕴结,瘀阻经络证。

治法:清热祛湿,化瘀通络。

方药:四妙散加减。

苍术 30g	黄柏 15g	牛膝 15g	忍冬藤 30g
赤芍 15g	泽泻 15g	车前草 15g	丹皮 30g
当归 15g	生甘草 15g	茅根 15g	龟板 30g
鸡血藤 30g	莪术 15g	地龙 15g	桑枝 15g

7 剂,每日 1 剂,水煎 200ml,分早晚两次饭后 1 小时温服。

外用:芙蓉膏,每日 1 次。

二诊:2014 年 9 月 13 日

患者皮损面积未扩大,皮损颜色变黯,水肿稍减,疼痛缓解四成。上方加冬瓜皮 30g,乳香 12g,继服 7 剂。

【按语】

本患者急性起病,起病初期即有明显水肿,发热疼痛等症状,同时伴小便短赤,大便黏腻不爽,舌红,苔黄腻,脉滑数,当辨为丹毒,辨证为湿热蕴结,瘀阻经络证。根据辨证选择清热除湿之四妙散为底方,加以清热利湿,通经活络之品,同时佐芙蓉膏外用清热解毒消肿。二诊时患者疼痛稍减,皮损颜色变黯,加用乳香以活血行气止痛,消肿生肌,加用冬瓜皮以利尿消肿。

(刘　楠)

十、甲沟炎(代指)

代指,多指爪甲部急性化脓性感染。出自《诸病源候论》卷三十,又名代甲、糟指。多因指、趾外伤感染,或火毒蕴结所致。巢氏云:"代指者,其指先肿,㿓肿热痛,其色不黯,然后方缘爪甲边结脓,极者爪甲脱也。"历代外科医家多沿用此论。中医亦称之为"蛇眼疔"。本病相当于西医学的甲沟炎。疾病多由于甲沟及其附近组织刺伤、擦伤、嵌甲或拔除肌表"倒刺"后造成。甲下脓肿常由甲沟炎蔓延发生或甲下刺伤引起感染或指端挤压伤而致甲下血肿继发感染,致病菌主要是金黄色葡萄球菌。

【经典点睛】

代指一病发于指端,其发生多由指趾外伤、热毒蕴结所致,正如《圣济总录》有云:"论曰疮发指端,爪甲脱落,名曰代指,盖爪者筋之余,筋骨热盛,注于指端,故其指先肿热㿓痛,结聚成脓,甚则爪甲脱落,世或谓之遭指、沦指,又名代甲,其实一也。"

《疡医大全》有云:"代指者,先肿㿓热痛,色不黯,缘爪甲边结脓,剧者爪皆脱落。但得一物冷药汁㳠渍之,佳。爪者,筋之余,筋赖血养,血热甚,注于指端,故手指肿热,结聚成脓,甚则爪甲脱落。"指趾红肿热痛,爪甲边缘成脓,甚则爪甲脱落为本病的典型临床表现。

代指的治疗原则便是脓未成者清热散结,凉血消肿,脓已成者应使脓得出路而泄热,正如《疡科心得集》中所记载代指:"生指甲身之内。三四日后,甲面上透一点黄色。初起先肿㿓热,疼痛应心,宜用甘草、朴硝各五钱,煎汤浸洗即瘥。如甲面透黄,即系内脓已成,但无路得泄,须用线针在指甲身就脓近处挑一小孔,脓方得出;随后轻手挤尽余脓,用黄连膏贴之易愈。若失治,以致脓毒浸淫好肉,爪甲溃空,必然脱落。宜用琥珀膏贴之,日久收功。"《疡医大全》指出本病外治法如"乌梅入醋浸研,涂患处立瘥"。

代指一病预后良好,如《疡医大全》云:"此证类于指疽,然无蕴毒,故色不黯,虽久亦不杀人。"

【病因病机】

古代医家认为代指以实证多见,多数病机为甲周皮肤黏膜破损,毒邪乘虚而入致破损染毒。

【诊断要点与鉴别诊断】

1. **诊断要点** 甲沟炎在临床上多表现为初起时一侧甲沟发生红肿疼痛,短时间内可化脓感染,可扩散至指甲根部和对侧甲沟,形成指甲周围炎,也可扩散至甲下形成甲下脓肿。此时疼痛加剧,肿胀明显,在指甲下方可见到黄白色脓液将指甲漂起,如不及时处置可发展成脓性指头炎甚至引起指骨骨髓炎,也可变为慢性甲沟炎、经久不愈甲沟炎或甲下脓肿,因感染较表浅,故全身症状往往不明显。故因临床症状明确,诊断相较容易。

2. **鉴别诊断** 本病须与蛇头疔、蛇腹疔等相鉴别。

【辨证施治】

一般无须内治,如若患者出现发热恶寒,患处红肿疼痛剧烈等症状,兼夹舌红,苔黄,脉数情况,可使用五味消毒饮加减治疗。同时可使用金黄散外敷。

【调护】

局部制动,保持患处清洁,忌食辛辣刺激之物。

【验案】

基本情况:患者黄某女18岁,溧水人,2013年7月来南京市中医院皮肤科就诊。

主诉:两大足趾甲疼痛流脓3年。

现病史:两大足趾甲于3年前开始出现疼痛流脓,间断在西医院治疗,因局部炎症较重而采用拔甲并配合内服抗生素治疗,两年内共拔甲6次,但每次生长到一定长度后甲周又会出现渗出脓液,且疼痛。遂来我院就诊。查体:两个大脚趾头部肿胀甚,轻按趾甲,周边立即有脓血渗出,手触碰甲周围肌肤,近趾甲端坚硬如骨,局部惨白,远端瘀红、黯红,局部乌紫,肿胀。全身状况良好。

中医诊断:代指。

西医诊断:甲沟炎。

治疗:给予局部清创处理,取阿是穴位用三棱针放血,放血后做局部清洁,然后给予复方黄柏液外用,用时取少许棉纱条蘸取复方黄柏液轻轻塞到趾甲缝隙中,以间隔趾甲与周围的组织,其目的是消炎,且以此来尽量缓冲外界给予趾甲与周围组织的硬碰硬撞击导致的损伤。每天更换复方黄柏液纱布条1次。放血后1周复诊,查见局部的肿胀有明显好转,疼痛减轻,局部瘀色症状改善,颜色渐好转,甲周边触之仍感觉如触骨之硬度,趾甲周仍有少量渗出,取出复方黄柏液纱布条,在纱布条上仍然可见血迹。继续第二次放血,方法如前,并在趾甲缝隙中继续给予复方黄柏液纱条填塞。1周后复诊,局部较前肿胀明显好转,肤色有恢复,疼痛感明显减轻,触之甲周边软组织,坚硬的感觉明显减轻,局部开始有软的感觉,取出纱布条,渗出明显减少,且未见血迹。故继续前面的放血治疗,外治以前面方法继续。患者共放血3次,平时按常规更换纱布条,用药一个半月后,症状明显减轻,触碰甲周围组织,疼痛消失,且变薄,柔软,与正常相比,稍微有硬的感觉,趾甲与甲周围间的棉纱辅料,在换药时血性渗出消失。继续每天正常护理,局部仍以棉纱蘸复方黄柏液填充到甲与甲沟之间,3个月后,患者痛感消失,足趾旁坚硬范围明显缩小。

【按语】

本患者病史已久,反复发作,病情迁延难愈,病程内多次采用拔甲配合内服抗生素治疗,趾甲周围组织经过慢性炎症刺激致局部增生硬化,因而近趾甲端组织坚硬如骨。患者此次再次发病,筋骨热盛,注于指端,故可见足趾远端瘀红、黯红,局部乌紫,肿胀。在治疗上予患者局部放血,同时予患者局部复方黄柏洗液棉纱条外敷,以达到局部抗炎、减少趾甲与周围组织接触刺激的作用。复方黄柏洗液其组成为黄柏、连翘、金银花、蜈蚣、蒲公英,具有清热解毒,散结消肿的作用,因而持续外敷配以间断放血治疗,患者足部症状明显减轻,终得瘥。(吉慧慧,石红乔.探究针刺放血配合外用复方黄柏液治疗甲沟炎1例[J].中外医疗,2016,35(31):163-165.)

(刘　楠)

十一、麻风（大麻风）

麻风又称大麻风、疠风，是因感受风邪疠毒而致肌肤麻木不仁的慢性传染病。本病相当于西医学的麻风，是由麻风分枝杆菌引起的一种慢性传染病，主要以侵犯皮肤黏膜与周围神经、病程较长、症状变化多、临床表现呈多样性为特点。临床表现为麻木性皮肤损害，神经粗大，严重者甚至肢端残废。本病流行于热带与亚热带地区，我国以广东、福建、山东、江苏等省较多见。本病晚期可造成肢体残废、畸形。

【经典点睛】

"麻风"古时又称大风，最早可见于《素问·长刺节论》："病大风，骨节重，须眉堕，名曰大风。"《景岳全书》云："疠风，即大风也，又谓之癞风，俗又名为大麻风。此病虽名为风，而实非外感之风也。"

古人认为麻风病因病机与体虚感邪，房劳纵欲，寒热无度，致使风湿相乘，气血凝滞，表里不和有关，正如《外科正宗》云："大麻风症，乃天地间异症也。但感受不同，有体虚之人因骤被阴阳暴晒、露雾风雨之气所侵，感之不觉，未经发泄，凝滞肌肤，积久必作。又有房欲后体虚为风邪所袭，或露卧当风，睡眠湿地；或洗浴乘凉，希图快意……此等相感俱能致之……总皆风湿相乘，气血凝滞，表里不和，脏腑痞塞，阳火所变，此其根蒂也。"《疡医大全》总结："前之先哲，论此证之由有五：一曰风水阴阳所损，二曰源流传染所因，三曰气秽毒注所犯，四曰保养失度所致，五曰感冒积郁所生，此言其大略耳。"

《诸病源候论》描述本病临床表现："癞病，是贼风入百脉，伤五脏，连注骨髓俱伤，而发于外，使眉睫堕落，皮肉生疮，筋烂节断，语声嘶破。而毒风之变，冷热不同，故腠理发癞，形状亦异。"同时《外科正宗》中也记载："其患先从麻木不仁，次发红斑，久则破烂，浮肿无脓。又谓皮死麻木不仁，肉死刀割不痛，血死破烂流水，筋死指节脱落，骨死鼻梁崩塌。有此五症，俱为不治。又曰心受之先损于目，肝受之面发紫泡，脾受之遍身如癣，肺受之眉毛先脱，肾受之足底先穿，又为五败症也。"可见肌肤不仁、须眉尽落，甚则指节脱落、骨死鼻塌为本病的典型表现。

因此本病的治疗原则以疏风润燥，健脾补血为主，正如《疡医大全》记载：

"如病者之家,明其为恶候,即延医而调治之,明察其得病之浅深,风湿之轻重,剌制不得散漫,速为顺气疏风,燥湿舒筋,健脾补血,则气血和而风湿去矣。"《外科正宗》强调:"初起麻木不仁,肌肉未死者,宜万灵丹洗浴发汗,以散凝滞之风;后服神应养真丹加白花蛇等分,久服自愈。年久肌破肉死者,先用必胜散疏通脏腑;次服万灵丹,每日酒化一丸,通适血脉,服至一月,换服苦参丸,轻者半年,重者一载渐愈。"

《医学心悟》主张"清湿热,祛风邪,以苦参汤、地黄酒并主之。外以当归膏涂之,往往取效。未可遽视为废疾而忽之也"。

本病应积极治疗,如"或兼服酒药,忌戒房事、浓味、动风等件,可保终年不发矣"(《外科正宗》),又有《疡科心得集》言:"其毒深入血脉之中,而湿热蕴积于脏腑之内,虫蚀脏腑,沿蛀肌肉,久之精神枯涸,诸虫聚食,遂传为痨瘵而死。"

【病因病机】

本病为风邪疠毒内侵血脉、经络、脏腑导致皮肤、经脉、筋骨为患。

【诊断要点与鉴别诊断】

1. **诊断要点**　依据麻风病进展过程,临床上可分为早期、中期、晚期。

(1)早期:以斑疹为主,伴有浅在的浸润损害,边缘模糊不清,眉毛轻度稀疏,周围神经轻度受累,无畸形,浅表淋巴结肿大,无明显内脏损害。在鼻黏膜及部分皮疹部涂片或切片可找到麻风分枝杆菌。

(2)中期:浸润更加明显,皮损分布更为广泛,伴少数结节。皮损广泛,头发眉毛,睫毛等可受累,脱落明显。周围神经普遍受累,伴感觉障碍、运动障碍、畸形、足底营养性溃疡。浅表淋巴结、肝、脾可肿大,睾丸亦可受累。

(3)晚期:以深在性、弥漫性浸润为主,常伴黯红色结节,皮损多遍及全身,面部结节和深在性浸润可形成"狮面",口唇肥厚,耳垂肿大,鼻梁塌陷,鼻中隔穿孔。口腔、咽部亦可有浸润或结节。眼部损害可导致失明,全身毛发脱落。因神经损害严重,可致面瘫,手足运动障碍,畸形,指趾挛缩、变细。淋巴结及各内脏器官受累较重。

2. **鉴别诊断**　本病须与体癣、寻常狼疮、股外侧皮神经炎、丹毒等相鉴别。

【辨证施治】

1. **实证** 病程短,患者体质壮实,包括病属结核样型、大部分未定类及小部分界线类。病变局限于皮毛经络,不内侵脏腑。皮损表现为红斑、紫红斑或浅色斑,毳毛脱落。此时患者正气尚足,可以抗邪,故皮疹较少,界限清楚,经络受损后出现气滞血瘀,早期表现为浅白色斑,体表麻木无汗,晚期则表现为斑疹紫红,舌质紫黯,边有紫斑,脉涩。治以万灵丹加减。

2. **虚证** 病程较长,患者体质较弱,病情时轻时重,包括病属瘤型、小部分未定类和大部分界线类,邪毒不仅侵及皮毛经络,亦内侵脏腑。皮损表现为斑疹较多,范围较大,且对称,界限不清,色泛灰黄,常常有须眉脱落,舌淡,脉细弱。治以补气泻荣汤加减。

3. **虚实夹杂证** 患者正气较虚,邪气亢盛,经络受损,气滞血瘀的表现明显,故斑疹多界线清晰,部分界线不清,斑疹多紫红色,手足紫绀,刺痛不移,舌紫黯,舌下络脉紫黑,脉涩。治以苦参散加减。

外治:

1. 足底营养性溃疡可使用冬青膏外敷。

2. 皮损处可用苦参汤泡洗,后用七三丹、红油膏外敷,去腐生新后改用生肌散外敷。

【调护】

对麻风病人实施严格隔离管理。加强营养,忌房事,勤通风。及早行康复锻炼,防止和纠正手足挛缩及畸形。对麻风流行地区行卡介苗预防接种。

【验案】

基本情况:吴某,男,43岁。

主诉:面部、四肢及躯干部分出现皮损2年余。

现病史:患者于1972年11月28日住院治疗,采用氨苯砜为主治疗药物,共治疗两年四个月,病情无明显好转。于1975年5月中旬采用中西医结合治疗,治疗前可见面部两颧、两颊、双耳呈紫蓝色浸润,上肢前臂及大腿部呈深褐色浸润,臀部及小腿呈黯棕褐色片状浸润,小腿及足背部有实质性水肿。细菌密度指数:2.0,形态指数:52.5%。病理诊断为瘤型麻风。抗酸染色阳

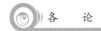

性。舌质黯红,舌边有淡紫蓝色瘀斑,苔黄白稍腻,脉弦细。

中医诊断:大麻风。

西医诊断:麻风。

辨证:肝郁血滞夹湿。

治法:疏肝理气,利湿化瘀。

方药:疏肝达郁汤加减。

柴胡 10g	赤白芍各 15g	茵陈 24g	枳壳 10g
郁金 10g	苍白术各 10g	丹参 30g	土茯苓 30g
桑白皮 15g	白鲜皮 15g	葛根 15g	升麻 10g
香附 12g	甘草 5g		

根据病情酌选择苦参、白花蛇舌草、桃仁、灵脂、红花、莪术等。

服前方及加减 2 年。患者面部、双颧、两颊部之紫蓝色浸润已基本吸收,上肢及大腿部深褐色片状浸润损害亦基本吸收消退,小腿及足背实质性水肿消退,仅双耳及臀部仍残留轻度浸润。细菌密度指数降至 0.37,形态指数降为 0。病理诊断为瘤型麻风消退后期,抗酸染色阴性。病情稳定。

【按语】

本患者慢性起病,病情迁延日久,缠绵难愈,致使患者身体羸弱,进而出现两颧、两颊、双耳及四肢典型浸润皮损。患者舌质黯红,且舌边有瘀斑,苔黄白稍腻,脉弦细,故辨为大麻风,证属肝郁血滞夹湿证。因而治当疏肝理气,利湿化瘀,方用疏肝达郁汤为底方,根据病情佐苦参以增强燥湿力度,桃仁、红花以活血化瘀,莪术以行气破血,白花蛇舌草以清热解毒,五灵脂以利气通脉,调和气血。诸药并用,患者坚持服药两年后得瘥。(马炎坤.辨证分型治麻风 附:麻风病疑难验案6则[J].成都中医学院学报,1993(1):13-19.)

(刘　楠)

十二、瘰疬性皮肤结核(老鼠疮、蟠蛇疬)

老鼠疮,又称"蟠蛇病",是一种液化性皮肤结核,常由淋巴结、骨结核或关节结核等病灶直接侵犯皮肤或经淋巴管蔓延至附近皮肤而发病。临床以初起为皮下数个结节,数月后缓慢增大,成脓溃破,最后形成瘘管或窦道为特征。本病相当于西医学的瘰疬性皮肤结核。

【经典点睛】

"老鼠疮"病名见于《疠科全书·老鼠病》:"凡层叠无穷者,名曰瘰疬,俗名老鼠病。"《外科证治全书》描述了各种形态的瘰疬,如"诸书辨其名类云:形软遇怒即肿盛者,名气疬;坚硬筋缩者,名筋疬;形如蛤蜊坚硬作痛作肿者,名马刀瘰疬;一包而生数十枚者,名莲子疬;绕颈而生者,名蛇盘疬……生如鼠形,名鼠疬,又名鼠疮,累累如串,俗名老鼠串。"

本病的病因病机多认为与外感于风寒暑湿热、内伤于情志和先天禀赋不足,内外相互为因果有关。明代赵真宜《外科集验方》记载:"夫瘰疬疮者,有风毒、热毒、气毒之异,瘰疬、结核、寒热之殊。其证皆由忿怒气逆,忧思过甚,风热邪气内搏于肝经。盖怒伤肝,肝主筋,故令筋缩结蓄而肿邪。"清代梁希曾《疠科全书·阴火疬》记载:"凡颈际夹起,大如卵形,坚硬异常,或一边,或两边,或带小核数粒,此乃寒痰凝结而成,名曰阴火疬。必其人体质羸瘦,或后天亏损所致。"

在《外科证治全书》中记载了本病的临床表现,如:"小者为瘰,大者为疬,生于项间。初起一小核在皮里膜外,不觉疼痛,皮色不异。渐大如桃李,旁增不一。"又如清代《疡科心得集·辨瘰疬瘿瘤论》记载:"其候多生于耳前后,连及颈项,下至缺盆及胸胁之侧。其初起如豆粒,渐如梅李核……或坚而不溃,或溃而不合。皆由气血不足,故往往变为痨瘵。"因此其治疗原则总"以消为贵"。《疠科全书·老鼠病》记载对其的治疗:"无论已溃未溃,俱随起随治,均照后点法随核点之。未收口者,并贴以拔毒膏,随其人虚实寒热而治之。如热之挟咳嗽者,即于贝母瓜蒌散或紫菀散内酌加元参、煅牡蛎等消息用之。如挟虚寒咳嗽者,则于二陈汤内,随其症之或阴或阳,酌加四物、四君加减消息用之。各汤剂为丸亦可。"而针对本病的外治法也很极为丰富,《外科证治全书》中记载可服用子龙丹,外用乌骨膏、小金丹。《普济方》有:"治老鼠疮久不瘥。用绵絮烧灰。疮干者用油调敷,湿者干末糁之。又方用灶心焦土碎研香油调敷之。"《针灸大成》曰:"项生瘰疬,绕颈起核,名曰蟠蛇疬,天井、风池、肘尖、缺盆、十宣。"

本病强调早发现早治疗,一般预后较好,若不及时治疗,皮肤反复溃破可形成瘢痕。

【病因病机】

古代医家认为瘰疬性皮肤结核的病因比较复杂，多由外感淫邪及痨虫之毒，内伤情志，先天不足，后天亏损，气血不足而致气结痰凝，痰湿内生，根据个人虚实寒热体质不同，或寒痰凝滞，或痰郁化热。其根源于脏腑，故痰为标，脏腑虚为本。根据其局部病变的特点大体可分为结节期、脓肿期和破溃期。

1. **结节期**　多因外感毒邪，内伤情志，脾失健运，痰湿互结而成。

2. **脓肿期**　根据患者寒热体质不同，或因阴虚火旺，痰湿凝结日久，蕴热酿脓，虚热煎熬而致痰热蕴阻；或因脾肾虚寒，寒痰凝结。

3. **破溃期**　脓毒已泄，但因久不收口，耗伤阴血，正气不复，则疮面无法愈合。

【诊断要点与鉴别诊断】

1. 诊断要点

（1）多见于儿童或青少年。

（2）常由骨或淋巴结结核继发而成。好发于颈侧、腋下、上胸部及腹股沟等部位。初起为黄豆大的皮下结节，质硬，可活动，以后结节逐渐增多扩大，互相融合，并与其上皮肤粘连，皮肤发红、变软、穿破形成溃疡及瘘管，排出带有干酪样物质的稀薄脓液。邻近新起的结节经同样病程，并相互连接呈带状分布，愈后遗留条索状或桥状瘢痕。常迁延多年不愈。

2. 鉴别诊断

本病须与放线菌病、孢子丝菌病、慢性淋巴结炎、急性化脓性淋巴结炎、颈部转移性癌、恶性淋巴瘤等相鉴别。

【辨证施治】

1. **结节期**　肝郁气滞、痰湿凝结证。皮疹结节发于颈项，结核大小不定，边界清楚，皮色不变，结核常是单个或散在发生，互不粘连，疼痛不显，劳怒则增剧，伴有胸闷胁胀，口苦，纳食不香，也可伴寒热往来或低热缠绵，舌质红，苔白腻，脉浮滑或弦滑。治疗以疏肝健脾、软坚内消为主。方用柴胡舒肝散加减。

2. **脓肿期**

（1）**痰热蕴阻证：**肿块按之有波动，皮色黯红微热，伴有疼痛，两颧潮红，低热盗汗，腰腿酸软。舌质红，苔少，脉沉弦而数。治法：清热解毒，软坚化痰。方用仙方活命饮加减。

（2）**寒痰凝结证**：肿块按之有波动，少有疼痛，皮色不变。伴面色苍白，畏寒，脘闷纳呆。舌质淡红，苔白，脉弦细。治法：散寒通滞，化痰解毒。方用阳和汤加减。

3. 破溃期

（1）**气血两虚证**：溃后久不收口，脓水清稀，面白无华，神疲乏力，头晕眼花，舌质淡红，苔薄白，脉沉或细缓。治宜补气益血，调和营卫。方用八珍汤加减。

（2）**肝肾阴亏证**：溃后久不收口，形成溃疡和瘘管，此愈彼起，身体羸瘦，咳嗽咯血，潮热盗汗，口干颧红，男子失精，女子闭经，肠鸣泄泻，舌质光红少津，苔少，脉细数。治宜益气养阴。方用月华丸加减。

外治：

1. 结节期　金黄膏外敷。或用生半夏粉加凡士林调成软膏外敷患处。野百合捣烂敷患处，每日1次。或用挑刺方法，火针疗法。

2. 破溃期　百部20g、75%酒精100ml浸泡3周后备用。用配剂湿敷患处，每天1～2次。每次20～30min。或使用化毒散药捻插进瘘管后稍退，减去管外多余部分，外用芙蓉膏覆盖固定，隔日换药1次。

3. 溃破后期久不收口　生肌玉红膏外敷，或用煅石膏粉、赤石脂粉喷撒创面，外用生肌玉红膏敷贴。

【调护】

1. 保持心情舒畅，避免忧思过度。
2. 注意不要过度劳累。
3. 加强营养，少食辛辣食物。
4. 积极防治结核病。

【验案】

郭某，女，10岁。于1973年3月开始左腹股沟部起一皮下结节，疼痛不明显，结节渐增至3枚，1个月后开始穿溃。检查局部见2个椭圆形溃疡，肉芽水肿，溃疡旁有一肿物榄核大，黯红色。病理检查为皮肤结核性肉芽组织，伴有瘘管样结构形成。8月22日来院门诊，开始局部用20%百部酊湿敷，每天换敷料。内服健脾渗湿汤（党参、茯苓、泽泻各 12g，扁豆、炒薏仁各 15g，白术、大枣各 10g，白芷、陈皮、桔梗各 5g，怀山药 25g），隔天服 1 剂。继续治疗 62 天，溃疡完全愈合。

【按语】

患者左腹股沟部起一皮下结节，疼痛不明显，逐渐增多，形成溃疡，肉芽水肿，根据辨证选择健脾利湿之方药内服，百部酊外敷，治疗两个月后患者痊愈。（梁剑辉. 瘰疬性皮肤结核治验[J]. 新中医，1979（5）：32-33.）

（陈媛媛）

十三、硬红斑（腓腨发疽、驴眼疮）

驴眼疮又称腓腨发疽，年轻女性多见，常对称性发生于小腿后方，初起为皮肤深部结节，硬实而浸润，数目不多，大小不一，边缘不清，疼痛，表面紫红或黯红色。病程缓慢，数月后，有的自行消退而遗留色素沉着；有的溃破而形成深在内陷的溃疡，脓液稀薄，愈后则遗留萎缩性瘢痕。本病相当于西医学中的硬红斑。

【经典点睛】

驴眼疮病名见于《外科真诠·驴眼疮》："驴眼疮生于足胫骨，烂如臁疮，四边紫黑，时流毒水或淌臭脓。俗名夹棍疮。"又名腓腨发疽，如《证治准绳》记载："足小肚生疽，寒热烦躁何如？曰：此名腓腨发疽。"

本病的病因病机多认为与体弱气虚、肾阴不足或病程日久，耗伤气血阴津有关。如《证治准绳》记载："属足少阴肾经，由肾水不足，积热所致，古方云不治。"

临证须辨别虚实，已溃或未溃，如《医宗金鉴·外科心法要诀》记载："若焮赤高肿疼痛，溃出正脓而兼血者吉，为顺；或漫肿平塌，紫黯疼痛，溃出清水者凶，为逆。初服仙方活命散；溃服八珍汤；气血虚者，服十全大补汤；下虚者以桂附地黄丸补之。"又如《证治准绳》："宜活命饮加牛膝、木瓜、黄檗；老弱者八珍汤加牛膝；壮实者一粒金丹下之；涉虚者难治，以肾气丸、十全大补汤主之;溃出血脓者生、溃出清水者死。"《急救广生集》亦有"患在脚胫骨,如臁疮样者,取田螺,俟吐出水涎,频敷自效"的外治方法。

本病预后一般良好,患病期间应注意加强饮食营养,增强体质,补益脾胃,对预防发病,缩短疗程具有积极意义。

【病因病机】

古代医家认为本病多因体弱气虚、肾阴不足,本虚标实。根据病程大体分为两种:痰湿瘀阻证和气血亏虚证。

1. **痰湿瘀阻证** 体弱气虚、肾阴不足,虚火内动,日久炼液为痰,壅遏气血,阻塞经络,痰瘀互结,结聚肌肤而发。

2. **气血亏虚证** 病程日久,耗伤气血阴津,而致气血亏虚。

【诊断要点与鉴别诊断】

1. **诊断要点**

(1)好发于小腿屈侧皮肤深层的黯红色硬结,豌豆到指头大小,数量不等,压痛明显。结节分布对称。可自行消退,也可破溃形成边缘不整的深溃疡,排出淡黄色带有干酪样物质的稀脓液,愈后留萎缩性瘢痕;病程呈慢性经过,反复发作。

(2)多见于青年女性,患者常有肺结核或其他结核病灶。

2. **鉴别诊断** 本病须与结节性红斑、三期梅毒疹、瘰疬性皮肤结核、小腿红绀病等相鉴别。

【辨证施治】

1. **痰湿瘀阻证** 小腿结节破溃,长期不愈,皮色黯红,轻触痛,纳差,渴不思饮,有时急躁易怒。舌淡或边尖红,脉沉细或弦。治宜健脾化痰,活血软坚。方以参苓白术散加减。

2. **气血亏虚证** 日久结节破溃,脓汁稀薄,疮口不敛,伴短气乏力,舌淡脉细。治宜补养气血,托里排脓,方选十全大补汤加减。

外治:

1. **硬结未溃** 可外贴麝香回阳膏、紫色消肿膏、芙蓉膏、铁箍散膏。或雄黄、明矾、枯矾等分,凡士林适量,调膏敷用,每日1～2次。李东垣龙泉散:龙泉粉(即磨刀石上粉)、莪术、三棱、昆布各15g,研细末备用。水蜜调敷。

2. 已溃 可选用绿云膏、蛇蜕膏或紫色疮疡膏外敷患处。

3. 溃疡久不收口 用煅石膏8g,红升丹2g,研细和匀,撒于疮口。可选用猫眼草膏,或在其上撒珍珠散,外敷患处。

4. 单验方 蜂房膏:露蜂房、蛇蜕、玄参、蛇床子、黄芪、杏仁、铅丹、蜡制成膏后备用。石吊兰30g浸入黄酒100ml内,浸泡1周后,用纱布蘸酒外敷,每日1~2次。矮地茶生捣汁,外用。

5. 取独头蒜切片,铺盖于患处,每次灸4壮,每日1次。

【调护】

患病期间应加强饮食营养,增强体质,补益脾胃,对预防发病,缩短疗程,具有积极的意义;睡卧时应抬高患肢,尽量不要长时间站立,或减少走动。忌受寒凉;保持患处清洁,及时换药;可常吃山药、红枣、薏苡仁、赤小豆、黑木耳、银耳、莲子。

【验案】

基本情况:魏某,女,38岁;初诊日期:1976年3月3日。

主诉:两小腿反复起红斑硬块5年。

现病史:1971年春节后,两小腿后侧起指头大硬结3个,因无痛感,未予处理,后硬结增大。经某医院诊断为硬结性红斑,治疗数月后渐消,但每年逢春即复发加重,迄今不愈。

皮科情况:两下肢屈侧足踝上方,各有3~4个,直径约3~5cm的黯红色硬结斑块,中等坚硬,轻度压痛,左小腿留有黯褐色萎缩性瘢痕一处。以往有肺病史,月经愆期,营养不良,面色无华,脉细无力,舌淡苔光。

中医诊断:瓜藤缠。

西医诊断:硬结性红斑。

辨证:气虚血瘀,瘀阻经络。

治法:补气活血,通络祛瘀。

方药: 黄芪12g　　　当归9g　　　赤芍9g　　　红花9g

　　　鸡血藤30g　　川芎6g　　　丹参12g　　　香附9g

　　　茜草9g　　　怀牛膝9g

7剂,水煎服。

二诊(1976年3月10日)

药后硬结较小,已无压痛,前方加陈皮6g,10剂,水煎服。

三诊(1976年3月21日)

硬块明显减少,面色转红,前方加王不留行9g,7剂,水煎服。

四诊(1976年3月29日)

硬结继续消退,月经来临,前方10剂续服。

以后用前方增减,调治2月后,硬结全消。1年后追踪未发。

【按语】

本病以女性患者为多,因妇女以血为本,不论月经、胎孕、产褥,都以血为用,动易耗血,冲任受损,气血不调,血病则气不能独化,气病则血不能畅行,气滞则血瘀,营卫失和,易受外邪,而成此病。唐容川在《血证论》中曾提到"既已成瘀,不论初起已久,总宜散血,血散瘀去则寒、热、风、湿均无遗留之迹矣"。因此治宜通络祛瘀,行气活血为主,予通络活血方。本方香附行气,气行则血亦行;归尾、红花、王不留行破血祛瘀;赤芍凉血活血;泽兰、茜草活血通络,行水消肿;牛膝引经下行;溃而难敛加黄芪以培补气血。(《朱仁康临床经验集》)

(陈媛媛)

十四、手癣、足癣(鹅掌风、脚湿气)

鹅掌风是手部皮肤的浅部真菌病。本病好发于手掌指间,也可波及手背,以手部皮肤水疱、糜烂、脱屑或增厚、皲裂,自觉瘙痒,反复发作为特征,多见于成年人,春夏季好发。本病相当于西医学的手癣。

脚湿气,又称臭田螺,是足部皮肤的浅部真菌病。以足趾间皮肤水疱、脱皮、糜烂、皲裂而有特殊臭味为临床特征,成人多见,夏季好发。本病相当于西医学的足癣。

【经典点睛】

手癣的中医病名称为"鹅掌风",足癣在中医文献里根据皮疹形态的多样性,其名称颇多,可称为"臭田螺""鹅掌风"等。《医宗金鉴》记载:"鹅掌风生掌心间,皮肤燥裂紫白斑。""臭田螺疮最缠绵,脚丫搔痒起白斑,搓破皮烂腥水臭……"

本病的病因病机为初期多因湿热毒蕴皮肤,日久化燥。《外科正宗》记载:"鹅掌风由手阳明、胃经火热血燥,外受寒凉所凝致皮枯槁,又或时疮余毒未尽,亦能致此。""臭田螺乃足阳明胃经湿火攻注而成。"

《外科正宗》记载其临床表现为"鹅掌风……初起紫斑白点,久则皮肤枯厚破裂不已";"臭田螺……此患多生足指脚丫,随起白斑作烂,先痒后痛,破流臭水,形似螺靥"。

因此,其总的治疗原则为初期清热解毒、燥湿止痒;后期养血润肤、祛风止痒。《医宗金鉴》记载"臭田螺……治宜清热渗湿痊";"鹅掌风……初起紫白斑点,叠起白皮,坚硬且厚,干枯燥裂,延及偏手,外用二矾散洗之,三油膏擦之,内用祛风地黄丸料加土茯苓、白鲜皮、当归为佐,作丸服之甚效,若年久成癣难愈……宜服祛风地黄丸"。本病外治方法颇多,如《神农本草经》:"鹅掌风用蕲艾五两水四五碗,煮五六滚入大口瓶覆以麻布二层熏掌心,如冷顿热,再熏如神。""鹅掌风,用核桃壳、鸽粪煎汤频洗,效。又方用生桐油涂指上,以蕲艾烧烟熏之,七日不可下水,效"(《张氏医通》);《医学心悟》记载:"鹅掌风……并可搽当归膏,内服逍遥散,兼用生熟地黄丸。"《外科证治全生》又有:"鹅掌风,患于手足掌指皮上,硬而痒燥烈者……麻油一两、红砒一钱,敲细如粞,入油煎至砒枯烟绝为度,去砒留油。有风之处,日以火烘,油擦二三次,至愈止。"

本病预后一般较好,但须坚持长期治疗,足疗程,至彻底治愈。

【病因病机】

古代医家认为手足癣初期多因湿热毒蕴皮肤,日久化燥,大体可分为湿热证和血燥证。

1. **湿热证**　多因久居湿地或被水浆浸渍,湿邪外侵,湿郁化热,湿热生虫或脾胃湿热,湿热内蕴,外溢肌肤所致。

2. **血燥证**　多因湿热日久,外受风邪,风能胜湿,湿热化燥,肌肤失养或气血不足,沾染虫毒,气血受损,肌肤失养所致。

【诊断要点与鉴别诊断】

1. **诊断要点** 初发时见手足部皮肤散在或群集的小水疱,搔破滋水外渗,水疱干涸脱皮;或指/趾间皮肤白腐,腐皮易脱,基底潮红,瘙痒难忍;日久,皮沟宽、深,皮肤肥厚粗糙,皲裂痒痛相继而见。

2. **鉴别诊断** 本病须与湿疹、汗疱疹等相鉴别。

【辨证施治】

1. **湿热证** 多属水疱型及糜烂型,发生于手掌及足趾、足底、足趾。初起为水疱密集,刺痒难忍,搔之有汁,浸淫成片,闻有腥臭,或水疱伴脱屑,或指、趾缝浸渍、渗液,口多不渴,脉弦滑,舌质红,苔腻。治宜清热解毒,渗湿止痒。方用草薢渗湿汤加减。

2. **血燥证** 多属于鳞屑角化症,手掌、足趾皮肤干燥脱屑、皮厚而糙,形似鹅掌,冬季可见裂缝,自感干枯疼痛,脉细,舌燥无津。治宜养血润肤、祛风止痒。方宜当归饮子加减。

外治:

1. **水疱型** 干葛洗剂或漏芦煎水外洗,每日 2 次,此法尤适用于手足癣有红斑、水疱、瘙痒、黄水流溢者。或以葛根、白矾、千里光各等份,共研细末。每次取 40g 药粉置盆中,加温水 3 000ml 泡足,20min/次,每日 1 次,1 周为一个疗程。还可以苍耳子 30g,蛇床子、蜂房、苦参各 15g,白矾、黄柏各 20g,水煎湿敷或浸泡患足,30min/次,每日 1 次。醋泡方,苦参、大蒜、石榴皮各 30g,使君子、威灵仙各 20g,食醋 1kg,浸泡 48 小时,再以文火煎沸,去渣冷却备用,睡前浸泡患处 20~30min,每日 1 次,7 日为 1 疗程。

2. **糜烂型** 苦矾煎剂(苦参 30g,黄柏、地肤子、白鲜皮各 20g,枯矾 15g),若糜烂、疼痛加蒲公英、马齿苋各 30g,水煎,去渣放温浸泡患处,每次 30min,擦干后撒青黛散,每日 2 次。

3. **脱屑兼皲裂** 将患足浸泡于藿黄醋浸剂中,每日 2 小时,累计时间 30 小时以上。或以红油膏、雄黄膏、三油膏、全蝎膏任选一种,外搽患处,每日 2~3 次。可加封包固定,每日 1 次。

【调护】

平日应注意保持足部的清洁干燥,夏季宜穿透气性好的凉鞋或布鞋,不穿胶鞋。洗足后及时擦干,并扑痱子粉或枯矾粉。家族或集体中分开使用浴盆、毛巾、拖鞋等用具。患者用过的浴盆、浴巾、鞋袜等,宜沸水烫过或阳光曝晒后再用。

【验案】

基本情况:范某,女,59岁;初诊日期:2015年1月2日。

主诉:双足部皮肤反复出现水疱伴瘙痒1年,加重2周。

现病史:患者1年前于公共澡堂洗澡后双足底出现散在小水疱,后右足4、5趾间浸渍发白,瘙痒难忍,曾于外院就诊,诊断为足癣,外用达克宁、华佗膏、皮炎平及中药外洗有效,但病情反复。现症见双足底水疱,部分足趾间流水,伴瘙痒难忍。纳可,眠安,二便调。舌质红,苔薄黄,脉细数。

皮科情况:双足跖可见多处成片米粒大小水疱,疱液清,壁厚发亮,基底潮红,右足4、5趾间皮肤糜烂渗出、浸渍发白,趾间散发臭味。

中医诊断:脚湿气。

西医诊断:足癣。

辨证:风湿毒聚证。

治法:清热利湿,祛风杀虫。

方药:三妙丸加味。

黄柏 12g	苍术 15g	牛膝 10g	防风 15g
银花 15g	紫花地丁 15g	土茯苓 20g	甘草 10g
苦参 12g	白鲜皮 12g		

7剂,每日1剂,水煎200ml,分早晚两次饭后1小时温服。

外治:土槿皮40g,地肤子40g,苦参40g,丁香40g,马齿苋40g,日1剂,水煎2 000ml,泡洗。

嘱不混穿鞋袜,临睡前洗脚,袜子煮沸消毒。

二诊(2015年1月9日)

患者诉瘙痒减轻,足跖水疱数目减少,足趾间浸渍流水减轻,舌质淡红,薄黄苔,脉细数。继续上方7剂,内服及外用。

三诊（2015年1月16日）

患者诉瘙痒不明显，双足皮损干燥，足底脱屑，趾间部分皲裂。改为湿毒清片内服养血祛风，外洗方去掉马齿苋，加用紫草30g，取其杀菌之效。

【按语】

患者因风、湿、热浸淫于肌肤，加之虫毒沾染，发为此病，属风湿毒聚证。以三妙丸加味，方中苍术、黄柏、土茯苓健脾利湿解毒，苦参、白鲜皮清热燥湿，金银花、紫花地丁解毒消肿，防风祛风盛湿止痒，牛膝活血化瘀，甘草调和诸药，共奏清热利湿，祛风杀虫之效。加之中药外洗，地肤子、土槿皮、苦参、马齿苋清热燥湿、杀虫止痒，丁香亦具有杀菌作用。二诊皮损及伴随症状均好转。三诊养血润燥，祛风止痒，内服湿毒清片，外洗方中加紫草杀菌，巩固疗效。

（陈媛媛）

十五、冻疮（冻疮）

冻疮，在中医古籍中又称"冻风""冻瘃""冻烂疮""冻烂肿疮"。皮损表现为局限性紫红色隆起的水肿性红斑，境界不清，边缘鲜红，表面紧张。局部按压可退色，去压后红色逐渐恢复。好发于四肢末端、面部和耳郭等暴露部位。对该病的记载首见于隋代《诸病源候论·冻烂肿疮候》。本病相当于西医学的"冻疮"。

【经典点睛】

冻疮病名首见于《诸病源候论·冻烂肿疮候》："严冬之月，触冒风雪寒毒之气，伤于肌肤，血气壅涩，因即瘃冻，焮赤疼肿，便成冻疮。乃至皮肉烂溃，重者肢节堕落。"

本病的病因病机，多认为与寒冷外袭有关，如《医宗金鉴》："冻疮触犯严寒伤，气血肌肉硬肿僵，凉水揉渍觉热散，大忌烘火立成疮。"除寒冷外，还与本身体弱有关，如《外科启玄》："冻疮多起于贫贱卑下之人。受其寒冷，致令耳、面、手足初痛次肿，破出脓血，遇暖则发烧。亦有元气弱之人，不耐其冷者

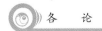

有之。"

《外科证治全书》记载了本病的临床表现,如:"触犯严寒之气,伤及皮肉,致气血凝结。初起紫斑硬肿,僵木不知痛痒,名曰冻疮。"《疡科心得集》:"初起紫斑,久则变黑,腐烂作脓,手足耳边俱有之。"说明冻疮发病的季节、部位及临床表现。

因此治疗原则以温阳散寒为主,治法以外治为主,如《洞天奥旨》载:"以犬粪经霜而白者,烧灰,芝麻油搽调最妙。倘气虚者,必须补气;血虚者,必须补血。外用附子末,楝树子肉捣搽自愈。"《丹溪心法》记载:"用煎热桐油调密陀僧末敷。"又有《备急千金要方》:"治冻烂疮方,猪后悬蹄以夜半时烧之,研细筛,以猪脂和敷,亦治小儿。"

本病预后较好,但亦有《洞天奥旨》:"此症更有冷极而得者,手足十指尚有堕落者。"同时《医宗金鉴》强调"大忌烘火"。

【病因病机】

本病因素禀阳虚之体,严冬之日,鞋袜过紧,久坐或饥饿,复受酷寒侵袭,耗伤阳气;或腠理失密,卫外不固,复受寒邪,瘀阻经脉,气滞血瘀,寒凝肌肤,肢体不得温煦而发病。或暴冷着热,或暴热着冷,也可致气血瘀滞,腐烂成疮。

【诊断要点与鉴别诊断】

1. **诊断要点**　常见于冬季,由于气候寒冷引起局部皮肤红斑、肿胀,伴瘙痒,受热后瘙痒加重。气候转暖后可自愈。

2. **鉴别诊断**　本病须与多形红斑、肢端发绀症、冷球蛋白血症等相鉴别。

【辨证施治】

1. **寒凝血瘀证**　皮肤局部麻木、疼痛,肤色青紫或黯红,肿胀结块,伴局部瘙痒,手足冷,舌淡苔白,脉沉。治以当归四逆汤加减。

2. **寒凝化热证**　肿胀冻伤处皮肤溃烂或流脓,周围肤色变黯,疼痛加重,或伴全身症状,发热寒战、口干喜饮,舌红、苔黄,脉数。治以四妙勇安汤加减。

3. **气血两虚、经络瘀阻证**　神疲体倦,气短懒言,面色少华,冻疮漫肿色黯,创面久不收口,舌淡苔白,脉细弱。治以八珍汤合桂枝汤加减。

4. **寒盛阳衰证** 四肢厥冷,时时寒战,手足麻木,出现幻觉幻视,意识模糊,蜷卧嗜睡,甚至神志不清,呼吸微弱,舌淡苔白,脉微欲绝。治以四逆加人参汤或参附汤加减。

外治:

1. 早期红肿者,可选用紫草、茄根煎水,或冬瓜皮、川椒、蕲艾、桂皮等量煎水温洗或浸泡,每次 30min,每日 1 次。

2. 未溃者,外用紫色消肿膏(药物组成:紫草 15g、升麻 30g、贯众 6g、赤芍 30g、紫荆皮 15g、当归 60g、防风 15g、白芷 60g、草红花 15g、羌活 15g、荆芥穗 15g、荆芥 15g、儿茶 15g、神曲 15g。)

3. 已溃者,外用化毒散软膏或紫色疽疮膏。

【调护】

1. 注意防冻、保暖、防潮湿,穿宽松舒适的鞋袜以使血脉流畅。

2. 受冻后不宜立即用热水浸泡或取火烘烤。

3. 加强锻炼,促进血液循环,提高机体对寒冷的耐受力。

【验案】

李某,女,1986 年 6 月出生,初诊日期:2017 年 1 月 5 日。

主诉:双手手指间断红肿,遇热瘙痒 3 年;加重 2 周。

现病史:患者 3 年前寒冬时节于户外工作 1 周,未戴手套,其后双手出现红肿、瘙痒,夜间尤甚,就诊当地某三甲医院,诊为"冻疮",予以对症治疗(药物不详)后症状逐渐缓解。此后每年冬天均复发。2 周前受冻后双手手指瘙痒,红肿,逐渐加重,遇热痒甚,自行用药,效欠佳,为求进一步诊治来诊。刻下症:手指瘙痒,触痛,形寒肢冷,纳可,眠安,大便正常,小便清长,月经规律,经量正常,有血块。舌质淡,苔薄白,脉沉细。

专科检查:双手无名指、小指散在紫红色斑片,轻度肿胀,触痛。

中医诊断:冻疮。

西医诊断:冻疮。

辨证:寒凝血瘀证。

治法:温经散寒,活血通络。

方药：当归四逆汤加减。

当归 9g	白芍 9g	细辛 3g	川芎 12g
鸡血藤 15g	桂枝 10g	生姜 6g	通草 6g
甘草 9g	大枣 9g		

7剂，水煎服，日1剂，早晚分服。将药物第三煎泡洗患处，每日2次。

二诊（2017年1月12日）：患者诉皮疹较前减轻，红肿、瘙痒、疼痛明显缓解，舌脉同前，上方加丹参15g，继服7剂。

三诊（2017年1月19日）：患者手指肿胀消退，无瘙痒、疼痛，前方续用5剂而愈。

【按语】

患者青年女性，素体禀赋不耐，形寒肢冷，复感风寒之邪，寒凝血瘀，经络受阻，气血运行不畅，不能荣养肌肤，则见局部肿痛瘙痒。方用当归四逆汤，以温经散寒，活血通络。二诊皮疹减轻，瘙痒缓解，加丹参以增养血活血通络之功。三诊基本痊愈，继用前方以巩固疗效。

（刘久利）

十六、痱（痱疮）

痱疮，是指炎热环境下因大量汗液蒸发不畅而引起的以丘疹、丘疱疹、水疱为主要表现的一种表浅性、炎症性皮肤病。在中医古籍中又称为"痱""痱疮""痤痱""痤痱疮""汗疹""热痱""夏日沸烂疮""沸疮"等。相当于西医学的"痱"。

【经典点睛】

早在《黄帝内经》中就有"汗出见湿，乃生痤痱"的记载，《诸病源候论·夏日沸烂疮候》："盛夏之月，人肤腠开，易伤风热。风热毒气，搏于皮肤，则生沸疮。其状，如汤之沸。轻者，匝匝如粟粒；重者，热汗浸渍成疮，因以为名。世呼为沸子也。"《外科正宗》亦记载："痤痱者，密如撒粟，尖如芒刺，痒痛非常，浑身草刺。此因热体见风，毛窍所闭。"均详细阐述了本病病因病机及临床表现。因此治疗原则以清热除湿解暑为主，如《外科正宗》："宜服消风散，洗用苦参汤;甚者,皮损匝匝成疮,以鹅黄散软绢帛蘸药扑之。"《外科证治全书》:"绿豆粉一两,滑石五钱,轻粉二钱,研和匀,以软绢沾扑患处,或以东壁土研细搽之。"阐述了其内服、外用的方法。本病预后较好。

【病因病机】

　　本病外因盛夏之暑热,加之体内湿热蕴蒸肌肤,阻遏腠理,闭塞毛窍,汗出不畅,郁于肌肤腠理之间而成病。

【诊断要点与鉴别诊断】

　　1. **诊断要点**　多发于夏季,儿童多见,好发于皱襞部位,皮损表现为密集分布的丘疹或非炎症性水疱,出汗后明显增多,天气转凉后好转。

　　2. **鉴别诊断**　本病须与夏季皮炎、白痦等相鉴别。

【辨证施治】

　　1. **暑湿内阻证**　红痱,皮损为密集的尖状红色丘疹、丘疱疹,刺痛瘙痒,溲赤,舌红、苔薄黄,脉浮数。治以清暑汤加减。

　　2. **暑热湿郁证**　白痱,皮肤出现浅表性针帽大小的白色小水疱,舌质红,苔白腻,脉滑数。治以氤氲汤加减。

　　3. **气津两伤证**　深痱,皮损为肉红色坚实水疱,伴有气短乏力,食欲不振,体倦神疲,舌质淡苔少,脉沉细。治以清暑益气汤加减。

　　4. **暑湿蕴毒证**　脓痱,痱子顶端出现脓疱。治以青蒿银花汤加减。

　　外治:

　　1. 马齿苋水剂外用,马齿苋 30g,水 1 000ml 煮沸 20min,滤过冷却后外洗或冷湿敷。

　　2. 六一散或滑石粉兑入少量冰片外扑。

　　3. 火针治疗,将火针在火上烧红后快速刺入皮损部位,然后迅速出针,点刺深度不超过皮损基底部,针间距应稀疏均匀,为 0.3～2cm。

【调护】

　　1. 酷暑时节,或高温潮湿环境中,保持通风散热,减少汗出。

　　2. 衣着宽松洁净,并及时更换汗湿的衣物,保持皮肤干燥和清洁。

3. 室外工作应做好防晒，戴宽沿帽或打伞，以防烈日暴晒。

4. 经常以温水洗澡以散热，并保持皮肤清洁。

5. 夏季炎热时，不宜突然冷水激身，以防汗孔骤然闭塞，汗不得出。

【验案】

张某，男，1988 年 9 月出生，初诊日期：2018 年 7 月 25 日。

主诉：颈项、背部出现密集丘疹、水疱 4 天。

现病史：患者 4 天前出游越南时，颈部出现片状密集小丘疹，未予重视，其后皮疹逐渐增多，延及背部，轻微刺痒，影响工作，现为求进一步诊治来诊。

刻下症：皮疹微痒，纳可，眠安，大便可，小便黄。舌质红，苔薄黄，脉浮数。

专科检查：颈项、背部可见大片状密集针尖大小丘疹、水疱，周围绕以红晕，疱液澄清。

中医诊断：痱疮。

西医诊断：痱。

辨证：暑热内阻。

治法：清热祛暑。

方药：清暑汤加减。

青蒿 15g	金银花 12g	野菊花 12g	桑叶 10g
连翘 12g	赤芍 12g	大青叶 15g	天花粉 12g
六一散 15g			

7 剂，每日 1 剂，水煎 200ml，分早晚两次饭后 1 小时温服。

炉甘石洗剂外用。

用药 1 周后随访，已愈。

【按语】

患者青年男性，素体气血旺盛，兼感暑湿，熏蒸肌肤，腠理闭塞，汗出不畅而发本病。暑湿蕴阻，故皮疹呈现为丘疹、水疱，结合舌脉，四诊合参，辨为暑热内阻证，治以清热祛暑之法，方以清暑汤加减。方中青蒿清暑解毒，金银花、连翘、野菊花清热解毒，桑叶疏散风热，天花粉清热生津，大青叶凉血解毒，赤芍清热凉血，六一散清暑利湿，诸药合用，共奏清热祛暑之效。

（刘久利）

十七、日光性皮炎（日晒疮）

日晒疮，是一种由强烈日光照射后引起的，有暴晒处皮肤发生红斑、水肿或水疱等表现的急性光毒性反应。多发于盛夏及春末夏初。中医古籍称之为"日晒疮"，中医学最早有类似记载见于《外科启玄·日晒疮》："三伏炎天，勤苦之人，劳于任务，不惜身命，受酷日晒曝，先疼后破，而成疮者，非血气所生也。"本病相当于西医学中的日光性皮炎、植物日光性皮炎。

【经典点睛】

日晒疮病名首见于《外科启玄》："日晒疮，三伏炎天，勤苦之人……""勤苦之人，劳于任务，不惜身命，受酷日晒曝"则揭示了本病的基本病因，临床表现为"先疼后破，而成疮者"。治疗原则为清暑解毒，《外科启玄》从内治到外治给出了较为全面的方案"内宜服香薷饮加芩连之类，外搽金黄散、制柏散、青黛等药治之则自安矣。"

到了清代，对病因病机的认识更加深入，陈士铎《洞天奥旨》："乃外热所伤，非内热所损也。"本病预后较好，"故止须消暑热之药，如青蒿一味饮之，外用末药敷之即安……如不愈，加用柏黛散敷之"。

【病因病机】

本病因禀赋不耐，血热内蕴，腠理失固；加之盛夏酷暑，日光暴晒，阳热毒邪侵袭肌表，蕴郁于肌肉腠理，不得宣泄，而发本病。

【诊断要点与鉴别诊断】

1. **诊断要点** 根据日晒后局部皮肤出现红斑、水肿或水疱，雨后留有色素沉着斑，自觉烧灼、疼痛感等特点可诊断。

2. **鉴别诊断** 本病须与湿疹、接触性皮炎、烟酸缺乏症等相鉴别。

【辨证施治】

1. **热毒侵袭证** 暴露部位皮肤日晒后出现弥漫性潮红、肿胀，或见簇集红色丘疹，严重者可发生水疱、大疱，局部有刺痛、灼热、瘙痒感；可伴有发热、头痛、口渴，大便干结，小便短赤，舌质红或红绛，苔黄，脉数。治以清营汤加减。

2. **湿毒搏结证**　日晒处皮肤出现红斑水肿，水疱、糜烂、渗液，瘙痒；可伴身热、胸闷、神疲乏力，小便短赤，舌质红，苔白腻或黄腻，脉滑数。治以清热除湿汤加减。

外治：

1. 晒伤处涂甘草油后扑止痒粉（组成：滑石30g、寒水石9g、冰片2.4g）。

2. 耳穴贴压，取神门、肝、脾、肺、肾上腺。

3. 湿润烧伤膏外涂。

【调护】

1. 经常参加户外锻炼，增强皮肤对日晒的耐受力。

2. 避免日光暴晒，户外活动时注意防护，打伞、戴宽沿帽、穿浅色长袖衣衫；必要时在暴露部位外涂防晒霜。

3. 在上午10点到下午2点日光照射最强时，尽量避免户外活动或减少活动时间。

【验案】

王某，女，1984年3月出生，初诊日期：2018年8月2日。

主诉：面颈部、上肢出现红斑伴瘙痒1天。

现病史：患者1天前带孩子于户外参加亲子活动，未做好防晒措施，傍晚面颈部、上肢皮肤出现红斑、瘙痒，逐渐加重，自行外用炉甘石洗剂，瘙痒略减轻，但面积有扩大之势，遂来诊。刻下症：皮疹瘙痒，心烦、口干口渴，纳可，眠欠安，大便干燥2日一行，小便黄，月经规律。舌质红，苔黄腻，脉弦数。

专科检查：面颈部、上肢皮肤呈弥漫性红斑，略肿胀，扪之灼热感，少许丘疱疹、渗液、抓痕。

中医诊断：日晒疮。

西医诊断：日光性皮炎。

辨证：湿毒搏结证。

治法：清热除湿，凉血解毒。

方药：1. 清热除湿汤加减。

生地黄 15g　　生石膏 15g　　白茅根 30g　　芦根 15g

龙胆草 10g　　牡丹皮 12g　　连翘 15g　　大青叶 15g

车前子 10g　　淡竹叶 9g　　甘草 9g

5 剂，水煎服，日 1 剂，早晚分服。

2. 外用马齿苋水剂冷湿敷。

二诊（2018 年 8 月 7 日），皮疹红肿、瘙痒较前明显减轻，出现糠秕状脱屑，心烦及口干缓解，大便每日一行，小便色转为淡黄，舌质红，苔薄黄，脉弦。前方去车前子，加百合 15g 继续服用 7 剂。

三诊（2018 年 8 月 14 日），皮损消退，表面无脱屑，无瘙痒，痊愈。

【按语】

患者禀赋不耐，受日光暴晒之后，暴露处出现红斑、肿胀，及丘疱疹、渗液，伴有心烦，口干口渴，大便干，小便黄，辨证当属湿毒搏结证，予以清热除湿汤加减以清热除湿，凉血解毒。方中石膏、生地黄、牡丹皮、龙胆、连翘、大青叶清热凉血解毒，车前子、淡竹叶清热淡渗利湿，芦根、白茅根清热生津，甘草调和诸药。并外用马齿苋水剂冷湿敷以解毒清热。二诊时皮疹减轻，出现糠秕状脱屑，故加百合以滋阴清热凉血。三诊已愈。

（刘久利）

十八、接触性皮炎（漆疮）

漆疮，是指皮肤、黏膜接触刺激物或致敏物后，在接触部位所发生的急性或慢性皮炎。以皮肤肿胀明显，潮红、瘙痒、刺痛或有水疱、糜烂，有自愈倾向为特征。本病相当于西医学的接触性皮炎。

【经典点睛】

"漆疮"病名首见于《诸病源候论》："漆疮候，人无问男女大小，有禀性不耐漆者，见漆及新漆器，便着漆毒，令头面身体肿，起隐胗色赤，生疮痒痛是也。"

本病的病因病机多与接触有关，如《诸病源候论》记载："漆有毒，人有禀性畏漆,但见漆,便中其毒。"《外科正宗》:"但漆乃辛热火象有毒之物,人之皮毛腠理不密,故感其毒。"

《诸病源候论·漆疮候》中已对临床表现做了详尽的描述:"喜面痒,然后胸、臂、胫、腨皆悉瘙痒,面为起肿,绕眼微赤。诸所痒处,以手搔之,随手辇展,起赤瘖癗。瘖癗消已,生细粟疮甚微。有中毒轻者,证候如此。其有重者,遍身作疮,小者如麻豆,大者如枣、杏,脓焮疼痛,摘破小定,有小瘥,随次更生。若火烧漆,其毒气则厉,着人急重。"《医学入门》总结为"面痒而肿,绕眼微赤,痒处搔之随起,重者遍身如豆如杏,脓焮作痛。"

本病治疗原则总以清热为核心。在《外科正宗》《外科大成》和《医宗金鉴中》均有与"先发为痒,抓之渐似瘾疹出现皮肤,传遍肢体,皮破烂斑,流水作痛,甚者寒热交作,宜韭菜汁调三白散涂之,服化斑解毒汤"相似的论述。《秘方集验》中载:"用蟹唾抹之,或磨刀水泥涂之,或杉木煎汤洗之,或蟹壳、滑石研细末,燥者蜜和涂之,湿者干末掺之,或石膏、轻粉、韭汁调敷之。"《备急千金要方》亦有类似方法:"蟹壳……其黄解结散血,愈漆疮,养筋益气。"《外科大成》载有:"已溃成疮,流水处用生柳叶三斤水煎洗之,或干荷叶一斤煎汤洗之,或白矾四五两水化浸洗之,其未破处发红斑作痒者,用二味消毒散揸之。"

《景岳全书》记载一病案:"张生患漆疮作呕,由中气弱,漆毒侵之,予以六君子汤加砂仁、藿香、酒炒芍药治之,彼不信,另服连翘消毒散,呕果甚。"

本病一般预后较好,但须注意调护,《外科正宗》载:"忌浴热水,兼戒口味,不然变为顽风、癣、癞,愈而又发者多矣。"《验方新编》给出了防护方法:"有漆之处,先嚼川椒敷鼻孔,可免漆疮……或用七醋炒饭、或用茶炒饭食之,可免漆疮。"

【病因病机】

中医学认为,由于禀性不耐,皮毛腠理不密,一旦接触某些物质,如药物、化纤制品、花草等,就会因其邪毒外侵皮肤,郁而化热,邪热与气血相搏而发病;或素体湿热内蕴,复外感毒邪,两者相合,发于肌肤而致病。

【诊断要点与鉴别诊断】

1. **诊断要点**　漆疮多发生在暴露部位,接触的皮肤突然焮热作痒,起小丘疹及水疱,抓破则糜烂流水;重者可遍及全身,并见形寒、发热、头痛、纳差等全身症状。

2. **鉴别诊断** 本病须与颜面丹毒、湿疹、植物日光性皮炎等相鉴别。

【辨证施治】

1. **风热蕴肤证** 以起病较急,好发于头面部,皮损色红,肿胀轻,其上为红斑或丘疹,自觉瘙痒,灼热,心烦,口干,小便微黄,舌质红,舌苔薄白或薄黄,脉浮数为常见症的漆疮证候。治以加味白虎汤加减。

2. **湿热毒蕴证** 以起病急骤,皮损面积较广泛,其色鲜红肿胀,上有水疱或大疱,水疱破后则糜烂渗液,自觉灼热瘙痒,伴发热,口渴,大便干,小便短赤,舌质红,舌苔黄,脉弦滑数。治以龙胆泻肝汤加减。

外治:

1. 丘疹为主者,可用三黄洗剂外擦,或青黛散冷开水调敷,每日4～5次。肿胀糜烂渗液较多者,可用蒲公英60g,桑叶、生甘草各15g,水煎待冷后湿敷。

2. 外用鬼箭羽、生地榆等量煎水待温湿敷;外敷三白散。

【调护】

1. 避免接触生漆等过敏性和有刺激性的物质。

2. 不宜用热水或肥皂水洗涤或摩擦,禁用刺激性强的止痒药物。

3. 多饮凉开水,忌吃海鲜和辛辣食物。

【验案】

基本情况:韩某,女,26岁;初诊日期:2014年11月3日。

主诉:颈部水肿性红斑伴瘙痒1天。

现病史:1天前因佩戴金属项链后颈部突发一环状水肿性红斑,边界清楚,瘙痒剧烈。平时烦躁易怒,纳眠可,大便黏腻,小便可,舌红、舌体胖大边有齿痕,苔白厚腻,脉弦滑。

皮科情况:颈部一环状水肿性红斑,边界清楚,周围红晕。

中医诊断:漆疮。

西医诊断:接触性皮炎。

辨证:湿毒蕴肤证。

治法:疏风止痒,解毒祛湿。

方药：龙胆泻肝汤合消风散加减。

龙胆草 10g	栀子 10g	黄芩 15g	生地黄 10g
车前草 10g	泽泻 10g	当归 10g	荆芥 12g
防风 12g	蝉蜕 10g	苦参 10g	白鲜皮 15g
蛇床子 20g	牡丹皮 15g	酒大黄 10g	枳实 10g
黄连 10g	炒白术 20g	茯苓 15g	醋柴胡 10g

3剂，每日1剂，水煎200ml，分早晚两次饭后1小时温服。

二诊（11月6日）

患者诉瘙痒感消失，现皮损处遗留色素沉着。嘱患者避免再次佩戴金属项链。

【按语】

本案患者因接触金属项链，后颈部突发一环状水肿性红斑，瘙痒剧烈，为感受漆器辛热之毒，急性发作，皮损色红，瘙痒剧烈均为实热之象。大便黏腻、舌红、舌体胖大边有齿痕，苔白厚腻，脉弦滑，均为湿热之象，四诊合参诊断为湿毒蕴肤证。加之平素烦躁易怒，治宜疏风止痒，解毒祛湿。二诊时瘙痒感消失，可停药，嘱患者避免再次接触金属制品，以免复发。

（张丽雯）

十九、湿疹（湿疮）

湿疮是一种由多种内外因素引起的过敏性、炎症性皮肤病。以多形性皮损，对称分布，易于渗出，自觉瘙痒，反复发作和易成慢性为临床特征。本病男女老幼皆可罹患，而以先天禀赋不耐者为多。本病相当于西医的湿疹。

【经典点睛】

"湿疮"在古籍中又称"浸淫疮""香瓣疮""四淫""火革疮""绣球风""奶癣"等。其描述最早见于《素问·玉机真脏论》："夏脉太过与不及，其病皆何如……太过则令人身热而肤痛，为浸淫。""浸淫疮"病名最早见于汉代，张仲景《金匮要略》中载："浸淫疮，黄连粉主之。"

本病的病因病机多被认为与外因风邪,内因湿热,心经风热,风湿热毒蕴结有关,《诸病源候论》中载:"浸淫疮是心家有风热,发于肌肤。"《外科精义》认为:"盖湿疮者,由肾经虚弱,风湿相搏,邪气乘之,搔痒成疮,浸淫汗出,状如疥疮者是也。"《医宗金鉴·外科心法要诀》亦有"由心火脾湿受风而成"的描述。

　　对于临床症状,《诸病源候论》云:"发于肌肤,初生甚小,先痒后痛而成疮,汁出浸渍肌肉,浸淫渐阔,乃遍体……以其渐渐增长,因名浸淫也。"对发于不同部位的湿疮,亦有记载,如《喻选古方试验》:"湿癣,初在颈项,后延及耳,遂成湿疮";《验方新编》:"男女乳上湿疮,脓血淋漓成片,痛痒不休,此名火革疮。"

　　治疗原则以疏风清热利湿为主,《医宗金鉴·外科心法要诀》记载:"初服升麻消毒饮加苍术、川黄连。抓破津血者,宜服消风散,外搽青蛤散即愈。"《外科大成》中亦有外搽青蛤散;《急救良方》有"治下部生湿疮……用马齿苋四两,研烂,入青黛一两,再研匀敷上"的治疗方法。《杂病源流犀烛》记载:"有耳内湿疮肿痛,或有脓水者,宜凉膈散加酒大黄、酒黄芩、荆、防、羌活,以解上焦风热,外用蛇床子、黄连各一钱,轻粉一字,为末吹之。"

　　本病缠绵难愈,《金匮要略》载:"从口起流向四肢者可治,从四肢流来入口者不可治。"《医宗金鉴·外科心法要诀》中有:"若脉迟不实,黄水不止,此属脾败,不治之证也。"

【病因病机】

　　总因禀赋不耐,风、湿、热阻于肌肤所致。或因饮食不节,过食辛辣鱼腥动风之品,或嗜酒,伤及脾胃,脾失健运,致湿热内生,又外感风湿热邪,内外合邪,两相搏结,浸淫肌肤发为本病;或因素体虚弱,脾为湿困,肌肤失养或因湿热蕴久,耗伤阴血,化燥生风而致血虚风燥,肌肤甲错,发为本病。

【诊断要点与鉴别诊断】

　　1. **诊断要点**　皮损呈多样性、对称性;皮肤出现红斑、丘疹、水疱、脓疱、糜烂、结痂等;患者常常因为剧烈瘙痒而搔抓,可见患处糜烂,增厚,色素沉着。其中,急性湿疹皮疹表现为多形性、对称分布,倾向渗出;慢性湿疹皮损呈苔藓样变;而亚急性湿疹介于上述两者之间。

　　2. **鉴别诊断**　本病须与接触性皮炎、神经性皮炎等相鉴别。

【辨证施治】

1. **湿热浸淫证** 发病急,皮损潮红灼热,瘙痒无休,渗液流滋;伴身热,心烦,口渴,大便干,尿短赤;舌红,苔薄白或黄,脉滑或数。治宜清热利湿,龙胆泻肝汤合萆薢渗湿汤加减治之。

2. **脾虚湿蕴证** 发病较缓,皮损潮红,瘙痒,抓后糜烂流滋,可见鳞屑;伴纳少,神疲,腹胀便溏;舌淡胖、苔白或腻,脉弦缓。治宜健脾利湿,除湿胃苓汤或参苓白术散加减治之。

3. **血虚风燥证** 病久,皮损色黯或色素沉着,剧痒,或皮损粗糙肥厚;伴口干不欲饮,纳差腹胀;舌淡,苔白,脉细弦。治宜养血润肤,祛风止痒,当归饮子或四物消风饮加减治之。

外治:

1. **外洗方** 可选用清热止痒的中药苦参、黄柏、地肤子、荆芥等煎汤外洗。

2. **外搽方** 用10%黄柏溶液、炉甘石洗剂外搽。

3. **外敷方** 无流滋者,可选用青黛散、祛湿散、新三妙散等油调外敷或黄柏霜外搽。

【调护】

忌用热水烫洗和肥皂等刺激物洗涤,避免搔抓,并忌食辛辣、鸡鸭、牛羊肉、鱼腥海鲜等发物。避免精神紧张和过度劳累。

【验案】

基本情况:张某,女,44岁;初诊日期:2014年1月5日。

主诉:双手足掌跖部红疹脱屑伴瘙痒6年。

现病史:患者6年前无明显诱因双手足掌跖部出现红疹,脱屑,轻度瘙痒,未予重视。此后病情时有反复,每于接触热水、洗涤剂等后症状加重。纳眠可,平时月经周期正常,量少色淡。舌淡、苔薄,脉沉。

皮科情况:双手双足掌跖部淡黯红斑块,肥厚、皲裂,轻微脱屑;皮肤干燥、粗糙。

中医诊断:湿疮。

西医诊断:湿疹。

辨证：血虚风燥证。

治法：滋阴养血通络，软坚散结止痒。

方药：桃红四物汤加减。

当归 15g	白芍 15g	熟地 12g	鸡血藤 15g
红花 12g	玄参 15g	地肤子 15g	桑枝 15g
知母 15g	姜黄 12g	鳖甲 30g	龟板 30g
莪术 12g	生甘草 10g	路路通 12g	伸筋草 12g

7剂，每日1剂，水煎200ml，分早晚两次饭后1小时温服。

外用：药渣煎煮泡洗患处。

苯海拉明霜外用。

二诊（1月12日）

双手瘙痒减轻，裂纹变浅，上方加麦冬10g，继服7剂，症状改善明显，因外出游玩而停药。

【按语】

湿疹是一种慢性，易复发的疾病，患者病程较长，久病耗伤阴血，则血虚，血虚风从内生，肌肤失于濡煦则出现皮肤干燥、粗糙，皮损为淡黯红斑块，肥厚、皲裂、轻微脱屑。治宜滋阴养血通络，软坚散结止痒，予桃红四物汤加减。二诊症状均有所减轻，加麦冬养阴生津，继服后症状明显改善。

（张丽雯）

二十、荨麻疹（瘾疹）

瘾疹是一种皮肤出现红色或苍白风团，时隐时现的瘙痒性、过敏性皮肤病。本病以皮肤上出现瘙痒性风团，发无定处，骤起骤退，消退后不留任何痕迹为临床特征。一年四季均可发病，老幼都可罹患，有15%～20%的人一生中发生过本病。临床上可分为急性和慢性，急性者骤发速愈，慢性者可反复发作。中医古代文献又称痦瘤、风疹块、风疹等。本病相当于西医的荨麻疹。

【经典点睛】

《证治准绳·疡医》瘾疹条目："孙真人论曰《素问》云……少阴有余,病皮痹隐轸""风邪客于肌中则肌虚,真气发散,又被寒搏皮肤,外发腠理,开毫毛,淫气妄行之则为痒也。所以有风疹瘙痒,皆由于此"。后世《丹溪心法》解释曰:"瘾疹多属脾,隐隐然在皮肤之间,故言瘾疹也。"《诸病源候论》中将瘾疹分为"赤轸""白轸":"若赤轸者,由凉湿折于肌中之热,热结成赤轸也,得天热则剧,得冷则灭也。白轸者,由风气折于肌中热,热与风相搏所为。"《医宗金鉴·外科心法要诀》称"此证俗名鬼饭疙瘩"。《外科证治全书》云:"一名鬼饭疙瘩,俗称风乘疙瘩……表虚之人多患之。"

本病的病因病机总因禀赋不耐,卫外不固,风寒、风热之邪客于肌表,如《诸病源候论》载:"邪气客于皮肤,复逢风寒相折,则起风瘙隐轸。"或因内热郁于肌肤,与风搏结而成,《圣济总录》中有"肺脏有热,风邪乘之,风热相搏,毒气熏发皮肤之间,微则生瘾疹,甚则痒痛,搔之成疮"之记载。《三因极一病证方论》补充:"世医论瘾疹,无不谓是皮肤间风,然既分冷热,冷热即寒暑之证。又有因浴出凑风冷而得之者,岂非湿也。"又有或因气血不足,虚风内生,风气相搏而发,亦有《辨脉平脉章句》:"瘾疹身痒,是因风不得泄……脉浮而大,浮为风虚,大为气强,风气相搏,必成瘾疹。"

本病以皮肤红色或苍白风团,自觉瘙痒,时隐时现为临床表现,《证治汇补》中记载:"疹有豆粒,或如粟米,或如蚊迹,或随出随没,或没而又出,红靥隐密皮肤,不透出者,为瘾疹。"《外科大成》中有"瘾疹者,生小粒靥于皮肤之中,憎寒发热,遍身瘙痒。经云,劳汗当风,薄为郁,乃痱痤"的描述。

因此治疗上以疏风清热或疏风散寒为主,虚证者养血祛风润燥。《外科大成》中对不同类型的瘾疹均有详细描述:"热微色赤,热甚色黑,由痰热在肺,治宜清肺降痰解表,如消毒饮子。有可下者,大柴胡汤;虚者补中益气汤,或总以加味羌活散治之。"《医宗金鉴·外科心法要诀》中根据瘙痒发生时间的不同,总结有相应的治疗方法:"日痒甚者,宜服秦艽牛蒡汤,夜痒重者,宜当归饮子服之。"

本病若能对症施治,则预后较好,《三因极一病证方论》曰:"内则察其脏腑虚实,外则分其寒暑风湿,随证调之,无不愈。"

【病因病机】

本病总因禀赋不耐，人体对某些物质过敏所致。可因卫外不固，风寒、风热之邪客于肌表；或因肠胃湿热郁于肌肤；或因气血不足，虚风内生；或因情志内伤，冲任不调，肝肾不足，而致风邪搏结于肌肤而发病。

【诊断要点与鉴别诊断】

1. **诊断要点**　本病发病突然，在身体任何部位发生局限性风团，小如芝麻，大如豆瓣，呈鲜红色，或淡黄色。四肢伸面、腰部、头面部较多。自觉灼热与剧痒。风团随搔抓增大，数目增多，并可融合成环状、地图状等。皮损数小时后迅速消退，不留痕迹，时隐时现。1周左右停止发生，但也可反复发作，长达数月。

2. **鉴别诊断**　本病须与丘疹性荨麻疹、多形红斑等相鉴别。

【辨证施治】

1. **风热犯表证**　风团鲜红，灼热剧痒，遇热则皮损加重；伴发热恶寒，咽喉肿痛；舌质红，苔薄白或薄黄，脉浮数。治宜疏风清热，方用银翘散或消风散加减。

2. **风寒束表证**　风团色白，遇风寒加重，得暖则减，口不渴；舌质淡，苔白，脉浮紧。治宜疏风散寒，方用桂枝汤或麻黄桂枝各半汤加减。

3. **肠胃湿热证**　风团发生与饮食不节有关，伴有腹痛腹泻，或呕吐胸闷。大便稀烂不畅。舌红、苔黄腻，脉数或濡数。治宜化湿清热宣表，方用藿香正气散加减。

4. **血虚风燥证**　风团反复发作，迁延日久，午后或夜间加剧；伴心烦易怒，口干，手足心热；舌红少津，脉沉细。治宜养血祛风润燥，方用当归饮子加减。

外治：
1. 香樟木、蚕沙各30～60g，煎水外洗。
2. 炉甘石洗剂外搽。

【调护】

避风寒，调情志，慎起居。

【验案】

基本情况:马某,女,21岁;初诊日期:2013年5月4日。

主诉:周身起风团伴瘙痒1天。

现病史:患者1天前因出汗受风后突然出现周身皮肤瘙痒难忍,后起红色风团,无发热、喘憋,无腹痛腹泻等不适。纳眠可,大小便可,舌红,苔薄黄,脉浮数。

皮科情况:周身泛发大小不一潮红风团。

中医诊断:瘾疹。

西医诊断:荨麻疹。

辨证:风热蕴肤证。

治法:疏风清热,散邪止痒。

方药:银翘散合消风散加减。

金银花 10g	连翘 10g	荆芥 10g	牛蒡子 10g
淡豆豉 6g	薄荷 6g	芦根 10g	防风 10g
蝉蜕 10g	当归 10g	知母 10g	白鲜皮 10g

3剂,每日1剂,水煎200ml,分早晚两次饭后1小时温服。

二诊:2013年5月7日

自述皮损基本消失无新发,不痒,怕风。纳眠可,大小便可,舌淡红、苔薄黄,脉弦细。改用玉屏风散加减。

黄芪 15g	防风 12g	生白术 15g	荆芥 12g
当归 15g	党参 15g	麦冬 10g	黄芩 10g
葛根 12g	白芍 10g		

3剂,每日1剂,水煎400ml,分早晚两次饭后1小时温服。

【按语】

患者为出汗受风后急性起病,风热之邪客于肌表,外不得透达,内不得疏泄,营卫不和而见风团骤起,症见周身皮肤瘙痒难忍,风团色红,舌红,苔薄黄,脉浮数皆风热客表之象。四诊合参辨为风热蕴肤证,治宜疏风清热,散邪止痒,方用银翘散合消风散加减。方中金银花、连翘既有辛凉解表,清热解毒的作用,又具有芳香辟秽的功效;荆芥、防风、牛蒡子、蝉蜕疏风止痒,祛除在表之风邪,知母清热,当归和营活血。二诊皮损基本消失,予玉屏风散扶正固表,取其"固表而不恋邪,祛邪而不伤正"之功效。后随访,基本痊愈。

(张丽雯)

二十一、硬皮病(皮痹)

皮痹是一种以皮肤及各系统发生纤维硬化的结缔组织病。临床表现以局部或全身皮肤肿胀、发硬、后期萎缩,严重者可累及脏腑为特征。本病相当于西医学的硬皮病。

【经典点睛】

本病病名首见于《黄帝内经太素》:"少阴有余病皮痹隐轸……故少阴阴气有余,病于皮痹,又病皮中,隐轸皮起,风疾也。"

本病的病因病机多认为是风寒湿三气合而致之,如《圣济总录》中记载:"风寒湿三气杂至,合而为痹,以秋遇此者为皮痹。"皮痹病位多在皮肤,肺外合皮毛,《严氏济生方》认为:"皮痹之为病,应乎肺,其状皮肤无所知觉,气奔喘满。"《素问·五脏生成》认为皮痹与血行瘀滞有关,云:"卧出而风吹之,血凝于肤者为痹。"

皮痹的临床表现为皮肤肿胀、发硬、萎缩等,隋代巢元方《诸病源候论》明确提出了本病的皮肤改变,"风湿痹病之状,或皮肤顽厚,或肌肉酸痛",由气血虚外受风湿而成此病,久不痊,入于经络,搏于阳经,亦变全身手足不遂。清代林佩琴《类证治裁》:"邪在皮毛,搔如隔帛,或瘾疹风疮,宜疏风养血。"在脉象上,《证治准绳》中有"左寸沉而迟涩,为皮痹"的描述。

治疗上以祛风散寒,除湿通络为主,《杂病源流犀烛》中认为"有皮肤麻木者,是肺气不行也",从肺论治,治宜芍药补气汤。在治疗气血不足型系统性硬皮病时,治以补气养血,通经活络,散寒除湿,《金匮要略》载:"血痹,阴阳俱微,寸口关上微,尺中小紧,外证身体不仁,如风痹状,黄芪桂枝五物汤主之。"

本病预后多认为与患者体质相关,如属阳虚则容易寒化,属阴虚则容易热化。《素问·痹论》云:"其寒者,阳气少,阴气多,与病相益,故寒也。其热者,阳气多,阴气少,病气胜,阳遭阴,故为痹热。其多汗而濡者,此其逢湿甚也,阳气少,阴气胜,两气相感,故汗出而濡也。"

【病因病机】

外邪侵袭是皮痹的主要病因,其中以风寒湿邪为主,即所谓"感于三气则为皮痹"。脏腑失调则是皮痹的内在因素。饮食劳倦损伤脾胃,气血化源不足,皮肤失荣;先天禀赋不足或房劳伤肾,肾阳虚则皮肤无以温煦,肾阴虚则皮肤无以濡润,均能诱发皮痹,或使皮痹加重。外邪留滞皮肤,或气虚阳虚,使气血津液运行障碍,进而形成痰浊瘀血,痰浊瘀血阻滞于皮肤是皮痹的继发因素。

总之,外邪侵袭、痰浊瘀血以及气血阴阳的不足,皮肤之经络瘀阻,皮肤失养是皮痹的基本病机,其中痰瘀病机常可贯穿本病的始终。

【诊断要点与鉴别诊断】

1. **诊断要点**

(1)皮痹是以皮肤浮肿,继之皮肤变硬、萎缩为主要症状的一种疾病,是五体痹之一。

(2)皮痹临床上除有皮肤损害的表现外,还常伴有肌肉、关节及脏腑功能失调的症状。

(3)本病发病年龄以20~50岁为多,女性多于男性。

2. **鉴别诊断**　本病须与肌痹、脉痹等相鉴别。

【辨证施治】

1. **寒湿痹阻证**　皮肤紧张而肿,或略高于正常皮肤;皮肤不温,肢冷恶寒,遇寒加重,遇热减轻,肤色淡黄,关节冷痛,肢节屈伸不利,常伴有口淡不渴、舌淡苔白、脉紧等。皮肤紧张略有肿胀、肤冷肢寒、舌淡、苔白为本证的辨证要点。治宜祛风散寒,除湿通络。方用独活寄生汤加减。

2. **湿热痹阻证**　皮肤紧张而肿,肤色略红或紫红,触之而热,或皮肤疼痛。身热不渴,大便干,小便短赤,舌红、苔黄厚腻,脉滑数有力。皮肤紧张红肿而热、身热、舌红、苔黄腻是本证的辨证要点。治宜清热除湿,佐以通络。方用二妙丸合宣痹汤加减。

3. **气血亏虚证** 皮肤紧硬,肤色淡黄,局部毛发稀疏或全无;或皮肤萎缩而薄,肌肉消瘦,肌肤麻木不仁;周身乏力,头晕目眩,声怯气短,面色不华,爪甲不荣,唇舌色淡,舌有齿痕,苔薄白,脉沉细无力。皮肤硬而薄以及全身气血不足诸症为本证辨证要点。治宜益气养血,佐以通络。放用黄芪桂枝五物汤加减。

4. **痰阻血瘀证** 皮肤坚硬如革,捏之不起,肤色黯滞,肌肉消瘦,关节疼痛强直或畸形,屈伸不利,胸背紧束,转侧仰俯不便,吞咽困难,胸痹心痛,妇女月经不调,舌质黯,有瘀斑、瘀点,苔厚腻,脉滑细。皮肤坚硬如革、捏之不起、肤色黯滞、舌黯等为本证辨证要点。治宜活血化瘀,祛痰通络。方用身痛逐瘀汤合二陈汤加减。

5. **脾肾阳虚证** 皮肤坚硬,皮薄如纸,肌肉消瘦,精神倦怠,毛发脱落,肢冷形寒,面色㿠白,腹痛泄泻,腰膝酸软,舌质淡,舌体胖,苔白,脉沉细无力。皮肤坚硬而薄、肌肉消瘦、肢冷肤寒是本证的辨证要点。治宜补益脾肾,温阳散寒。方用右归饮合理中汤加减。

外治:

1. 回阳玉龙膏,制草乌、煨干姜各 90g,炒赤芍、白芷、煨南星各 30g,肉桂 15g,为细末。用回阳玉龙膏和在黄蜡内(黄蜡 240g,加入大药 90g),隔水炖温,敷贴患处,上药 1 剂,可连续使用两周。治皮痹。

2. 热蜡疗法,若病变在手、足等四肢部位,可选用刷蜡疗法、浸蜡疗法;在腰部等躯干部位可选用蜡饼疗法。

【调护】

1. 注意保暖,避免受寒。特别秋冬季节,气温变化剧烈,及时增添保暖设施。
2. 防止外伤,注意保护受损皮肤,即使较小的外伤,都要引起重视。
3. 戒烟。

【验案】

基本情况:钱某,女,75 岁;初诊日期:2006 年 2 月 20 日。

主诉:发现手部局限性硬斑 1 年。

现病史:患者 1 年前无明显诱因右手背出现一钱币大小水肿性红斑,伴轻度瘙痒,未予治疗,后皮损逐渐扩大,变硬,呈条块形,蜡样光泽,难以捏起,皮损区无汗液分泌,毳毛脱落,为求进一步治疗就诊于我科。查舌质黯,边有瘀斑,苔薄,脉弦。

皮科情况:右手背可见条块形皮损,呈蜡样光泽,难以捏起,皮损区无汗液分泌,毳毛脱落。

中医诊断:皮痹。

西医诊断:硬皮病。

辨证:气滞血瘀证。

治法:理气化瘀。

方药:

桃仁 10g	红花 12g	当归 15g	生地黄 30g
川芎 10g	赤芍 20g	水蛭 10g	地龙 10g
路路通 15g	黄芪 30g	麻黄 10g	甘草 6g

28 剂,每日 1 剂,水煎 200ml,分三次饭后 1 小时温服。

嘱避风寒,调摄情志,规律饮食起居。

皮损处施以火针治疗。

二诊(3 月 25 日)

查患者皮损变软,有汗出,诉纳差,查舌质黯,边有瘀斑,苔薄,脉弦。守上方去麻黄,加山药 30g,继服 28 剂。

三诊(5 月 20 日)

患者皮损明显变软,能捏起,余症同前。守上方,加夏枯草 20g,继服 28 剂。

四诊(6 月 21 日)

患者皮肤蜡样光泽已消,部分毛囊已恢复,长出毳毛。嘱患者继服上方。

【按语】

患者患病初期皮损范围较小,但并未重视,日久寒凝气滞,血行不畅,阻滞肌肤,而发为痹。营卫不通,则无汗,气滞血瘀则舌质黯,边有瘀斑,苔薄,脉弦。方用血府逐瘀汤加减,桃仁、红花、川芎活血祛瘀,当归活血养血,麻黄温经散寒,全方共奏理气化瘀、温经散寒之效。二诊皮损变软,汗出,营卫通畅,但纳差,故去麻黄,加山药健脾和胃。三诊症状减轻,加夏枯草以软坚散结,清泄肝热。四诊症状已消,嘱患者原方续服以巩固。

(张丽雯)

二十二、瘙痒症(风瘙痒)

皮肤瘙痒症,中医称为"风瘙痒""痒风""血风疮"等,是一种无原发皮损,而以瘙痒为主要皮肤感觉异常的疾病。本病可发生于任何年龄,多见于成人、老人,全身任何部位皆可发病。瘙痒常为阵发性,尤以夜间为重,搔抓后出现抓痕、血痂、苔藓样变、色素沉着等继发皮疹。相当于西医学的皮肤瘙痒症。

【经典点睛】

"风瘙痒"病名首见于《诸病源候论》:"风瘙痒者,是体虚受风,风入腠理,与血气相搏,而俱往来在于皮肤之间。邪气微,不能冲击为痛,故但瘙痒也。"

本病的病因病机多认为与风邪、血虚有关,如《外科大成》:"风盛则痒,盖为风者,火之标也……若风热内淫,血虚作痒者,又当凉血润燥。"又如《备急千金要方》:"风邪客于肌中则肌虚,真气发散。又被寒搏皮肤,外发腠理开毫毛,淫气妄行之,则为痒也。"《金匮翼》:"风瘙痒者,表虚卫气不足,风邪乘之,血脉留滞,中外鼓作,变而生热,热即瘙痒。"亦有医家认为本病由饮食不节所致肝脾湿热而引起,如《医宗金鉴》:"血风疮证生遍身,粟形搔痒脂水淫,肝肺脾经风湿热,久郁燥痒抓血津。"

《外科证治全书》记载了本病的临床表现:"痒风,遍身瘙痒,并无疮疥,搔之不止。"明确指出本病的特点为无原发皮疹,仅有瘙痒。《外科启玄》:"血风疮乃搔破皮肤,血痕累累",指出本病的继发皮疹为抓痕、血痂。

因此本病治疗原则以疏风清热、养血止痒为主,《外科正宗》:"发则搔痒无度,破流脂水,日渐沿开。甚者内服消风散加牛膝、黄柏,外搽解毒雄黄散或如意金黄散俱可敷之。如年久紫黑坚硬,气血不行者,用针砭去黑血,以神灯照法熏之,以解郁毒,次以前药敷之方效。"《外科证治全书》:"肝家血虚,燥热生风,不可妄投风药,养血定风汤主之。"

本病预后较好,亦有《金匮翼》所载:"久不瘥,淫邪散溢,搔之,则成疮也。"

【病因病机】

中医认为本病多由湿热内蕴,外邪侵袭;或气血亏虚,肌肤失养;或饮食不节,湿热内生,郁于皮肤腠理而引起。

1. **风盛血热** 禀赋不耐,血热内蕴,加之外感之邪侵袭,则易血热生风,因而致痒。

2. **湿热内蕴** 因饮食不节,嗜食肥甘厚味,或饮酒过度,损伤脾胃,湿热内生,日久化热生风,内不得疏泄,外不得透达,郁于肌肤而痒。

3. **血虚风燥** 因年老体弱,或患病日久,耗伤阴血,以致气血亏虚,血虚肝旺,气虚则卫外不固,风邪乘虚外袭,血虚则生风化燥,肌肤失养而作痒。

【诊断要点与鉴别诊断】

1. **诊断要点** 以剧烈瘙痒为主要症状,无原发性皮损,当无继发性皮疹时容易诊断。当有继发皮疹时,须根据病史,证实其初发时仅有瘙痒而无皮疹,方能确诊。

2. **鉴别诊断** 本病须与疥疮、虱病等相鉴别。

【辨证施治】

1. **风盛血热证** 病属新起,青年患者多见。症见皮肤瘙痒剧烈,遇热更甚,皮肤抓破有血痂。伴心烦,口干、口渴、便秘,溲赤。舌质红,苔薄黄,脉浮数。治以消风散合四物汤加减。

2. **湿热内蕴证** 瘙痒不止,抓破后滋水淋漓,或呈湿疹样变。伴口干口苦,胸胁胀满,纳谷不馨,大便秘结,小便黄赤。舌质红,苔黄腻,脉滑数或弦数。淫邪散溢龙胆泻肝汤加减。

3. **血虚风燥证** 病程日久,老年患者多见。症见皮肤干燥、脱屑,抓破后见血痕及血痂、少许脱屑。伴头昏眼花、失眠多梦。舌质红,苔薄,脉细数或弦数。治以养血定风汤加减。

外治:

1. 周身皮肤瘙痒者,可选百部酊外擦。

2. 皮损有渗出者,用三黄洗剂外擦。

3. 各型瘙痒症,均可用药浴、熏洗或熏蒸疗法。药用苦参50g、黄柏50g、枯矾50g、川椒30g、百部30g、防风30g、当归30g,煎汤外洗患处。也可矿泉浴。

4. 皮肤干燥发痒者,可用黄连膏等润肤膏外擦。

【调护】

1. 寻找致病原因并去除。
2. 减少搔抓及热水烫洗,洗浴后要外涂润肤之品。
3. 忌食鱼虾、蟹、蒜、韭等发物。
4. 调畅情绪,避免劳累。

【验案】

基本情况:李某,女,72 岁。2012 年 11 月 2 日初诊。

主诉:周身皮肤干燥伴瘙痒 6 年。

现病史:患者 6 年前自觉周身皮肤干燥、瘙痒,搔抓后见抓痕、血痂,冬重夏轻,自行予润肤乳外涂后,稍有缓解。后逐渐加重,间断诊治于多家三甲医院,时轻时重。现为求进一步诊治来诊。刻下见:周身皮肤干燥,瘙痒,失眠多梦,口干,大便干,2 日一行,小便可。舌质红,苔薄,脉弦数。

专科检查:周身皮肤干燥,散在抓痕、血痂,局部苔藓样变及少许鳞屑。

中医诊断:风瘙痒。

西医诊断:皮肤瘙痒症。

辨证:血虚风燥。

治法:养血润燥,祛风止痒。

方药:养血定风汤加减。

当归 12g	生地黄 15g	川芎 10g	赤芍 12g
何首乌 12g	天冬 10g	麦冬 10g	全蝎 6g
刺蒺藜 9g	白鲜皮 10g	防风 10g	柏子仁 15g

14 剂,每日 1 剂,水煎 200ml,分早晚两次饭后 1 小时温服。

二诊(2012 年 11 月 16 日),自述瘙痒明显减轻,睡眠有所改善,局部苔藓样变皮疹变薄,予前方加用丹参 12g、鸡血藤 15g 继服 14 剂以增养血活血通络之效。

三诊(2012 年 11 月 30 日),已无瘙痒,其余诸症基本缓解,予前方减全蝎、何首乌,继服 7 剂,巩固疗效。

【按语】

患者年逾古稀,精血亏虚,血虚则生风化燥,风盛则痒,肌肤失其濡养则干燥脱屑,故辨为血虚风燥证,治以养血润燥、祛风止痒,投以养血定风汤。方中当归、赤芍、生地黄、何首乌、赤芍养血滋阴润燥,天冬、麦冬滋阴生津,全蝎、刺蒺藜、白鲜皮、防风祛风止痒,柏子仁养心安神、润肠通便。二诊时诸症减轻,加用养血活血之品以增疗效。三诊基本痊愈,继服前方巩固疗效。

（刘久利）

二十三、多形红斑（猫眼疮）

猫眼疮,是一种急性炎症性皮肤病,有自限性,皮损表现为多种形态,如红斑、丘疹、风团、水疱等,特征性皮疹为靶形损害即虹膜状皮疹,常伴有不同程度的黏膜损害。好发于四肢末端,重症型常扩散至躯干。春秋季多发,男性多于女性。中医文献又称为"雁疮""寒疮""白寒疮"等,本病相当于西医学的多形红斑。

【经典点睛】

猫眼疮病名首见于《医宗金鉴·外科心法要诀》:"猫眼疮名取象形,痛痒不常无血脓,光芒闪烁如猫眼,脾经湿热外寒凝。"又名"雁疮",《诸病源候论·雁疮候》:"雁疮者……雁来时则发,雁去时便瘥,故以为名。"

本病的病因病机多认为与脾经湿热有关,如《外科大成》:"由脾经湿热所致。"亦有《医宗金鉴·外科心法要诀》:"由脾经久郁湿热,复被外寒凝结而成。"

《外科大成》记载了其临床表现及好发部位,"寒疮形如猫眼,有光彩而无脓血,多生身面,冬则近胫。"《诸病源候论·雁疮候》亦记载了其临床表现、好发季节:"雁疮者,其状生于体上,如湿癣、病疡,多著四支,乃遍身。其疮大而热,疼痛。得此疮者,常在春秋二月、八月……"

因此治疗原则总以健脾清热利湿为中心,如《医宗金鉴·外科心法要诀》:"宜服清肌渗湿汤,外敷真君妙贴散,兼多食鸡、鱼、蒜、韭,忌食鲇鱼、蟹、虾而愈。"《外科大成》:"先服金蝉解毒丸,次服清肌渗湿汤。"

本病有自限性,预后良好。

【病因病机】

中医认为本病的发生可由湿热蕴结、外溢于肌肤而引起,也可由风寒、风热之邪郁于肌肤而引起。

1. **湿热蕴结** 饮食不节,恣食肥甘厚味及辛辣之品,脾失健运,积湿生热,或因外感风热,湿热内扰脏腑,外侵于肌肤而致病,此为脾虚湿热所化。

2. **风寒血瘀** 禀赋不足,风寒外受,以致营卫不和,寒凝血滞而发,或由肾阳虚损,四肢失其温煦则形寒肢冷,复感风寒,阳气不能达于四末,内外夹击,肌肤失养所致。

【诊断要点与鉴别诊断】

1. **诊断要点** 皮疹多形性,有典型靶形损害,好发于四肢末端,对称分布,有黏膜损害。

2. **鉴别诊断** 本病须与冻疮、药疹、寻常型天疱疮等相鉴别。

【辨证施治】

1. **风寒血瘀证** 皮疹多发于春秋交替时节,遇寒后发,皮损呈黯红或紫红斑片,或上有水疱,状如猫眼,痛痒不甚,伴畏寒喜暖,四肢厥冷,关节冷痛,舌质淡或黯,苔白,脉沉迟。治以当归四逆汤加减。

2. **湿热蕴结证** 皮疹为鲜红色斑或斑丘疹,上有水疱,瘙痒灼热,甚或糜烂滋水,有黏膜损害,伴发热倦怠,口干咽痛,呕恶纳呆,关节酸痛,舌质红,苔黄腻,脉滑数。治以消风导赤散加减。

3. **毒热炽盛证** 发病急骤,皮损呈红斑、大疱、糜烂、出血,迅速发展至全身,黏膜受累,伴高热不退,咽喉肿痛,全身酸楚,心悸,胸痛,尿涩而赤,甚者神昏谵语,舌质红绛,脉洪数。治以犀角地黄汤加减。

外治:

1. 皮肤糜烂者,用皮炎洗剂(三黄洗剂)湿敷,青黛散麻油调敷。

2. 黏膜糜烂者,用青吹口散、锡类散或养阴生肌散外吹,每日 4～5 次。口腔黏膜有破溃者,用小苏打漱口。

3. 未破溃或结痂者,可用解毒搽剂、黄芩膏外搽。

4. 针灸疗法,风寒型取穴:肝俞、肾俞、命门、关元、内关、足三里、阿是穴；湿热型取穴：曲池、足三里、阿是穴；热毒型取穴：大椎、曲池、合谷、曲泽、委中。

【调护】

1. 寻找致病原因并去除，停用可疑致敏药物。

2. 寒冷型，宜注意保暖，避免冷水、冷风等寒冷刺激。

3. 重症者，若皮肤大疱破溃、糜烂，应加强护理，注意用品消毒、更换，防止感染。

【验案】

基本情况：周某，女，22 岁；初诊日期：2015 年 3 月 10 日。

主诉：手足红斑反复 1 年，加重 1 周。

现病史：患者 1 年前无明显诱因双手出现散在鲜红色或紫红色斑片，圆形或不规则形，边缘轻微肿胀，皮疹中心有水疱，伴有痒痛，冬季较重，反复发作，并于足部出现类似皮损。现症见：患者畏寒，手足凉，痛经，月经不规则，量少，有血块，大便 2～3 日一行，不干。舌质淡红，苔薄白，脉沉细。

专科检查：双手背、足背散在类圆形黯红色水肿性斑片，粟粒至钱币大小，边界清楚，略隆起，中央可见水疱，水疱内容物清亮。

中医诊断：猫眼疮。

西医诊断：多形红斑。

辨证：风寒血瘀。

治法：疏风散寒，和营散瘀。

方药：当归四逆加吴茱萸生姜汤加减。

当归 15g	桂枝 15g	白芍 15g	细辛 3g
吴茱萸 10g	鸡血藤 30g	炙甘草 10g	路路通 15g
通草 15g	徐长卿 30g	薏苡仁 20g	生姜 5g

7 剂，每日 1 剂，水煎 200ml，分早晚两次饭后 1 小时温服。

嘱避风寒、保暖，畅情志，规律饮食起居。

二诊（2015 年 3 月 17 日），手足背部红斑较前减轻，但仍有新疹不断出现，自觉恶寒，舌质淡红，苔薄白，脉沉细。上方加黄芪 30g，制附子（先煎）10g，陈皮 10g，忍冬藤 30g，7 剂，水煎服。

三诊（2015年3月26日），手足背红斑、水疱消退，颜色减淡，未有新发皮疹。自觉恶寒减轻，手足有温热感，舌质淡红。守上方，服7剂巩固疗效。

【按语】

患者素体阳虚，卫阳不足，腠理不密，风寒湿邪乘虚而入，侵袭肌肤，以致营卫不和，寒凝血滞而发，阳虚则肌肤失于温煦，致形寒肢冷。方用当归四逆加吴茱萸生姜汤加减治疗，意在温卫阳、散风寒湿、化瘀滞。二诊加黄芪补气固卫，与桂枝相配益气温阳，和血通络；附子温肾助阳，陈皮行气，诸药合用，共奏温经散寒，活血通络化瘀之效。

（刘久利）

二十四、银屑病（白疕）

白疕，是一种常见的并易于复发的红斑鳞屑性皮肤病。其临床特点是在红斑基础上覆以多层银白色鳞屑，刮去鳞屑有薄膜及点状出血。与古代文献记载的"松皮癣""干癣""风癣""蛇虱""白壳疮""疕风""马皮癣"等项类似。本病相当于西医学的银屑病。

【经典点睛】

白疕病名首见于《外科大成》："白疕，肤如疹疥，色白而痒，搔起白疕，俗称蛇虱。"

本病的病因病机，多认为与风湿邪气客于腠理，伤营耗血，肌肤失养有关，如《诸病源候论》所记载皆由"风湿邪气，客于腠理，复值寒湿，与血气相搏"所生，又有"风癣，是恶风冷气客于皮，折于血气所生"。《洞天奥旨》："皆因毛窍受风湿之邪，而皮肤无气血之润，毒乃附之而生癣矣。"亦有血燥致病说，如《外科大成》："由风邪客于皮肤，血燥不能荣养所致。"

《诸病源候论》记载了其临床表现："干癣但有匡郭，皮枯索痒，搔之白屑出是也。"

又有《外科大成》："白疕，肤如疹疥，色白而痒，搔起白疕。"《外科证治全书》："白疕，一名疕风，皮肤燥痒，起如疹疥而色白。搔之屑起，渐至肢体枯燥坼裂,血出痛楚,十指间皮厚而莫能搔痒。"《洞天奥旨》:"白壳疮,生于两手臂居多,或有生于身上者,亦顽癣之类也。"描述了本病皮疹形态及自觉症状。

《疡医大全》:"陈实功曰:'癣乃风热湿虫四者而成。风宜散,热宜清,湿宜渗,虫宜杀,总由血燥风毒克于脾肺二经耳。'"总结了本病的治疗原则为疏风清热、渗湿杀虫。

用药方面,则有内治外治并用,如《医宗金鉴·外科心法要诀》载:"初服防风通圣散,次服搜风顺气丸,以猪脂、苦杏仁等分共捣,绢包擦之俱效。"或以生血润肤饮主之,生猪脂搽之。

本病病程较长,易反复发作。

【病因病机】

中医学认为本病总由营血亏损,血热内蕴,化燥生风,瘀血停滞,肌肤失养所致。纵观该病发病过程,血热贯穿始终。

1. **血热** 多因情志内伤,气机壅滞,郁而化火,心火亢盛,毒热伏于营血;或因饮食失节,过食腥发动风的食物,脾胃失和,气机不畅,郁久化热,复受风热毒邪而发病。

2. **血燥** 血热内蕴,加之瘀血内阻,经脉阻塞,气血瘀结,以致津液、营血耗伤,阴虚血燥,肌肤失养而致病。

3. **血瘀** 病程日久,气血循行受阻,以致瘀阻肌表,肌肤失养。

【诊断要点与鉴别诊断】

1. **诊断要点** 本病临床较为常见,一般根据临床表现即可诊断,必要时可行病理活检以明确诊断。

2. **鉴别诊断** 本病须与脂溢性皮炎、玫瑰糠疹、慢性湿疹、副银屑病等相鉴别。

【辨证施治】

1. **血热证** 皮损不断出现,发展迅速,皮肤潮红,皮疹多呈点滴状,新生皮疹不断出现,鳞屑较多,表层易剥离,基底点状出血,瘙痒明显,伴有口干舌燥,心烦易怒,大便干结难解,小便黄。舌质红,苔黄或腻,脉弦滑或数。治以清热凉血方加减。

2. **血燥证**　病程较久,皮疹色淡,鳞屑较多,原有皮损部分消退。舌质淡红,苔少,脉缓或沉细。治以当归饮子加减。

3. **血瘀证**　皮损呈肥厚性斑块,颜色黯红,经久不退。舌质紫黯或见瘀斑瘀点,脉涩或细缓。治以活血解毒汤加减。

外治:

1. 火针、梅花针治疗,适用于斑块型银屑病。

2. 放血疗法,适用于血热型银屑病,一般针刺部位选择双侧耳尖及大椎穴。

3. 火罐疗法,适用于血瘀型银屑病,常用方法有闪罐法、走罐法、留罐法、刺络拔罐法。

4. 中药洗浴,将适量中草药煎水,放置温凉后泡洗或浸浴全身或局部皮损处。常用草药:

（1）血热型:治当凉血解毒,用生侧柏、紫草、生地榆、牡丹皮、白茅根各30g。

（2）血燥型:治当滋阴活血,解毒祛风,用楮桃叶、鸡血藤、透骨草、当归各30g。

（3）血瘀型:治当活血化瘀,祛风止痒,用莪术、当归、透骨草、白鲜皮、紫草各30g,红花20g。

5. 进行期宜用低浓度、温和药膏,如黄连膏、龙骨软膏;静止期、退行期可适当提高浓度,不宜大面积使用激素药膏。

【调护】

1. 患病期间,应忌食辛辣、鱼虾、羊肉等辛热动风之品。

2. 急性期或红皮病型,不宜用刺激性强的药物。平时使用外用药应从低浓度开始,用药前用温热肥皂水或中药煎液洗涤病灶,以除去鳞屑。

3. 预防感染和外伤,在秋冬及冬春季节交替之际,注意保暖,预防感冒、咽炎、扁桃体炎。

4. 避免过度紧张劳累,规律作息,保持情绪舒畅。

【验案】

患者张某,男,24岁。2010年10月15日初诊。

主诉:双下肢反复红斑、鳞屑伴瘙痒半年,加重5天。

现病史:患者于半年前无诱因双下肢出现红斑、丘疹,伴脱屑,饮酒后加重,多次至我院皮肤科门诊就诊,诊为"寻常性银屑病",予糠酸莫米松乳膏等治疗后皮疹颜色变浅,但皮疹未见明显消退。5 天前食用寿司后皮疹加重。刻下见:双下肢皮疹伴脱屑,瘙痒,口苦口干,纳眠可,二便调。舌黯红,苔微黄腻,脉细。

专科检查:双下肢大片状红斑、丘疹,略隆起,色红,边界清晰,其上覆银白色鳞屑。

中医诊断:白疕。

西医诊断:寻常性银屑病。

辨证:血热瘀滞。

治法:清热凉血活血。

方药:清热凉血方加减。

生石膏 30g(先煎)	紫草 15g	土茯苓 20g	白花蛇舌草 15g
牡丹皮 15g	生地黄 30g	白蒺藜 30g	赤芍 15g
生甘草 10g	黄芩 15g	蛇莓 15g	防风 12g
生薏苡仁 30g	陈皮 15g		

7 剂,日 1 剂,水煎服,早晚饭后分服。

外用卤米松乳膏,每日 2 次;斑块肥厚处施以火针治疗。

二诊(2010 年 10 月 22 日):双下肢皮疹明显好转,无新发皮疹,瘙痒明显,仍口苦口干,大便偏稀,予前方加柴胡 12g、青蒿 10g,易生地黄为鲜地黄,继服 7 剂。

三诊(2010 年 10 月 29 日):皮疹颜色减退,瘙痒反复,口干口苦较前减轻,上方加白鲜皮 15g,继服 7 剂。

四诊(2010 年 11 月 6 日):皮疹基本消退,瘙痒消失,诸症改善,予上方续服 7 剂巩固疗效。

【按语】

本案患者双下肢红斑、丘疹,上覆银白色鳞屑,口苦口干,瘙痒,为血热蕴肤的表现,舌黯红、苔微黄腻、脉细俱是血热瘀滞之象,治以清热凉血活血,方以清热凉血方加减,其中生石膏、紫草、土茯苓、生地黄、蛇莓、黄芩清热凉血解毒,牡丹皮、赤芍活血化瘀,白蒺藜、防风、祛风止痒,白花蛇舌草抗癌抗增生，生薏苡仁、陈皮健脾祛湿以固中焦。二诊口干口苦未见缓解，加柴胡、青蒿清理肝胆湿热、和解少阳，鲜地黄以加强清热生津之力。三诊加白鲜皮以增祛风止痒之效。

（刘久利）

二十五、扁平苔藓（紫癜风）

紫癜风是一种发生于皮肤、毛囊、黏膜和指／趾甲的常见慢性炎症性皮肤病，其病因不明，皮损通常表现为紫红色多角形瘙痒性扁平丘疹，表面有蜡样光泽，好发于四肢屈侧，常伴有口腔黏膜损害。本病相当于西医学的扁平苔藓。

【经典点睛】

"紫癜风"首见于《证治准绳》："夫紫癜风者，由皮肤生紫点，搔之皮起而不痒痛者是也。此皆风湿邪气客于腠理，与气血相搏，致营卫痞涩，风冷在于肌肉之间，故令色紫也。"上论描述了紫癜风的临床表现和病因病机。

本病的病因病机，多认为风、湿邪气客于腠理，肌肤气血凝滞。《圣济总录》："论曰紫癜风之状，皮肤生紫点，搔之皮起而不痒痛是也，此由风邪挟湿，客在腠理，荣卫壅滞，不得宣流，蕴瘀皮肤，致令色紫，故名紫癜风。"

【病因病机】

总因素体阴血不足，脾失健运，复感风热之邪，风湿客于肌肤腠理，凝滞于血分或因肝肾不足，阴血内热，虚火上炎而致病。

1. **风热相搏**　风热外束，郁于肌肤，郁久化热，阻滞经络而成。

2. **血虚风燥**　风热之邪，郁久化热，壅滞经络，日久耗血伤阴，阴虚生风化燥而致病。

3. **肝肾阴虚**　素体阴虚，肝肾不足，在外肌肤失濡，故干燥、脱屑、瘙痒；在内阴津耗失，故口舌糜烂、生疮、反复不愈。

4. **气滞血瘀**　风热久郁不解，以致气滞血瘀，瘀热交阻，肌肤失养，皮疹经久不退而成苔藓状。

【诊断要点与鉴别诊断】

1. **诊断要点**　根据患者典型的多角形紫色或紫红色丘疹,伴有剧痒等症状即可诊断。

2. **鉴别诊断**　本病须与皮肤淀粉样变性、银屑病、神经性皮炎、黏膜白斑等相鉴别。

【辨证施治】

1. **风热相搏证**　发病初期,皮疹广泛,紫色扁平丘疹,瘙痒剧烈。舌质红,苔薄,脉弦数。治以消风散加减。

2. **血虚风燥证**　皮肤干燥,皮疹黯红,或融合成片状、环状、线状等,瘙痒剧烈;伴咽干鼻燥;舌红少苔,脉沉细。治以当归饮子加减。

3. **气滞血瘀证**　病程较长,皮疹融合成肥厚性斑片,色褐红或紫红色,皮肤粗糙,瘙痒明显,舌质紫或边有瘀斑瘀点,脉涩。治以逍遥散合桃红四物汤加减。

4. **肝肾阴虚证**　皮疹较局限,颜色较黯,或中央萎缩,若阴虚湿热下注则皮疹多发于阴部,以肛门、龟头等处。伴腰膝酸软。舌红少苔,脉沉细数。治以知柏地黄丸加减。

外治:

1. **硫黄膏方**　硫黄(不拘多少),上一味。研末。用生姜自然汁。同煎成膏。每浴罢。以药揩之令热。

2. **五倍子膏方**　五倍子(一分捣为细末),轻粉(二钱),砒霜(研细半钱)上三味。同研匀细。以醋调为膏。盛以瓷合。每浴罢。匀揩患处。速着衣,慎风。

3. **附子硫黄散方**　附子(生用,去皮脐一枚),石硫黄(别研半两),上二味。捣研为细散。入胡粉一分。腻粉少许。同繁柳汁和匀。临卧揩三五遍。早晨温浆洗去。不过三五夜瘥。

4. **牡蛎散方**　牡蛎,胆矾(各半两),上二味。生用为散。醋调摩患处。

5. **胡桃涂方**　初结青胡桃(一颗取外皮用),硫黄(一皂子许研如粉),上二味。先取胡桃皮切研如膏。入硫黄末和匀涂之。

6. **灰涂方**　灰(不拘多少,烧灰用纸衬淋取汁,炼令如膏,约两匙许),雄黄, 丹砂, 轻粉, 麝香, 虾蟆灰, 石硫黄, 矾石(各一钱), 上八味。将七味同研如粉。与炼了灰浓汁。搅煎如膏涂之。干即易膏。硬以醋润之。

7. **羊蹄根涂方**　羊蹄根(捣绞自然汁半合), 生姜(研绞自然汁半合), 硫黄(四钱研如粉), 上三味。将二汁与硫黄末。同研令黏。涂患处。一日不得洗。

【调护】

1. 注意休息, 消除精神紧张, 避免焦虑。
2. 忌食辛辣刺激性食物, 纠正胃肠道功能紊乱。
3. 勿用热水洗浴或过度搔抓, 以免皮损产生同形反应而扩散。
4. 口腔黏膜受累者应注意保持口腔清洁, 避免酗酒、吸烟、义齿等的刺激。

【验案】

患者姓名: 宋某。

性别: 女。

出生年月: 1939 年 5 月。

初诊日期: 2014 年 12 月 5 日。

主诉: 口腔不适 2 月余。

现病史: 患者 2 月余前无明显诱因自觉口腔不适感, 就诊于社区医院, 诊断为口腔溃疡, 予间断治疗(具体不详)后, 效果不佳, 遂至我院就诊。检查结果未见明显异常。患者发病来, 伴腰膝酸软, 饮食睡眠可, 二便正常, 舌质红, 苔少, 脉细数。

专科检查: 左侧颊黏膜臼齿对面见一紫红色丘疹, 上覆白色网状薄膜, 未见渗液及渗血。

诊断: 紫癜风(扁平苔藓)。

中医证型: 肝肾阴虚。

治法: 滋阴, 补肾, 解毒。

方药: 1. 知母 9g　　黄柏 15g　　党参 12g　　枸杞子 12g
　　　玄参 12g　　麦冬 12g　　牡丹皮 9g　　板蓝根 15g
　　　灯心草 5g　　黄连 6g　　炙龟板 12g　　土茯苓 30g
　　　凤尾草 15g　　当归 15g

7剂,每日1剂,水煎400ml,分早晚两次饭后1小时温服。

嘱避风寒,调摄情志,规律饮食起居。

2. 白芍总苷胶囊,20mg,日2次,口服。

3. 他克莫司乳膏外涂。

二诊(12月12日)

复诊时患者口腔内未见新发皮损,原有皮损扁平,颜色变淡,加熟地黄30g加强补肾之功,继服。7剂,每日1剂,水煎400ml,分早晚两次饭后1小时温服。

三诊(12月19日)

此次患者诉口腔不适感明显减轻,口腔皮损明显消退,前方治疗有效,减牡丹皮后继服。7剂,每日1剂,水煎400ml,分早晚两次饭后1小时温服。

四诊(12月26日)

患者口腔内皮损基本消失,口腔已无不适感,临床治愈,无需复诊。

【按语】

此例患者为典型的口腔扁平苔藓,根据患者皮损特点辨证为肝肾阴虚证,治宜滋阴降火补肾。故用知母、黄柏、炙龟板滋阴降火;枸杞子、玄参、麦冬滋补肝肾;患者口腔扁平苔藓仍表现为毒邪蕴积,故用板蓝根、土茯苓、牡丹皮、黄连解毒清热;患者年老,气血亏虚,不能抵御外邪,故用党参、当归益气补血;患者皮损表现在口腔黏膜,故用灯心草、凤尾草,此二味药是多年临证总结出针对口腔病变效果较好的中药,应用于此例患者治疗效果满意。故在临证时需注意,除根据具体的辨证情况选用相应方剂的同时,还应根据经验采用部分具有良好治疗作用的单药,方能速效。

(马雪婷)

二十六、玫瑰糠疹(风热疮)

玫瑰糠疹,中医称又称"风热疮""风癣""血疳""风痒"。是一种以被覆糠秕状鳞屑的玫瑰色斑丘疹为主要临床表现的急性炎症性自限性皮肤病。初发时多在躯干部先出现玫瑰红色母斑,上有糠秕样鳞屑,继则分批出现较多、形态相仿而较小的子斑。本病好发于青壮年和中年人，以春秋季多见。愈后一般不复发。亦有少数患者皮损维持时间长，反复发作。

【经典点睛】

风热疮，首见于《外科启玄·风热疮》："因风热毒气，发于肌肤所致。多见于四肢及胸腹部位，其初起多呈丘疹状，然剧烈搔痒而难忍，故因久搔形成疮面，甚则其疮面容易渗出鲜血。"亦有称为"血疳"，如《医宗金鉴》："血疳发在遍身形如紫疥其色红紫瘙痒。"

本病的病因病机多以风、湿、热邪气客于肌肤腠理所致为主。如《洞天奥旨》："风热疮……乃肺经内热而外感风寒，寒热相激而皮毛受之，故成此症也。"《外科正宗》："风热，湿热，血热三者交感而生。"《医宗金鉴》："此证由风热闭塞腠理而成，形如紫疥，痛痒时作，血燥多热……"《外科启玄》："此疮……乃风热之邪侵袭肺，肺主皮毛，故皮毛之间有此疮也。"《外台秘要》："风热之气，先从皮毛而入肺也。肺为五脏六腑之上盖，在体合皮，其华在毛，候身之皮毛。若肌肤腠理虚，则风热之气先伤及皮毛。"

在《外科正宗》中记载了本病的临床表现，如"风癣如云朵，皮肤娇嫩，抓之则起白屑"。《疡医大全》载："血疳乃脏中虚弱，真气衰少，邪气相侵，风毒闭塞腠理，发于肌肤，初如紫疥，破时出血，行处成疮，疮生遍身，损伤皮肉，痒痛难禁……"《洞天奥旨》云："风热疮多生于四肢、胸胁。初起如疙瘩，痒而难忍，爬之少快，多爬久搔，未有不成疮者。甚则鲜血淋漓，似疥非疥。"

治疗原则以疏风清热为主，《医宗金鉴》载："证因风热闭腠理，消风散服功最强。"《洞天奥旨》云："世人以防风通圣散治之，亦有愈者，然铎更有治其外而自愈，纪之以便不愿服药之男妇也。三圣地肤汤 地肤子一两 防风二钱 黄芩三钱，煎一大碗，加猪胆二个，取汁和药同煎，以鹅翎扫之，即止痒，痒止而疮亦尽愈。"

【病因病机】

本病总由各种诱因致肌肤郁闭，腠理闭塞而发病。

1. **外感风热，闭郁肌肤**　风热外感，郁滞肌肤腠理，不得宣泄而发。

2. **血分有热，化燥生风**　过食辛辣炙煿，或情志抑郁化火，导致血分蕴热,热伤阴液而化燥生风,外泛肌肤而致病。

3. **血虚不润,肌肤失养**　病程日久,血分虚衰,不能濡养肌肤而致病。

【诊断要点与鉴别诊断】

1. **诊断要点**　根据患者临床皮损特点,躯干部出现玫瑰红色母斑,其长轴与皮纹一致,上覆糠秕样鳞屑,继则分批出现较多,形态相仿而较小的子斑。

2. **鉴别诊断**　本病须与体癣、脂溢性皮炎、银屑病、二期梅毒疹等相鉴别。

【辨证施治】

1. **风热蕴肤证**　伴心烦口渴,大便干,尿微黄。舌红,苔白或薄黄,脉浮数。治以消风散加减。

2. **风热血燥证**　皮疹为鲜红或紫红色斑片,鳞屑较多,皮损范围大,瘙痒较剧,伴有抓痕、血痂等,舌红、苔少,脉弦数。治以凉血消风散加减。

3. **血虚风燥证**　病程已久,皮损淡黯红,上覆少量鳞屑,细如糠秕,分布于躯干四肢,痒轻。口干咽燥,舌红少苔,脉沉细弦。治以当归饮子加减。

外治:

外洗方:对于瘙痒严重者可选用《洞天奥旨》所记载三圣地肤汤外洗,取效甚速,具体如下:地肤子一两,防风二钱,黄芩三钱,煎汤一大碗,加猪胆二个,取汁和药同煎,以鹅翎扫之,即止痒,痒止而疮亦尽愈。

【调护】

1. 忌食辛辣刺激食物、鱼腥发物。多饮水,保持大便通畅。

2. 注意皮肤卫生,不可用热水肥皂烫洗,避免外用刺激性药物。

3. 加强锻炼,提高机体免疫功能。

【验案】

患者姓名:范某。

性别:女。

出生年月:2000年9月。

职业:学生。

初诊日期:2012 年 2 月 23 日。

主诉:胸背部及上肢出现红色斑丘疹伴剧痒半月余。

现病史:患者半个月前无明显诱因胸部出现一红斑,伴痒感,初起如指甲盖大小,表面有脱屑,未予重视。数日后,胸背部及两侧上肢突然发起类似样红色皮疹,大小不等,痒感更加明显,曾在某医院诊为玫瑰糠疹,经治疗无效,遂至我院门诊就诊。发病来,饮食睡眠可,二便正常,舌红,苔薄白稍腻,脉弦细滑。

专科检查:胸背部、颈部、上肢、大腿部散在大小不等的红色斑疹,呈椭圆形或不规则形,皮疹边缘不整齐,长轴与肋骨平行,表面覆有较多的细碎糠秕状鳞屑层。

诊断:风热疮(玫瑰糠疹)。

中医证型:血热兼感湿热毒邪。

治法:凉血清热散风止痒,佐以利湿。

方药:1.消风凉血汤加减。

生地黄 15g	紫草 15g	茜草 10g	白茅根 15g
苦参 15g	土茯苓 15g	白鲜皮 10g	当归 15g
龙胆草 10g	泽泻 15g	生薏米 30g	生甘草 10g

7 剂,每日 1 剂,水煎 400ml,分早晚两次饭后 1 小时温服。

嘱避风寒,调摄情志,规律饮食起居。

2. 马来酸氯苯那敏片 10mg,睡前服。

3. 中药泡洗方,苦参 30g、蛇床子 30g、黄柏 30g、生大黄 30g、生甘草 10g,7 剂,煎汤外洗患处。

4. 取合谷、曲池、大椎、足三里,施以泻法,留针 10～15min,每日 1 次,10 次为 1 个疗程。

二诊(3 月 2 日)

服上方 7 剂后自觉瘙痒感减轻,皮损表面鳞屑减少,无新发皮疹。上方加白术 15g,黄柏 10g,茯苓 12g,继服 7 剂。

三诊(3 月 9 日)

复诊时痒感已基本消失,皮疹逐渐消退,颜色转黯。上方继服 7 剂。

四诊(3 月 16 日)

皮疹已退尽,症状消失,临床治愈,不再随访。

【按语】

患者胸背部、颈部、上肢、大腿部散在大小不等的红色斑疹，呈椭圆形或不规则形，长轴与肋骨平行，表面覆有较多的细碎糠秕状鳞屑层。玫瑰糠疹诊断明确。本病多因风热闭塞腠理，伤血化燥而引起，该患者皮疹颜色鲜红，鳞屑较多，且痒感明显，故以清热凉血为主要治法，苔略腻，是湿邪凝聚之象，故佐以利湿。方中生地黄、紫草、茜草、白茅根清热凉血；白鲜皮、土茯苓解毒祛风止痒；苦参、龙胆草、泽泻清热利湿；方中寒凉药物为主，易伤脾胃，故以生薏米健脾，并可协助苦参等药物加强利湿之功；生甘草调和诸药。二诊时瘙痒感减轻，鳞屑较前减少，继前方加白术、黄柏、茯苓增强健脾利湿之功。三诊时患者痒感已基本消失，皮疹基本消退，颜色转黯，说明治疗有效，继服前方7剂以巩固疗效。

（马雪婷）

二十七、天疱疮、类天疱疮（天疱疮、火赤疮）

大疱性皮肤病是指一组发生在皮肤黏膜，以水疱、大疱为基本皮肤损害的皮肤病。天疱疮和大疱性类天疱疮同属于大疱性皮肤病，为皮科重症，病程长，严重者可危及生命。中医有"天疱疮""火赤疮"之称，"天疱疮"相当于西医学寻常型天疱疮，以中老年患者为多，其特点是在外观正常的皮肤和黏膜上发生松弛性大疱，壁薄易破，尼科利斯基征阳性。

"火赤疮"相当于西医学的类天疱疮，皮损特征为正常皮肤或红斑上出现指甲大小或更大的水疱、血疱、糜烂、渗出、结痂，尼科利斯基征阴性。

【经典点睛】

"天疱疮"首见于《外科理例》："背侧患水泡疮数颗。发热脉数。此肺胃风热所致。名曰天泡疮。""火赤疮"首见于《医宗金鉴》："初起小如芡实，大如棋子，燎浆水疱，色赤者为火赤疮。"

本病的病因病机多与湿邪蕴蒸，兼感风热为主。《外科正宗》："天疱者，乃心火妄动，脾湿随之，有身体上下不同，寒热天时微异，上体者风热多于湿热，宜凉血散风。下体者湿热多于风热，宜渗湿为先。"《医宗金鉴》："火赤疮，此证由心火妄动，或感酷暑时临，火邪入肺，伏结而成。"《证治准绳·疡医》："天疱疮即丹毒之类，而有疱者，由天行少阳相火为病，故名天疱。为风热客于皮肤间，外不得泄，怫热血液结而成疱……"《外科证治全书》："天疱疮由风热毒气客于皮肤，搏于血气而生，始如汤烫作疱，一破浆出成疮。"

因患者多以年老者为主，亦有因年老元气不足而致发病者，如《外科枢要》："天疱疮属于元气不足，邪气所乘，亦有传染而患。受证在肝肾之经，故多在下体发起。"

《外科大成》中对其临床表现有详细记载描述："火赤疮初起色赤，燎浆脓疱，黄水浸淫，痛如火燎。""天疱疮者，初起白色燎浆水疱，小如芡实，大如棋子，延及遍身，疼痛难忍。"又《证治准绳·疡医》："如豌豆疮，根赤头白，或头亦赤，随处而起，若自里达于外。"《医宗金鉴》："初起小如芡实，大如棋子，燎浆水疱，色赤者为火赤疮。若顶白根赤，名天疱疮，俱延及遍身，焮热疼痛，未破不坚，疱破毒水津烂不臭。"

治疗原则以清热祛风除湿，凉血解毒为主，且上半身为主者，风热者多；下半身为主者，湿热者多。《证治准绳·疡医》："发在春夏，三焦俱热，则服通圣散；若止从头项、两手起者，此上焦热也，则服凉膈散；若从身半以下者，则服黄连解毒汤和四物汤；若发于秋冬，则宜升麻、葛根、犀角或加柏、芩一二味，外敷如马齿苋、吴蓝、赤小豆、苎根之类，皆解毒消肿，可用于初起之时，或鳖甲、水龙骨各煅存性，则收湿生肌，可用于浸淫之后。"

《外科大成》："火赤疮……宜清肌解毒汤服之，清凉汁涂之。火赤疮……乃太阴阳明风热所致，宜服仙方活命饮（去皂刺、山甲，加片芩，木通）。""由肺受暑热，秽气伏结而成，故又名肺疽，宜香薷饮。再上体多风热，解毒泻心汤，下体多湿热，清脾甘露饮，外以石珍散，毒气入囊者不治。"

《医宗金鉴》："上体多生者，属风热盛，宜服解毒泻心汤；下体多生者，属湿热盛，宜服清脾除湿饮。未硬者，俱宜蜗蝌拔毒散敷之；已硬者，俱宜石珍散撒之，清其湿热，破烂自干，甚效。"

《外科证治全书》："治用生地、升麻、山栀、蓝叶、大黄各一两，锉碎，用猪油八两，文武火煎，色变去渣，瓷器盛之，涂患处。"

《疡科心得集》："宜清热凉血，热解则愈。如兼毒邪而发热脉数者，宜荆防败毒散；如火盛者，或加芩、连、连翘、金银花、元参之属；如焮肿疼痛，脉数便结者,此表里俱实也,宜防风通圣散双解之;如外多毒水,以金黄散敷之,或以石珍散掺之,无有不愈。"

《外科理例》:"以荆防败毒散加芩、连。外去毒水。以金黄散敷之。又四剂而愈。"

《外科正宗》:"上体者风热多于湿热,宜凉血散风。下体者湿热多于风热,宜渗湿为先,外用胡粉散、石珍散搽之自愈。"

【病因病机】

因心火脾湿蕴蒸,兼感风热暑湿之邪,以致火邪侵肺,不得疏泄,熏蒸不解,外越皮肤而发,湿热蕴久化燥,灼津耗气,故后期见气阴两伤。

1. **毒热炽盛**　热毒内扰,蕴结三焦,燔灼五脏,外灼肌肤,致肌肤失养,发而为病。

2. **心火脾湿**　脾虚失司,水湿内生,湿郁化热,引动心火,外灼肌肤,发而为病。

3. **气阴两伤**　毒热未清,热灼津液,耗气伤阴,外泛肌肤而为病。

【诊断要点与鉴别诊断】

1. **天疱疮**　皮损多发于头部、躯干,以红斑、水疱为基本表现,水疱松弛易破,难自愈,疱液或清或浊,少见血性。可有尼科利斯基征阳性,细胞学检查可见天疱疮细胞,全血细胞分析可见嗜酸性粒细胞升高或正常。组织病理可见基底上方的棘层细胞松解,产生裂隙、水疱,仅剩一层基底细胞;水疱腔隙中聚集松解的角质形成细胞,这些细胞呈圆形,核浓缩居中,核周可见一圈淡染清晰区域;基底细胞仍与基底膜相连,但与周围失去接触,呈"一排墓碑";还可见到表皮乳头增生,表皮突下延,角化过度、角珠形成。直接免疫荧光可见表皮细胞间有免疫球蛋白 G 和补体 C3 沉积,其他成分有血清 C1q 和补体 C4 沉积,部分患者可见免疫球蛋白 A 和免疫球蛋白 M 沉积;间接免疫荧光活动期 90% 患者可见循环的抗表皮间基质天疱疮抗体,主要为免疫球蛋白 G,有时为免疫球蛋白 A 和免疫球蛋白 M。

2. **大疱性类天疱疮**　好发于老年人,皮损多发于四肢、躯干,水疱紧张,难破易愈合,疱液清或浊,少有血性。皮疹可为多样性,尼科利斯基征(−),有时发热,瘙痒不明显,少有黏膜症状,细胞学检查无天疱疮细胞。组织病理可见表皮下水疱,疱顶表皮细胞扁平,排列紧密,无棘刺松解。水疱内为纤维蛋白、嗜酸性粒细胞及中性粒细胞。疱底真皮乳头呈指状突入腔内。直接免疫荧光取水疱周围 2cm 内皮肤,可见表、真皮基底膜带有免疫球蛋白 G 和补体 C3 或仅有补体 C3 呈线状沉积。间接免疫荧光多取血液,75% 患者有循环的抗表皮基底膜免疫球蛋白 G 自身抗体。

3. **疱疹样皮炎**　好发于青壮年,皮损多发于躯干、腰背部,水疱以小水疱为主,排列呈环状,有丘疹、风团、疱液清。血象可见嗜酸性粒细胞增高。直接免疫荧光可见乳头免疫球蛋白 G 和补体 C3 呈颗粒状沉积,间接免疫荧光可见多种自身抗体,滴度较低。

4. **大疱性多形红斑**　发病急剧,好发于足背、前臂、面部,口腔黏膜也可受累,皮损以水疱为主,有时有虹膜样损害,可伴高热等全身症状。

【辨证施治】

1. **毒热炽盛证**　发病急骤,水疱迅速扩展,疱面鲜红。身热,口渴欲饮,烦躁不安,便干尿黄。舌质红绛,苔少而干,脉细数。治以解毒凉血汤加减。

2. **心火脾湿证**　遍身燎浆大疱,糜烂渗出面大,身热,心烦口渴,口舌糜烂,大便秘结,小便短赤。舌质红,苔白略黄燥,脉弦滑数。治以清脾除湿饮加减。

3. **气阴两伤证**　水疱不断出现,病程日久,汗出口渴,不欲多饮,烦躁不安,倦怠懒言,周身无力。舌质淡红,舌体嫩或有裂纹,苔薄白或见剥苔,脉沉细濡。治以解毒养阴汤加减。

外治:

1. **蝌蚪拔毒散**　寒水石、净皮硝、川大黄(以上研极细末)各等分,虾蟆子(初夏时,河内蝌蚪成群,大头长尾者,捞来收坛内,泥封口,埋至秋天,化成水)。用蝌蚪水 1 大碗,入前药末各 2 两,阴干再研匀,收瓷罐内。用时以水调涂患处。

2. **石珍散**　石膏(煅)4 两,青黛 1 两 2 钱,黄柏 1 两 2 钱,井泥(晒干)8 钱。上药各取净末,研细和匀收贮。用生地黄汁调敷。

3. **胡粉散**　杭粉 1 两,轻粉 3 钱,石膏(煅)3 钱,蛤粉 3 钱。上为极细末。将疱挑破,揩干掺之;或用丝瓜叶捣汁调搽亦好;如冬月无此,用染布青缸汁调搽。

4. 外敷方　生地黄、升麻、山栀、大青叶、大黄各一两,锉碎,用猪油八两,文武火煎,色变去渣,瓷器盛之,涂患处。

【调护】

1. **生活调护**　平素适当锻炼,增强体质,减少患病机会。

2. **饮食调护**　本病消耗较大,故应高蛋白、高维生素饮食,多饮水,同时食物应易消化,以减轻患者口腔疼痛。

3. **精神心理调护**　本病患者常住院治疗,因此应建立良好的医患关系。帮助患者正确对待疾病,树立战胜疾病的信心,主动、积极地配合治疗。

【验案】

患者姓名:田某。

性别:女。

出生年月:1946 年。

职业:农民。

初诊日期:2015 年 4 月 10 日。

主诉:全身红斑、水疱伴痒 4 月余,加重 10 天。

现病史:患者 4 月前无明确原因于左肋部出现一黄豆大小红斑、水疱,伴瘙痒,后颈部出现类似皮损,外院先后诊断为"过敏性皮炎""湿疹",我科以"天疱疮"收入院。现舌质淡红,苔白腻,脉弦滑。

专科检查:头面部、耳郭、躯干及四肢散在红斑,部分融合成大片,境界清楚,皮损主要分布于背部,红斑基础上米粒大小的小水疱,疱液清,可见糜烂、结痂,渗出不明显,尼科利斯基征阳性,左侧口腔黏膜糜烂面,表面渗出不明显。

诊断:天疱疮。

中医证型:心火妄动,脾虚湿盛。

治法:清热祛湿解毒。

方药:1. 蒲公英 15g　生白术 15g　生甘草 10g　连翘 15g
　　　　防风 12g　牡丹皮 12g　生薏米 30g　白花蛇舌草 15g
　　　　冬瓜皮 15g　金银花 12g　黄芩 12g　黄连 12g

7 剂,每日 1 剂,水煎 400ml,分早晚两次饭后 1 小时温服。

嘱患者加强破溃处卫生,预防感染,调摄情志,规律饮食起居。

2. 甲泼尼龙 40mg,静滴。硫唑嘌呤 100mg,日 2 次,口服。

3. 卤米松软膏外用。

二诊(2015 年 4 月 18 日)

患者背部水疱较前明显干燥,部分结痂,部分区域脱屑,未见新发皮损,二便调,舌淡红,苔薄白,脉弦。

中药处方:

金银花 12g	蒲公英 15g	生白术 15g	生栀子 15g
生甘草 10g	牡丹皮 12g	生薏米 30g	白花蛇舌草 15g
白鲜皮 15g	黄芩 12g	马齿苋 15g	山药 15g

7 剂,每日 1 剂,水煎 400ml,分早晚两次饭后 1 小时温服。

三诊(2015 年 4 月 25 日)

患者皮损基本消退,无新发皮损,未诉痒痛,眠可,二便调,舌淡红,苔白,脉细。

中药处方:

金银花 12g	蒲公英 15g	生白术 15g	天花粉 10g
玄参 10g	生黄芪 15g	丹参 10g	白花蛇舌草 15g
泽泻 10g	土茯苓 15g		

7 剂,每日 1 剂,水煎 400ml,分早晚两次饭后 1 小时温服。

【按语】

中医认为天疱疮多为心火妄动,脾虚湿盛,湿浊内停,郁久化热而致。患者初诊时舌淡红,苔白腻,脉弦滑,皆为脾虚湿盛之象。故以白术健脾,薏米、冬瓜皮除湿,牡丹皮凉血,黄芩、黄连、金银花、蒲公英清热解毒。二诊患者湿祛大半,故以清热凉血、顾护脾胃为主。三诊患者病至后期,略有伤阴之象,故在除湿解毒基础上佐以玄参、花粉滋阴凉血,生芪益气健脾,以养为主。金银花甘寒,清热解毒,疏散风热为君药,蒲公英消痈散结为臣药,佐以益气养阴、健脾养血之玄参、花粉、丹参、甘草。诸药合用,利尿不伤阴,解毒燥湿不伤正。防其阴伤胃败耗伤正气。

本例患者为女性,体质较弱,难以承受重药,《素问·五常政大论》云:"不胜毒者,以薄药。"《素问·至真要大论》云:"诸湿肿满,皆属于脾。诸热瞀瘛,皆属于火。诸痛痒疮,皆属于心。"心火脾湿之病,先从健脾燥湿、清心火、解毒邪入手,再以其他药去痼疾。

（马雪婷）

二十八、过敏性紫癜（葡萄疫）

葡萄疫是一种常见的毛细血管变态反应性疾病,以皮肤紫癜、消化道黏膜出血、关节肿胀疼痛和肾脏损害等为主要临床表现,少数伴有血管神经性水肿,患者血液系统凝血机制并无任何障碍。中医又称"血证""紫癜""肌衄"等。本病相当于西医学的"过敏性紫癜"。

【经典点睛】

"葡萄疫"病名首见于《外科正宗》:"葡萄疫,其患多生于小儿,感受四时不正之气,郁于皮肤不散,结成大小青紫斑点,色若葡萄。"

本病主要是由于"感受四时不正之气"引发。治疗时应根据不同的临床症状体征、病性虚实表现,判断病情发展阶段,拟定不同治法,初期邪实,宜清热凉血,久病则宜补益扶正。《圣济总录·诸风门》云:"皮肤生紫点,搔之皮起而不痒痛是也。此由风邪挟湿,客在腠理,荣卫壅滞,不得宣流,蕴瘀皮肤,致令色紫,故名紫癜风。"亦指出风湿之邪为本病的致病因素。

在其临床表现方面,《幼科金针·葡萄疫》中有记载:"葡萄疫,其患多生于小儿,感受四时不正之气,郁于皮肤不散,结成大小青紫斑点,色若葡萄,发于头面点小,身上者点大,此表证相干,直中胃腑,邪毒传攻,必致牙宣,十有八九,久能虚人。"指出了此病的好发年龄、发病原因及发展过程以及症状特性。《证治准绳·疡医》云:"夫紫癜风者,由皮肤生紫点,搔之皮起,而不痒痛者是也。"

因此治疗原则总不外乎实证和虚证两大类,疾病初期出血属热、属实者为多,且多为新病,出血往往导致不同程度的瘀血内阻,当注重祛风、清热、除湿、凉血活血法并用。如《外科心法要诀》写道:"此证多因婴孩感受瘟疫之气,郁于皮肤,凝结而成,大小青紫斑点,色状若葡萄,发于遍身,唯以腿胫居多……初起宜服羚羊角散,久虚者,宜服胃脾汤。"《血证论》云:"凡治血者,必先以祛瘀为要。"

【病因病机】

古代医家认为葡萄疫多因血热壅盛,迫血妄行,血不循经,溢于脉外,凝滞肌肤,发为紫斑。或外感风邪,发无定处,或脾胃虚弱,中气不足,气不摄血。

1. **风热伤络**　外感风热,邪毒入里,脏腑蕴热,灼伤脉络,血不循经,热邪迫血妄行,外溢肌肤,内渗脏腑。

2. **血热妄行**　血热壅盛,损伤脉络,迫血妄行,血溢肌肤而发为紫斑。

3. **湿热痹阻**　湿热蕴肤,郁热化毒,伤及脉络,阻塞脉道,血不循经,溢出脉外。

4. **气不摄血**　素体脾虚,中气下陷,脾不统血,血溢脉外而成紫癜。

5. **阴虚火旺**　阴血不足,虚火上炎,灼伤脉络,血随火动,渗于脉外。

【诊断要点与鉴别诊断】

1. **诊断要点**　多发于儿童或青少年,好发于下肢,尤其是小腿伸侧,对称分布,皮损多分批出现,表现为可触及型瘀斑或瘀点,压之不退色,伴有胃肠道及关节症状,或内脏累及的表现。

2. **鉴别诊断**　本病须与血小板减少性紫癜、维生素 C 缺乏症、血友病相鉴别。

【辨证施治】

1. **风热伤络证**　初起可有发热,微恶风寒,咽痛口渴,心烦,舌红,苔薄黄等,继则风热伤络而有下肢紫癜,或伴有腹痛,甚则血尿、便血,舌质红,苔薄黄,脉浮。治以银翘散加减。

2. **血热妄行证**　起病急,皮肤瘀斑密集,甚则融合成片,色鲜红或紫红;可伴发热面赤、口干、渴喜冷饮、心烦失眠、衄血、便血或大便干结、小便黄赤;舌质红,苔黄略干,脉数有力。治以犀角地黄汤加味。

3. **湿热痹阻证**　皮肤紫斑色黯,或起疮,多见于关节周围,伴有关节肿痛灼热,尤以膝、踝关节多见,四肢沉重,肢体活动受限;可伴有腹痛、纳呆、渴不欲饮、大便不调、便血、尿血;舌质红,苔黄腻,脉滑数或弦数。治以四妙丸加味。

4. **气不摄血证** 病程较长,紫癜反复发作,隐约散在,色淡,形体消瘦,面色不华,体倦乏力,头晕心悸,食少纳呆,便溏;舌淡,苔薄白,脉细弱或沉弱。治以归脾汤加减。

5. **阴虚火旺证** 起病较缓,病程较长,紫癜时发时隐,色黯红,或紫癜已消退,自汗盗汗,咽干唇裂,口渴喜饮,五心烦热,面色潮红,午后潮热,平日易感冒,倦怠乏力,少气懒言,纳差食少;舌体瘀斑,舌红少津,少苔,脉细无力。治以大补阴丸加减。

外治:

中药熏洗。紫草 30g,桃仁 20g,蒲黄(包煎)30g,紫花地丁 30g,青黛(包煎)3 袋,丹参 30g,白茅根 30g,牛膝 30g,薏苡仁 60g,红花 20g,鸡血藤 50g,白鲜皮 30g,仙鹤草 3g,每日 1 剂,浓煎 500ml,兑温水 5L,置于腿浴治疗器中浸泡双足及小腿,以没过小腿为宜,水温保持 40℃,时间设定 30min,每日 1 次。

【调护】

1. 饮食清淡而富含营养。忌烟酒和辛辣刺激物。
2. 病情较重、出血较多要绝对卧床或少动。
3. 注意冷暖适当,起居有节,避免过劳,预防感冒。

【验案】

基本情况:患者男,29 岁,公司职员。2012 年 3 月 18 日初诊。

主诉:皮疹反复 2 月余。

现病史:患者近 2 个月来反复出现双下肢皮疹,发病前有外感风寒、咽痛病史,后小腿伸侧出现皮疹,未予重视,后皮疹逐渐增多,曾于接受过抗感染和降低血管通透性药物治疗后好转,但又时常复发。平素乏力,气短懒言,头晕沉,纳差,无口干、口苦,下肢自感酸困,有轻微疼痛,小便调,大便偏稀,舌质淡红,苔白,脉虚细。

专科检查:双下肢可见针尖至米粒大小的出血点,对称分布,部分融合成片,压制不退色,其间散在黄褐色皮疹。

中医诊断:葡萄疫。

西医诊断:过敏性紫癜。

辨证:脾不统血型。

治法:健脾益气,摄血止血。

方药:归脾汤加减。

白术 15g	黄芪 30g	党参 15g	茯苓 15g
酸枣仁 30g	白芍 15g	麦芽 15g	仙鹤草 10g
阿胶(烊化)10g	神曲 10g	山楂炭 10g	木香 10g
生薏苡仁 30g	远志 6g	牛膝 10g	生甘草 10g

7剂,每日1剂,水煎200ml,分早晚两次饭后1小时温服。

二诊(3月24日)

患者双下肢出血点略有减退,纳差、气短懒言均有所改善,但下肢疼痛不适感仍存在,舌淡红,少苔,脉虚。

上方加三七粉3g,冲服,独活10g、桑寄生10g补肾强膝。

7剂,每日1剂,水煎200ml,分早晚两次饭后1小时温服。

三诊(4月6日)

患者诉双下肢不适感减轻,二便调,睡眠佳,继续服用上方7剂。

四诊(4月14日)

患者双下肢皮疹基本消失,未见新发皮损,嘱其口服人参归脾丸,1日3次,1次6g。

【按语】

患者青年男性,病情反复发作,平素乏力,气短懒言,纳差,便溏,故辨为脾虚之象。脾位于中焦,主四肢,主统血,在体合肌肉。脾虚则统摄无权气不摄血。血不循经,溢于脉外而发病。患者因工作原因,平日思虑过度,工作压力较大,劳倦思虑过度伤脾,气血亏虚,不能上奉于脑,清阳不升,则头晕头沉。脾失健运,饮食无味,纳差。血少气虚,故精神不振,四肢倦怠,脉细弱。中医辨证属脾不统血证。方用党参、白术、黄芪、甘草补气健脾,酸枣仁、远志、茯苓补心益脾,安神定志;当归滋阴养血;木香行气疏脾,使之补而不滞。上述汤药以健脾摄血为本,而加用仙鹤草、阿胶止血补血更可治标,山楂炭活血化瘀,以通经络,有利于紫癜的吸收,诸药相合,健脾益气为本,摄血止血为标。二诊复诊再加三七粉化瘀止血,独活、桑寄生强固腰膝。经过近1月治疗后患者下肢皮疹基本消退,改用中成药人参归脾丸巩固治疗。

（王菲菲）

二十九、结节性红斑(瓜藤缠)

瓜藤缠是一种炎症性脂膜炎,以发生于下肢伸侧疼痛性红斑、结节为主要临床特征。其病名,在《医宗金鉴·外科心法要诀·瓜藤缠》中记载为"此证生于腿胫,流行不定,或发一二处,疮顶形似牛眼,根脚漫肿……若绕胫而发,即名瓜藤缠,结核数枚,日久肿痛"。相当于西医学的结节性红斑。

【经典点睛】

"瓜缠藤"病名首见于《证治准绳》,"或问:足股生核数枚,肿痛久之,溃烂不已何如? 曰:此名瓜藤缠……"

本病的病因病机,多认为与湿热下注,熏蒸肌肤有关,如《证治准绳》记载:"绕足胫生核数枚,日久肿痛,腐烂流脓血,缠绵难愈。"亦有冒雨涉水或暑日贪凉,湿毒之邪乘机入侵发病,如《医学启源》记载:"治湿热为病,肢节烦痛,肩背沉重,胸膈不利,遍身疼,下注于胫,脚膝生疮,肿痛不可忍。"

在《证治准绳》中记载了本病的临床表现,如《医宗金鉴》云:"绕胫而发,即名瓜藤缠,结核数枚,日久肿痛,腐烂不已。"指出了瓜藤缠有结核的特征。《医门补要》中描述为"足胫皮肤红肿坠痛,为肾气游风"。肾气游风具有游走不定、烧灼痛的临床特点,其游走不定与结节性红斑可以自行消退的表现一致。

因此治疗原则总以祛湿解毒,活血化瘀为核心。《证治准绳》指出瓜藤缠生于足股,生核数枚肿痛,属足太阳经,由脏腑之湿热流注下部所致。

本病一般预后较好,但又易反复发作,如《医宗金鉴》记载外廉属足三阳经,湿热结聚,早治易于见效,内廉属足三阴经,有湿、兼血分虚热而成,更兼廉骨皮肉浇薄,难得见效,极其缠绵。

【病因病机】

素有湿热,郁久化热,湿热下注,凝滞血脉,经脉阻络;或因脾虚湿盛,阳气不足,腠理不固,以致风寒湿邪乘虚而入,流注经脉,致使气血运行不畅而发病。

1. **湿热下注** 脾虚失司,水湿内生,湿郁化热,循经下注腿胫,阻隔经络,气滞血瘀,结节丛生而发病。

2. **寒湿瘀滞** 体虚之人,气血不足,卫外失固,寒湿之邪易侵犯肌肤,致使经络不畅,引起气血瘀滞,而发为本病。

3. **气滞血瘀** 病程日久未愈,邪气下注于血脉经络之中,致气血运行不畅,气滞则血瘀,瘀阻经络,不通则痛,瘀久则结节趋于黯紫。

【诊断要点与鉴别诊断】

1. **诊断要点** 好发于20～30岁女性,表现为小腿伸侧中下1/3处对称分布的疼痛性斑块或结节,表面红色,数日后转黯红色,小腿不发生破溃。

2. **鉴别诊断** 本病须与硬红斑、皮肤变应性血管炎、丹毒等鉴别。

【辨证施治】

1. **湿热下注证** 双下肢红斑、疼痛性结节,发病较急,伴发热、头身困重、关节憋胀酸痛,口腻或口渴不欲饮,胸闷脘痞,踝浮肿。舌质红,苔白腻或黄腻,脉濡数或滑数。治以四妙勇安汤和四妙丸。

2. **寒湿瘀滞证** 结节黯红,反复缠绵不愈。伴有关节疼痛,遇寒加重,手足厥冷,口不渴,大便不干。舌质淡,苔白或白腻,脉沉缓或迟或细弱。治以当归四逆汤加减。

3. **气滞血瘀证** 胫前结节触痛明显,皮损紫红或黯红,隐隐作痛,常伴胸闷,善叹息,月经不调。舌质紫黯或有瘀斑、苔薄白,脉弦细或涩。治以复元活血汤加减。

外治：

1. 皮下结节较大,红肿疼痛者,外敷金黄膏,每日1次。

2. 结节黯红,红肿不明显者,外敷冲和膏。冲和膏出自《外科正宗》。组成：紫荆皮150g、独活90g、赤芍60g、白芷30g、石菖蒲45g,研细末。

【调护】

1. 注意休息适当抬高患肢,以减轻局部肿痛。

2. 注意饮食,忌饮酒,勿食辛辣发物。

3. 避风寒、防潮湿,冬季注意保暖,以防复发。

【验案】

基本情况：患者男,49岁,自由职业。2009年7月8日初诊。

主诉：双小腿红斑结节反复发作,伴疼痛1月余。

现病史：患者 1 月前因外感发热，退热后双小腿出现红斑、结节，自觉双下肢沉重，曾在附近医院进行治疗，具体方案不详，结节时起时清，反复不愈，行走时疼痛。患者体形偏胖，平素喜饮酒，食肥甘厚腻之品。现症见双小腿 4～5 处大小不等的鲜红色斑块，双足肿胀，纳可，睡眠尚可，大便偏干，小便清，舌质红，苔薄黄腻，脉滑数。

专科检查：双小腿伸侧可见散在大小不等的鲜红色斑块，4～5 处，触之有灼热感，触痛明显，结节如拇指大小，双足弥漫性肿胀，行走不利。

中医诊断：瓜藤缠。

西医诊断：结节性红斑。

辨证：湿热下注，瘀滞肌肤。

治法：清热利湿，化瘀通络。

方药：1. 萆薢 15g　　　黄柏 12g　　　茯苓 30g　　　生薏苡仁 30g

　　　　牡丹皮 20g　　泽泻 10g　　　元胡 15g　　　忍冬藤 30g

　　　　茜草 15g　　　川牛膝 10g　　秦艽 10g　　　鸡血藤 15g

　　　　黄连 5g　　　 石菖蒲 15g　　赤小豆 15g　　麦芽 15g

7 剂，每日 1 剂，水煎 200ml，分早晚两次饭后 1 小时温服，嘱患者注意休息，适当抬高患肢。

2. 外用芙蓉膏，每晚睡前外敷于结节处，约硬币厚度。

二诊（7 月 20 日）

患者诉疼痛较前缓解，但双下肢仍有肿胀，触之皮温正常，舌淡，苔白，脉沉细。调整处方如下：

　　　　熟地黄 30g　　　　桂枝 10g　　薏苡仁 30g　　牛膝 15g

　　　　鸡血藤 30g　　　　麻黄 3g　　　川芎 30g　　　黄芪 15g

　　　　鹿角胶（烊化）10g　土虫 10g　　炮姜 6g　　　益母草 10g

　　　　甘草 10g

7 剂，每日 1 剂，水煎 200ml，分早晚两次饭后 1 小时温服。

三诊（7 月 29 日）

患者疼痛明显缓解，双下肢略肿胀，行走仍感不适，舌体胖大，苔白腻，脉沉细。上方减熟地黄、桂枝、炮姜，加茯苓 30g，泽泻 15g，防己 15g 健脾利湿，继服 14 剂。

四诊(8月13日)

双下肢肿胀已消失,行走基本正常,皮损处皮肤颜色也转为正常,半年后随访无异常。

【按语】

结节性红斑是对称发生于下肢伸侧的红色结节性损害,压痛明显,春秋季多发,好发于中青年女性,类似中医文献记载的"湿毒流注""瓜藤缠"。本病因湿热下注,凝滞血脉,气血运行不畅,经络阻滞而致。证见起病较急,病前有轻重不等的发热,全身不适,关节痛等。选择清热利湿,化瘀通络之方药。二诊时见皮温正常,但仍有疼痛,遂加强活血化瘀。三诊时邪毒已清,酌去温热药物,加用健脾利湿之品以调脾胃。

(王菲菲)

三十、痤疮(肺风粉刺)

痤疮是一种常见的发生于毛囊皮脂腺的慢性炎症性疾病,因丘疹顶端如刺状,可挤出白色碎米样粉汁故称粉刺,属中医肺风粉刺范畴。其特点是在颜面、前胸、后背等处发生粉刺、丘疹、脓疱、结节、囊肿、瘢痕等损害。相当于西医的寻常痤疮。

【经典点睛】

"粉刺"病名首见于《黄帝内经》:"汗出见湿,乃生痤痱……劳汗当风,寒薄为皶,郁乃痤。""鼓刺长于皮中,形如米,或如针,俗曰粉刺。""肺风粉刺"一名首见于《万病回春》中"肺风粉刺,上焦火热也"。

本病的病因病机,多认为由外邪郁表、湿聚为患或血热郁滞所致,如《素问·生气通气论》记载:"劳汗当风,寒薄为皶,郁乃痤。""汗出见湿,乃生痤痱。"汗出之后,毛孔空虚,易于被湿邪侵入,郁聚于局部,则发为痤疮。《外科正宗》载:"粉刺属肺,齄鼻属脾,总皆血热郁滞不散,所谓有诸内,形诸外。"又如《外科大成》写道:"肺风由肺经血热郁滞不行而生酒刺也。"都提出血热郁滞在痤疮发病过程中的意义。

在《诸病源候论》中记载了本病的临床表现，如"面皰者，谓面上有风热气生皰，头如米大，亦如谷大，白色者是"。《医宗金鉴》中谓："此证由肺经血热而成。每发于面鼻，起碎疙瘩，形如黍屑，色赤肿痛，破出白粉汁。日久皆成白屑，形如黍米白屑。"说明肺风粉刺好发于面部，可形成疙瘩，且内有"白粉汁"。

因此治疗原则总以清肺消风活血为核心，如《外科启玄》中记载："肺风疮渣鼻疮，鼻乃肺之窍，肺气不清，受风而生，或冷水洗面，以致血热凝结于面所致，宜清肺消风活血药治之。"又如《洞天奥旨》："粉花疮生于人面，窠瘘生痒，乃肺受风热也。此疮妇女居多，盖纹面感冒寒风，以致血热不活，遂生粉刺，湿热两停也。"

本病一般预后较好，但在内服药物的同时，要结合外用药物治疗。《医宗金鉴》记载："此证由肺经血热而成……宜内服枇杷清肺饮，外用颠倒散，缓缓自收功也。"《外科大成》："……宜枇杷清肺饮，或用荷叶煮糊为丸，白滚水服，外用白矾末酒化涂之。"

【病因病机】

素体阳热偏盛是发病的内因，饮食不节、外邪侵袭是致病条件，脾胃积热，熏蒸颜面为其主要病机，若血郁痰结，则病情复杂且重。

1. **肺经风热**　热邪侵犯肺经，或嗜食辛辣油腻之品，滋生肺热，肺主表，外合皮毛，肺经郁热，肺卫失宣，热毒内蕴，发于颜面胸部则发本病。

2. **湿热蕴结**　胃肠有热，或暑热侵犯胃肠，或饮食不节，过食辛辣肥甘厚味，使胃肠积热或湿热内蕴，循经上攻于颜面，郁聚于毛孔则发本病。

3. **冲任不调**　情志不畅，肝郁化火，冲任失调，肝火夹冲任之血热上攻于胸部与颜面，火郁局部则发为痤疮。

4. **痰瘀结聚**　湿邪日久凝而成痰，湿热或痰热郁久阻滞气血，使之运行不畅，瘀血内停，再与痰邪相结，痰瘀阻于局部，形成结节、瘢痕。

【诊断要点与鉴别诊断】

1. **诊断要点**　好发于颜面，甚则胸背，乃至臀部；患者以青年男女居多；皮损为散在分布的红色丘疹，顶端可挤出黄白色粉渣，部分病情较重者，还会出现脓疱、结节、囊肿、脓肿和增生萎缩性瘢痕。

2. **鉴别诊断**　本病须与玫瑰痤疮、颜面播散性粟粒性狼疮、皮脂腺瘤相鉴别。

【辨证施治】

1. **肺经风热证** 皮疹以粉刺为主,少量丘疹,色红,或有痒痛。舌红,苔薄黄,脉数。治宜疏风清肺。方用枇杷清肺饮加减。

2. **湿热蕴结证** 皮疹以丘疹、脓疱、结节为主,皮疹红肿疼痛,或伴有口臭,便秘,尿黄。舌红,苔黄腻,脉滑数。治宜清热利湿。方用茵陈蒿汤、泻黄散加减治疗。

3. **冲任不调证** 皮疹以粉刺、丘疹为主,或有结节,色黯红,或伴烦躁易怒、胸胁胀痛、月经先后不定期、血块、经前皮疹加重。舌质黯或有瘀点,苔黄,脉弦细。治宜调理冲任。方用丹栀逍遥散加减。

4. **痰瘀结聚证** 皮疹以结节和囊肿为主,色黯红或紫、或有疼痛。舌黯红,苔黄或腻,脉滑。治宜化瘀散结,清热解毒。方用仙方活命饮加减。

外治:

1. **毫火针** 普通不锈钢针灸针 1.5 寸针作为火针点刺工具,令患者平卧位,闭上眼睛,患处常规消毒后右手持针,左手持酒精灯,火苗尽量接近点刺部位,以不灼伤患者皮肤为度,烧针至针身发红为度,迅速垂直刺入病变处,粉刺部位刺 1 针,以破皮为度,结节部位刺 2 针,以刺至基底部为度,囊肿部位刺 3 针,以有落空感为度,快进快出,点刺后用干棉签稍加挤压,挤出分泌物、皮脂栓、脓栓、脓血,但不用强行挤压,以免损伤皮肤。进针稳、准、快,以尽量减少患者的痛苦。粉刺面积大者可分次点刺,患者使用的针具不再用于其他患者,患者实施毫火针针刺后,1 天内禁止点刺部位接触水和不洁之物。

2. **中药面膜** 常用药物为金银花、野菊花、连翘、夏枯草、茯苓、白芷、白术、当归、丹参、黄芩等,可随症加减后研磨成粉末外用。

3. **中药外搽** 颠倒散为外敷药的经典方。此方选取大黄、硫黄等分,为末,调成糊状,外敷红斑丘疹处。若脓疱、囊肿为主,可外敷金黄散。

注意:在中药外用使用过程中,为避免出现皮肤过敏反应,需要注意如下事项:一是对中药外用复方制剂要明确每味药物的功效与相反,从源头消除过敏原;二是用药也要关注患者本身的情况,如果家族带有遗传因素或者患者个人是易过敏体质便要重新考虑用药问题;三是外用中药须经过皮试才可大范围,长时间使用;四是中药外用后如果出现严重的过敏反应,应该立即停药,否则严重者会导致休克甚至死亡。

【调护】

1. 生活规律,避免熬夜。

2. 痤疮患者应避免吃高糖、高脂、奶制品及辛辣刺激食物,忌烟酒,少饮碳酸饮料,多吃新鲜的蔬菜和水果。

3. 尽量不用粉质类化妆品。

4. 注意心理疏导,帮助患者减轻、消除精神紧张、焦虑、抑郁等不良情绪。

【验案】

基本情况:患者男,25岁,学生,2014年5月15日初诊。

面部出现丘疹、脓疱半年。经中西药治疗效果欠佳。

初诊查体:面部脂溢明显,前额、两颊较密集丘疹脓疱,大小不一。患者工作压力较大,口苦,脘痞不适,便溏,眠差,舌红,苔黄,脉弦。

中医诊断:肺风粉刺。

诊断:痤疮。

辨证:脾胃湿热。

治法:辛开苦降,除湿散结。

方药:半夏10g 黄芩15g 黄连15g 茵陈12g

连翘15g 陈皮12g 薏苡仁15g 金银花15g

牡丹皮15g 白芷15g 冬瓜仁5g 夏枯草12g

皂角刺12g 桔梗15g 生甘草6g

7剂,每日1剂,水煎200ml,分早晚两次饭后1小时温服。

二诊(5月22日)

面部新发皮损减少,三角区皮损好转,脂溢减轻,大便成形,上方基础上加丹参12g,继服7剂。

三诊(5月29日)

面部无新发皮疹,原有皮损颜色变黯,胃脘不适消失。上方黄连、黄芩、金银花减量,继服7剂。

四诊(6月5日)

皮损基本变平,颜色变黯,继续治疗。

【按语】

痤疮，中医称肺风粉刺，早在《素问·生气通天论》就有记载："劳汗当风，寒薄为皶……"主要病机为素体偏盛，饮食不节，脾胃积热，熏蒸颜面。治宜清宣肺胃、解毒散结。上方以半夏辛温除湿，黄芩、黄连苦寒泻热，即"辛开苦降"为主，金银花、连翘、牡丹皮兼顾清热解毒凉血，茵陈、陈皮、薏苡仁、冬瓜仁加强利水除湿之效，以桔梗一味引药上行，7 剂之后患者皮疹减少，脂溢改善，大便成形。二诊原方加丹参在清热凉血基础上再加活血，有助于皮损后期的恢复，三诊皮疹颜色变黯，热象逐渐消退，故酌情减少黄连、黄芩、金银花等清热解毒药味的用量，四诊皮疹消退。

（王菲菲）

三十一、斑秃（油风）

油风是一种以头发突然局限性斑状脱落为特征的疾病，过程缓慢，有复发倾向，常在无意中发现。临床可见头发片状脱落，病变处头皮光亮，皮肤变薄，感觉正常。发病特点是头发局限性脱落，境界清楚，无自觉症状。相当于西医学中的斑秃。

【经典点睛】

"油风"病名首见于《外科正宗》，云："油风乃血虚不能随气荣养肌肤，故毛发根空，脱落成片，皮肤光亮，痒如虫行，此皆风热乘虚攻注而然。治当神应养真丹服之，外以海艾汤熏洗并效。"

本病的病因病机，多认为是由于肝肾不足，精血亏虚，如《外科大成》载："油风则毛发成片脱落，皮肤光亮，痒如虫行者是也，由风热乘虚攻注，血不能荣养所致。"《诸病源候论·须发秃落候》记载："足少阳，胆之经也，其荣在须，足少阴，肾之经也，其华在发，冲任之脉，为十二经之海，谓之血海，其别络上唇口。若血盛则荣于须发，故须发美，若血气虚弱，经脉虚竭，不能荣润，故须发秃落。"又如《冯氏锦囊秘录》记载："发乃血之余，枯者，血不足也。忽然脱落，头皮多痒，须眉并落者，乃血热生风，风木摇动之象也。"

在《诸病源候论》中记载了本病的临床表现:"有人风邪至于头,有偏虚处,则发秃落,肌肉枯死,或如钱大,或如指大,发不生,亦不痒,故谓之鬼舐头。"

因此治疗原则总以补血养血益气,滋补肝肾为核心,《脾胃论》记载:"若脉弦,气弱自汗,四肢发热,或大便泄泻,或皮毛枯槁,发脱落,从黄芪建中汤。"又如《医宗金鉴》云:"油风,此证毛发干焦,成片脱落,皮红光亮,痒如虫行,俗名鬼剃头。由毛孔开张,邪风乘虚袭入,以致风盛燥血,不能荣养毛发。宜服神应养真丹,以治其本;外以海艾汤洗之,以治其标。"又如《外科证治全书》:"夫发为血余,肾主发,脾主血,发落宜补脾肾,故妇人产后,脾肾大虚多患之。丹溪云:脉弦气弱,皮毛枯槁,头发脱落,黄芪建中汤主之。发脱落及脐下痛者,四君子汤加熟地黄、鹿角胶,每日清晨用醇酒化服三钱。至于外治方法虽多,而错节盘根,还当内治。"

【病因病机】

油风多因肝肾亏虚,阴血不足,腠理不固,毛孔开泄失和,风邪乘虚侵入,风盛血燥;或因情志抑郁肝气郁结,气血失调,气血不能荣养皮肤,发失所养所致。此外,瘀血、痰饮、湿热等亦可为本病病机。

1. **肝肾不足**　肾虚无以藏精化血,加之肝气不足,血液无以运化,头发不得滋养,故变白变枯,甚至脱落。

2. **气血两虚**　久病血气衰弱,不能荣润,气虚以致腠理不密,毛孔开张,风邪乘虚而入,而须发不固。

3. **血热风盛**　情志抑郁,日久化火,耗损阴血,血热生风,风热随气上窜,风盛血燥,毛发不得阴血濡养而脱落。

4. **气滞血瘀**　跌扑外伤,或久病肝失疏泄而致气机不畅,久则气滞血瘀,瘀血阻塞毛窍,新血不能养发而导致脱发。

5. **痰湿化热**　过食辛辣刺激,肥甘厚味,酿生痰湿,湿性黏腻,痰湿为病易阻滞气血运行。头发不得濡养而致斑秃。

【诊断要点与鉴别诊断】

1. **诊断要点**　突然发生的局限性脱发,脱发区皮肤正常,无自觉症状。
2. **鉴别诊断**　本病须与假性斑秃、梅毒性脱发、白癣、毛囊炎性脱发相鉴别。

【辨证施治】

1. **肝肾不足证**　平素发质较差,可见突然脱发,呈圆形或椭圆形,甚或出现毛发全部脱落,常伴有头晕、心悸、耳鸣、五心烦热等,舌质淡红或有裂纹,少苔,脉弦细或缓。治以七宝美髯丹加减。

2. **气血两虚证**　多见于久病或产后,脱发常呈逐渐加重的过程,头发枯槁,甚或轻触即脱,常伴心悸气短,语声低微,唇白,嗜睡,倦怠无力。舌淡,苔薄白,脉沉细缓。治以八珍汤加减。

3. **血热风盛证**　脱发突然,呈片状脱落,甚至全部脱落,常自觉头皮瘙痒,伴急躁易怒,心烦不安。舌红,苔薄,脉弦。治以凉血消风散加减。

4. **气滞血瘀证**　脱发日久不生,病程较长,伴有头痛、胸胁疼痛,面色晦黯,心烦失眠,夜寐多梦。舌有瘀点、瘀斑,脉沉细。治以通窍活血汤加减。

5. **痰湿化热证**　平素嗜食肥厚辛辣,早期头发油脂分泌较多,头皮瘙痒,伴急躁易怒,胁痛口苦,尿赤。舌质红,太白,脉弦滑。治以龙胆泻肝汤加减。

外治:

1. **外搽法**　外搽辛香走窜与补气养血药物,加强毛根的再生,如生发酊、斑蝥酊等,外搽患处,1 日 2～3 次。

2. **叩刺法**　用鲜生姜切片,烤热后涂擦脱发区,然后使用梅花针叩刺皮损处,每日 1 次。

【调护】

1. 注意劳逸结合,保持心情舒畅,切忌烦恼、悲观、忧愁和动怒。

2. 如有严重偏食,克服和改正偏食的不良习惯。

【验案】

基本情况:患者男,41 岁,个体户。2014 年 12 月 23 日初诊。

主诉:发现头发脱落 2 月。

现病史:患者 2 月前无明显诱因无意间发现头枕部出现硬币大小脱发,伴轻度瘙痒,无明显自觉感受,未系统治疗,其后脱发逐渐增多,遂就诊于我科门诊。

专科检查:头部左侧及头枕部可见 4 处硬币大小脱发,皮损处皮肤无明显异常。皮损边缘头发易拉出。

中医诊断:油风。

西医诊断:斑秃。

辨证:肝肾不足。

治法:滋补肝肾,养精益发。

方药:何首乌15g　枸杞子15g　菟丝子15g　当归15g

女贞子12g　墨旱莲12g　黑芝麻12g　胡桃肉12g

柴胡12g　荆芥10g　酸枣仁15g　防风10g

桑椹子12g

21剂,每日1剂,水煎200ml,分早晚两次饭后1小时温服。

嘱患者避免情绪波动,规律饮食起居。

外治:外用生发酊洗剂1日2次,于皮损处梅花针叩刺,以出血为度,每2日1次。

二诊(2015年1月17日)

患者皮损处色泽正常,无新发脱发,自觉洗头时脱落头发明显减少。上方加远志15g养心安神,继服21剂。

三诊(2月10日)

患者未再继续脱发,皮损周围拉发试验阴性,皮损处可见新生毳毛长出。眠差较前缓解。上方去远志、酸枣仁,继服21剂。

四诊(3月10日)

患者皮损处头发已长出,焦虑、纳差情况较前明显缓解。患者回家自行使用去屑洗发水及口服斑秃胶囊治疗。

【按语】

患者中年男性,长期工作压力较大,情志抑郁,情志内伤,损及脾肾,脾虚则气血生化无源,肾虚则无法化生阴血,故毛根空虚,发无生长之源,故见头发大片脱落。木旺乘土,故见情绪焦虑,眠差,舌质淡红,苔少,脉弦细。治当以滋补肝肾,养精益发。方以七宝美髯丹加减,方中何首乌、枸杞子、菟丝子、女贞子、墨旱莲、黑芝麻、胡桃肉补肝肾,养阴生精,助毛发生长;荆芥、防风引药上行以强筋骨;酸枣仁养阴安神,助睡眠。二诊复诊,患者无新发脱发,说明病情得到控制,再加远志15g养心安神改善睡眠。三诊时已可见新生毳毛长出，睡眠较前明显好转。四诊时皮损处头发已长出，表明治疗有效。嘱患者回家继行外治疗法。

（王菲菲）

三十二、脂溢性脱发（蛀发癣）

蛀发癣，在中医古籍中又称"发蛀脱发""糠状秃"。皮损表现为：头部出现脱发，皮脂溢出，头发油腻、光亮，头屑脱落与不同程度的瘙痒。少部分病人可无皮脂溢出，而是毛发发黄，发干而脱落。清代《外科证治全书》首次提出了"蛀发癣"的病名，对其病因、病机和治疗做了简要的叙述，该书说："……由阴虚热盛，剃头时风邪袭入孔腠，抟聚不散，血气不潮而成。生木鳖切片浸数日，入锅煮透煎汤，剃头后洗之，搽蜈蚣油，至愈乃止。"本病相当于西医学的脂溢性脱发。

【经典点睛】

"蛀发癣"病名首见于《外科证治全书》，言蛀发癣："头上渐生秃斑，久则运开，干枯作痒"。

本病的病因病机初期多认为是血热风燥所致，如《医碥·须发》："年少发白早落，或头起白屑者，血热太过也。"病程日久可出现血虚风燥，如《外科证治全书》"由阴虚热盛，剃发时风邪袭入孔腠，抟聚不散，血气不潮而成"。

在《外科证治全书·头部证治》记载了本病的临床表现"头上渐生秃斑，久则运开，干枯作痒"。

因此治疗原则总以凉血润燥为核心，如《外科证治全书·头部证治》记载："生木鳖切片浸数日，入锅煮透煎汤，剃头发后洗之，搽蜈蚣油，至愈乃止。"

本病一般预后较好。

【病因病机】

本病初起以血热风燥为主要证型，病程日久可出现血虚风燥。此外，脾胃湿热，循经上壅者也较常见。

1. 血热风燥日久，进而耗伤阴血。阴血不能向上输、布于颠顶、荣养发根,则毛发干涸,故发焦脱落。

2. 由于学习工作紧张,睡眠不足,久之肾阴暗耗,致阴阳失衡,阴血不足,则毛发生长无源,毛根空虚而发落。

3. 脾气虚弱,加之恣食甘肥,伤胃损脾,致使湿热上蒸颠顶,侵蚀发根,发根腐蚀,引起头发黏腻而脱落。

【诊断要点与鉴别诊断】

1. **诊断要点**　青壮年男性好发,前发际、两鬓角、头顶部出现弥散型、渐进性脱发。

2. **鉴别诊断**　本病须与斑秃、头皮银屑病、白癣相鉴别。

【辨证施治】

1. **血虚风燥证**　头发干枯,略有焦黄,均匀而稀疏脱落;搔之则白屑飞扬,落之又生。瘙痒,头发干燥无光,常伴有脱发。相当于干性皮脂溢出。舌质淡,苔薄白干,脉弦。治以当归饮子加减。

2. **血热风燥证**　头发干枯或焦黄,头屑较多,头皮常见散在红疹并伴有瘙痒。舌质红,苔薄黄,脉弦数。治以凉血消风散加减。

3. **脾胃湿热证**　患者平素恣食肥甘厚味,头发潮湿,状如搽油或水浸,甚则数根头发彼此粘连在一起;鳞屑油腻呈橘黄色,紧覆头皮,难以洗涤。相当于油性皮脂溢出。舌质红,苔黄微腻,脉滑数。治以祛湿健发汤加减。

外治:

1. **外洗**　外用去屑洗剂(透骨草 60g,皂角 30g,山豆根 30g),加水 2 000ml,煎水外洗。

2. **散剂**　头发油腻,痒重时,选用干洗头方:藜芦散。用法:每次取药末 10~15g,掺散于头发中,如梳头状将药物梳理均匀。然后再用梳子梳理,梳去药末。有燥湿去垢,祛风止痒的功效。

3. **生发洗剂外洗**　成分为丹参、苦参、何首乌、花椒及表面活性剂、硅油等,外用洗头,隔天 1 次。

4. **针灸主穴**　百会、四神聪、头维、生发穴(风池与风府连线的中点);配穴:皮脂溢出过多,配上星;失眠,配安眠穴。手法:平补平泻,针刺得气后留针 30min,或加用适量电流刺激,2 日 1 次,10 次为 1 疗程。

【调护】

1. 少食甘肥食品,少饮酒类与咖啡类饮料。

2. 头发洗涤一般以生发洗剂 5～15g,掺散于头发中,如梳头状将药物梳理均匀。然后再用梳子梳理,梳去药末。7 日清洗 1 次为宜,不宜清洗过勤。

3. 平素常食山楂、草莓之类食物,可改善头发的油腻感。

【验案】

患者姓名:刘某。

性别:女。

出生年月:1985 年 11 月。

职业:作家。

初诊日期:2017 年 10 月 16 日。

主诉:脱发 1 年余。

现病史:患者 1 年前工作压力大后出现了头皮瘙痒,头皮屑增多,继而出现头顶部脱发,日渐加重。未系统诊治,自行使用防脱发洗发水后未见明显缓解,遂来我院就诊。精神可,纳呆差,舌质淡,苔薄稍腻,脉细数。

专科检查:患者头顶区头发稀疏,毛发枯燥,发根处头皮上覆橘黄色糠秕状鳞屑。

诊断:蛀发癣(脂溢性脱发)。

中医证型:血虚风燥型。

治法:养血祛风,益气生发。

方药:1. 当归饮子加减。

当归 12g	丹参 12g	生地黄 15g	川芎 10g
黑芝麻 10g	防风 12g	墨旱莲 12g	女贞子 15g
首乌藤 12g	白芍 12g	甘草 10g	

7 剂,每日 1 剂,水煎 400ml,分早晚两次饭后 1 小时温服。

嘱避风寒,忌食辛辣刺激,调摄情志,规律饮食起居。

2. 外用生发洗剂(丹参、苦参、何首乌、花椒及表面活性剂),外用洗头,隔天 1 次。

3. 口服丹参酮胶囊,每次四粒,每日两次。

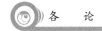

二诊（10月23日）

患者头皮屑明显减少，自觉洗头时脱发减少，头皮瘙痒较前好转，纳食较前好转。加柴胡10g，合欢花12g，继服7剂。

三诊（10月30日）

患者无新发脱发，头皮无瘙痒，脱发处有新生毳毛长出。

四诊（11月6日）

患者皮损处已有新生毛发长出，头皮屑较前明细减少。嘱患者回家自行服用活力苏口服液，外用生发洗剂外洗。

【按语】

患者青年女性，近期工作压力过大导致肝气郁结，肝失疏泄，肝不藏血，阴血不能向上输布于巅顶，发根失养，再加上外感邪热，肺气失宣，肺主皮毛，故见毛发干涸，发焦脱落，故本证属血虚风燥型，患者头顶区头发稀疏，毛发枯燥，发根处头皮上覆橘黄色糠秕状鳞屑，故辨为干性脂溢性脱发。肝失疏泄则脾胃不调，故见纳食差。方以当归饮子加减，以当归、丹参、生地黄养阴补血，助毛发生长。佐以墨旱莲、女贞子、黑芝麻、芍药养阴乌发，滋养发根，再以防风、川芎风药以载药上行，直达病所。全方以养血活血，滋阴生发。再配合以外用生发洗剂及口服丹参酮胶囊养血活血。二诊复诊患者头皮屑明显减少，说明治疗有效，再加柴胡及合欢花以加强疏肝力量。三诊已有毳毛长出，说明毛根已基本恢复，守方继前治疗。四诊时患者已基本痊愈，嘱患者自行服药加外洗治疗。

（张天博）

三十三、黄褐斑、黑变病（黧黑斑）

黧黑斑，在中医古籍中又称"黧黑𪒟黵""面黑皯""面尘"" 皯黯""面黑干疱"。皮损表现为：皮损为浅褐色或深褐色斑片，分布于面颊、前额、口鼻周围，呈地图状或蝴蝶状。对于该病的记载首见于《素问·至真要大论》："岁阳明在泉，燥淫所胜，则霿雾清暝。民病喜呕，呕有苦，善太息，心胁痛，不能反侧，甚则嗌干面尘，身无膏泽，足外反热。"本病相当于西医学的"黄褐斑""黑变病"。

【经典点睛】

"黧黑斑"病名首见于《外科正宗》："黧黑斑者，水亏不能制火，血弱不能华肉，以致火燥结成斑黑，色枯不泽。"

本病的病因病机多认为是阴虚火旺，如《吴氏医方汇编》中记载："此症乃水亏不能制火，血弱不能华肉，以致火燥结成斑黑，色枯不泽。"又如《外科大成》记载本病："由血弱不华，火燥结成。"

在《外科证治全书》记载了本病的临床表现"面色如尘垢，日久煤黑，形枯不泽。或起大小黑斑，与面肤相平"。又如《医宗金鉴·外科心法要诀》："初起色如尘垢，日久黑似煤形，枯黯不泽，大小不一，小者如粟粒、赤豆，大者似莲子、芡实，或长、或斜、或圆，与皮肤相平"。

因此治疗原则以滋补肝肾为核心，内服外敷相结合，如《外科正宗》记载："朝服肾气丸以滋化源，早晚以玉容丸洗面斑上，日久渐退。兼戒忧思、动火、劳伤等件。"又如《彤园医书》："内宜清肝理脾、滋阴降火，早午晚搽玉容散。"《外科大成》："宜服肾气丸以滋化源。洗玉容散。兼戒忧思方可……一用密陀僧为细末。入乳调敷。鹿角尖用酒磨涂之。"《医碥》："面上黧黑斑，水虚也，女人最多，六味丸。外用甘松、山奈、细辛、白芷、白蔹、白及、防风、荆芥、僵蚕、天麻、羌活、陀僧、川椒、菊花、独活、枯矾、檀香各一钱，枣肉七个，肥皂肉一斤，同为丸，秋冬加生蜜五钱，皮粗槁加牛骨髓三钱，洗面。"

本病预后一般。

【病因病机】

古代医家认为黧黑斑以虚证多见，本虚标实。大体可分为：肝气郁滞证、肾阴虚证、劳伤脾土证。

1. **肝郁气滞**　忧思抑郁，肝气郁结，气机紊乱，气血不和，不能上荣于面则生黧黑斑。

2. **肾阴亏损**　水亏不能制火，虚火上炎，颜面不能荣润而生褐斑。

3. **劳伤脾土**　中焦转输失职，或脾虚不能治水，气血不荣，或水气上泛，则生黧黑斑。

【诊断要点与鉴别诊断】

1. **黄褐斑**　好发于女性,特别是妊娠期、产后和口服避孕药的妇女。皮疹对称性分布于颜面、额、两颊、鼻背两侧、唇周围、颏部皮肤,可见呈指盖至钱币大小或呈手掌大小、形状不规则的淡褐色或黯褐色沉斑,境界明显或模糊不清,可融合成大片。无自觉症状,慢性病程,日晒后加重。一部分可由于分娩后或停用避孕药后缓慢消退。黄褐斑的出现多数与内分泌有关,尤其是和女性的雌激素水平有关。

2. **瑞尔黑变病**　有长期与焦油或润滑油的接触史。初起时,局部瘙痒发红,而后渐变为网状色素沉着斑,呈淡褐色到深褐色。皮损为黑褐色斑片,深浅不一,好发于前额、耳后、颈侧,有时也发于前臂、腋窝、脐部。

3. **原发性慢性肾上腺皮质功能减退症**　表现为皮肤、黏膜出现棕黑色色素沉着,以暴露、压迫、摩擦部位最明显,如前额、眼周、四肢屈侧、肩、腋、腰、臀皱襞及掌跖等处。黏膜如口唇、颊黏膜、牙龈、乳头、乳晕、外生殖器等部位也会出现棕色色素斑。本病除皮肤表现外,还有疲倦、精神萎靡、食欲不振、头晕、心悸、恶心、腹痛等症状,记忆力减退,思想不能集中,抑郁,烦躁等。本病常伴有其他内分泌障碍如低血糖,甲状腺功能减退,性功能减退等。

【辨证施治】

1. **肝郁气滞证**　伴胸胁胀闷,烦躁易怒,纳谷不香,女子月事不调,或经前乳房胀痛,色斑加深,舌苔薄白,脉弦滑。治以逍遥散加减。

2. **肾阴亏损证**　形寒肢冷,腰膝酸软无力,五心烦热,女子月经不调,男子滑精。朝服肾气丸或六味丸以滋化源。

3. **劳伤脾土证**　面色苍白或萎黄,气短乏力,神疲纳少,脘腹胀满,舌淡,脉沉细。宜疏胆气兼健脾,加味归脾汤送六味地黄丸主之。

外治:

1. 以玉容散,每早晚蘸以洗面。常用美玉磨之,久久渐退而愈。

玉容散:甘松、山柰、茅香(各五钱)、白僵蚕、白及、白蔹、白附子、天花粉、绿豆粉(各一两)、防风、零陵香、藁本(各三钱)、肥皂(三钱去皮弦)、香白芷(一两)。上为细末,每日早晚蘸末擦面。皮粗槁加牛骨髓三钱,洗面。

2. **外洗方**　羖羊胫骨,上为细末,鸡子白调敷。日以白粱米泔洗之,三日效。

3. **外敷方**　密陀僧为细末。入乳调敷。鹿角尖用酒磨涂之。

【调护】

避光,兼戒忧思、动火、劳伤等。

【验案】

患者姓名:张某。

性别:女。

出生年月:1975 年 11 月。

职业:职员。

初诊日期:2018 年 4 月 9 日。

主诉:面部褐色斑疹 5 年余。

现病史:患者 5 年前无明显诱因双侧颧骨处出现褐色斑疹,约黄豆大小,位置对称,境界模糊不清。患者未予重视,未特殊处理。其后皮损面积不断扩大至硬币大小,皮损颜色不断加深。遂来我科门诊就诊。患者精神可,眠差多梦,二便可,纳食可,体重无明显变化。舌质黯,苔薄黄,脉弦。

既往史:乳腺增生病史 3 年,未系统治疗。

月经史:13 岁初潮,经期 5~6 天,月经周期为 25~28 天,规律,痛经,夹血块,量正常色深。

专科检查:患者双侧颧骨处可见对称硬币大小褐色斑疹,与皮肤平齐,边界模糊不清。

诊断:面尘(黄褐斑)。

中医证型:肝郁气滞。

治法:疏肝理气,活血消斑。

方药:逍遥散加减。

柴胡 12g	陈皮 12g	青皮 12g	丹参 15g
当归 12g	茯苓 15g	白芍 12g	白术 15g
红花 12g	玫瑰花 12g	凌霄花 12g	生地黄 30g

14 剂,每日 1 剂,水煎 400ml,分早晚两次饭后 1 小时温服。

嘱忌辛辣刺激,调摄情志,规律饮食起居。

外治:白及、白芷、白附子各 6g,白蔹、白丁香各 4.5g,当归 6g 打粉,加白蜜调膏,制成面膜,睡前涂患处,晨起洗净。

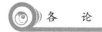

二诊（4月23日）

患者诉斑较前无明显改变，睡眠较前少有好转。加白及12g、白薇12g，继服14剂。

三诊（5月2日）

患者诉颧部黄褐斑较前稍有变淡，睡眠明显好转，继原方治疗。

四诊（5月16日）

患者诉双侧黄褐斑较前明显变淡，嘱患者回家自行服用红花逍遥片及外用面膜治疗。

【按语】

本例患者属于气滞血瘀证。患者中年女性，既往患有乳腺增生，又月经痛经，夹有血块，经色深，易形成癥瘕之块，故辨为血瘀证。患者失眠多梦，又有乳腺增生，脉弦，乃肝气不舒之证。因此用逍遥散加减以理气活血化瘀，加上丹参、红花增强活血功效，再加以玫瑰花、凌霄花以上达面部，增强祛斑之效。再配合外用面膜从外部滋养皮肤，去除黯斑。二诊时加白及、白薇，取"以白治白"之含义，加强增白效果，三诊时患者已诉黯斑较前变淡，肝郁得舒，瘀血得化，同时睡眠也相应改善。四诊时黄褐斑已明显变淡，可自行服药治疗。

（张天博）

三十四、白癜风（白驳风）

白驳风的皮损表现为：色素脱失斑，大小不一，形态各异，可泛发全身。白斑呈淡白色至瓷白色，有时白斑边缘可见色素增多。本病相当于西医学的"白癜风"。

【经典点睛】

"白驳风"病名首见于《太平圣惠方》："白驳风，多生于颈面，点点斑白，但无疮，及不瘙痒，不能早疗，即使浸淫也"。

本病的病因病机多认为是风湿搏于肌肤，气血运行不畅，如《太平圣惠方》记载："夫肺有壅热，又风气外伤于肌肉。热与风交并。邪毒之气。伏留于腠理。与卫气相搏。不能消散……故名白癜风也。"《医林改错·通窍活血汤所治之症目》云白癜风"血瘀于皮里"。

在《诸病源候论·瘿瘤等病诸候·白癜候》中记载本病的临床表现："面及颈项身体皮肉色变白，与肉色不同，亦不痒痛，谓之白癜。"《外科大成》谓之"其色驳白，亦无痛痒，形如云片"。又有《医宗金鉴·外科心法要诀》记载："此证自面及颈项，肉色忽然变白，状类斑点，并不痒痛……若因循日久，甚者延及遍身。"

因此治疗原则以祛风胜湿，活血理气为核心，如《圣济总录》中记载："治白癜风，皮肤斑白，毛发亦变，石硫黄膏方。"也记载了以乌蛇、白僵蚕、胡麻子、独活、天麻、乌头、细辛、防风、枳实、蝉蜕、白附子、天南星组成的乌蛇散治之。

本病预后一般。

【病因病机】

总由情志内伤，肝气郁结，风湿搏于肌肤，气血运行不畅，不能滋养肌肤或是外感风湿热邪，郁于肌肤之间，营卫失和，气血凝滞而致病。

1. **气滞** 因情志所伤，肝气郁结，气机不畅，复感风邪，搏于肌肤，气血失和而发病。

2. **血瘀** 因外伤跌扑或暴怒伤肝，导致气滞血瘀，经络阻塞，不能荣养皮肤而发白斑。

3. **肝肾不足** 先天不足或后天亏虚，致肝肾亏虚，精血不足，生化无源，气血虚弱，皮肤失养而发病。

【诊断要点与鉴别诊断】

1. **诊断要点** 患处皮损色素减退或消失，边界清楚，无自觉症状。

2. **鉴别诊断** 本病须与花斑癣、贫血痣、单纯糠疹等相鉴别。

【辨证施治】

1. **气滞证** 皮损突发初起或者精神受到刺激后出现大小不等、形状不一的白斑。兼风邪者白斑可发红，瘙痒。可伴心烦易怒，胸胁胀痛，月经不调，口干尿赤，舌淡红，苔薄，脉弦。治以逍遥散或柴胡疏肝散加减。

2. **血瘀证**　有跌扑或外伤史,病史较长,白斑单发或泛发,边缘颜色加深,自觉干燥,局部可有刺痛感,妇女可伴经行不畅或痛经,舌质黯或有瘀斑、瘀点,苔薄白,脉涩。治以通窍活血汤加减。

3. **肝肾不足证**　多见于体虚患者,病史较长,白斑局限或泛发,伴头晕耳鸣,心悸健忘,爪甲不荣,舌淡红,苔薄白或少苔,脉细弱。治以六味地黄汤合四物汤加减。

外治:

1. **火针治疗**　将火针在火上烧红(或烧白)后,快速刺入白斑部位,然后迅速出针,点刺深度不超过皮损基底部,针间距把握在 0.3~2cm,稀疏均匀,由白斑外围环向中心点刺,刺面部皮肤时针烧红即可,刺躯干四肢时针宜烧白。

2. **梅花针治疗**　梅花针局部弹刺白斑处,每次 5min 左右。

3. **耳针治疗**　取肝、肾、内分泌、肾上腺等耳穴,单耳埋针,双耳交替,每周轮换。

4. **补骨脂酊外用**　将补骨脂碾碎置于 75% 的酒精内,浸泡 7 昼夜,过滤去渣后涂于白斑处,并摩擦 10min 左右。

5. **三黄粉外用**　雄黄 6g,硫黄 6g,雌黄 1.5g,白附子 15g,密陀僧 6g,白及 9g,麝香 1g,冰片 1g,朱砂 6g,捣碎混匀后用茄子皮或黄瓜皮蘸药外用于白斑处,并点按拍打 5min 左右。

6. **密陀僧散外用**　硫黄、雄黄、蛇床子各 6g,石黄、密陀僧各 3g,轻粉1.5g 用蜜水调匀,轻擦在白斑处,并点按拍打 5min 左右。

7. **自血疗法**　用针管从静脉抽血后,立即注射到白斑下,使皮损处出现青紫时止,每周 2 次。

【调护】

1. 进行适当的日光浴和理疗,注意光照的强度和时间。
2. 避免在白癜风进展期滥用外用药,尤其是刺激性强的药物。
3. 平衡营养的同时,多食黑木耳黑豆黑芝麻等食品。

【验案】

患者姓名:林某。

性别:女。

出生年月：1965 年 4 月。

职业：职员。

初诊日期：2016 年 12 月 23 日。

主诉：全身泛发多个白斑 5 年。

现病史：患者 5 年前无明显诱因，躯干处出现 2 个铜钱大小的白斑，就诊于某医院，诊断为白癜风，予地塞米松软膏外用，后白斑逐渐增多、扩大，泛发全身。现症见患者全身泛发数个白斑。平素经常自觉心慌乏力，容易紧张，汗多，脱发明显，夜间多梦，容易早醒。3 个月前已绝经。进食量少，二便正常。舌红，苔薄黄，脉弦细。

专科检查：全身泛发多处皮损，损害处皮肤颜色减退、变白，颜面部左侧眼睑下有一蚕豆小白斑，呈淡白色，境界不清，四肢散在数个白斑，大小不等，最大为铜钱大小，境界不清，腹部皮肤白斑较为密集，边界不清，大小不等，形状不规则，部分融合成岛屿状。

诊断：白驳风（白癜风）。

中医证型：血虚肝旺。

治法：养血活血，清肝补肾。

方药：桃红四物汤加减。

熟地黄 12g	白芍 12g	川芎 12g	当归 12g
桃仁 12g	红花 12g	刺蒺藜 40g	马齿苋 15g
防风 12g	石决明 30g	远志 15g	白薇 15g
鸡血藤 15g	补骨脂 15g	五味子 10g	

7 剂，水煎服，日 1 剂，分早晚两次饭后 1 小时温服。

嘱避风寒，调摄情志，规律饮食起居。

外治： 外用他克莫司乳膏，白斑处施以火针治疗。

二诊（12 月 30 日）

患者诉皮损处淡白色，出虚汗、乏力症状减轻，舌红，苔薄黄，脉弦细。上方加煅牡蛎 30g 敛汗、安神，继服 7 剂。

三诊（2015 年 1 月 6 日）

患者诉心慌出汗症状减轻，睡眠较前好转，继续服用上方。

四诊（1 月 13 日）

患者诉皮损处颜色淡白，腹部几个白斑处出现黑色色素点。偶尔有腰酸症状,脱发仍较明显,苔薄黄,脉弦。上方加女贞子6g补肝肾之阴。

五诊(1月27日)

患者诉面部左侧眼睑下的白斑已消失,其他部位的白斑颜色也变浅,出汗、脱发等症状明显减轻。上方加生黄芪12g补气推动血液运行,加生龙骨(先煎)30g潜阳安神。

【按语】

患者中老年女性,正值绝经前后,血亏精少,肌肤失养,发为白斑,加之女子七七之后,肾阴渐亏,阴不敛阳,平素工作压力较大,气机不畅,肝阳偏亢,故本证属血虚肝旺。患者白斑境界不清,颜色淡白,故辨为虚白。血虚不能安神养心,故夜间多梦,容易早醒,心慌乏力,容易紧张;汗血同源,发为血之余,患者汗多,脱发亦为血虚之象。桃红四物汤组成为熟地、白芍、川芎、当归、桃仁、红花,功效为养血活血,刺蒺藜、防风疏肝祛风,马齿苋、白薇清热益阴,石决明平肝潜阳,远志宁心安神,鸡血藤补血活血通络,补骨脂、五味子滋补肾之阴阳,全方治以养血活血,清肝补肾。二诊复诊,再加煅牡蛎平肝潜阳,敛汗安神。四诊时患者已有色素岛出现,说明此方奏效,再加女贞子充实肾精,助推黑色素生长。五诊时患者已有白斑消退,再加生黄芪助活血通络,生龙骨潜阳安神而助眠。

(张天博)

三十五、唇炎(唇风)

唇风,在中医古籍中又称"唇风""口吻疮""燕窝疮"。皮损表现为:分散的1～2mm大小的丘疹、丘疱疹,基底红或融合成片,亦可见脓疱、鳞屑。在皮损及唇红缘之间围绕约5mm宽的皮肤区域不受累。皮损常对称、周期性发作,伴瘙痒、灼热感。对于该病的记载首见于《诸病源候论·唇口病诸候·口吻疮候》"其脏腑虚,为风邪湿热所乘,气发于脉,与津液相搏,则生疮"。本病相当于西医学的口周皮炎。

【经典点睛】

"唇风"病名首见于《医宗金鉴·外科心法要诀》:"唇风多在下唇生,阳明胃经风火攻,初起发痒色红肿,久裂流水火燎疼。"

本病的病因病机多认为是湿热内盛,外感风邪而生,也有认为本病为脾胃积热而生,如《医宗金鉴·外科心法要诀》记载:"初生小者如粟,大者如豆,色红,热痒微痛,破津黄水,形类黄水疮,浸淫成片,但疙瘩如攒,由脾胃湿热而成。"

在《外科正宗》记载了本病的临床表现:"阳明胃火上攻,其患下唇发痒作肿,破裂流水,不疼难愈。"

因此治疗原则以清热泻火为核心,如《外科大成》中记载:"唇风生下唇。发痒不疼。肿裂流水。由胃火上攻也。宜服滋阴地黄丸。外以坎宫锭子一钱。加铜青末五分。水调涂之。"

本病预后良好。

【病因病机】

本病多因湿热内盛,外感风邪,蕴阻肌肤,湿热上熏所致,或因湿热蕴久,耗伤阴血,血虚风燥,肌肤失养所致。

1. **胃肠蕴热** 偏食辛辣或油腻之品,日久损伤脾胃,运化失司,水湿内停,郁而生热,湿热邪气循经上扰,蕴积于肌肤所致,皮损以湿性为主。

2. **血虚风燥** 风热之邪外袭机体,郁久则血燥,阴血不足则生风,风燥热邪蕴阻肌肤,肌肤失去濡养,以致皮肤干燥粗糙,皮损以干性脱屑为主。

【诊断要点与鉴别诊断】

1. **诊断要点** 发生在口唇周围的红斑、斑丘疹、脓疱、鳞屑等损害,唇红缘周围苍白,伴瘙痒、灼热感等不适。

2. **鉴别诊断** 本病须与须疮、痤疮、脂溢性皮炎等相鉴别。

【辨证施治】

1. **血虚风燥证** 口周可见大小不等的红色丘疹、丘疱疹,甚则还夹有少许脓疱,呈密集分布;伴有口干喜饮,大便干燥,舌质红,苔少,脉浮数。治以当归饮子加减。

2. 胃肠蕴热证　口唇四周连续不断地出现丘疹、脓疱和不易消退的红斑,糠秕状鳞屑落之又生,舌质红,苔薄黄,脉濡数。治以泻黄散加减。

外治:

1. 耳针疗法　取耳部穴位肾上腺、内分泌、神门、皮质下,可采用埋针或王不留行压迫法。

2. 月石散外敷　月石散(经验方)煅月石 18g,煅石膏 9g,煅人中白 9g,青黛 3g,薄荷 0.9g,黄柏 2g,川连 1.5g,冰片 3g。先将煅石膏、煅人中白、青黛研细末,和匀后将余 5 味研细末。功能:清热燥湿。适用于皮疹以丘疹、丘疱疹为主。

3. 颠倒散外敷　颠倒散(外用方)大黄、硫黄各 15g 研末、石灰水 200ml 混合。功效:清热散瘀。适用于皮疹以脓疱、红斑为主。

【调护】

1. 忌食辛辣、少吃油腻甘甜食物,少饮浓茶,忌烟酒。
2. 保持大便通畅,多吃蔬菜、豆制品。
3. 不可用刺激性过强的肥皂清理面部。

【验案】

患者姓名:刘某。

性别:女。

出生年月:1988 年 9 月。

职业:职员。

初诊日期:2014 年 10 月 10 日。

主诉:口周红斑、丘疹、鳞屑伴瘙痒 2 周

现病史:患者 2 周前无明显诱因口周起粟粒大小红色丘疹,其上可见有脓疱,伴有轻微瘙痒,未予重视及治疗。后皮损逐渐增多,同时可见黄白色脱屑,口角干裂。现患者自觉口干、伴有牙龈红肿,平素嗜食辛辣,大便干,2 日 1 行,小便黄数。舌红,苔黄,脉数。

专科检查:口唇周围皮肤可见宽约 2cm 的弥漫性红斑,其上见针尖大小的丘疹、脓疱,并伴有黄白色脱屑,双侧口角干裂。

诊断:口周皮炎(唇风)。

中医证型：胃肠蕴热型。

治法：清脾泻火，化湿清热。

方药：1. 泻黄散加减。

藿香 12g	佩兰 12g	黄芩 12g	生地黄 15g
生石膏 20g	知母 10g	黄连 6g	升麻 6g
焦山栀 10g	玄参 10g	淡竹叶 10g	白茅根 30g
酒大黄 6g	甘草 10g	防风 6g	

7 剂，每日 1 剂，水煎 400ml，分早晚两次饭后 1 小时温服。

嘱避风寒，调摄情志，规律饮食起居。

2. 盐酸米诺环素胶囊，口服，100mg/ 次，每日 1 次。

3. 甲硝唑乳膏，外用适量。

二诊（10 月 17 日）

红斑变淡，丘疹及脓疱减少，脱屑增多，瘙痒明显，牙龈红肿较前明显减轻，仍觉口干，大便日一行。舌质稍红，苔薄黄。

上方加蝉蜕 10g，僵蚕 10g，石斛 10g，继服 10 剂。

三诊（10 月 28 日）

皮损基本消退，留有色素沉着伴轻微瘙痒。上方减酒大黄、僵蚕、生石膏，加当归 20g。

【按语】

本案患者初诊为脾胃蕴热，且有阴伤之象。故清脾泻火，化湿清热。方中藿香、佩兰清化脾之湿热；黄芩、黄连、焦山栀清实火，其中黄芩清热燥湿，长于清上焦肺之实火，黄连清中焦实火，《本草正义·草部山草类下》载："黄连大苦、大寒，苦燥湿，寒胜热，能泄降一切有余之湿火。"黄连的主要成分是小檗碱，药理学研究表明其有显著的抗炎作用，局部外用可直达病灶，增强疗效。山栀子清三焦之火；知母、生石膏相须为用清肺胃实火达清热敛疮；生地黄、玄参清热凉血、养阴生津；淡竹叶、茅根清热生津，同时可以清热凉血利尿，使热从小便出；升麻引诸药上行。二诊在一诊基础上加用蝉蜕、僵蚕祛风止痒，石斛养阴润燥，三诊加用当归活血以改善色素沉着，升降并用，标本兼顾，以上诸药合用、内外兼治，使口周皮炎疗效得到显著提高。

（张天博）

第二章

经典名方在皮肤病中的应用

一、麻黄类方

1. 麻黄汤(《伤寒论》)

【组方用法】

麻黄三两,去节;桂枝二两,去皮;甘草一两;炙杏仁七十个,去皮尖。

上四味,以水九升,先煮麻黄,减二升,去上沫,内诸药,煮取二升半,去滓,温服八合。覆取微似汗,不须啜粥,余如桂枝法将息。

【方证辨析】

麻黄汤证是伤寒表实证的代表。麻黄汤是《伤寒论》中治疗太阳伤寒的代表方,是辛温解表剂的代表方,本方药味精练,方中麻黄味苦辛性温,入肺与膀胱经,善开腠理,祛在表之邪,开郁闭之肺气,故本方用以为君药;由于本证属卫郁营滞,故单用麻黄发汗只能解卫气之闭郁,所以又用透营达卫的桂枝为臣药,解肌祛风,温经散寒,既可助麻黄发汗解表之力,又能使邪气去而营卫和;麻黄,桂枝相配,一发卫气之郁以开腠理,一透营分之郁以和营卫,相须为用,以增强发汗解表之功;杏仁降利肺气,与麻黄相伍,以复肺气之宣降,增强宣肺平喘之功为佐药;炙甘草既能调和宣降之麻杏,又能缓和麻桂相合峻烈之性,使汗出不致过猛而伤耗正气,是使药而兼佐药之用。麻黄汤中取辛味升散,以复肺之宣;兼取苦味之降,以复肺之肃;兼取甘味之补,以滋生化之源;再取甘缓之性,以缓其急迫;取温平之性,以驱寒邪;取质地轻清,以达上浮之用;取药归肺,已达病所。四药合用,表寒得散,肺气宣通,则诸症自平。

【辨证要点】

麻黄汤主治外感风寒表实证。风寒之邪外袭肌表,使卫阳被遏,腠理闭塞,营阴郁滞,经脉不通;寒邪外束于表,影响肺气的宣肃下行,故症见恶寒、发热、无汗而喘、头身痛,舌苔薄白,脉浮紧。

【皮肤病应用思路】

麻黄汤具有发汗解表、宣肺平喘的作用,治疗外感风寒表实证。凡风寒客于人,使得人毫毛直,皮肤闭而为热,可汗而发。很多皮肤病来自于寒性凝滞,腠理闭合,正气奋起反抗,正胜则发热,寒胜则恶寒。此时用具有发汗作用的辛味药,发挥其向上、向外的特征,可以助正气以祛邪外出,使邪随汗解。因此凡是辨证为邪气外袭,正气尚足者均可应用。而《素问·六节脏象论》云"肺者,气之本,魄之处也,其华在毛,其充在皮,为阳中之太阴,通于秋气。"肺主气属卫,外和皮毛,外邪侵袭肌表,使肺宣发肃降之功能受损,则脾所转输的津液和水谷精微无法外达于全身皮毛肌腠,卫气无法宣发于皮毛腠理以温分肉、充皮肤、肥腠理,导致肌肤不荣;而人体肌表被邪气束闭,毛窍不通则可能内郁化热,从而出现诸多皮肤疾患。故凡病机属风寒外袭而营卫郁闭者,症见恶寒、发热、无汗而喘、头身痛,舌苔薄白,脉浮紧;可用麻黄汤散风寒行营卫,使气血调和,肺之宣肃功能趋于正常,皮疹乃愈。经加减可用于治疗湿疹、老年瘙痒症、多形性红斑、脂膜炎、冷球蛋白血症、银屑病等。

【医案选录】

(1)湿疹:何某,女,59岁,初诊日期:2010年9月15日。患者6个月来全身皮肤出红疹,以四肢伸侧、项后两侧、脊椎两旁等易受摩擦处居多,疹粒如粟,密集成片,其色淡红,并无流滋,患处剧烈瘙痒,皮肤肥厚,有色素沉着,表面粗糙干燥,脱屑较多,甚则有细小裂纹,疲劳、抑郁、精神紧张、失眠均易加重病情,春秋季节症状明显,夏季略减轻,曾使用多种药物治疗,症状无明显减轻,伴见微恶风寒,口渴,纳食不佳,大便偏干,2日1次,小便量少色清乏力神疲,心烦失眠,就诊时神情抑郁,面色苍黄;舌质淡,苔薄白,前部略有花剥；脉沉细。患者证属血虚风燥，治当养血润燥、祛风止痒，因此处方四物汤加减，药用：生地黄30g，当归24g，白芍15g，川芎9g，炒酸枣仁15g，柴胡9g，荆芥15g，防风12g，白鲜皮12g，蝉蜕6g，薄荷6g；12剂，每日1剂，水煎2次，分3次温服。服后仅红疹略有减轻，大便转为每日1次，便质稀溏，其他均无变化。二诊遂改用麻黄汤加减，药用：麻黄12g，杏仁12g，桂枝9g，炙甘草6g，生地黄45g；6剂，每日1剂，水煎2次，分3次温服。服后皮肤干燥明显改善，但疹色转红，瘙痒与心烦略有加重。三诊去桂枝，改用麻黄15g，杏仁15g，生地黄60g，炙甘草10g；再进6剂。服后疹色渐淡，皮肤瘙痒、心烦等明显减轻，其他诸症亦全面缓解。既获显效，四诊之后遂守方再进21剂，诸症皆愈，嘱其停药调养。半年内随访未复发。

按：本例患者临床表现属干燥性湿疹，病机为血虚生风，肌肤失于濡润。首诊以四物汤加减养血润燥、祛风止痒治之，而收效并不明显。因思《素问·脏气法时论》云："肾苦燥，急食辛以润之，开腠理，致津液，通气也。"若欲奏濡润肌肤之效，必须滋阴养血的同时开发腠理，而麻黄汤为发汗解表的首选，效力远较荆芥、防风之类为强。故减去方中辛温助热的桂枝，加大量滋阴润燥的生地黄，变辛温解表而成"辛润解表"之法。方中麻黄本为辛温之品，被大量生地黄监制，不但不伤津液，反能宣发津液，助其布散以濡润肌表。方证合拍，效专力宏，是以收效。（邵雷.麻黄汤治验举隅[J].辽宁中医药大学学报，2011，13（8）：181-182.）

（2）慢性荨麻疹：患者，女，29岁，2012年10月8日初诊。患者全身反复起淡红色风团，伴明显瘙痒，曾间断口服西药5年，停药即发作。患者自诉每于晚间发疹，尤以夜半为甚，天明时即逐渐消退。诊见心情郁闷，面色不华，躯干及四肢见少许淡红色斑片，时伴瘙痒；舌苔薄白，脉细。处方：麻黄15g，桂枝12g，细辛10g，苦杏仁10g，甘草9g，僵蚕10g，蝉蜕10g，片姜黄6g，秦艽10g，荆芥10g，防风10g，薄荷15g。7剂，每天1剂，水煎服。10月15日复诊，患者皮疹明显减少，瘙痒明显减轻。上方加丝瓜络20g、细辛减至5g，共7剂。10月22日再诊，皮疹基本不发作，未见明显瘙痒，上方出入加减，服药2个月余，12月底再来就诊，诉偶尔劳累后见少许皮疹发作，基本不痒。再处方：麻黄9g，桂枝6g，甘草9g，僵蚕10g，黄芩10g，蝉蜕10g，秦艽10g，荆芥10g，防风10g，薄荷9g，丝瓜络30g。嘱其继服1个月，以资巩固。随访4年余，至今未见其诉皮疹再发。

按：患者每于夜间皮疹发作加重，尤以夜半为甚，此因夜间阳行于内，阴行于外,因外有寒邪不散,每至夜间寒气则更甚,故阳气奋起抗邪,不能按时循经入里,故夜间加重。本案例采用麻黄汤合升降散加减治疗慢性荨麻疹,外散寒邪,内清郁热,通达内外,故寒邪散,而阳气能归于本位,诸症皆除。(曾文明,陈金兰.麻黄汤合升降散加减治疗慢性荨麻疹验案 3 则 [J].中国社区医师,2017,339(31):80-81.)

【现代研究】

麻黄汤乃发汗解表之主方,对麻黄汤方证的研究,有利于仲景学说的发展和中医理论的继承,对深入开展中医基础理论研究,创新制方理论,提高临床诊疗水平都具有重要意义。现代研究显示麻黄汤具有抗组胺、抑制血管通透性、抗病毒和免疫调节的作用。麻黄汤可提高组胺的阈值,有抗组胺的作用,且对嗜酸性粒细胞和肥大细胞具抑制作用,可用于过敏性炎症的治疗。

麻黄汤在皮肤科的临床治疗中,主要用于治疗外受寒邪所致的皮肤疾患。临床上,只要符合麻黄汤的方证,症见恶寒、发热、头身痛,舌苔薄白,脉浮紧等外邪侵袭,导致营卫郁闭之证即可应用。

(张维明)

2. 桂枝麻黄各半汤(《伤寒论》)

【组方用法】

桂枝(去皮)一两十六铢,芍药、生姜(切)、甘草(炙)、麻黄(去节)各一两,大枣(擘)四枚,杏仁(汤浸,去皮尖及两仁者)二十四枚。

上七味,以水五升,先煮麻黄一二沸,去上沫,内诸药,煮取一升八合,去滓,温服六合,本云,桂枝汤三合,麻黄汤三合,并为六合,顿服。将息如上法。

【方证辨析】

本方系桂枝汤和麻黄汤两方合剂,而剂量仅为两方的 1/3,是一个偶方、轻剂,具有辛温轻散,小汗解表的作用,属发汗轻剂。其证病机乃微邪郁表不解,欲汗而不得,正邪交争,法当发汗,汗出而解。但病延既久,邪势已减,不宜单用麻黄汤峻发其汗,然而肌表闭塞又非桂枝汤所能胜任,故二方合一,变大剂为小剂,取麻黄汤发汗解表、疏达皮毛而不伤正之功,以治表实无汗;取桂枝汤调和营卫而不留邪之功,两方合用则刚柔相济,可收小汗则解之功,而无过汗之弊。

【辨证要点】

桂枝麻黄各半汤主治太阳病日久,表郁轻证。患太阳病较久不愈,然病仍在表,病久邪微,正气欲抗邪外出,而邪郁不解,正邪交争较为轻微,邪郁在表,气血运行不利,汗欲出而不得出则发病,故症见发热恶寒如疟状,一日二三度发,或伴面红、身痒。

【皮肤病应用思路】

桂枝麻黄各半汤具有辛温解表,小发其汗的作用,治疗表郁日久,营卫不和诸症。《灵枢·本脏》曰:"卫气者,所以温分肉、充皮肤、肥腠理、司关合者也"。卫气者,温养内外,护卫肌表,滋养腠理,开阖汗孔。外邪侵袭机体,客于肌表,郁于皮毛肌腠之间,致使营卫失和,荣卫郁闭邪无从出,气血周行不利而发病。故麻黄桂枝各半汤临床可用于治疗荨麻疹、过敏性疾病、神经性皮炎、痤疮、玫瑰糠疹等属于营卫不和,证属寒郁于表的皮肤疾病。

【医案选录】

(1)皮肤瘙痒症:患者周某,男,32岁,2016年12月12日初诊。患者发病前1年前入住新房,8月前出现全身皮肤瘙痒,痒无定处,未见皮损,遇冷后加重,胸背部可见抓痕及血痂,患者皮肤干燥,无汗,运动后亦无显性出汗,纳眠差,小便可,大便难解。舌质黯红,苔薄白,脉浮紧。西医诊断:皮肤瘙痒症;中医诊断:风瘙痒,风寒犯表证。治以祛风散寒、和营通络,处方为:麻黄、桂枝、生姜、大枣、防风、桃仁、红花各10g,白芍、冬桑叶、酸枣仁各15g,瓜蒌子、地肤子各30g,生甘草5g,共7剂。

二诊,患者瘙痒症状明显好转,活动后少量出汗,大便通畅,上方去瓜蒌子,加当归、生白术各15g,黄芪30g,共14剂。继续服药2周,瘙痒症状消失,汗出通畅,纳眠可,二便调。

按:瘙痒症为一种仅有皮肤瘙痒而无原发皮损的皮肤病,属中医风瘙痒范畴。患者乔迁新居,加之素体禀赋不耐,外感风寒之邪,客于肌表,闭塞毛窍,肺气郁闭,致营卫失和,卫气、津液不能正常巡行于体表,肌肤失养则可见皮肤瘙痒,少汗;风邪善行而数变,故可见周身痒无定处;久病入络,致气血瘀滞;卫气怫郁于内不能祛邪外出,亦不能防邪气入侵,病情反复不愈。该病予以桂枝麻黄各半汤加味,取桂枝汤调和营卫、温通血脉,麻黄汤发汗解表,防风、冬桑叶疏风开窍解表,使肺气宣降得当,腠理开,汗出则风寒之邪自解;桃仁、红花活血通经,使周身气血通畅,"血行风自灭",地肤子祛风止痒,瓜蒌子润肠通便,酸枣仁养心安神。二诊患者症状明显缓解,守上方不变,加当归增强活血通络之效,加白术、黄芪与防风构成玉屏风散益气固表,祛邪外出,亦可扶助正气,防风寒之邪入侵。(唐明秀,张衡,冯玉萍等.从"肺主皮毛"理论浅谈枝麻黄各半汤治疗皮肤病临床应用[J].亚太传统医药,2017,13(16):105-106.)

(2)皲裂疮:患者柯某,男,17岁,2013年5月21日前来就诊:自诉2个月以来手足皲裂,以双手为重,并伴蜕皮、瘙痒和疼痛。询问得知患者平素汗少,微恶风寒,嗜食饮冷,皲裂部位每于接触凉水或洗衣粉后诸症加重,二便如常。症见局部皮肤干燥无汗,双手、足皮肤局部增厚、皲裂、枯槁,并有深浅不一的多处裂隙,双手示指根部裂隙较深伴微出血,舌淡红、苔,薄白,脉浮缓有力,曾用西药(用药不详)内服外用无效,故来就诊。思之"皲裂者,言冬时触冒风寒",于春暖当自愈,今已小满,奈何缠绵,此正气不足、邪踞不去,予桂枝麻黄各半汤加味:麻黄5g,桂枝15g,白芍15g,杏仁10g,炙甘草10g,生姜20g,大枣5枚,3剂水煎服。5月24日复诊:双手、足皮肤略光滑,未见蜕皮,仍瘙痒、疼痛,双手示指根部皮肤裂隙同前。再予桂枝麻黄各半汤加味,酌加温阳散寒通瘀之力:麻黄5g,桂枝15g,白芍15g,杏仁10g,大枣5枚,炙甘草10g,生姜20g,附子(先煎)10g,细辛5g,茯苓20g,桃仁10g,牡丹皮10g,5剂水煎服。5月30日复诊:双手皮肤光滑,示指根部裂隙变浅,皮肤变薄。病情向愈,予桂枝麻黄各半汤合内托生肌散5剂,处方:麻黄5g,桂枝15g,白芍15g,杏仁10g,炙甘草10g,大枣5枚,生姜20g,黄芪30g,制乳香、制没药各3g,天花粉30g,丹参30g,共5剂,旬日结痂痊愈,随访未复发。

按:本病好发于手足皮肤处,为深浅不等、长短不一的裂隙,深者可见出血。病因病机总为肌热骤被寒冷风燥所遍,以致血脉受阻、肤失濡养、皮肤渐渐枯槁而成皲裂,大多与出汗少、经常摩擦、压力、破伤、浸渍有关。皲裂,干燥失养,亦属燥证。刘河间提出诸涩枯涸、干劲皴揭皆属于燥,又云:"皮肤乃启裂,手足有如斧伤而深三二分者,冬月甚而夏月衰。"甚符合皲裂疮病机,并指出燥之为治,宜"开通道路、养阴退阳"。本案皲裂疮因寒邪所致,闭阻血脉，肌肤失养，总属阳气不足，正虚不能达邪于外，亦不能温运津液，使之达表，治当"开通道路"，先避寒就温，去其病因，再给予疏散寒邪、温通血脉、补益生肌之剂。本案患者反复皮肤瘙痒、蜕皮、疼痛，辨证应紧紧抓住病证在表，邪滞不去之根本病机，用麻桂各半汤贯穿始终，通过发汗解表、调和营卫使邪不得入，正不复虚，再辅以扶正通阳生肌，方证病机相合，终于取效。

（3）神经性皮炎：患者李某，女，45岁，2011年6月12日就诊：颈项两侧皮肤瘙痒1年，伴蜕皮屑。1年前不明原因颈项两侧瘙痒发作，由于长期搔抓后局部皮肤变肥厚。曾于某医院诊断为"神经性皮炎"。经治不愈，前来求治。症见颈项两侧对称性有约1.5cm×2cm大小皮损，伴蜕皮屑，局部皮肤坚厚无汗，经搔抓后瘙痒减轻，略有浸润，舌淡红，苔薄微腻，脉浮弦。中医诊断：牛皮癣；西医诊断：神经性皮炎；辨证：正气不足，邪郁肌表；治法：扶正解表。予桂枝麻黄各半汤加味：麻黄6g，桂枝15g，白芍15g，杏仁9g，生姜25g，大枣9枚，白术20g，葛根30g，共7剂，6月20日复诊：皮损已大半消失，效不更方，原方再予7剂后痊愈。1年后复发，又与原方14剂而愈。

按：神经性皮炎主要症状就是阵发性瘙痒甚至奇痒，入夜尤甚，非搔抓出血瘙痒不减。体征是局部皮肤增厚，皮沟加深，皮嵴隆起，极易苔藓化，临床较难处理。《伤寒论》论"痒"除"以其不能得小汗出，身必痒"外，还有"迟为无阳，不能作汗，其身必痒"的阳虚无力作汗发痒以及"虫行皮中"的湿阻发痒不同。本案紧扣瘙痒的主要症状，因未见明显阳虚、湿阻脉证，故仅给予桂枝麻黄各半汤一试，且并未使用临床常用的清热解毒之品，果有效。从取效处方反推其病机，仍是邪气郁滞肌表，正气无力祛邪外出，邪气不甚亦不得深入，迁延日久而发为本病，当小发其汗，祛邪而不伤正。用桂枝麻黄各半汤仍然是病机与方证相符，效不更方直至痊愈。（李晶，骆芳，黄刚.桂枝麻黄各半汤临证举隅[J].中国中医基础医学杂志，2016，22（7）：977-978.）

【现代研究】

桂枝麻黄各半汤在皮肤科临床主要用于治疗对变态反应性疾病及皮肤肌表疾病，该方显现出其独特的疗效。如各种类型的荨麻疹、过敏性紫癜、湿疹、神经性皮炎、皮肌炎以及糖尿病、肾病等合并皮肤瘙痒症等。临床运用桂枝麻黄各半汤时既有辛温发表之意，又有调阴阳、和营卫之功。

（张维明）

3. 麻黄杏仁薏苡甘草汤(《金匮要略》)

【组方用法】

麻黄(去节)半两(汤泡),甘草一两(炙),薏苡仁半两,杏仁十个(去皮、尖,炒)。

上锉麻豆大,每服四钱匕,水盏半,煮八分,去滓,温服,有微汗,避风。

【方证辨析】

本方简称麻杏苡甘汤,论述了风湿在表的成因为"汗出当风"或"久伤取冷",肌腠受邪,风湿在表,风湿相合,痹阻经脉,且有化热化燥之势,故一身尽疼,发热。而其人兼有胃中湿热,加之阳明之气旺于申时,与湿邪抗争,故日晡则剧。本方由麻黄汤变桂枝为薏苡仁而来,麻黄解表发汗,可以宣散肌表的风邪,杏仁宣利肺气,为麻黄之佐,甘草和诸药、建中州。薏苡仁甘淡微寒,制约麻黄温性,避免发汗过度,以达到微汗的目的,同时使该方区别于麻黄汤中用桂枝温化可能导致的燥热更甚,配薏苡仁偏于凉散,适用于清化在表的风湿。

【辨证要点】

本方适用于湿病、风湿表证,主要用于风湿并重,阻滞经络,气血运行不利,卫阳不充,失于防御,风湿之邪乘虚而入者,症见四肢肌肉紧缩拘挛,午后自觉体温升高者。

【皮肤病应用思路】

本方常用于治疗结节红斑、银屑病、扁平疣、湿疹等皮肤病,肺主司呼吸,肺气虚弱,升降宣发功能失常,水液气化不能,加之脾气亏虚,水液运化不足,脾为生痰之源,肺为贮痰之器,加之外感风寒,引动痰浊,浸淫肌肤内外,因而对于生活习惯上贪凉喜冷,形寒饮冷伤肺者,风湿郁于肌腠,且午后自觉发热者效果较好。

【医案选录】

(1)扁平疣:患者,男,20岁,患扁平疣1年。症见面颈部及手背部散在粟米至高粱米大小的扁平隆起性丘疹，有的密集分布呈肤色，疣表面光滑，触之较硬，无瘙痒，大小便正常，舌质淡红，苔白厚，脉细。用麻黄10g、杏仁15g、生薏苡仁60g、苍术10g、马齿苋30g、生香附10g、甘草6g。服30余剂扁平疣消失。

按：疣生于皮肤，乃湿浊瘀于肌肤所致。因肺合皮毛，故用麻黄、杏仁宣肺达表；脾主肌肉，用生薏苡仁、苍术健脾利湿，生香附理气祛瘀，甘草、马齿苋解毒利湿，全方使湿浊去，肌肤气血畅达而疣消。（刘杰祥，孙玉信.麻黄杏仁薏苡甘草汤应用体会[J].中医研究，2005（11）：46-47.）

（2）儿童特应性皮炎（AD）：丁某，女，3岁，自出生15日起，患婴儿湿疹（又称"奶癣"），涂抹激素类药膏后好转。但此后反复发作，时轻时重，西医诊断为特应性皮炎。患儿平素不易出汗，情绪易躁，来诊时全身泛发皮疹，以头面、躯干及双下肢屈侧为主。皮损灼热，见红斑、丘疱疹、水疱，部分皮疹渗出、糜烂，瘙痒难忍，伴有鼻塞流涕，口不干，无汗，纳可，寐安，便调，舌体胖大，舌尖红，苔薄白润滑。中医诊断为小儿"四弯风"，证属太阳表邪不能宣透，风寒湿毒蕴结肌肤，治当疏风散寒、透邪解毒，方用麻杏苡甘汤加味，药用麻黄3g、生薏苡仁3g、杏仁（后下）3g、甘草3g、连翘3g、生姜3片、大枣6枚。每日1剂，水煎100ml，分次频服。服药3剂，患儿微微出汗，皮疹渗水明显减少，瘙痒症状改善。二诊，原方麻黄加量至5g，继服3剂，颈部、背部、腿部皮疹已基本消退，遗留色素沉着，四弯部仍有少许皮疹。三诊，原方去麻黄，加用荆芥3g、防风3g，继服，患肤颜色变浅，不再瘙痒，皮肤光滑，情绪好，基本痊愈。次年3月，患者再次出现皮疹小发作，仍以前方加减治疗有效。

按：儿童特应性皮炎以湿为主，因其皮肤屏障功能障碍，汗腺功能不正常，不易出汗，阻碍了湿邪的出路。患儿多见皮疹肿胀，渗液糜烂，舌质淡红，舌体胖大，舌苔白，说明体内有湿；太阳玄府闭塞，故汗不得出；皮肤瘙痒剧烈，干燥脱屑提示有水湿郁表，肌肤不濡。这里需注意，本病反复发作，耗伤阴血，肌肤失养，则可见皮肤干燥脱屑，舌苔净或光，然而本文案例舌体胖大，苔润滑，提示并非因为阴血耗伤不濡肌肤，而是因为太阳玄府闭塞，经气不能透发，肌肤失濡所致。而汗出畅快则皮疹，瘙痒症状明显好转，此提示水湿蕴阻肌肤、玄府闭塞之病机的存在，也提示人体具有的"汗出皮疹好转"的"自然疗能"，若能因势利导，顺其"自然疗能"而扶助之、驱策之，则病愈可期。故选用经方麻杏苡甘汤，并重用麻黄，以鼓舞正气，开通玄府，疏通毛窍，发越水湿,使蕴阻于肌肤之水湿随汗而去。(张肖琴,陈健民.陈健民教授采用麻杏苡甘汤治疗儿童特应性皮炎临证经验[J].亚太传统医药,2015,11(23):76-77.)

(3)银屑病:冯某,男,40岁,遍体泛发丘疹,色红,上覆银白色鳞屑,搔抓脱屑后有出血点。入夏则减轻,入冬则加重,已达3年之久。近因贪食海鲜等发作加剧。皮损处剧痒,夜难入寐,口干,大便干结,体温37.8℃,舌尖红、苔薄黄,脉滑数,诊断为银屑病,属血热型。投麻杏甘石汤合清营汤加减,处方:麻黄、生大黄、川黄连、生甘草各3g,杏仁10g,生地黄、玄参、生石膏各30g,连翘、麦冬、丹参各15g。每日1剂,水煎分2次服,药渣加入雷公藤150g,煎汤温浴,此法一直运用至治疗结束。6剂后,瘙痒明显减轻,大便得通,夜寐转安,上方去川黄连,且生大黄改制大黄2g,加紫草30g,续进6剂后,鳞屑脱尽,上方去麻黄、杏仁、石膏、加乌梅(杵)、乌梢蛇各15g,随症加减,治疗3个月病获痊愈。

按: 银屑病属中医"白疕"范畴,本例患者从症状分析当属邪热郁于气营,故倍用生石膏,取之辛凉,合麻黄、杏仁、甘草开通"玄府"之郁闭,使邪热仍从气分而解,此所谓"亢则害,承乃制"也。配合清营汤加减清营解毒、泻热护阴,符合"入营犹可透热转气"之治则,并取温浴辅助疗法,雷公藤内服改为外用,避其毒性,相得益彰。(李古松.麻杏甘石汤与麻杏苡甘汤方义辨析及临床应用[J].浙江中医杂志,2007(3):177.)

【现代研究】

针对麻杏苡甘汤全方的药理机制研究较少,但针对其方中单药,现代药理学表明,麻黄中含有多种麻黄碱类生物碱,有发汗、解热、抗炎、抗过敏、镇静、抗骨骼肌疲劳作用,而薏苡仁的主要成分为薏苡素、三萜化合物、多种甾醇、薏苡仁多糖,对肌肉有抑制作用,对中枢神经系统有镇静、降温和解热镇痛的作用,还可以起到加强体液免疫的效果。因此麻杏苡甘汤通方有消炎镇痛、解热镇痛、解痉祛风湿的效果,对无菌性炎症有奇效。此外,关于麻杏苡甘汤治疗慢性湿疹的机制研究提示其有利于Th1、Th2细胞失衡的恢复,推测其参与了机体免疫功能的调节。

麻杏苡甘汤与皮肤病相关的临床试验开展主要集中于某些急性和亚急性皮肤病,多用于炎症介质释放较多,瘙痒明显的全身辨证为痰湿内阻,湿热浸淫肌肤者,疗效显著。

参 考 文 献

[1] 李文伟. 麻杏苡甘汤加味治疗风湿寒性关节痛 57 例 [J]. 中国中医药科技,2005(5):314.
[2] 陈芳,王旭,王红蕊. 麻杏薏甘汤治疗慢性湿疹临床观察 [J]. 四川中医,2018,36(7):165-168.

（曹日曲）

4. 麻黄连轺赤小豆汤(《伤寒论》)

【组方用法】

麻黄二两（去节），连轺二两（连翘根是），杏仁四十个（去皮、尖），赤小豆一升，大枣十二枚（擘），生梓白皮一升（切），生姜二两，甘草二两（炙）。

上八味，以潦水一斗，先煮麻黄再沸，去上沫，内诸药，煮取三升，去滓，分温三服，半日服尽。

【方证辨析】

本方又称麻黄连翘赤小豆汤，以麻黄、杏仁、生姜为解表药，宣泄郁闭在表的风湿邪气。同时麻黄先煮再沸可以使发其汗但微微似欲汗出者，风湿俱去。麻黄配杏仁宣降肺气，开水之上源，通水道以利湿邪。连轺、赤小豆、生梓白皮三味药，辛凉而苦，清热利湿以退黄。连轺指连翘根，可以用连翘代替，生梓白皮可以用桑白皮代替。甘草、大枣甘温健脾和胃。诸药调和，使表里宣通，湿热泄越，开鬼门洁净府兼而有之，对湿热郁结而表邪未解者十分适宜。

【辨证要点】

本方用于湿热内阻，风寒外束，身黄目黄如橘子色，小便不利而色黄，发热恶寒无汗，或见身痒的表闭而湿热蕴郁的发黄证候。

【皮肤病应用思路】

本方常用于湿疹、荨麻疹、痤疮、环形红斑、特应性皮炎等皮肤瘙痒症。尤其是针对病机为风、湿、热邪蕴结肌肤不得外越，且脉浮无汗，伴有小便不利和浮肿的患者。若是斑疹色红、灼热、遇热加重，且肌肤有紧胀感，苔黄腻、舌边尖红，随证偏重加减，更有奇效。

【医案选录】

（1）皮肤瘙痒症：顾某，女，71岁，2008年1月16日初诊。患者全身瘙痒难忍半年，近期加重，每每搔抓直至出血为止，全身可见散在条状皮损及血痂。羽毛、毛发，甚至暗示均可诱发瘙痒，夜间尤甚。伴见恶风、尿失禁，闻水声即有便意，脉浮弦，舌黯紫，苔薄微黄腻。辨证属于风湿热邪郁于表。治宜疏风解表，清热利湿。方药：生麻黄9g，连翘15g，赤小豆30g，木贼草15g，桑白皮15g，滑石15g，牡丹皮15g，蝉蜕15g，蛇蜕10g，蕲蛇10g，制首乌10g，白蒺藜30g，金银花30g，贝母15g，天花粉15g，地肤子30g，苦参10g，薏苡仁30g，人工牛黄粉（单包冲服）2g，甘草10g。服用7剂后，患者瘙痒已减大半。原方加减再予7剂，复诊瘙痒已愈。继与之补益气血之剂以治其本。

按：《外科大成·诸痒》云："诸疮痛痒，皆属于火……风盛则痒，盖为风者，火之标也。"本病因血虚生风化燥，肌肤失养所致。治疗原则以疏风清热解表为主，辅以益气活血、除湿散邪等法，随证治之。（申爱玲，刘公望. 麻黄连翘赤小豆汤治疗皮肤瘙痒症2例[J]. 吉林中医药，2009，29（5）：420.）

（2）下肢丹毒：陈某，男，72岁，初诊日期：2011年3月28日。患者有高血压及慢性肾衰竭病史。因右小腿红肿疼痛反复2月余就诊，此前曾诊断"丹毒"，予静脉抗生素及中药萆薢渗湿汤、四妙勇安汤等加减治疗多次，皮疹时好时坏，日久局部肿胀痛甚不能行走。就诊时见患者神疲，面色晦黯，无发热，右小腿及足背瘀黯肿胀，表面皮肤绷紧发亮，压之凹陷不起，肤温稍高，未见水疱糜烂，右足趾缝间浸渍发白，左小腿轻度浮肿，浅表淋巴结未触及肿大。舌黯红，苔黄，脉滑。诊断：丹毒。辨证湿热瘀阻。麻黄连翘赤小豆汤加减治疗。处方：麻黄12g，杏仁10g，连翘20g，赤小豆15g，桑白皮15g，土茯苓30g，地龙15g，白芷10g，苍术15g，白术15g，防己15g，泽兰15g。每日1剂，水煎分2次服。小腿外敷四黄水蜜，足趾浸洗香莲外洗液后外擦萘替芬酮康唑乳膏。

服药3剂后，患者自行行走入诊室复诊，诉服药2剂时，当夜突然大汗，顿觉全身清爽，可下地行走。遂以上方继服5剂，后加皂角刺30g，丝瓜络15g，莪术10g，继服，1个月后患者病情痊愈。

按：本例患者由于素体脾肾不足，寒湿内停，脉络不通，感染邪毒后与湿邪缠绵，瘀阻肌肤，以至丹毒反复不愈。选用麻黄连翘赤小豆汤加减，以宣肺利水、化湿解毒、散瘀消肿。其中麻黄、杏仁宣降肺气；桑白皮利水透邪；连翘、赤小豆、土茯苓清热利湿解毒；白术、苍术健脾，宣燥表里之湿；防己、泽兰活血利水消肿；地龙入络搜风透邪。后期则加用皂角刺、丝瓜络、莪术加强破血化瘀散结之力。（莫秀梅.麻黄连翘赤小豆汤加减治疗下肢复发性丹毒验案 2 则［J］.江苏中医药，2012，44（5）：45-46.）

（3）荨麻疹：患者，男，35 岁，初诊日期：2019 年 4 月 6 日。1 周前外出游玩，后周身起皮疹，瘙痒，时起时消，发无定处，自行口服西替利嗪片 5 日，无明显好转，皮疹反复发作，现周身散在大小不一风团，色红，局部有抓痕。无明显腹痛胸闷，大便略溏。近期饮食正常，未吃特殊食物。舌质红，苔白微腻，脉浮数。诊断瘾疹，证属外感风邪，内夹湿滞。处以麻黄连翘赤小豆汤加减。处方：麻黄 9g，杏仁 10g，连翘 12g，桑白皮 10g，赤小豆 30g，苍术 15g，防风 10g，荆芥 10g，蝉蜕 10g，甘草 6g。5 剂，水煎服，日 1 剂，早晚分服，加减服药 12 剂，基本痊愈。

按：《金匮要略》曰："风气相搏，风强则为瘾疹，身体为痒，痒则泄风，久为痂癞。"《诸病源候论·风瘙身体瘾疹候》曰："邪气客于皮肤，复逢风寒相折，则起风瘙瘾疹。"临床上瘾疹急性发病多见局部或全身瘙痒及热感，搔抓后皮肤迅速成风团块。出现此证为风邪客于肌表，内夹湿滞，故用本方外解风邪，内治湿滞，使瘾疹得以消除。（胡二为，王晓红.经方麻黄连翘赤小豆汤治疗皮肤病经验［J］.世界最新医学信息文摘，2019，19（99）：294.）

【现代研究】

麻黄连翘赤小豆汤目前的药理研究主要集中在Ⅰ型变态反应的作用机制和肥大细胞脱颗粒、组胺生成的影响等方面。研究表明麻黄连翘赤小豆汤确有保护肥大细胞，抑制组胺释放，从而具有抗Ⅰ型变态反应的作用。

麻黄连翘赤小豆汤加减在治疗各种常见的皮肤病方面都有较好的效果，这些皮肤病的临床表现不尽相同，但他们的共同特点是病位虽然在表，但大多属于表里同病，有很大一部分属于变态反应性皮肤病，即与自身免疫系统异常有关，如荨麻疹、湿疹、银屑病、痤疮、黄褐斑、月经疹等。

参 考 文 献

[1] 邱明义,李小慧,石拓,等.麻黄连翘赤小豆汤血清对肥大细胞脱颗粒、组胺生成的影响[J].中药药理与临床,2003(5):3-4.

[2] 张玉鑫,郑丰杰.麻黄连轺赤小豆汤治疗皮肤病应用规律探讨[J].长春中医药大学学报,2020,36(5):1080-1083.

(曹日曲)

5. 麻黄细辛附子汤(《伤寒论》)

【组方用法】

麻黄二两(去节),细辛二两,附子一枚(炮,去皮,破八片)。

上三味,以水一斗,先煮麻黄,减二升,去上沫,内诸药,煮取三升,去滓,温服一升,日三服。

【方证辨析】

本方又称麻黄附子细辛汤,以麻黄发散太阳在表之邪,用附子温少阴在里之阳。麻黄、附子相配伍,温经通脉,助阳发表。细辛辛温雄烈,增加麻黄辛温解表之效,助附子温通少阳、助阳散寒之功。三药相须,内温少阴之阳,外发太阳之表。少阴病本为里虚寒,临床多表现为无热恶寒,今始病见发热,多有太阳表证,但无手足厥冷,可见里虚寒较轻,此为"太少两感",治当表里同治。

【辨证要点】

本方用于少阴阳虚兼太阳表证,风寒之邪,初客少阴,正虚不甚,见发热,无汗恶寒,头身痛,脉沉者。

【皮肤病应用思路】

本方在皮肤科疾病中亦多有应用,主要用于治疗荨麻疹、皮肤瘙痒症、银屑病、变应性皮肤血管炎、带状疱疹后遗神经痛、神经性皮炎、阴囊湿疹、硬皮病、寒冷性多形红斑等多种疾病,其应用指征以发热、恶寒、欲寐、皮肤或痒或痛、舌胖苔白、脉沉细为要点。

【医案选录】

（1）湿疹：患者男，34 岁，2010 年 2 月 20 日初诊。主诉：四肢及腰背部出现丘疱疹、红斑伴瘙痒 3 年，冬季始发病，夏季减轻。曾口服西药治疗，停药即发。现四肢散在绿豆大色素性黯红斑及丘疱疹，伴纳呆、眠差、腹胀、大便干、畏寒、面黄无华。既往有背部酸痛史 7 年。舌淡，苔淡黄腻，脉沉弱。西医诊断：湿疹，中医诊断：湿疮，中医辨证：阳虚感寒，水湿蕴肤。治法：辛温散寒，温阳化湿。方药：生黄芪 30g、制附子（先煎）9g、生麻黄 9g、细辛 5g、羌活 9g、防风 15g、苍术 15g、生薏苡仁 20g、黄柏 9g、益母草 15g、陈皮 10g、地肤子 20g，7 剂，水煎服，日 1 剂，早晚分服。二诊皮损消退，舌淡有齿痕，苔腻淡黄，脉右弱，左可。原方继服 15 剂，巩固疗效。随访至今，未见复发。

按：湿疹一般多以清热利湿法或健脾除湿法治疗。本例病程已 3 年，经多次治疗，疗效欠佳；又患者为冬季发病，且平素畏寒怕冷，脉沉弱，系素体阳虚，复感外寒，水湿聚集而致。治当益气温阳，辛温散寒，除湿止痒。方选麻黄附子细辛汤加减。方中麻黄、附子、细辛温阳化水，辛温散寒；生黄芪补气固表，防风、羌活加强温散表寒之功，且可胜湿宣通，解除其背部酸痛；苍术、生薏苡仁、黄柏、益母草、陈皮、地肤子等清除既成之湿热，全方共奏辛温散寒、温阳化湿之效。冬季湿疹，不宜苦寒太过。外寒束表，不宜温通，湿邪难以通达排出。当然，温通的同时，如有既成之湿热，也应少加清利之品，使其阳气复，表寒散，湿热除，则皮损自愈。（胡会丽，李梅，刘爱民．刘爱民教授运用麻黄附子细辛汤治疗皮肤病验案 4 则 [J]．中国中西医结合皮肤性病学杂志，2011，10（3）：175-176．）

（2）神经性皮炎：成某，女，41 岁，2016 年 11 月 26 日初诊。主诉：肩背部色素沉着 1 月。现病史：1 月前出现肩背部色素沉着，无红肿疼痛，伴瘙痒。在我市某西医院皮肤科确诊为神经性皮炎，伴明显瘙痒。舌淡黯红，有齿痕，苔薄白，脉浮。既往体健。西医诊断：神经性皮炎，中医诊断：摄领疮，中医辨证：太少两感，予以麻黄附子细辛汤合桂枝汤：麻黄 10g、制附子（先煎）10g、细辛 5g、炙甘草 5g、桂枝 10g、生姜 10g、大枣 5 枚，5 剂，水煎服，日 1 剂，早晚分服。二诊 2016 年 12 月 5 日：药后平适，口微干。上方加粉葛根 30g 以生津止渴，解肌通痹，再进 6 剂。三诊 2016 年 12 月 12 日：右肩部硬减轻，颜色变浅，上方加赤芍 10g 行血散瘀，继服 6 剂。四诊 2016 年 12 月 19 日：病灶缩小局限，质地变软，口干减轻。效不更方，上方继服 6 剂。五诊 2016 年 12 月 26

日:药后背部硬皮触摸不到,皮色渐至正常。麻黄10g、制附子(先煎)10g、细辛5g、桂枝10g、葛根30g、炙甘草5g、生姜10g、大枣6枚,10剂,以巩固疗效。

按:此麻黄附子细辛汤取麻黄通达内外,使精血津液流通、骨节肌肉毛窍不闭。细辛通达表里,外温经脉,内温脏腑,散寒邪,附子温经扶阳。桂枝汤调和营卫,恢复表里阴阳失调。两方合用,打通表里,畅达全身气机,恢复脏腑表里功能,使得疾病向愈,达到停药不复发的效果。(赵文娟.柴瑞霁应用麻黄附子细辛汤合桂枝汤治疗神经性皮炎探析[J].光明中医,2018,33(4):474-476.)

(3)带状疱疹:陈某,女,60岁。主诉:左侧胸胁疱疹疼痛1个月。患者1个月前无明显诱因出现左侧胸胁放射样灼痛,夜间明显,口服止痛药物未见好转。2天后,疼痛部位出现簇集分布的疱疹,沿肋间呈带状分布。曾在他院就诊,诊断为"带状疱疹",予以止痛药、抗病毒治疗。疱疹逐渐好转结痂,但仍疼痛明显,以夜间为甚,又进行局部"封闭"治疗后,仍未明显好转。现患者疱疹已结痂愈合,自诉左胁肋疼痛明显,有烧灼感,拒按,夜间疼痛更甚,难以入睡。既往体健,否认药物过敏史。体格检查:一般可,左侧第9、10肋间可见黯红色痂痕。舌质紫黯,苔薄白,脉沉。西医诊断:带状疱疹。中医诊断:蛇串疮。中医辨证:脾肾阳虚、寒凝血瘀。治则:温阳透表,解毒化瘀。处置:①汤药麻黄附子细辛汤加减:生麻黄6g、制附子10g、细辛6g、炙甘草10g、丹参20g、郁金10g。5剂。②外治放血:先在局部以闪罐法拔罐,留罐5min,局部寻找瘀点瘀斑,予以点刺放血,再以消毒后火罐拔罐,留罐5min,起罐后,局部消毒。1周放血两次。复诊情况:放血拔罐1次后即感疼痛明显好转,夜间可入睡。汤药服完后,诉轻度口干,加太子参15g,生地黄6g,5剂,水煎服,日1剂,早晚分服。以后仍以麻黄附子细辛汤加减结合放血共治疗20天后痊愈。

按:"内外兼治法"治疗带状疱疹,是王老通过临床实践总结的特色疗法。伏邪又称伏气,取其藏匿不发。《素问·生气通天论》"冬伤于寒,春必温病"是最早针对伏邪致病的论述。老师通过实践总结认为带状疱疹的发病多由于外感之邪或七情内伤,感而不发,郁久化毒,恰逢正气虚弱或外邪引动,而致伏毒外发。麻黄附子细辛汤中生麻黄解表散郁,附子温里助阳,细辛温通止痛,三药合用,因势利导,透邪外出。具体临床应用则根据所伏之邪及发病状态加减应用。刺络放血是针灸医学中疗法之一,多用于局部气滞血瘀证,《灵枢·小针解》指出"宛陈则除之者,去血脉也"。"内外兼治法"以汤药散透伏邪,调节阴阳,以固其本;以放血拔罐活血通络,祛瘀泄毒,以治其标;标本兼

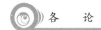

治,急缓同施,共同达到治愈疾病目的。(郑宏立.王国华老中医"内外兼施法"治疗带状疱疹经验[J].世界最新医学信息文摘,2017,17(95):189.)

【现代研究】

麻黄附子细辛汤的现代药理研究提示其主要有抗炎、抗过敏、免疫调节、抗组胺、抑制毛细血管通透性增加的作用。麻黄附子细辛汤可浓度依赖性地抑制血小板活化因子刺激引起的腹腔渗出巨噬细胞内钙离子浓度的上升。推断麻黄附子细辛汤可能通过保护、稳定细胞膜而起抗炎作用。除此之外,麻黄附子细辛汤对Ⅰ型和Ⅳ型变态反应水肿均有抑制作用,对IL-4和IFN-γ有浓度依赖性抑制作用。因此其可能还通过抑制诱导免疫球蛋白E(IgE)生成的细胞因子IL-4而发挥抗变态反应作用。徐俊涛等人证实了观察组内服麻黄附子细辛汤联合依巴斯汀治疗荨麻疹患者血清组胺、IgE水平明显低于服用依巴斯汀片的对照组。

针对麻黄附子细辛汤治疗皮肤病的临床相关试验主要集中于其对荨麻疹的研究,也有少量其他皮肤病的报道,如带状疱疹后遗神经痛。一项134例麻黄附子细辛汤治疗带状疱疹后遗神经痛的自身前后对照疗效观察显示总有效率为85.4%。

参 考 文 献

[1] 徐俊涛,王莹,王丽,等.麻黄附子细辛汤联合依巴斯汀治疗脾虚湿蕴证慢性自发性荨麻疹的临床疗效及安全性分析[J].中国全科医学,2019,22(S2):142-145.

[2] 刘锦丽.麻黄附子细辛汤治疗带状疱疹后神经痛疗效观察[J].山西中医,2019,35(10):46.

(曹日曲)

二、桂枝类方

6. 桂枝汤(《伤寒论》)

【组方用法】

桂枝三两(去皮),芍药三两,甘草二两(炙),生姜三两(切),大枣十二枚

（擘），上五味，㕮咀三味，以水七升，微火煮取三升，去滓，适寒温，服一升。

【方证辨析】

本方中桂枝辛温，祛风解肌，通阳疏卫，芍药酸苦微寒，滋阴养血和营，桂枝配芍药，一开一合，于和营中有疏卫之功。生姜辛温发散，降逆止呕，佐桂枝发散风寒以解肌，大枣甘平补中，助芍药益阴而和营。炙甘草甘平，既能调和诸药，又与桂枝、生姜、大枣辛甘化阳以助卫阳，配芍药、大枣酸甘化阴以滋营阴。脾胃为阴阳、气血、营卫生化之源，五药合用可开胃健脾调和中州，共奏滋阴和阳，调和营卫而解肌祛风的功效。用药精当，配伍严谨，发汗不伤正，止汗不留邪，对脾胃虚弱所致气血不足的风寒束表证十分适宜。

【辨证要点】

本方用于脾胃虚弱，气血化生不足，营卫不固，外受风寒侵袭，以发热、汗出、恶风、头痛、脉浮缓为主要表现的中风表虚证。

【皮肤病应用思路】

本方常用于治疗多形红斑、湿疹、荨麻疹、皮肤瘙痒症、银屑病等多种皮肤病。以舌苔薄白，脉浮缓或浮滑，冬春季节重，夏日温暖时减轻为其辨证要点，属于风寒外袭，营卫不和，血脉阻滞者收效更好。

【医案选录】

（1）老年瘙痒症：患者男，74岁。下肢冬季瘙痒3年余。每到入秋天凉后，下肢尤其小腿干燥脱屑伴瘙痒，洗澡后当时可以缓解，过后瘙痒更重，遇风痒重，临睡前脱衣后痒加重；平素纳少，素食偏多，进食多后易胃胀，形体略消瘦，便略软，舌黯略红、苔白、脉数略大。西医诊断：老年瘙痒症，中医诊断为风瘙痒，中医辨证：营血不足，化燥生风。取桂枝汤加减治疗：桂枝10g、白芍10g、生姜3片、大枣（掰开）6枚、炙甘草6g、党参10g、山药10g、制首乌10g，7剂。1周后复诊，患者皮肤明显光滑，瘙痒大减，脱屑减少，继服原处方1周，瘙痒止，脱屑少，皮肤转润泽。

按：此例患者为老年男性，皮肤干燥瘙痒，遇风遇水后加重，冬季发病。老年人脾胃虚弱，营卫气血化生不足，卫气不足则卫外功能减退。遇风加重说明卫外功能不足，风邪易于外袭而瘙痒。遇水洗后加重，说明皮肤潮湿状态下，水气蒸发带走大量热量，仍为卫气不足的表现。冬季阳气内敛，营卫虚弱则外散不足难以濡养肌肤，故取桂枝汤为主方，考虑病人虽然营卫均不足，但其皮肤干燥脱屑、皮肤萎缩又以营阴不足为更突出表现，故仿效仲景桂枝加芍药、生姜各一两，人参三两新加汤之义，加党参、制首乌、山药加强滋养营阴的力量，方证对应而很快取效。（王圣祥.桂枝汤治疗皮肤病［J］.光明中医，2007（4）：30-31.）

（2）硬皮病：赵某，女，35岁。2002年11月1日就诊。双手皮肤发硬3年。曾先后被市内各大医院诊断为"硬皮病"，静点丹参注射液，口服"维生素E""强的松"等治疗，效果不显。现双手指皮肤发硬，肤色黯褐，指端青紫，逢寒尤甚，伴时周身关节疼痛，肤表少汗。舌质淡红，苔薄白，脉弦紧。西医诊断：硬皮病，中医诊断：皮痹，中医辨证：寒邪外袭，肤失温养。治拟：温经散寒、调和营卫。药用：桂枝6g、白芍6g、熟地黄10g、生黄芪10g、鹿角胶10g、羌独活10g、丹参15g、鸡血藤15g、炮姜5g、麻黄3g、炙甘草5g。服上方10剂后病情缓解，后随证加温阳补肾的仙茅、巴戟天；活络通痹的甲珠、伸筋草等，历时3个月余，双手指皮肤明显变柔软。

按：硬皮病是一种难治的结缔组织皮肤病。以局限性或弥漫性皮肤、内脏、器官结缔组织纤维化和硬化，最后发生萎缩为特征。类似中医所称"皮痹"。中医认为其乃因气血不足，卫外不固，外邪侵袭，阻于皮肤肌肉之间，以致营血不和，气血凝滞，经络阻隔，闭塞不通所酿成。桂枝汤外可调卫御邪，内可和营通络，颇合其病机。久病多虚，多瘀，及肾。对阳虚甚者加重温肾扶脾，可合阳和汤加减；血瘀明显者加强活血通络，可合血府逐瘀汤、补阳还五汤化裁。［华华.桂枝汤在皮肤科的临床应用［J］.中国医学文摘（皮肤学），2017，34（2）：179-183+5.］

（3）荨麻疹：患者，女性，52岁，2012年9月20日就诊。主诉：反复发作风团3月。现病史：患者3月前无明显诱因周身时发风团，未经系统治疗。刻下症：周身反复发作风团，遇风、冷则易发，无明显昼夜规律，纳食可，二便调，舌红，苔薄白，脉沉滑。西医诊断：荨麻疹；中医诊断：瘾疹，中医辨证：血虚风燥，营卫失和。治则：疏风解肌，养血止痒。方予桂枝汤合桃红四物汤加味，用药如下：生地黄15g、当归5g、赤芍5g、川芎5g、桃仁9g、红花5g、桂枝10g、白芍10g、大枣10g、蜜甘草5g、白鲜皮10g、生姜3片，服7剂。2012年9月27日二诊：病情好转，白天痒止，夜间偶发风团，守方继服7剂，痊愈。

按： 荨麻疹是一种常见的皮肤黏膜血管反应性疾病，临床成因复杂、易于反复。中医俗称为"风疹块"，具有风性类似特点，即变化迅速、时隐时现；其遇风、冷易发者，多由卫外不固、风邪袭表、郁于肌腠所致，遵循"治风先治血，血行风自灭"，故方选桂枝汤调和营卫、解肌祛风，再合桃红四物汤养血祛风止痒，酌加白鲜皮引药入皮，取效迅速。（郭宇，刘昱旻，华华. 桂枝汤合桃红四物汤治疗皮肤病验案 4 则 [J]. 环球中医药，2013，6（12）：941-942.）

【现代研究】

近年来关于桂枝汤的机制研究包括其对调节免疫炎症、双向调节胃肠分泌、改善胃肠功能等方面。一项桂枝汤对大鼠佐剂性关节炎的防治作用研究证明桂枝汤对急性炎症有很好的抗炎作用，对继发性足肿胀即免疫反应性炎症，桂枝汤也有明显的抑制作用，这说明桂枝汤有抗 DTH 反应和免疫抑制的作用。桂枝汤对正常大鼠有显著的发汗作用；对汗腺分泌进行性受抑制的流感病毒感染小鼠，有促进发汗并使之趋向正常作用；同时对安痛定诱发汗腺分泌亢进的大鼠能降低其发汗，使之回到正常水平，说明其对汗腺的分泌有双向调节作用。

在中医皮肤科临床上，桂枝汤可用于慢性湿疹、老年性瘙痒症、银屑病、慢性荨麻疹等多种皮肤病，对气血营卫输布障碍诱发的各种红肿郁热、血管脆性增加、红细胞外渗、代谢废物蓄积、炎症因子聚集的皮肤病都可以应用并有很好的效果。

参 考 文 献

[1] 周军，方素萍，齐云，等. 桂枝汤对大鼠佐剂性关节炎的防治作用研究 [J]. 中药药理与临床，2000（6）：1-3.

[2] 富杭育，贺玉琢，李晓芹，等. 桂枝汤对汗腺分泌作用的实验研究 [J]. 中西医结合杂志，1991（1）：34-36+6.

（曹日曲）

7. 桂枝加龙骨牡蛎汤（《金匮要略》）

【组方用法】

桂枝、芍药、生姜各三两，甘草二两，大枣十二枚，龙骨、牡蛎各三两；

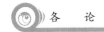

上七味，以水七升，煮取三升，分温三服。

【方证辨析】

本方中桂枝、甘草辛甘化阳，芍药、甘草酸甘化阴，生姜、大枣以调和营卫，龙骨、牡蛎重镇固摄，潜阳入阴，七药合用，使阳气得固，阴液内守，精不外泄，治疗阴阳两虚之证。分析此方组方规律，重用龙骨、牡蛎为君，以达潜敛重镇之效，发挥收涩固脱之功，并配以温通心阳之要药桂枝，以温经通阳、行血除痹；白芍酸苦微寒，敛阴和营，合桂枝固阴通阳；甘草归心、脾经，能补益心气，合桂枝以温阳，且能补脾胃之虚，调补中气，使气血生化有源，弥补阴精耗损后之亏空。《古方选注》曰："桂枝、甘草、龙骨、牡蛎，其义重取于龙、牡之固涩，仍标之曰桂甘者，盖阴钝之药，不佐阳药不灵，故以龙骨、牡蛎之纯阴，须添桂枝甘草之温阳，然后能飞引入经，收敛浮越之火，镇固亡阳之机。"张仲景明确指出，本方能治疗阴阳两虚之失精梦交之疾病，在本方的现代临床运用中，只要把握阴阳两虚之病机，可以针对临床各科疾病发挥重要作用。

【辨证要点】

1. 本方证属太阳病表虚证。

2. 于桂枝汤证基础上而见胸腹动悸、易惊烦不安、失眠多梦、自汗、盗汗者。

3. 本方针对患者有其明显的体质特点，可以看作是桂枝体质的一种，即肤白体瘦，外表柔弱，皮肤细腻，小腹腹直肌紧张，腹主动脉搏动亢进，易心悸头晕、汗出、失眠多梦，脉多浮大而无力。总体来说，本方证具有易紧张、易惊悸的虚弱体质状态，所以若从此特点上去把握本方证，有时能达到一望而知的效果。

【皮肤病应用思路】

桂枝加龙骨牡蛎汤常用于精神紧张、焦虑、情绪波动大，神经过敏等引起的皮肤病。

1. 过敏性皮肤病，如荨麻疹、湿疹、皮炎等，因瘙痒剧烈而情绪波动大、精神紧张、影响睡眠者，但必须辨证属桂枝汤之表虚证。

2. 神经功能障碍性皮肤病斑秃、拔毛癣、脂溢性脱发、神经性皮炎、人工皮炎、多汗症、结节性痒疹、银屑病等易精神、神经过敏属于表虚证者。

3. 多汗症,自汗、盗汗,本方及其加减方二加龙骨汤均有适用的机会。

【医案选录】

(1)慢性荨麻疹:顾某,女性,53岁,2009年4月24日初诊。全身起风团瘙痒4年,多方中西药治疗仍反复发作,现仍服西药氯雷他定(开瑞坦),但控制不佳。平素怕冷甚,汗出,常腹泻,遇冷则泻,下肢怕冷,易疲倦,心慌。舌淡红,苔薄白,脉沉细。此太阴、少阴合病,予桂枝加龙骨牡蛎汤合玉屏风散、术附汤:桂枝10g、赤芍10g、大枣20g、黄芪15g、防风10g、白术10g、熟附子15g、龙骨30g、牡蛎30g、生姜10g、甘草6g,4剂。药后风团减少,诸症减轻。前方加荆芥10g、白蒺藜15g,6剂。药后风团瘙痒减轻很多,且精神明显好转,无疲劳,无腹泻,怕冷亦明显好转。前方再加羌活10g,6剂,巩固治疗。

按:汗出,怕冷,太阳表虚证,属桂枝汤类方证;兼心慌,宜桂枝加龙骨牡蛎汤。怕冷甚,汗出明显,疲倦,比桂枝汤表虚证更虚者,可予桂枝加黄芪汤。加黄芪者,在于固表,故取时方玉屏风散亦无不可。常腹泻,遇冷则泻,下肢冷甚,疲倦甚,脉沉细,已陷入太阴少阴,附桂理中可用之。但因现未腹泻,大便正常,暂不用附桂理中,而术附汤能"暖肌补中,益精气",可选用之。综合以上思路,故选用桂枝加龙骨牡蛎汤合玉屏风散、木附汤治疗。

荨麻疹身起风团瘙痒,多辨证为风热,用荆芥、防风、金银花、连翘;久不愈者责之气虚、血虚,用当归、黄芪,似已成思维定式,而麻黄、桂枝、干姜、附子等温热药,皆畏如蛇蝎,谓辛温药以热助热,于荨麻疹不宜。殊不知辨证论治乃有是证用是方、用是药。而具体辨证过程中,必须局部皮损辨证和整体辨证结合,而不能仅仅局限于皮损,不然很容易被误导为风热、血热。(欧阳卫权.伤寒论六经辨证与方证新探——经方辨治皮肤病心法[M].北京:中国中医药出版社,2013.)

(2)脂溢性脱发:段某,女性,35岁,2015年3月10日初诊。脱发2年,头顶部头发稀疏样,伴油脂分泌较多,头皮时有瘙痒,无明显头屑,拔发试验阳性。平素怕冷,汗出,长期失眠,时有心慌发作。既往鼻炎病史。舌淡红,苔薄白,脉沉细略弦,重按无力。综合整体证候分析,符合桂枝加龙骨牡蛎汤证,方以原方基础上加减。桂枝10g、白芍10g、龙骨30g、牡蛎30g、黄芪20g、大枣6枚、生姜10g、炙甘草6g,7剂。

连服 1 个月左右，不但脱发停止，且心慌、失眠均愈，至今上症均未反复。

按： 脂溢性脱发偏油性者，多从湿热治；偏干性者，多从血虚风燥治；后期多从肝肾不足治。但在临床上亦有不符合者，断不可墨守成规，要从"观其脉证，知犯何逆，随证治之"的辨证论治精神中去探求。本例患者脱发伴有怕冷、失眠、心慌、脉沉细无力等表现，与原文桂枝加龙骨牡蛎汤记载相符，符合目眩发落，脉极虚芤迟之表现，因有汗出心悸症状，加黄芪益气固表，乃愈。

（3）多汗症　李某，男，5 岁。2003 年 3 月 4 日初诊。患儿不明原因出汗 2 月余，昼夜相同，活动与进食后更重，头发、衣服、被褥等经常湿透。夜寐欠佳，纳食二便尚可。舌苔薄白，脉细弱。治宜调和营卫，交通心肾，重镇固涩。方拟桂枝加龙骨牡蛎汤：桂枝 3g，生白芍 9g，生龙骨、生牡蛎各 15g，大枣 2 枚，生姜 2 片。每日 1 剂，水煎取 100ml，早中晚 3 次分服。服 5 剂后，出汗明显减少，且睡眠亦好转，继用原方 10 剂后，出汗已止而痊愈。随访半年未复发。

按： 《小儿卫生总微论·汗论》曰"小儿有遍身喜汗出者。此荣卫虚也。荣卫相随。通行经络。营周于身。环流不息。荣阴卫阳。荣虚则津液泄越。卫虚则不能固密。故喜汗出遍身也"。为此，当调和营卫，固涩津液。今用治小儿出汗，病机相同，故亦有效。（陈正堂.桂枝加龙骨牡蛎汤治疗小儿多汗症 36 例 [J]. 浙江中医杂志，2007（9）：499.）

【现代研究】

现代药理研究表明，桂枝汤中，桂枝含桂皮醛，可刺激汗腺分泌，扩张皮肤血管，有解热功能；桂皮油可促进胃液分泌，帮助消化，并有解痉、镇痛及强心作用；芍药能收敛、止痛；甘草有强心、抗炎、抗过敏之功。龙骨含碳酸钙、磷酸钙，尚含铁、钾、钠、氯、硫酸根等，其所含钙盐吸收后，有促进血液凝固，降低血管壁的通透性及抑制骨骼肌的兴奋性等作用。牡蛎 80%～95% 成分为碳酸钙、磷酸钙，并含有铝、硅、镁、氧化铁及有机质等，所含钙盐有抗酸及镇静、消炎作用。桂枝加龙骨牡蛎汤具有清热消炎，改善消化系统，解痉、镇痛、镇静，改善心脑血管，增加血液循环，抗过敏及双向调节等功能。

在中医皮肤科临床上，本方大多用于治疗荨麻疹等过敏性皮肤病以及斑秃等神经功能障碍皮肤病。亦有人用本方治疗带状疱疹，取得卓著疗效。总体来讲，本方可以治疗皮肤病中在太阳表虚证基础上伴有胸腹动悸、易惊烦不安、失眠多梦、自汗、盗汗，脉象表现为浮大而无力等表现的病证。就治疗病种而言，此方已经从《金匮要略》中的虚劳失精拓展到皮肤科多种疾病。在辨证得当的情况下，以桂枝加龙骨牡蛎汤为基础方，临证加减，灵活使用，均可收到较好疗效。

（徐景娜）

8. 当归四逆汤（《伤寒论》）

【组方用法】

当归三两，桂枝三两，芍药三两，细辛三两，大枣二十五枚（擘），通草二两，甘草二两（炙），上七味，以水八升，煮取三升，去滓，温服一升，日三服。

【方证辨析】

方中用当归为主药，甘温以补血养血，辅药为白芍、桂枝，桂枝宣通阳气，鼓舞血行，温经以通脉；白芍益阴和营，如换用赤芍则加强凉血化瘀之力。当归配桂枝辛甘化阳，使血脉温通畅行，阳气得充。桂枝与白芍相配，调和营卫，又内疏厥阴，以达阴阳调和之功。佐药细辛，温少阴肾阳，外温经脉，内温五脏，通达上下表里，以散寒邪。通草通利降火，可防细辛鼓动阳气太过而妄动，又可通利血脉四肢，本方中使药为甘草、大枣，补益脾胃，使药物之精华得以充分吸收，运化其药力而发挥作用。诸药合用，肝血受补不滞，阳气动而不亢，经脉温而寒邪去，共达温经通脉养血活血之功。

【辨证要点】

本方证属太阳、太阴合并证，兼血虚、血瘀、寒饮。
以手足厥寒，脉微欲绝为主要见症。

【皮肤病应用思路】

凡皮肤病属血虚风寒凝滞经脉之证，均可以当归四逆汤加减治之，本方治疗各种皮肤病具手足冰冷、麻木或疼痛或青紫、发绀等末梢循环不良症者。如冻疮、雷诺病、硬皮病、网状青斑、皮肤血管炎、淤积性皮炎等病。

【医案选录】

（1）雷诺病：何某，男，24 岁，学生。主诉：双手指苍白、发绀 1 年。现病史：患者 1 年前因接触冷水频繁，双手指苍白、发绀，在当地县医院诊断为雷诺病，并服中西药治疗，效果不明显。初诊查体：双手指遇冷后青紫，时有疼痛，手指僵硬，舌质淡、苍白，脉沉迟。西医诊断：雷诺病，中医诊断：血痹，中医辨证：寒凝血瘀。治则：温经散寒、活血通络。处方：当归 30g、桂枝 10g、桑枝 15g、吴茱萸 12g、水蛭 10g、黄芪 30g、蜈蚣 2 条、通草 10g。水煎，7 剂，每日 1 剂，分两次温服，第三煎泡洗。二诊：苍白、青紫发作次数减少，前方去通草加丹参 40g，继服 20 剂。三诊：症状明显减轻。取二诊时内服方 10 剂配制水丸，15g/次，每日 3 次，连服 3 个月，诸症消失，可正常工作。

按：此病例因寒伤阳气，正气衰微，寒凝血瘀，脉络不通。方用当归四逆汤加减，方中当归补血和血、畅通血行，桂枝温阳散寒、温通经脉，加黄芪、吴茱萸益气养血，通草、水蛭、蜈蚣活血通络，共奏鼓舞阳气，内温脏腑，外通经脉之功，由内向外祛散寒邪，使经脉通畅，阳气通达四肢，周身得阳气温煦而手足逆冷自消。标本兼治，配合外洗，改善了局部血液循环，解除了血管痉挛故而取效。二诊加丹参养血活血，继续温经散寒、活血通络之法。三诊症状明显减轻，原方制丸剂连服 3 月，巩固疗效。（刘辉，张宏亮. 雷诺病辨证治疗体会 [J]. 中医研究，2011，24（11）：54-56.）

（2）冻疮：汤某，女，12 岁，学生。主诉：双手足背部红肿瘙痒，遇热瘙痒加重。现病史：患者 2 年前值冬日骑车上学忘戴手套，出现双手红肿、瘙痒，数天后双足也出现红肿瘙痒，就诊于某医院，诊断为冻疮，予冻疮膏等外用，后症状能够渐渐缓解。随着天气转暖而痊愈，冬天复发。现症见双手足背局部紫黯，伴有疼痛，遇热则痒，平时形寒肢冷，不耐寒冷。大小便正常，睡眠正常，舌质淡，脉细。专科检查：双手中指、示指、小拇指的掌指关节背侧皮肤紫黯，小拇指处手背红肿，中央黄豆大黄痂，双足第 4、5 趾背红肿。西医诊断：冻疮。中医诊断：冻疮，中医辨证：寒凝血虚，经络阻滞。治法：温经散寒，活血通络。方药：当归四逆汤加减：当归 10g、川芎 6g、赤芍 10g、白芍 10g、鸡血藤 15g、透骨草 15g、桂枝 10g、生姜皮 6g、熟地 12g、白芍 12g。7 剂，每日 1 剂，水煎 300ml，分早晚两次饭后 1 小时温服。嘱避风寒保暖，加强运动。外用青鹏软膏。

二诊，患者诉皮损处红肿疼痛减轻，舌质淡，脉细。上方减赤芍。

三诊，患者红肿消退，形寒肢冷较前好转，继续服用上方 1 周后痊愈。

按：患者少年女性，素体气血亏虚，复感风寒之邪，寒凝血瘀、经络不通，气血运行不畅，不能荣养肌肤，则见红肿疼痛瘙痒等症。当归四逆汤组成为当归、桂枝、芍药、细辛、通草、大枣等，本方功效为温经散寒、养血通脉活血。方中当归养血活血，桂枝、芍药调和营卫，细辛温经通末，通草通经通脉，更以大枣、甘草益中气、助营血，诸药配伍，温经散寒，养血通脉。临证凡见血虚寒滞、湿痹挛痛之证，皆可得治。二诊复诊，因疼痛红肿减轻，上方减去寒凉行瘀之品赤芍，恐日久寒凉凝滞，阻碍气血运行，二诊用方功专温经散寒，养血通脉。

（3）巨大型荨麻疹：李某，男，18岁，1989年6月4日初诊。患者两年前冒雨受寒后，自觉上眼睑肿胀，似有物悬，微痒。遂在当地医院求治，诊以"巨大型荨麻疹"，给予西药治疗，两日后肿胀消除。但以后每逢天气变冷时，双侧眼睑及唇周发生以上症状，伴微痒，畏寒肢冷，乏力。虽经多方诊治，疗效不显。刻下诊见左上眼睑局限性肿胀，边界不清，呈正常肤色，舌质淡，苔薄白，脉沉细。证属血虚受寒，风邪外袭；治以养血散寒，祛风通络。处方：当归四逆汤加升麻、炙黄芪。3剂，水煎服，每日1剂，分早晚温服。

二诊时左上睑肿胀消失，左右睑裂等大，畏寒肢冷明显减轻，痒止，舌质淡红，苔薄白，脉沉。继以原方服用6剂以资巩固，随访8个月未复发。

按：巨大型荨麻疹属中医"游风"范畴，好发于眼睑、口唇、耳垂、外阴等组织较疏松的部位或口腔、舌、喉等部黏膜。本病多为素体虚弱，风邪外袭所致。该患者久病体虚，气血亏损，复为风寒所袭，阻滞经络而病。紧抓"畏寒肢冷"之证，治以当归四逆汤养血散寒，温通经脉，使症消病愈。（刘琪.当归四逆汤在皮肤科的临床应用［J］.陕西中医院学报，1990，11（8）：61-62.）

【现代研究】

现代药理学证实，当归四逆汤有抗凝、抗血栓作用，能降低血液黏滞度，有扩血管、镇痛抗炎及抑制子宫肌收缩等作用。在中医皮肤科临床上，当归四逆汤用于治疗冻疮、雷诺病、血虚寒凝型荨麻疹等病证，疗效显著。

参 考 文 献

王燕萍，沈明谦.当归四逆汤药理研究及临床应用新进展［J］.兰州医学院学报，2004，30（3）：98-99.

（徐景娜）

三、白虎类方

9. 白虎汤(《伤寒论》)

【组方用法】

石膏一斤(碎)、知母六两、甘草二两(炙)、粳米六合。

上四味,以水一斗,煮米熟,汤成,去滓。温服一升,日三服。

【方证辨析】

本方中石膏辛寒,辛能解肌热,寒能胜胃火,寒性沉降,辛能走外,两擅内外之能,故以为君。知母苦润,苦以泻火,润以滋燥,故以为臣。二者均有清热除烦的作用,本方取之相须为用,加强清热的作用。甘草、粳米和中养胃,以免知母、石膏寒凉太过伤胃,调和于中焦为佐使。

【辨证要点】

本方证属阳明病证。临床以身大热,汗大出,口大渴,脉洪大四大症为辨证要点,是治阳明气分热盛证的基础方。阳明里热炽盛,但尚未结成腑实,表现为表里俱热的各证候,如高热、自汗出、心烦、口渴、脉滑数有力等。其中以发热(或恶热)、汗出、烦渴为其辨证关键。

【皮肤病应用思路】

本方在皮肤科中应用非常广泛,加减药味用治多种红斑丘疹或发热性皮肤病,疗效良好。本方适用于荨麻疹、药疹、带状疱疹后遗神经痛、湿疹、日晒伤、日光性皮炎、烧烫伤、麻疹、丹毒、红皮病、银屑病、红斑狼疮、皮肌炎等各种皮肤病急性发作时。

急性发作之皮肤病疹色鲜红弥漫,多见血分之热,本方多与清热凉血药合并使用;又常兼夹合并风邪、湿邪等,亦常与疏风药、利湿药等合并加减使用。

【医案选录】

(1)荨麻疹样型药疹:李某,女性,52 岁,2006 年 8 月 3 日初诊。全身起红斑疹、风团,伴瘙痒1天。发病前因猫抓伤,注射"狂犬疫苗"后出现。现全身泛发红斑疹,风团,伴瘙痒,皮肤灼热而赤。口干,小便黄,舌黯红,苔白,脉弦滑稍数。患者体实不虚,起病急骤,肤热而赤,口干,小便黄,脉滑数,皆阳明里热见证,故予白虎汤加味:生石膏30g、知母15g、甘草10g、生地黄20g、牡丹皮10g、赤芍15g、金银花10g、连翘10g、淡竹叶10g、苍术10g、红花5g,2剂,水煎服,每日1剂,分早晚温服。外用炉甘石洗剂。

二诊:药后皮疹全部消失,瘙痒轻微。舌黯红,苔白,脉沉弦。前方知母减为10g,红花增为10g,继服3剂而愈。

按: 本案实取用中医皮外科专家朱仁康主任经验方"皮炎汤"加减,朱老创制"皮炎汤"一方治疗药疹、接触性皮炎。此方由银翘散、白虎汤、犀角地黄汤三方化裁而出,取生石膏、知母、甘草以清阳明气分热盛为主,兼以牡丹皮、生地黄、赤芍顾及营血分,次取金银花、连翘辛凉宣透,使邪透达外出。一方而卫、气、营、血各有兼顾,实为经验良方。而从六经辨证来看,此皆属阳明病。(欧阳卫权.伤寒论六经辨证与方证新探——经方辨治皮肤病心法[M].北京:中国中医药出版社,2013.)

(2)日晒伤:陈某,男性,19岁,2005年8月10日来诊。日晒后肩背皮肤红斑、水疱疼痛1天。患者昨日下午于海滨游泳,日晒过度。晨起发现肩背部皮肤发红,灼热而痛,活动肩背上肢即痛剧,自用"万花油"外涂不能缓解,故来诊。患者体质壮实,无寒热,自觉肩背部灼热疼痛,口干饮冷,小便黄。专科查体:肩背皮肤弥漫性红斑,稍肿胀,肿胀处数个小水疱,疱壁紧张。舌红,苔薄黄,脉滑稍数。四诊合参,此日光暴晒,热毒外侵所致之日晒疮,现口干、肤灼、小便黄、脉滑数,乃阳明热盛之白虎汤方证。处方:生石膏60g、知母15g、甘草10g、金银花10g、连翘10g、生地黄20g、牡丹皮10g、赤芍10g、山栀子10g、木通6g,3剂,水煎服,每日1剂,分早晚温服。外用氧化锌油。

二诊:药后皮疹疼痛明显减轻,未再服药。

按: 本案取大剂白虎汤清阳明里热,加金银花、连翘、栀子清热解毒,透邪;牡丹皮、生地黄、赤芍凉血;木通利小便,使热从小便出。(欧阳卫权.伤寒论六经辨证与方证新探——经方辨治皮肤病心法[M].北京:中国中医药出版社,2013.)

(3)带状疱疹后遗神经痛:耿某,男,76岁,农民,2004年11月19日初诊。自述2月前患额部带状疱疹,经多方诊治疱疹消退,而剧痛未止。专科查体:局部皮肤紫黯,舌质红,苔黄,脉洪大。喜冷饮,大便可,小便微黄。查前医之方,多为清热解毒、泻肝火、凉血祛瘀止痛之剂,用之多不效验。细问患者得知,每次疼痛发作,必饮大量冷水,甚至食生鸡蛋 4～5 枚,疼痛方减轻。综合上述脉症特点,辨证为白虎汤证。药用生石膏 40g、知母 12g、生甘草 10g、粳米 60g、水煎服。1 剂后渴饮大减,疼痛亦轻。效不更方,前方再加丹参 30g、赤芍 10g、生白芍 40g、土鳖虫 20g、醋延胡索 15g、全蝎 8g、水煎服,每日 1 剂。再服 3 剂后渴饮消,疼痛大减。继服上方 10 剂而愈。

按: 白虎汤方所治,为外感寒邪,入里化热,或温邪传入气分的实热证。气分实热,热邪炽盛,故身热不寒;内热迫津外出故大汗;热灼胃津故烦渴舌燥;邪盛于经,故脉洪大或滑数。所以临床症见大热、大汗、烦渴、脉洪大或滑数等;气分实热者,均可应用。本案患者系外邪入里化热,邪入阳明气分实证。故选用甘寒滋润,清热生津之白虎汤较为恰当。方中石膏辛甘大寒,清泻肺胃而除烦热;知母苦寒以清泻肺胃实热,质润以滋其燥;石膏配知母清热除烦之力尤甚;甘草、粳米益胃护津,使大寒之剂而无损伤肺胃之虞。诸药合用,共奏清热生津之功。里热既清,诸症遂解。(谭红刚,张俊一. 白虎汤应用2 则 [J]. 河南中医,2007(1):7.)

【现代研究】

国内外文献研究表明,有关白虎汤的药理研究主要集中在白虎汤清热作用的方面。夏氏等究发现,白虎汤退热作用显著,解热强度与安替比林相仿,且明显优于全方去石膏组。

本方为解热退烧的经典名方,阳明气分热盛所致诸证,皆可应用白虎汤加减治疗。后世医家在白虎汤基础上进行加减化裁,使其临床应用范围更加广泛。热毒型皮肤病主症为皮肤灼热瘙痒,病机与阳明热盛相符。吴氏研究证实本方对治疗血热内蕴、阳明热毒型皮肤病见效快,疗程短。因此,阳明气分热盛所致诸证,皆可应用白虎汤加减治疗,体现了"异病同治"的治疗原则及中医辨证论治的灵活性。

参 考 文 献

[1] 夏怡,李祥,陈建伟,等. 石膏及白虎汤清热泻火功效的实验研究 [J]. 现代中药研究与实践,2009,23(2):48.

[2] 吴锦安. 白虎汤加味治疗热毒型皮肤病32 例 [J]. 南京中医学院学报,1993(1):44.

(徐景娜)

10. 竹叶石膏汤《伤寒论》

【组方用法】

竹叶二把,石膏一斤,半夏半升(洗),麦门冬一升(去心),人参二两,甘草二两(炙),粳米半斤。

上七味,以水一斗,煮取六升,去滓,内粳米,煮米熟,汤成去米,温服一升,日三服。

病人脉已解,而日暮微烦,以病新差,人强与谷,脾胃气尚弱,不能消谷,故令微烦,损谷则愈。

【方证辨析】

方中重用石膏清热除烦,生津止渴;竹叶凛冬不凋,秉阴气最盛,能滋水津以上奉,降虚热以下行,即清热除烦,兼以生津,共为君药。人参益气生津,麦冬养阴生津,合而双补气津,同为臣药。半夏降逆止呕,其性虽属温燥,但于诸多清热生津药中,则温燥之性被制,且助醒胃布津,使人参、麦冬补而不滞;粳米甘平养胃和中,皆为佐药。甘草健脾益气,和中调药,用为使药。诸药相伍,清、补两顾,使余热得清,气津得复,胃气因和,则诸症可愈。此方妙在加半夏,于甘寒滋补之品加以辛热阳性之药,能够行滞、降逆,使中气活泼。

【辨证要点】

适用于热病后期,余热未清,气津两伤之证。临床以身热多汗、心胸烦闷、乏力、气逆欲呕、口干喜饮,舌红少苔,脉象虚数为使用依据。

【皮肤病应用思路】

本方常用于热病后期、仍有余热之气阴两虚证,皮肤科常用于治疗脓疱型银屑病、口腔溃疡、生殖器疱疹、水痘、风疹、药疹、猩红热等疾病见发热、口干口渴、汗出、乏力、干呕、食欲不振等症状;舌红少苔或无苔且舌面干燥、脉虚数。即疾病后期证属余热未清、气阴两虚者。

【医案选录】

（1）复发性生殖器疱疹：潜某，女，36 岁，2011 年 5 月 17 日就诊。主诉：反复外阴水疱伴痒痛 3 年，复发 2 天。病史特点：患者 3 年前因不洁性交后于外阴出现铜钱大小红斑，其上覆簇集状水疱，伴轻微痒痛感，经口服抗病毒药物后皮疹消退。但之后病情每于劳累、饮酒、食用辛辣饮食或熬夜后复发，每年复发 4 次以上，且病情逐渐加重。2 天前进食火锅后再次出现外阴红斑伴簇集状水疱，部分水疱破裂，露出鲜红色糜烂面，伴少量渗液。腹股沟淋巴结肿大，发热，口干，舌红、苔黄稍腻，脉滑数。中医辨证：湿毒蕴结。治法：健脾除湿，清心解毒。处方：萆薢、炒白术、黄柏、黄芩、栀子、紫花地丁、郁金各 15g，黄连 12g，白花蛇舌草、夏枯草各 20g。服药 7 剂后复诊，皮疹消退，舌红、苔薄，脉略数。中医辨证：气阴两伤，余邪未清；治以健脾益气，养阴清心；方选柴芍四君子汤合竹叶石膏汤加减，处方：淡竹叶、麦冬、柴胡、白芍、茯苓、郁金各 15g，甘草 6g，白花蛇舌草、石膏（先煎）各 20g，黄芪 30g，7 剂，水煎服，每日 1 剂，每周复诊 1 次，随证调整药味，连续治疗 3 月。随访至今，患者病情未复发。

按：此患者初诊外阴出现红斑、水疱、糜烂、渗液，腹股沟淋巴结肿大，发热，口干，舌红，苔黄稍腻，脉滑数。一派火毒蕴结心脾二经之象，当以黄连解毒汤直泻心火，清心解毒；又因本病湿毒之邪根于脾胃，故当健脾除湿。方中萆薢除湿而不伤正，炒白术既能健脾除湿，亦能防止诸药寒凉，损伤脾胃。二诊患者湿热之证除之八九，故当扶正祛邪。患者舌仍红，余邪未清，虚火上炎，故治宜健脾益气，养阴清心。方选竹叶石膏汤合柴芍四君子汤加减。竹叶石膏汤出自《伤寒论》，主治伤寒、温病、暑病余热未清，气津两伤证。复发性生殖器疱疹虽后期以气阴耗伤为本，但其湿热之毒已根深蒂固，治疗在补养气阴之际，勿忘清心解毒，宜选竹叶石膏汤，清热而不伤正，如《医宗金鉴》所云："以大寒之剂，易为清补之方。"（张剑，邓永琼，柳研，等. 杨文信教授治疗复发性生殖器疱疹经验 [J]. 新中医，2013，45（7）：199-200.）

（2）猩红热：薛某，男，5 岁，2011 年 12 月 11 日初诊。患儿于 2011 年 12 月 7 日开始发热，体温波动在 39℃左右，自行口服退热药后，体温下降不明显，持续约 7h 后，体温高达 39.5℃，自颈部开始全身出现细密红疹，瘙痒，咽痛甚，进食困难，口周苍白，第 2 日于外院就诊，西医诊断为猩红热，予青霉素治疗 3d 后，低热，全身皮疹渐多。现低热，体温波动在 37.4℃左右，全身躯干部及四肢布满皮疹，微痒。轻微咽痛，唇口干燥，伴有少气，干咳，食欲不振，小便调，大便干。专科查体：神志清，精神可。咽部充血，双侧扁桃体二度肿大，未见分泌物。舌红少津，花剥苔，脉数。西医诊断：猩红热，中医诊断：丹痧，中医辨证：痧后阴伤。治则：清解余热，益气生津润喉。处方：竹叶石膏汤（竹叶 6g、石膏 30g、人参 6g、麦冬 15g、半夏 9g、甘草 6g、粳米 10g）。5 剂，水煎服，每日 1 剂，分早晚温服，药后丹痧渐退，身痒止。咽部微红。口干唇红。舌边尖红，脉数。继续服用上方 5 剂而愈。

按： 该患儿感染猩红热，时邪自口鼻侵入人体，蕴于肺胃二经，上熏咽喉，外透肌表。就诊我院时临床症状为低热，全身布满细密红色皮疹，微痒，伴有少气，干咳，食欲不振，小便调，大便干。此证为丹痧后期，热毒渐除，但阴液耗损，病位以肺胃为主，肺胃阴虚，余热未尽，且热邪在里，不易发散，法当益阴清热，扶正祛邪。阴虚不复则热难退，热不退则阴愈虚，法宜清补，药宜甘寒，使阴液恢复，余热得清，则诸证自愈，故予竹叶石膏汤清解余热，益气生津。虽然《伤寒论》中竹叶石膏汤主治伤寒解后，气阴两伤，余热不清，但临床亦可用于温热病后期见气阴两伤，余热不清者。遵循热病后期，余热未尽，气阴两伤之病机，以益气生津，清解余热之法，治疗该患儿，10 剂药后，该患儿津复气盛，临床症状痊愈。（朴香，李亮. 竹叶石膏汤应用于丹痧后期 1 例 [J]. 河南中医，2012，32（6）：768.）

【现代研究】

近年来，竹叶石膏汤的实验研究多数从抗炎机制、抑制深部真菌作用等角度进行探究。研究表明，加味竹叶石膏汤能明显降低小鼠血清中炎症细胞因子 IL-1β 和 Caspase-1 水平，同时能够明显减轻炎症细胞浸润。

竹叶石膏汤在皮肤科常用于治疗脓疱型银屑病、生殖器疱疹、水痘、风疹、药疹、猩红热等疾病证属热病后期，仍有余热之气阴两虚者。李颖光治疗小儿手足口病患者，治疗组 32 例采用竹叶石膏汤合银翘散加减治疗，对照组 16 例治疗采用抗病毒利巴韦林颗粒。对照组的总有效率 73.9%，治疗组总有效率 96.8%，证明竹叶石膏汤合银翘散加减治疗小儿手足口病效果明显。竹叶石膏汤在皮肤科应用较为广泛，辨证时抓住发热多汗、心胸烦闷、口干口渴、乏力、干呕、食欲不振等主症，舌脉表现为舌红少苔，脉虚数，即疾病后期证属余热未清、气阴两虚者，均可尝试使用本方。

参 考 文 献

[1] 陈艳林,吴生元,徐翔峰,等. 加味竹叶石膏汤的抗炎作用及机制分析 [J]. 中国实验方剂学杂志,2016,22(15):117-121.

[2] 李颖光. 竹叶石膏汤合银翘散加减治疗小儿手足口病 30 例临床观察 [J]. 中外医疗,2012,31(17):99.

（牛晓雨）

四、下瘀血汤类方

11. 桂枝茯苓丸(《金匮要略》)

【组方用法】

桂枝、茯苓、牡丹(去心)、桃仁(去皮、尖,熬),芍药各等分。

上五味,末之,炼蜜和丸,如兔屎大,每日食前服一丸,不知,加至三丸。

【方证辨析】

方中桂枝温通血脉而行瘀滞,茯苓渗湿利下以助瘀血下行,兼益脾气而安胎元,二药相伍又能行气化湿而降浊,为君药。桃仁、牡丹皮化瘀活血,兼清瘀热,为臣药。芍药养血和营,使祛瘀而不伤新血,为佐药。白蜜为丸,缓诸药祛瘀破泄之力,是为使药。诸药合用,共奏活血化瘀、缓消癥块之效。寒温并用,养血和营,无耗伤阴血之弊;炼蜜为丸,用量极小,取渐消缓散之功。

【辨证要点】

瘀血留阻胞宫证。桂枝茯苓丸在皮肤科主要的辨证要点为:①皮疹黯红,皮肤干燥肥厚、脱屑;②面色黯红或紫黯,口唇紫黯或干燥;③舌质黯,有瘀斑,舌底静脉怒张,脉涩;④月经色黯,有血块,腹痛拒按。

【皮肤病应用思路】

桂枝茯苓丸是活血化瘀、温通经脉之经方,常用于治疗慢性湿疹、带状疱疹、痤疮、结节性痒疹、结节性红斑、黄褐斑、色素性紫癜样皮病、血管炎、寻常疣、过敏性紫癜等皮肤病证属瘀血阻滞者。临床可见皮疹黯红，皮肤干燥肥厚，舌质黯，有瘀斑，脉涩，妇女月经色黯，有血块，腹痛拒按等瘀血阻滞之证。

【医案选录】

(1)慢性湿疹：女，42岁。下肢散在黯红斑丘疹，干燥肥厚伴瘙痒5年余。曾外用激素类药膏，口服抗组胺药，疗效一般，易反复并加重。患者瘙痒剧烈，搔抓后加重，情绪紧张时加重。患者有子宫肌瘤病史，月经量小，色黯，时有血块。时有口苦咽干，舌黯红，苔黄腻。西医诊断：慢性湿疹，中医诊断：湿疮，中医辨证：湿热瘀阻。予桂枝茯苓丸方合龙胆泻肝汤以活血化瘀，清利肝经湿热，整方如下：龙胆草9g、车前子(包)9g、黄芩9g、栀子9g、柴胡9g、生地黄15g、当归9g、金银花15g、土茯苓15g、泽泻9g、桂枝15g、茯苓15g、牡丹皮15g、赤芍9g、桃仁9g、丹参15g、玄参15g、川牛膝9g。14剂，水煎服，每日1剂，分早晚温服。外用复方蛇脂软膏。二诊：皮损消退明显，变平变薄，但仍自觉瘙痒剧烈，苔黄腻明显改善。前方去土茯苓、泽泻，加白鲜皮30g、地肤子21g、夜交藤30g。继服14剂后，瘙痒明显减轻，皮损处变薄光滑。

按：桂枝茯苓丸为妇科常用方剂之一，其在皮肤科临床治疗中主要的辨证依据有：①皮疹黯红，皮肤干燥肥厚；②舌质黯，有瘀斑；③月经色黯，有血块。本例患者瘀血见证明显，且罹患妇科癥痕，故选用桂枝茯苓丸。另外，辨病与辨证并重，对该湿疹患者同时运用清热利湿之法以祛湿邪。结合其舌象脉象以及口苦咽干等肝经湿热表现，故合并龙胆肝汤加减以清利湿热。两方合用，皮肤科与妇科疾病同时得以治疗，充分发挥了中医整体观的优势。(于小平.经方治疗皮肤病五则[J].山东中医杂志，2016，35(7)：647-648.)

(2)带状疱疹：赵某，男，75岁。患者主因"右腹背部水疱伴疼痛2周"于2016年10月8日初诊。患者2周前无明显诱因右腹背部出现水疱伴红晕，随后阵发性掣痛，夜间疼痛明显，未经治疗来诊。现口苦，纳可，便秘，眠差。既往史：脑梗死，高脂血症，冠心病，前列腺癌前病变，青霉素药物过敏史。专科检查：右腹背部可见带状分布的色素沉着斑片，散在水疱，部分上可见黑痂。舌质红、苔黄腻，脉弦。西医诊断：带状疱疹，中医诊断：蛇串疮，中医辨证：血瘀湿热。方用桂枝茯苓丸加减治疗。处方：桂枝12g、茯苓9g、牡丹皮15g、桃仁12g、赤芍12g、炒苍术15g、瓜蒌18g、锁阳18g、当归15g。5剂，颗粒剂，每日 1 剂,早晚开水冲服。配合复方多黏菌素 B 软膏外用。患者 2016 年 10 月 12 日二诊,5 剂后皮损结痂,已无疼痛,口苦好转,已无便秘,睡眠正常,临床痊愈,嘱停药,患者自觉服上方很舒服,要求巩固 3 天,原方使用 3 天,停药。

按: 桂枝茯苓丸原为瘀血胎动不安而设,现代临床常用于治疗月经不调、子宫肌瘤等疾病。在皮肤病的运用方面,桂枝茯苓丸更多用于治疗黄褐斑,也可用桂枝茯苓丸治疗带状疱疹。(余晖,蔡念宁,高建忠.仲景方治疗带状疱疹 5 例 [J]. 光明中医,2017,32(24):3619-3621.)

【现代研究】

近几年关于桂枝茯苓丸的实验研究显示其能影响炎症因子的表达和激素分泌水平以及调节人体免疫等。桂枝茯苓丸通过温经活血化瘀法,可改善病变组织的病理形态,可能通过调节体内功能、代谢的紊乱状态达到治疗效果;其通过温经活血化瘀法可以有效地调节 IL-8、IL-10 等炎症因子的发展趋势,升高抗炎性细胞因子、降低前炎性细胞因子的表达水平,并且可以显著调节免疫分子的表达。

桂枝茯苓丸在皮肤科的临床研究主要关于辨证为瘀血留阻胞宫证相关的皮肤病,如痤疮、带状疱疹、黄褐斑、结节性痒疹、结节性红斑、慢性湿疹、过敏性紫癜等。陈桂铭等治疗 180 例粉刺患者,治疗组予加减桂枝茯苓丸口服,对照组予维生素 A 酸乳膏外用涂抹患处和盐酸米诺环素胶囊口服,疗程 30d,结果治疗组治愈率、总有效率分别为 30%、92.7%,对照组治愈率、总有效率分别为 15%、72.5%,治疗组均优于对照组。杜桂营等选择女性黄褐斑患者 80 例,治疗组 42 例以桂枝茯苓丸为主方,对照组 38 例采用六味地黄丸加逍遥丸口服,发现桂枝茯苓丸加味治疗女性黄褐斑总有效率明显优于对照组。林春华等选取 46 例带状疱疹后遗神经痛患者,对照组给予止痛、营养神经对症治疗,治疗组在对照组的基础上加用四逆散合桂枝茯苓丸加味治疗,发现四逆散合桂枝茯苓丸加味佐治带状疱疹后遗神经痛可减轻患者的疼痛及焦虑。

参 考 文 献

[1] 包红桃. 桂枝茯苓丸对 PID 模型大鼠不同阶段炎性细胞因子及粘连相关免疫分子变化的影响 [D]. 甘肃中医药大学,2017.

[2] 陈桂铭. 加减桂枝茯苓丸治疗湿热夹瘀型粉刺 100 例 [J]. 福建中医药,2017,48(4):17-18.

[3] 杜桂营. 桂枝茯苓丸加味治疗女性黄褐斑疗效观察 [J]. 山西医, 2018, 34（3）: 17-18.

[4] 林春华, 钟英豪. 四逆散合桂枝茯苓丸加味佐治带状疱疹后遗神经痛 23 例 [J]. 国医论坛, 2016, 31（1）: 9-10.

（牛晓雨）

12. 桃核承气汤《伤寒论》

【组方用法】

桃仁五十枚（去皮、尖），大黄四两，甘草二两（炙），芒硝二两，桂枝二两（去皮）。

上五味，以水七升，煮取二升半，去滓，内芒硝，更上火，微沸下火，先食温服五合，日三服，当微利。

【方证辨析】

本方由调胃承气汤减芒硝量，再加桃仁、桂枝组成。方中桃仁苦甘平，破血祛瘀，大黄苦寒，下瘀泻热，二者合用，直达病所，瘀热并治，共为君药。桂枝辛甘温，通行血脉，助桃仁破血祛瘀，又防寒药遏邪凝瘀之弊；芒硝咸寒软坚，助大黄攻逐瘀热，同为臣药。炙甘草益气和中，缓诸药峻烈之性，以防逐瘀伤正，为佐使药。五药相合，共奏破血下瘀，通便泻热之功。活血祛瘀与泻热攻下配伍，瘀热同治；苦寒少佐辛温，相辅相成。"先食温服五合"指服药应空腹，乃逐瘀活血之法则。"太阳病不解，热结膀胱，其人如狂，血自下，下者愈"。膀胱指少腹部位，瘀血相结于少腹，血若自下，正气抗邪，热随血减，则愈，指因病在下焦，男性一般从大便下瘀血，妇女有的不是从大便下血，而是表现为像月经来潮一样的阴道出血，瘀血去则愈。

【辨证要点】

下焦蓄血证。少腹急结，小便自利，其人如狂，甚则烦躁谵语，至夜发热，或妇人闭经、痛经，脉象沉实或涩。皮肤病经久不愈，伴腹部急结。

【皮肤病应用思路】

桃核承气汤在皮肤科方面的应用有痤疮、淤积性皮炎、斑秃、接触性皮炎、慢性荨麻疹、脂溢性皮炎、毛囊炎、酒渣鼻、湿疹、过敏性紫癜、带状疱疹等疾病。针对一些皮肤病久治不愈者,若有腹部急结,同时伴有轻度痛苦貌,辨证应用桃核承气汤常获良效。治疗当泻热与逐瘀法并用,更有利于祛邪。可根据"瘀""热"轻重不同而灵活调节清热与祛瘀药的比例,在此基础上可适当配合辛温药使用,防止诸药苦寒过度。

【医案选录】

(1)斑秃:患者,女,26岁,2008年夏秋之交因脱发10年就诊。患者少年发病,历经口服诸多中药、西药及外用药而未愈。诊见中等身材,营养良好,肤白而干,面有泽,头顶和枕部发稀疏明显,发质黑泽,梢无分叉,头皮无红斑、丘疹等,指尖欠温,舌体稍大,无齿痕,无瘀点,舌苔白。左天枢穴区略内侧压迫痛明显。月经准时但伴痛经,经量中等,有少量紫块。胃纳可,无口苦、口干、恶心,大便干,夜寐安。辨证要点:考虑瘀血作祟,处桃核承气汤原方:桃仁10g、桂枝12g、大黄6g、芒硝(冲服)4g、炙甘草6g,服药第2周时出现黑便并带少量鲜血(否认消化道溃疡和肛管病史)。坚持服完2周药后,脱发区新发长出,未出现既往用药中先长后脱的情况,守方1周后处桂枝汤间断服用3个月痊愈,且左天枢穴区压痛消失,随访4个月未出现反复。

按:该患者病位在头,在"血之余"的发;体质状态为营养可,肤白而干,面泽,指尖欠温,舌象薄白苔,无瘀点;左天枢穴区压痛;痛经,无口苦、口干,便干,夜寐安。辨证为下焦蓄血证,以桃核承气汤治疗,方证相对,收效明显。(潘永年.桃核承气汤在皮肤病治疗中的应用[J].中医杂志,2012,53(6):523-524.)

(2)慢性荨麻疹:患者,女,39岁,因慢性荨麻疹3年,于2009年秋季就诊。3年来不明诱因全身出现游走性红色风团,瘙痒甚,风团在24小时内自隐,不遗痕迹。否认消化道溃疡、甲状腺功能亢进症、假体植入等。患者中等身材,营养良好,肤色苍而不干,面有光泽,手指温,舌质老,两边前1/2色紫红,舌苔白,脉浮有根,皮疹见躯干四肢有散发红色风团,线状抓痕。月经准时但伴痛经,经量中等。胃纳可,无口苦、口干、恶心,大便干,夜寐安。辨证要点:①病位在表,皮疹见红色风团。②体质状态为营养可,肤色苍而不干,面光泽,手指温。③舌老,两侧前1/2色紫红,舌苔白,脉浮有根。④痛经,无口苦，口干，大便干，夜寐安。初考虑外有寒血，有瘀热，处麻黄连翘赤小豆汤7剂，药用：麻黄6g（先煎去沫）、连翘10g、赤小豆30g、杏仁10g、桑白皮10g、生姜3片、炙甘草3g，药后4天痒止、风团隐。再诊，因得效而守方1周，但皮疹增多，瘙痒依旧，三诊查舌苔变薄白，舌两侧前1/2色紫红不退，按左天枢穴区压痛明显，考虑瘀血作祟，处桃核承气汤原方，药用：桃仁10g、桂枝6g、大黄6g、芒硝4g（冲服）、炙甘草6g，两剂后痒止、风团隐，四诊舌边紫红退去2/3，左天枢穴区压隐痛，守方10剂，每2日1剂，痊愈。随访4个月未出现反复。（裴丽珊. 基于网络药理学桃核承气汤分子机制研究及君药大黄质量标志物预测 [D]. 陕西中医药大学，2020.）

【现代研究】

近年来，许多现代研究从免疫调节、保护血管、抗炎等角度探究桃核承气汤的作用机制。裴丽珊的研究显示：桃核承气汤有通过 TNF 信号通路及 VEGF 信号通路保护血管、保护神经以及抗炎等作用。

桃核承气汤在皮肤科的临床研究主要是对于慢性荨麻疹、淤滞性皮炎、湿疹、斑秃、接触性皮炎、脂溢性皮炎、毛囊炎、玫瑰痤疮、过敏性紫癜、带状疱疹等疾病的临床疗效观察。刘卫东等选取淤滞性皮炎患者 280 例，方以桃核承气汤加减，1 剂 / 天，并配以外用湿敷中药，湿敷 40min，1 次 / 天。治疗 1～2 个月。治愈 260 例，占 92.86%；另有研究治疗寻常性银屑病，治疗组 120 例予内服桃核承气汤，外涂三七软膏；对照组 90 例，内服迪银片，外涂皮质激素软膏。结果为治疗组，对照组总有效率分别为 95%、82%。

参 考 文 献

[1] 刘卫东. 桃核承气汤加减治疗淤滞性皮炎280例[J]. 中国医药导报，2009，6（4）：72.

[2] 吴积华，王会丽. 桃核承气汤治疗寻常型银屑病120例[J]. 中医临床研究，2011，3（3）：83.

[3] 裴丽珊. 基于网络药理学桃核承气汤分子机制研究及君药大黄质量标志物预测[D]. 陕西中医药大学，2020.

（牛晓雨）

13. 大黄䗪虫丸(《金匮要略》)

【组方用法】

大黄十分(蒸),黄芩二两、甘草三两,桃仁一升,杏仁一升,芍药四两,干地黄十两,干漆一两,虻虫一升,水蛭百枚,蛴螬一升,䗪虫半升。

上十二味,末之,炼蜜和丸,小豆大,酒饮服五丸,日三服。

【方证辨析】

方中大黄苦寒,攻下逐瘀,并能凉血清热;䗪虫咸寒,破散癥积瘀血,共为君药。水蛭、虻虫、蛴螬、干漆、桃仁均为破瘀消癥之品,以助君药活血通络,攻逐久积之瘀血,同为臣药。黄芩配大黄以清热;杏仁通降利气,气行则血行,配桃仁又可润肠通便;生地黄、芍药养血滋阴,以补亏损之阴血,俱为佐药。甘草调和药性,和中补虚,以防大队破血药过于峻猛伤正之弊;酒饮服活血以行药势,是为使药。诸药配伍,祛瘀血,清瘀热,养阴血,润燥结。集诸多虫类药,破血逐瘀之力强;寓补于攻,祛瘀不伤正;变汤为丸,变峻药以缓用,服量极小,得渐消缓散之妙。

【辨证要点】

正气虚损,瘀血内停之证。肌肤甲错,两目黯黑,形体羸瘦,腹满不能饮食,或潮热,妇人经闭不行,舌质紫黯,或边有瘀斑,脉象迟涩。

【皮肤病应用思路】

本方常用于黄褐斑、中重度痤疮、带状疱疹后遗神经痛、鱼鳞病、黑变病、局限性硬皮病、静止期银屑病、斑秃、单纯型结节性红斑、瘢痕疙瘩、血栓闭塞性脉管炎、盘状红斑狼疮以及玫瑰痤疮后期、结节性痒疹、丹毒、口周皮炎等皮肤病,可见肌肤甲错、两目黯黑、妇人经闭不行等临床表现,舌紫黯或有瘀斑,脉迟涩,辨证属正气亏虚、瘀血内停者。

【医案选录】

头部脓肿性穿掘性毛囊周围炎:范某,男,63岁,农民,1996年4月2日就诊。主诉：头顶反复长疙瘩，疼痛作痒，流脓两年多。现病史：两年前头顶长数个小脓疙瘩，疼痒，曾多次口服红霉素、磺胺甲噁唑、泼尼松、肌注青霉素等抗生素。小脓肿时轻时重，一直未愈。近日新生脓肿逐渐增大增多，如梅李样肿块，有些已溃破流脓，在外院多次服用多种中、西药，效果不佳，疼痒不休，影响睡眠，精神不振，大便干，遂来就诊。检查：头顶部可见 10 余个蚕豆大小的脓肿块，触之疼痛，部分压之有波动感，可流出少量脓性分泌物。部分患处毛发脱落，呈瘢痕性脱发。舌质淡，苔薄黄，脉弦滑。西医诊断：头部脓肿性穿掘性毛囊周围炎。中医诊断：蝼蛄疖，中医辨证：素体湿盛，兼感毒邪，湿毒蕴结于头。治则：清热解毒除湿，活血破瘀消肿。方药：大黄、䗪虫、赤芍、黄芩、桃仁、杏仁、皂角刺、当归各 15g，地黄、蒲公英、天花粉、黄芪各 30g，水蛭、甘草各 10g。6 剂，水煎服，每日 1 剂，分早晚温服。鱼石脂软膏调二味拔毒散外敷，每日 2 次。4 月 8 日复诊：服上方 6 剂，自觉疼痒减轻，脓肿分泌物减少，大之疖肿已明显缩小，舌脉无明显变化。效不更方继服上方 6 剂。4 月 14 日三诊：头部疖肿基本平复，未见新生之疖，部分形成瘢痕。舌质淡苔白，脉缓。证属余毒未尽，正气有损。于前方去大黄、黄芩、天花粉、皂角刺，加党参、白术、玄参、二花、菊花，6 剂，以巩固疗效，半年后随访未复发，并有部分头发已长出。

按：头部脓肿性穿掘性毛囊周围炎，属于中医的"蝼蛄疖、蝼蛄串"或"蟮拱头"范畴。本病多系素体湿盛，复感毒邪，湿毒蕴结于肤，郁久化热，肉腐成脓，发为本病。病程日久，缠绵不愈，治疗颇为棘手。其病机为湿热瘀阻，脉络不通，气滞血瘀。故用大黄䗪虫丸活血破瘀，瘀去新生，加之解毒透脓补气之品，外用软坚拔脓之剂，内外兼治，药到病除。（杨化峰. 大黄䗪虫丸在皮肤病中的临床应用 [J]. 光明中医，2014，29（4）：806-807.）

【现代研究】

大黄䗪虫丸的基础研究多从调节基因表达通路、抑制病变组织增殖等方面去探究大黄䗪虫丸活血化瘀的作用机制。王国贤等研究表明：大黄䗪虫丸可通过降低 P- 选择素水平，抑制血小板的活化程度，延缓白细胞向血栓聚集；且可通过升高 t-PA 水平和降低 PAI 水平，降解纤维蛋白（原）和部分凝血因子，维持凝血与纤溶系统的动态平衡，达到治疗血瘀的目的；也可通过升高 6-Keto PGF1α 水平，抑制血小板聚集，调节 6-Keto PGF1α/TXB2 的平衡，阻止血瘀的产生。现代基础研究为大黄䗪虫丸的临床应用找到了与中医理论相符的证据。

大黄䗪虫丸的现代临床研究主要集中在中重度痤疮、带状疱疹后遗神经痛、单纯型结节性红斑、黄褐斑、静止期银屑病、斑秃、结节性痒疹、丹毒、口周皮炎等皮肤病的临床疗效观察方面。韩长远等观察大黄䗪虫片联合青鹏软膏治疗带状疱疹后遗神经痛，对照组给予甲钴胺片联合红外线治疗，治疗组在对照组的基础上给予大黄䗪虫片口服和青鹏软膏外涂治疗，两组经过 8 周治疗后，治疗组有效率为 81.3%，对照组有效率为 62.5%。赵敏等探讨大黄䗪虫丸对气滞血瘀型黄褐斑患者临床疗效，发现大黄䗪虫丸改善黄褐斑及伴随症状的临床疗效及均优于维生素 C 和维生素 E。李民等证明大黄䗪虫丸联合吲哚美辛治疗急性单纯型结节性红斑有效，疗效明显优于单用吲哚美辛者，并能有效缩短临床痊愈时间。

参 考 文 献

[1] 王国贤. 大黄䗪虫丸对血瘀大鼠血小板活化及相关因子影响研究 [D]. 河北医科大学, 2015.
[2] 韩长元, 焦婷, 王金燕. 大黄䗪虫片联合青鹏软膏治疗带状疱疹后遗神经痛疗效观察 [J]. 中国现代医生, 2017, 55(16): 116-120.
[3] 赵敏. 大黄䗪虫丸治疗气滞血瘀型黄褐斑临床观察 [D]. 辽宁中医药大学, 2012.
[4] 李民, 宋勋, 高云路, 等. 大黄䗪虫丸联合消炎痛治疗急性单纯型结节性红斑疗效观察 [J]. 中国中西医结合皮肤性病学杂志, 2010, 9(2): 106-107.

（牛晓雨）

五、泻心类方

14. 泻心汤(《金匮要略》)

【组方用法】

大黄二两, 黄连、黄芩各一两。
上三味, 以水三升, 煮取一升, 顿服之。

【方证辨析】

心气不足者, 心中之阴气不足也。阴不足则阳独盛, 血为热迫, 而妄行不止矣。以黄连泻心清胃，燥湿解毒；黄芩泻肺燥湿解毒；大黄泻火通肺泻毒，引火下行。故全方能泻火解毒，燥湿泻热。

【辨证要点】

以胃火炽盛、破火妄行、吐衄、便秘、三焦实热、高热烦躁、神昏便秘、面红目赤、口舌生疮等为辨证要点。

【皮肤病应用思路】

泻心汤类方可以用于湿疹、银屑病、痤疮、脂溢性皮炎、毛囊炎及瘙痒性疾病等外科疮疡性疾病。对于平素大便黏腻不爽，时有心胸烦闷，皮损处颜色较红，自觉瘙痒明显者效果较好。对于湿疹患者，《金匮要略》云："浸淫疮，黄连粉主之。"在治疗时可以增加黄连的用量。

【医案选录】

（1）脂溢性脱发：陈某，男，32岁。被诊为脂溢性皮炎1月，服药无效。现患者头皮及颜面皮肤瘙痒明显，头皮屑多，头油大有臭味，颜面皮肤亦多油腻，每晨起床则枕上脱发成片，头顶前部已见头发稀疏，口干口苦，烦躁不安，小便黄，大便干结不畅。舌质红，苔黄，脉略数。拟方：大黄10g（后下）、黄芩10g、黄连6g、生地黄15g、竹叶10g、知母10g、甘草6g。每日1剂，水煎服，分早晚温服。连服5剂，自觉神清气爽，心神安宁，脱发明显减少，头皮颜面已不瘙痒。续服5剂后其病告愈。

按：脂溢性皮炎脱发类似于中医的"白屑风"。其病因病机为身热当风，风邪入侵肌肤，为血热血燥之疾。《素问·灵兰秘典论》称心为"君主之官"，《素问·五脏生成》说："诸血者，皆属于心。"而发有血之余之称。今患者头皮、颜面油腻作痒，头油有臭味，心烦不宁，口干苦，大便干结，小便黄，舌红、苔黄脉数乃心火之证，而心主血脉，心火及血，血热而不荣其发，则毛发脆而易落。方用泻心汤泻其心火，生地黄、知母、竹叶、甘草滋阴凉血，坚其毛发，故收奇效，非常法所能比也。（史成龙，夏秀梅.三黄泻心汤临床应用举隅[J].吉林中医药，2006（9）：59-60.）

（2）寻常痤疮：李某，女，22岁，2007年10月4日初诊。面部前额、双颧、双颊等处见红色豆粒样丘疹数十个，散在分布，持续2年余，丘疹微痛痒，部分疹顶部有小脓疱。经多方治疗疗效不显，患者性情急躁，带下色黄，大便秘结，尿色黄，舌尖红，苔薄黄，脉弦数。遂投泻心汤加减治疗，药用：黄连6g、黄芩10g、制大黄10g、野菊花30g、白花蛇舌草30g、紫花地丁30g、紫草15g、淡竹叶6g、生甘草6g。每日1剂，水煎2次，分早晚温服，药渣再水煎取液温洗面部。10剂疹消，病未再发。

按：泻心汤乃《金匮要略》之方，常用来治上焦火热之疾。痤疮乃心胃热毒，血热蕴发熏蒸于面部，阻滞肌肤而发为痤疮。《黄帝内经》曰："诸痛痒疮，皆属于心。"故用泻心汤治之。方中黄连、黄芩苦寒泻心火解毒，大黄泻热引火从大便而走，加野菊花、白花蛇舌草、紫花地丁助清热解毒之力，紫草凉血消疹，加淡竹叶利尿清热，引火从小便而走，生甘草调和诸药，如此，则心火热毒分从二便排出，痤疮随消。（陈德监.泻心汤在皮肤科中的应用举隅[J].辽宁中医药大学学报，2009，11（1）：157-158.）

【现代研究】

现代研究表明泻心汤具有多种生物学作用，包括抗炎、抗菌等。药理研究表明三黄泻心汤中含有丰富的生物碱类、黄酮类、蒽醌类物质。泻心汤可以通过降低IL-6、TNF-α、TGF-β1等血清炎症因子的水平发挥治疗湿疹的作用。

泻心汤在临床单用或者联合西药可治疗多种皮肤病。大黄黄连泻心汤联合米诺环素治疗胃肠积热型痤疮疗效优于单纯西医治疗，在临床上有很大的应用前景。大黄黄连泻心汤泡服治疗口周皮炎安全、疗效显著且复发率低。疗效明显优于四环素口服治疗。

参 考 文 献

[1] 刘晶晶，张贵君，彭慧，等.三黄泻心汤药效组分分析[J].中国实验方剂学杂志，2013，19（18）：103-108.

[2] 苗婷婷.三黄泻心汤研究进展[J].湖南中医杂志，2016，32（3）：190-192.

[3] 赵玉珍，王卫星，赵昌.大黄黄连泻心汤治疗痤疮临床疗效观察[J].中国继续医学教育，2015，7（17）：191-192.

[4] 寸鹏飞.大黄黄连泻心汤泡服治疗口周皮炎的临床疗效观察[D].成都中医药大学，2011.

（马　杰）

15. 甘草泻心汤(《金匮要略》)

【组方用法】

甘草四两,黄芩、人参、干姜各三两,黄连一两,大枣十二枚,半夏半升。
上七味,以水一斗,煮取六升,去滓,再煎,温服一升,日三服。

【方证辨析】

《金匮要略释义》曰:"湿热肝火生虫而为狐惑证,故宜清湿热,平肝火,由于虫交乱于胃中,又当保胃气,因人以胃气为本,故选用甘草泻心汤。君甘草以保胃气;芩、连泻心火,去湿热。虫疾之来也非一日,其脏必虚,卧起不安,知心神欠宁,故用人参补脏阴,安心神,大枣以和脾胃,用姜夏者,虫得辛则伏也。"清代吴谦在《医宗金鉴》中记载:"方以甘草命名者,取和缓之意。用甘草、大枣之甘温,补中缓急,治痞之益甚;半夏之辛,破客逆之上从;芩、连泻阳陷之痞热,干姜散阴凝之痞寒。缓急破逆,泻痞寒热,备乎其治矣。"《金匮要略心典》曰:"甘草泻心,不特使中气运而湿热自化,抑亦苦辛杂用,足胜杀虫之任。"本方以甘草为君以和中护胃,芩、连燥湿清热,人参益气宁心安神,大枣调和脾胃,干姜、半夏辛以伏虫。

【辨证要点】

本方具有较强的补中调虚之功,临床运用于寒热错杂、虚实并见、升降失常等,凡症见泄泻,心下痞满,纳呆,舌红或淡,苔黄润或白腻,脉沉细数或濡缓等,皆可加减使用。

【皮肤病应用思路】

本方常用于湿疹、银屑病、痤疮、脂溢性皮炎、毛囊炎及瘙痒性疾病等皮肤科疾病。"蚀于上部"提示对于面部火热性疾病有一定疗效。面部痤疮及毛囊炎选用甘草泻心汤,其效尤佳。

【医案选录】

(1)白塞综合征:谭某,女,72岁,退休干部,2007年3月7日初诊。患者舌痛、口眼干燥，手指和膝关节疼痛2月余，外阴部时有溃疡，有复发性口腔溃疡病反复发作史。前医多按阴虚诊治，方以六味地黄汤类治疗，乏效，面色萎黄，精神不振，舌光红无苔，脉沉弱。西医诊断：白塞综合征，中医诊断：狐惑病，中医辨证：脾虚湿热内蕴。治当健脾益气，祛湿清热。方以甘草泻心汤合防己黄芪汤：半夏30g、黄芩10g、黄连3g、干姜12g、党参15g、黄芪50g、白术15g、防己20g、甘草30g。5剂，每日1剂，水煎服，分早晚温服。3月12日二诊：服药后诸症减轻，守方继服12剂。3月26日三诊：舌痛、口眼干燥消失，手指时有疼痛，程度较轻，继以前方加威灵仙30g，继服12剂以收全功。

按：白塞综合征又称口-眼-生殖器综合征，是一种原因不明的以小血管炎为病理基础的慢性进行性复发性多系统疾病。口腔、皮肤、生殖器、眼和关节为常发病部位，心脏和大血管、消化道、神经系统等为少发部位。消化道损害表现为腹胀、嗳气、隐痛甚或阵发性剧痛，急性期或慢性病程中的急性加重期的主要全身症状为高热、头痛、乏力、食欲不振、关节痛等。本病与中医学的狐惑病之状如伤寒、默默欲眠、厌食、目赤、喉阴蚀烂等极为相似，中医认为本病为湿热虫毒蕴郁化火，上攻下注，蒸腐气血所致，治疗以甘草泻心汤合防己黄芪汤，健脾益气，祛湿清热，苦辛并用，多能取得显著疗效。（何远征．李发枝教授应用甘草泻心汤经验[J]．河南中医，2009，29（8）：740-741．）

（2）人工荨麻疹：陆某，男，36岁。2018年4月30日初诊。患者主因全身反复红斑风团5年余就诊。患者自诉近5年来全身每于搔抓后出现红斑、风团，伴瘙痒。予抗组胺药治疗，病情反复。既往史：反复口腔溃疡。刻下症见：眼睑红，未见皮疹，胃纳佳，二便调，夜寐安，舌红，苔薄白，脉弦。划痕症（+）。西医诊断：人工荨麻疹，中医诊断：瘾疹，中医辨证：风热血热，治以清热凉血、祛风止痒，方选甘草泻心汤化裁。处方：生甘草10g、炙甘草10g、黄连5g、黄芩15g、姜半夏15g、干姜5g、党参15g、大枣10g。7剂，水煎服，每日1剂，分早晚温服。配合氯雷他定片口服，1次1片，1日1次。

按：人工荨麻疹是荨麻疹的一种特殊类型，主要临床表现为皮肤划痕试验阳性，即在外界机械性刺激下皮肤出现风团、瘙痒，可自行消退，消退后不留痕迹。属于临床常见病、难治病，其病因及发病机制极其复杂。西医主要使用抗组胺药治疗，可缓解症状，但易复发。本病可归属于中医学"瘾疹"范畴，因素体偏热，过食辛辣炙煿或情志抑郁化火，致血分蕴热，复感风热外邪，风热血热相搏于肌肤而发。因风邪致病多具有发生迅速、骤起骤消，游走不定,泛发全身的特点,而热为阳邪,热微则痒,热盛灼烁肌肤则表现为红热,故本案患者临床症见躯干及四肢反复出现红斑风团、瘙痒。眼睑红提示黏膜充血、体内蕴热,结合舌红,苔薄白,辨证为风热血热证,临床以清热凉血、祛风止痒为治则。因本案患者有反复口腔溃疡病史,故投以甘草泻心汤,后顺利停用抗组胺药,病情未加重。守方坚持服用,病情逐渐减轻。(任卉.甘草泻心汤化裁治疗皮肤病验案 3 则 [J].江苏中医药,2019,51(10):56-57.)

【现代研究】

甘草泻心汤具有抗炎、调节免疫功能、抗氧化等多种作用。甘草泻心汤能增强机体免疫功能和提高抗缺氧能力。研究表明使用甘草泻心汤煎液对 BALc/b 小鼠灌胃,实验显示以 20g/kg、10g/kg 为剂量使用甘草泻心汤均可增高小鼠脾指数,20g/kg 为剂量使用甘草泻心汤还可增高胸腺指数并提高吞噬细胞的吞噬率。

甘草泻心汤目前广泛用于白塞综合征、复发性口腔溃疡、慢性湿疹、生殖器疱疹等疾病。甘草泻心汤联合沙利度胺治疗白塞综合征湿热毒结证具有复发率低,安全性高的优势。陈伟炳观察甘草泻心汤加减联合"三联疗法"治疗幽门螺杆菌感染慢性荨麻疹的疗效。将入选的 70 例患者随机分为治疗组、对照组,每组各 35 例,2 组均给予胶态次枸橼酸铋 120mg,阿莫西林 500mg,均每日 4 次,甲硝唑 400mg,每日 3 次,口服,2 周为 1 疗程。1 疗程停抗幽门螺杆菌治疗。其中治疗组给予甘草泻心汤加减口服,2 次/天;对照组给予依巴斯汀口服,10mg,1 次/天。2 组均治疗 4 周,分别在 2 周、4 周判定疗效,并随访半年。结果治疗组总有效率为 42.86%,对照组总有效率为 22.86%,差异有统计学意义($P < 0.05$)。

参 考 文 献

[1] 张守峰,郝莉萍,龚传美,等.甘草泻心汤对小鼠的免疫机能和常压缺氧耐受力的影响 [J].中药药理与临床,1997(2):13-14.

[2] 巩雅欣.甘草泻心汤联合沙利度胺治疗白塞病湿热毒结证的临床研究 [D].山东中医药大学,2013.

[3] 陈伟炳,范华云,闫小兵.甘草泻心汤治疗 HP 感染慢性荨麻疹 35 例临床观察 [J].云南中医中药杂志,2019,40(4):49-50.

(马 杰)

六、甘草类方

16. 芍药甘草汤(《伤寒论》)

【组方用法】

白芍药、甘草各四两(炙)。

上二味,以水三升,煮取一升五合,去滓,分温再服。

【方证辨析】

本方芍药与甘草剂量相同,芍药苦酸微寒,入肝脾经,养血柔肝,与甘草相合,酸甘化阴,缓急止痛,能补能收,能敛能散。《医学正传》曰:"四时腹痛,芍药甘草汤主之。"《医宗必读》记载:"芍药甘草汤,一名戊己汤,治腹痛如神。芍药(四钱),甘草(二钱)。酸以收之,甘以缓之。"《伤寒广要》曰:"有脉数心烦而燥,至夜不宁者,为血虚,芍药甘草汤。"载其方治疗血虚所致烦躁不宁。《证治准绳·幼科》记载:"肺之生病而成嗽,大抵秋冬则实,春夏则虚,更详五脏兼见之证,以辨虚实……咳而失气者,属小肠,用芍药甘草汤。"

【辨证要点】

筋脉拘挛,血脉拘急疼痛,因血虚引起的两足痉挛性疼痛或腓肠肌痉挛性疼痛不可伸者以及血虚身痛,脘腹气血不足之身痛。

【皮肤病应用思路】

"痒为痛之渐",本方适用于阴血不足,水不涵木引起的皮肤病,如慢性皮肤瘙痒症、痤疮、荨麻疹、带状疱疹后遗神经痛、湿疹等。

【医案选录】

带状疱疹:李某,男,75岁,2017年6月12日初诊,患者右腰腹部可见簇状水疱伴疼痛1周来诊,曾在广东省中医院皮科门诊经抗病毒、止痛等治疗。刻下症见:右腰腹部红斑,水疱已大部分结痂,呈带状分布,阵发性电掣样疼痛明显,口干口苦,纳眠欠佳,大便干,小便调,舌黯红、苔黄腻,脉弦滑。西医诊断：带状疱疹，中医诊断：蛇串疮，中医辨证：肝胆湿热。治法：清利肝胆湿热。处方：诃子、牛蒡子、白芍、蚤休、郁金、延胡索、香附、鸡内金、枳实、厚朴、威灵仙各15g，薏苡仁、石决明（先煎）各30g，甘草10g，三七胶囊（冲服）1袋，太子参20g。7剂，每天1剂，水煎服，分早晚温服。配合新癀片、痹痛胶囊口服辅助治疗。外用：入地金牛酊（院内制剂）。2017年6月19日二诊：药后红斑较前变淡，水疱已全部结痂，仍疼痛，口干无口苦，纳可，眠一般，大便改善。处方：原方白芍加量至20g，7剂，每天1剂，水煎服，分早晚温服。配合新癀片、痹痛胶囊口服辅助治疗。2017年6月26日三诊：皮疹减少，疼痛较前减轻，口干无口苦，纳可，眠可，大便量少。上方去蚤休，加用薄盖灵芝15g，续服7剂。2017年7月5日四诊：皮疹基本消退，遗留色素沉着，疼痛明显减轻，纳可，眠可，二便调。上方太子参加量为30g，续服巩固治疗。

按：中医认为带状疱疹多因心、肝二经风火所生，或脾虚湿热内生，外溢肌肤，复感外邪，二邪相搏，经络失舒，致气血失常而发。本案患者右腰腹部出现带状红斑、簇状水疱，口干口苦，大便干，结合舌脉，此为肝胆湿热毒盛；湿热毒邪壅阻，经络不通，不通则痛。故治以清利肝胆湿热，药以蚤休、牛蒡子清热解毒，石决明潜阳息风，郁金、延胡索、三七、枳实、香附行郁止痛，诃子敛湿，鸡内金、薏苡仁、威灵仙健脾祛湿，白芍柔肝息风，甘草调和诸药，共奏清利肝胆湿热、行郁止痛之效。疾病后期，予薄盖灵芝、太子参加量以益气扶正祛邪，巩固疗效。（熊述清，梁家芬，杨琳琳，等．禤国维运用芍药甘草汤治疗皮肤病经验介绍[J]．新中医，2018，50（11）：257-259．）

【现代研究】

现代药理研究表明芍药甘草汤具有明显的抗炎镇痛、抗过敏及免疫调节等作用。广州中医药大学禤国维教授擅长运用芍药甘草汤治疗带状疱疹及其后遗神经痛、过敏性紫癜、结节性血管炎等皮肤病，亦治疗血虚风燥、气血失和之湿疹、老年性瘙痒症、神经性皮炎等皮炎湿疹类疾病，也用于系统性红斑狼疮、皮肌炎、硬皮病等属阴虚内热证结缔组织病患者，还可应用于白癜风、斑秃等自身免疫性疾病的治疗。禤教授指出，运用芍药甘草汤治疗带状疱疹时，可加用生薏苡仁、鸡内金、蚤休、蒲公英及薄盖灵芝；治疗皮炎时，可加用茯神、神曲、五味子、银柴胡、苦参；治疗慢性湿疹时，可加用苦参、地肤子、防风、蝉蜕、紫苏叶；治疗瘙痒症时，可加用熟地黄、生地黄、徐长卿、玄参、当归；治疗红斑狼疮时，可加用青蒿、沙参、薄盖灵芝、茯苓、太子参；治疗皮肌炎时，可加用黄芪、沙参、蒲公英；治疗硬皮病时，可加用积雪草、鸡血藤、熟地黄、徐长卿、薄盖灵芝；治疗斑秃时，可加用松针、昆布、薄盖灵芝、沙参、太子参；治疗白癜风时，可加用菟丝子、白蒺藜、生牡蛎、香薷、浮萍。

参 考 文 献

[1] 熊述清，梁家芬，杨琳琳，等. 褟国维运用芍药甘草汤治疗皮肤病经验介绍 [J]. 新中医，2018，50（11）：257-259.

[2] 曹艳，旺建伟，段淑香，等. 芍药甘草汤临床及药理研究近况 [J]. 中医药信息，2006，23（3）：41-43.

（马　杰）

七、柴胡类方

17. 小柴胡汤（《伤寒论》）

【组方用法】

柴胡半斤，黄芩、人参、甘草（炙）、生姜（切）各三两，大枣十二枚（擘），半夏半升（洗）。

上七味，以水一斗二升，煮取六升，去滓，再煎取三升，温服一升，日三服。

【方证辨析】

柴胡苦辛微寒，入肝胆经，其性轻清而升散，能透达少阳半表之邪从外而散，又能疏畅经气之郁滞，重用为君。黄芩苦寒，长于解肌热，清泄少阳半里之热，为臣药。君臣相配，使邪热外透内清，共解少阳之邪。半夏和胃降逆止呕，生姜助半夏和胃，兼制半夏之毒。人参、大枣益气健脾，扶正祛邪，防邪内陷，大枣得生姜有调和营卫之功，此四味共为佐药。炙甘草甘温补中，助参、枣以扶正，兼调和诸药，为使药。

【辨证要点】

小柴胡汤是治疗伤寒少阳证的主方,临床广泛应用于以往来寒热、胸胁苦满、默默不欲饮食,心烦喜呕,口苦,咽干,苔白,脉弦为辨证要点的各科疾病中。临床使用中仅需抓住前四证的一二主证便可使用,正如《伤寒论》中所说:"伤寒中风,有柴胡证,但见一证便是,不必悉具。"

【皮肤病应用思路】

小柴胡汤具有和解少阳的功效,本方为"少阳枢机之剂,和解表里之总方"。吴谦《医宗金鉴》云:"邪正在两界之间,各无进退而相持,故立和解一法。"临床中小柴胡汤用于治疗荨麻疹、痤疮、湿疹、带状疱疹等小柴胡汤证疾病,发病因素中有一定精神因素者效果尤佳。例如荨麻疹,病机为风邪阻碍少阳经气,少阳枢机不利而起风团,风邪与少阳阳气相搏于肌肤腠理,故风团时起时消,这种荨麻疹的局部皮损特点为:风团出现的时间稍长,颜色较淡,寒热征象不明显者,用小柴胡汤效果佳。例如痤疮,本方主要适用于阴证与阳证都不明显的非经典型痤疮,其皮损特点为色泽偏黯、无明显油腻、无明显囊肿、病因与精神因素相关,皮损随月经周期而加重,临床应用时可与柴胡疏肝散合用以加强疏肝功效。本方同时适用于治疗油性渗出较少的湿疹及辨证为"肝郁脾虚"的带状疱疹。

【医案选录】

(1)慢性荨麻疹:患者,女,36岁,主因"全身起风团伴瘙痒2年"于2012年3月4日初诊。患者两年前无明显诱因,双侧乳房下起风团,色红,伴瘙痒,搔抓后风团增大,自服"扑尔敏"等抗组胺药物后自行消退,后未见复发。1年前患者无明显诱因躯干部又起红色风团,伴全身瘙痒,搔抓之处均出现风团样皮损,色红,夜间加重,口服抗组胺药可消退。此症状时起时消,为求进一步诊治来我院门诊。刻下症见:患者全身未见明显皮疹,人工划痕试验(++),自觉乏力,精神可,素体脾胃欠佳,口淡无味,微烦,眠尚可,二便调和,舌红、苔白,脉弦。西医诊断:慢性荨麻疹,中医诊断:隐疹。因此前以清热凉血疏风为法治疗,治疗效果不明显。故此次治疗时,以疏风止痒,和解少阳立法。处方:柴胡12g、清半夏6g、黄芩12g、党参9g、佛手12g、防风12g、地龙12g、砂仁(后下)6g、陈皮12g、浮萍12g、香附12g、白扁豆12g。7剂，每日1剂，每日2次，水煎服，分早晚温服。2012年3月12日二诊：服上方后，自觉搔抓后风团形态、大小、颜色均明显较前减轻，人工划痕试验(+)，其余无明显改善亦无明显不适。处方：前方加当归15g、白芍15g。7剂。2012年3月20日三诊：已服前方，自觉搔抓后风团及红晕进一步减轻，人工划痕试验(+)，余无不适，舌苔略黄，脉弦。处方：前方去当归，余不变，续服上方7剂。2012年3月27日四诊：患者自诉搔抓后风团不明显，仅有红斑，余无不适，精神佳，饮食可，人工划痕试验(±)，舌苔薄白，脉弦。续服上方14剂，随访中。

按：中医学认为，荨麻疹多与"风"有关，本案虽无明显的外风或是内风的症状，所以考虑这个"风"是一个小风、弱风，因"风为百病之长""风性善行而数变"，故出现全身瘙痒伴风团的表现。与此同时，患者自觉乏力，口淡无味，微烦，与《伤寒论》"伤寒五六日中风，往来寒热，胸胁苦满，嘿嘿不欲饮食，心烦喜呕，或胸中烦而不呕……"小柴胡汤证相似，又"伤寒中风，有柴胡证，但见一证便是，不必悉具"。所以在用药上就抓住其中的一两个症状，不必等到诸多的症状齐备才用小柴胡汤。病机上，可以理解为，尽管是小风、弱风，但其阻碍了少阳经气，枢机不利。风团时起时消，为风邪与少阳阳气相搏于肌肤腠理，故起风团。后少阳之弱阳不能抗邪，邪气入里，风团自消。此外，虽然少阳经在人体的一侧，但是少阳胆腑和三焦以及少阳阳气的功能却作用于全身，向外可以涉及太阳之表，向内又可关乎阳明、太阴甚至是全身气机的条畅和代谢，所以"少阳主枢"功能正常，人的精神情志才得以稳定。另一方面，"脏腑相连，其痛必下，邪高痛下"，故可以认为肝胆相连属木，因其气机不利，木本克土，木为高，土为下，可以影响到脾胃的运化和升清。所以在首诊时，处方用柴胡配黄芩，一升一降，柴胡味苦微寒，气质清散，疏散少阳经中之邪；黄芩苦寒，可清少阳胆腑郁火。二药相和，经腑同治，疏清并行，经邪外解，胆热内清，气郁得达，火郁得发，气机因而得利。清半夏，其气味辛散，一则助柴胡疏通少阳气机，二则和胃降逆。党参、砂仁、白扁豆健脾益气和胃，扶助正气抵御外邪，又可防少阳之邪气内传。防风、地龙、浮萍专用以疏风通络止痒，佛手、陈皮、香附以行气散郁，助柴胡疏通少阳。二诊，加强了疏风的作用，"治风先治血，血行风自灭"，加当归、白芍，养血活血以疏风。三诊，服前方微有内热，去当归，治法同前。四诊，主方未变，随症加减。此病例提示，无论哪科疾病，只要临证辨证准确，经典方剂便可灵活应用。(马雪婷,朴珉贞,赵文斌,等．小柴胡汤治疗慢性荨麻疹病案举隅 [J]．北京中医药，2012，31（8）：615．)

（2）痤疮：邵某，女，33岁，个体经营者，2017年1月首诊于北京佑安医院皮肤性病科。主诉：面部丘疹10年。患者10年前出现面部丘疹、脓疱，时轻时重，曾在外院诊断为痤疮，内服外用药治疗，效果欠佳。患者1年前发现患有梅毒，已经驱梅治疗。既往体健，否认药敏史。专科查体：面部皮肤油腻，散在红斑、弥漫性红色丘疹、脓疱、囊肿，达数十个，丘疹顶部白头化脓，散见白头粉刺。刻下症：口干、口苦，大便干，数日1次，如羊粪球，平素易怒，生气后胸闷、憋气。面部丘疹伴痒痛不适，舌红，苔黄，脉弦。诊断：痤疮、面部皮炎、梅毒。患者拒绝做痤疮的局部处理，要求口服中药治疗。处方：柴胡24g、清半夏9g、炙甘草9g、生石膏30g、瓜蒌15g、黄芩9g、酒大黄30g、陈皮9g、香附15g、郁金15g、野菊花15g、蒲公英15g，共5剂，每剂药清水煎煮2次，取汁300ml，每日1剂，分早晚2次，饭后半小时服用，同时禁食生冷、辛辣刺激性食物。外用夫西地酸软膏，每日2次。1周后复诊，患者大喜，自诉服药3剂后，大便通畅，口干、口苦消失，整个身体感觉很舒畅，面部丘疹变黯、变小，未发新疹，但有时心烦，舌红，苔黄，脉弦。首诊方去生石膏和半夏，大黄减量为9g，加苦地丁15g、淡豆豉12g、炒栀子15g，共7剂，煎服法同前。同年5月患者因梅毒复查三诊，自诉服药12剂后，面部痤疮、皮炎已痊愈，至今未复发。

按：患者中青年女性，面部丘疹、脓疱10年，时轻时重，辨证时抓住"口干、口苦，大便干，舌红，苔黄，脉弦"，辨为少阳阳明合病，以小柴胡汤为底方，加入生石膏、野菊花、蒲公英增强清热散结，加入酒大黄和瓜蒌增强清热、祛瘀、化痰作用，通腑有助于逐邪外出；陈皮、香附、郁金增强宣通气机，故1周后诸症明显改善。（刘翠娥，罗丽景，韩靖．小柴胡汤合方治疗皮肤病3例 [J]．中国乡村医药，2018，25（17）：27-28．）

【现代研究】

小柴胡汤具有抗炎、增强免疫、抗病毒等作用。小柴胡汤可以影响B16黑素瘤细胞黑素合成相关基因的表达。小柴胡汤对黑素合成的抑制作用除了通过直接抑制TYR活性外，还可通过下调酪氨酸酶家族其他成员TRP-1，TRP-2的基因表达、蛋白合成3方面实现其抑制黑素生成的作用，提示小柴胡汤对黑素生成的抑制可通过对酶蛋白转录后调节途径来实现。

临床上小柴胡汤可同于治疗伴发热的感染性、变态反应性和自身免疫性疾病以及反复发作不愈的慢性皮肤病,如急性荨麻疹伴发热的患者,中医辨证分型多为风热犯表证,患者多兼有少阳证症状。吴昊等研究了小柴胡汤加减方联合抗过敏药和单纯抗过敏治疗急性发热性荨麻疹的临床疗效和安全性,结果显示小柴胡汤加减方联用常规抗过敏治疗伴有发热症状急性荨麻疹疗效可靠、安全,而且在控制发热时间及皮疹完全消退时间方面具有明显优势,还能减少应用抗生素及糖皮质激素所带来的不良反应。

参 考 文 献

[1] 金玉,黄金龙. 小柴胡汤加减对青春期痤疮的临床疗效及其对 MMP-1、MMP-3、MMP-9 蛋白表达的影响 [J]. 世界中医药,2018,13(11):2770-2773+2777.

[2] 陈军,周密思,彭圆,等. 小柴胡汤对 B16 黑素瘤细胞黑素合成相关基因表达的影响 [J]. 中国实验方剂学杂志,2016,22(7):139-143.

[3] 曾宪玉,夏旋. 小柴胡汤在皮肤科的应用 [J]. 中国医学文摘(皮肤科学),2017,34(2):233-241+9.

[4] 吴昊. 小柴胡汤加减方治疗急性发热性荨麻疹的临床疗效观察 [D]. 湖北中医药大学,2014.

(马 杰)

18. 柴胡加龙骨牡蛎汤(《伤寒论》)

【组方用法】

柴胡四两,龙骨、黄芩、生姜(切)、铅丹、人参、桂枝(去皮)、茯苓各一两半,半夏二合半(洗),大黄二两,牡蛎一两半(熬),大枣六枚(擘)。

上十二味,以水八升,煮取四升,内大黄,切如棋子,更煮一两沸,去滓,温服一升。

【方证辨析】

小柴胡汤和解少阳,扶正祛邪;去炙甘草因阳气内郁,气机不畅;龙骨、牡蛎、铅丹与小柴胡汤合用,益气壮胆,重镇安神;大黄泻热宁心;桂枝宣通阳气;茯苓合桂枝通阳化气,合小柴胡汤疏利三焦并宁心。

【辨证要点】

太阳误下证。肝胆失调,心烦悸动,小便不利,大便困难,失眠、癫痫,辨证为阳气内郁,胆气虚怯,心神被扰者。

【皮肤病应用思路】

柴胡加龙骨牡蛎汤具有和解少阳,清热安神的功效,专治阳气内郁,胆气虚怯,心神被扰诸症。本方常用于多种皮肤病,如神经性皮炎、湿疹、皮肤瘙痒症、带状疱疹等。若有口苦、怕热、易出汗、头身困重、入睡难及半夜易醒等症状时,效果更佳。

【医案选录】

(1)湿疹:患者男性,44岁,2019年5月初诊。阴囊湿疹病史3年余,病情反复发作,近2月发作频繁,瘙痒剧烈,曾经外院口服抗组胺药物、激素软膏外涂及外洗治疗,症状改善不明显。刻诊:阴囊部多发性红斑、丘疹、抓痕、血痂、色素沉着,皮肤浸润肥厚,表面有鳞屑,部分皮肤增厚粗糙呈苔藓样变,瘙痒难忍,夜间明显,口干,晨起口苦,纳可,眠差,大便偏硬,小便黄,舌体胖大偏黯,苔红稍腻,脉弦细。慢性胃炎病史多年,时有胃脘部不适。西医诊断:阴囊湿疹,中医诊断:湿疮(肝郁脾虚,湿热内蕴),处方:黄芩、党参、茯苓、香附、白鲜皮、地肤子、苍术、怀山药、防风各15g,龙骨、牡蛎各(先煎)30g,柴胡、桂枝、法半夏各10g,薏苡仁30g,5剂,水煎服,每日1剂。2诊:服药后瘙痒较前减轻,睡眠好转,舌稍红,苔薄白,脉弦细。前方加乌梢蛇6g以内通外达,透剔搜风,7剂。3诊:瘙痒已不明显,前方续服7剂,巩固疗效。

按:阴囊湿疹又名绣球风、肾囊风,明代陈实功所著《外科正宗·肾囊风》记载:"肾囊风乃肝经风湿而成。其患作痒,喜浴热汤;甚者疙瘩顽麻,破流脂水,宜蛇床子汤熏洗二次即愈。"该病总由禀赋不耐,风、湿、热邪阻滞肌肤所致,病情迁延难愈,严重影响患者的生活、工作质量,患者病程较长,遇事易心慌、激动,心胆气虚,心神失养,突感外邪,痹阻心脉,气机不通,扰乱心神,故夜寐差,晨起口干口苦,肝脏疏泄功能失调,肝木克伐脾土,脾胃运化功能失调,故时有胃脘部不适;方取柴胡加龙骨牡蛎汤和解少阳、调理气机、镇静安神,加防风、白鲜皮、地肤子祛风止痒,苍术、怀山药、薏苡仁健脾祛湿。考虑病程较长,邪热入里,加用乌梢蛇以搜风通络。诸药合用,肝胆疏利、湿热自除。(侯志庄.柴胡加龙骨牡蛎汤在皮肤疾病的应用[J].天津中医药,2020,37(12):1408-1411.)

(2)斑秃:患者男,31岁,2011年12月8日初诊。患者头顶部一片头发脱落,大小约为5.0cm×20cm,头发脱落处头皮光亮无发根。患者近3个月因工作压力大,情绪烦躁不畅,眼目干涩,口干口苦,夜寐不安,易惊醒,大便略干,舌红,苔薄黄,脉弦。证属少阳枢机不利,肝郁气滞,发失所养。予柴胡龙骨牡蛎汤加减:柴胡10g,黄芩15g,茯苓10g,半夏10g,生牡蛎30g(先煎),生龙骨30g(先煎),白芍15g,赤芍15g,当归20g,炒酸枣仁15g,何首乌15g,大黄6g。水煎服,每日1剂。患者服用7剂后斑秃部头皮开始长出细软绒毛,于上方随证加减续服21剂后新生毛发颜色转黑,随访3个月,发已长齐。

按:患者因工作紧张,精神压力大,导致肝气郁滞不疏,肝藏血功能失常,毛发失养,故脱发,目涩;肝失疏泄,逆而上冲,扰乱心神则出现情绪烦躁,夜寐不安;肝胆互为表里,肝热夹胆火上乘故口苦口干;舌红,苔薄黄、脉弦均为肝郁气滞之象。选方柴胡龙骨牡蛎汤既能和解枢机、畅达三焦气机,又可镇静安神、调畅情志,标本兼治。以柴胡引升阳药以升阳,通表里之邪;配伍黄芩,既可疏调肝胆气机,又能清泄内蕴之邪热;龙骨、牡蛎重镇理怯安神;茯苓、半夏宁心安神;配伍白芍、酸枣仁酸甘化阴,柔肝益营;何首乌、当归、赤芍养血行血,补而不滞;少佐大黄引阴药以就阴,泻热通便。全方配伍散中有收,寓通于补,寒热并治,阴阳并调;在临证过程中准确辨证,谨守少阳枢机不利这一病机,将本方灵活运用于斑秃的治疗,亦可取得佳效。(李丹,唐方.柴胡龙骨牡蛎汤治疗斑秃验案举隅[J].四川中医,2012,30(12):109.)

【现代研究】

柴胡加龙骨牡蛎汤用于斑秃、慢性荨麻疹、结节性痒疹、面部激素依赖性皮炎、痤疮、皮肌炎和白癜风等皮肤疾病疗效良好。刘爱民教授认为慢性荨麻疹与营卫不和、肝气亢盛有关,对平素急躁易怒的中青年荨麻疹患者,采用柴胡加龙骨牡蛎汤治疗取得良好疗效;张明峰等对90例面部激素依赖性皮炎患者随机分为两组进行研究,其中对照组予外用氟芬那酸丁酯软膏及丁酸氢化可的松软膏,治疗组在外用药物的基础上口服柴胡加龙骨牡蛎汤,两组均治疗2周,结果显示治疗组总有效率较对照组高。穆祥琴运用柴胡加龙骨牡蛎汤加减治疗结节性痒疹28例,疗效确切。

参 考 文 献

[1] 孙右才,刘爱民.刘爱民教授运用柴胡加龙骨牡蛎汤治疗慢性荨麻疹的经验[J].中国中西医结合皮肤性病学杂志,2013,12(4):236-237.

[2] 张明峰,姜艳.加味柴胡加龙骨牡蛎汤治疗面部激素依赖性皮炎临床观察[J].新中医,2017,49(3):99-100.

[3] 穆祥琴.柴胡加龙骨牡蛎汤加减治疗结节性痒疹28例[J].天津中医,1999,4(16):39-40.

（刘文静）

19. 柴胡桂枝干姜汤(《伤寒论》)

【组方用法】

柴胡半斤,桂枝三两(去皮),干姜二两,栝楼根四两,黄芩三两,牡蛎二两(熬),甘草二两(炙)。

上七味,以水一斗二升,煮取六升,去滓,再煎取三升,温服一升,日三服。

【方证辨析】

本方以柴胡、黄芩清利肝胆,又以桂枝、干姜、炙甘草温补脾阳,桂枝又有交通寒热阴阳的作用,栝楼根清热生津止渴,牡蛎软少阳之郁结,栝楼根配牡蛎又可引热下行。

【辨证要点】

本方证当为少阳不和,三焦失畅,脾阳不足,津液被伤之证,腹胀、大便溏泄、小便不利、口渴、心烦或胁痛、手指发麻、脉弦而缓、舌淡、苔白属于胆热脾寒证者。

【皮肤病应用思路】

柴胡桂枝干姜汤具有清肝和脾、疏肝暖脾的作用,专治胆热脾寒诸症。肝脏喜调达而恶抑郁,肝气疏泄功能失常,气机升降失调,则肝气郁结,肝气犯脾,日久则脾虚生寒。柴胡桂枝干姜汤常用于病程日久,反复顽固不愈之皮肤病如银屑病、痤疮、脂溢性皮炎、湿疹等。若有口苦、口渴、心烦或胁痛彻背、腹胀、大便溏泄、脉弦，舌淡苔白等效果更佳。

【医案选录】

（1）痤疮：张某，女，30岁。主诉：面部反复粉刺、丘疹脓疱5年余，加重3月。现病史：5年前无明显诱因出现面部红斑、粉刺伴丘疹脓疱，无发热，无结节囊肿。曾经外用抗生素及维A酸，内服抗生素治疗，疗效可，但停药后易复发，故延余诊治。现症：面色淡黄，额头、下颌、双侧面颊散在绿豆大小红色丘疹、丘脓疱疹，偶痒，其间散在白头黑头粉刺。伴口苦、大便溏泄、口渴、心烦、舌淡红、苔薄黄腻，脉弦滑。中医诊断：肺风粉刺。西医诊断：痤疮。辨证：胆热脾寒证。治法：清胆温脾。处方：柴胡10g，黄芩6g，桂枝10g，干姜10g，瓜蒌根15g，生牡蛎（先煎）30g，甘草6g，黄芪15g，当归12g，黄连6g，薏苡仁30g。7剂，每日1剂，水煎400ml，分早晚两次饭后1小时温服。皮疹明显消退，继与该方加减调理2月余，皮疹消退，手足厥冷消退，口苦、大便溏泄、口渴、心烦诸症尽消。

按：本患者诊断为痤疮，该患者平素脾气急躁，致胆火内郁，津液被伤；又思虑过多，致脾阳不足，三焦失畅，故口苦、口渴、心烦、大便溏泄，舌淡红，苔薄黄腻，脉弦滑亦属于胆热脾寒证之表现。柴胡、黄芩清利肝胆，又以桂枝、干姜、炙甘草温补脾阳，桂枝又有交通寒热阴阳的作用，瓜蒌根清热生津止渴，牡蛎软少阳之郁结，患者面色微黄，大便溏，属气血不足、脾虚湿盛之象，故加生黄芪15g，当归12g，黄连6g，薏苡仁30g补益气血，健脾除湿。

（2）红皮病型银屑病：杨某，男，21岁。主诉：全身反复红斑、脓疱8年，加重并伴发热、关节痛1个月。现病史：8年前患者无明显诱因头皮出现红斑、鳞屑后全身出现脓疱伴发热，膝关节疼痛，曾于省内外几家医院治疗，先后给予阿维A胶囊、雷公藤多苷片、来氟米特片及激素类药物等（具体药量不详），治疗期间病情时轻时重，反复发作。1个月前，无明显诱因皮损加重，全身泛发脓疱，发热，伴关节疼痛，于当地某三甲医院住院治疗，诊断为"脓疱型银屑病和关节病型银屑病"，口服阿维A胶囊每日20mg、白芍总苷片每日6粒、来氟米特片每日20mg、地塞米松片每日0.75mg，经治疗好转出院，院外继续口服上述药物，1周后病情复发，患者出现发热畏寒，全身皮肤呈弥漫性红色，表面附有大量麸皮样鳞屑，自行服用"对乙酰氨基酚片""柴胡口服液"等退热药物,效果均欠佳,患者为求系统治疗前来我院,以"红皮病型银屑病和关节病型银屑病"为诊断收入我科住院治疗。现症:神志清,精神差,全身泛发红斑、鳞屑,双膝关节疼痛明显,体温高达39℃。患者患病以来,口微干而苦,畏寒怕冷,纳眠差,大便溏薄,舌淡胖、边有齿痕,苔薄白而腻,脉弦数。中医诊断:白疕。西医诊断:红皮病型银屑病。辨证:胆热脾寒。治法:清胆温脾。处方:柴胡20g,桂枝10g,干姜12g,黄芩12g,党参15g,炒白术12g,陈皮12g,大枣10g,菝葜15g,土茯苓30g,忍冬藤15g,白芍15g。3剂,每日1剂,水煎服。口服西药同前。二诊:服药后体温逐渐下降(体温波动在37.5℃左右),全身肤色鲜红,双膝关节疼痛同前,乏力懒言,口微干而苦,畏寒怕冷,纳眠差,大便偏稀,舌淡胖、边有齿痕,苔薄白腻,脉弦。初诊方柴胡减为12g,党参增至30g,另加栀子12g,紫草10g,3剂,每日1剂,水煎服。服药后患者体温恢复正常,皮损颜色变淡,鳞屑减少,双膝关节疼痛减轻,口干口苦症状基本消失,纳眠一般,大便正常,舌淡胖、边有齿痕,苔薄白腻,脉弦。之后根据病情辨证用药,又治疗大约20天好转出院。

按:此例红皮病型银屑病患者,长期大量应用激素药物以及免疫抑制剂,损伤肝肾,进而累及脾胃,伤及人体正气,遂致高热不退,属正虚邪盛,故给予柴胡桂枝干姜汤加减以扶正祛邪。方中柴胡辛散以疏肝,黄芩苦寒以利胆,二者为调理肝胆气机的必用之品,桂枝、干姜温中散寒止痛,菝葜、土茯苓解毒除湿,忍冬藤与土茯苓合用通利关节,党参、炒白术益气健脾,陈皮理气健脾、燥湿化痰,白芍敛阴养血,大枣温补气血。二诊时根据患者四诊症状调整方药,减柴胡增党参用量以益气健脾,加紫草、栀子凉血解毒,旨在减轻皮肤瘀热,促进皮损颜色变淡。纵观此案例,重在随症合理调整寒温药物比重,温脾阳以辅助正气,清肝胆以除湿热毒邪,正气既复,邪得以清,患者发热症状自然好转,皮损也相应得以减轻。(郭雪枫,徐俊涛.柴胡桂枝干姜汤治疗顽固性皮肤病3例[J].国医论坛,2016,31(5):10-11.)

【现代研究】

柴胡桂枝干姜汤现代广泛应用于少阳枢机不利,寒热错杂的失眠伴有皮肤症状者,使用指征为口干口苦,大便稀溏,食欲不振,眠差,腹胀,乏力,心烦,胸胁胀满,舌体胖大、舌质淡红或黯、苔薄白或黄腻,脉弦、细、沉;病机特点为:少阳不利,水饮内停;少阳胆经郁热,太阴脾家虚寒,且常兼夹瘀血;柴

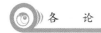

胡桂枝干姜汤应用广泛,可以有效改善消化系统疾病、皮肤病、神经系统疾病等,具有较高的临床应用价值。

参 考 文 献

赵一帆,王文敏,杨柳依,等. 基于现代医案研究柴胡桂枝干姜汤临床应用规律 [J]. 中医药临床杂志,2020,32(2): 273-277.

(刘文静)

20. 大柴胡汤(《伤寒论》)

【组方用法】

柴胡半斤,黄芩三两,芍药三两,半夏半升(洗),生姜五两(切),枳实四枚(炙),大枣十二枚(擘)。一方,加大黄二两。若不加,恐不名大柴胡汤。

上八味,以水一斗二升,煮取六升,去滓,再煎(取三升),温服一升,日三服。

【方证辨析】

柴胡为君药,配臣药黄芩和解清热,以除少阳之邪;轻用大黄配枳实以内泻阳明热结,行气消痞,亦为臣药。芍药柔肝缓急止痛,与大黄相配可治腹中实痛,与枳实相伍可以理气和血,以除心下满痛;半夏和胃降逆,配伍生姜以治呕逆不止,共为佐药。大枣与生姜相配,能和营卫而行津液,并调和脾胃,功兼佐使。

【辨证要点】

少阳阳明合病。往来寒热,胸胁苦满,呕不止,郁郁微烦,心下痞硬,或心下满痛,大便不解,或协热下利,舌苔黄,脉弦数有力。

【皮肤病应用思路】

大柴胡汤出自《伤寒杂病论》,由柴胡、黄芩、芍药、半夏、生姜、枳实、大黄、大枣八味药物组成。主要用于治疗少阳阳明合病,具有和解少阳、通泻阳明的功效。本方常用于诸多皮肤病如带状疱疹、头癣、脂溢性皮炎、神经性皮炎、银屑病、痤疮、湿疹等。若有胸胁满闷、口苦、口渴、心烦、腹胀、大便不解、舌苔黄、脉弦数有力等表现，证属少阳阳明合病者效果更佳。

【医案选录】

（1）带状疱疹：王某，女，67岁。主诉：左胸胁红斑、脓疱伴疼痛5天。现病史：5天前无明显诱因左胸胁出现红斑、簇集分布绿豆大小脓疱伴疼痛，右侧胸胁部位未见皮疹，无头痛、视物模糊，无耳痛、听力障碍。口苦、口干、便秘，舌红、苔、黄厚腻，脉弦滑。现症：左胸胁部可见成簇绿豆大小脓疱，排列呈带状，部分破溃、结痂。中医诊断：缠腰龙。西医诊断：带状疱疹。辨证：肝胆火旺兼阳明实火。治法：清肝利胆，清泄阳明。处方：柴胡12g，黄芩12g，芍药15g，清半夏12g，生姜9g，枳实12g，大枣10g，生大黄（后下）9g，龙胆草6g，生栀子12g，生地15g，泽泻12g，茵陈9g，路路通15g，鸡血藤15g，丹参15g，红花12g，莪术12g。服7剂，每日1剂，水煎400ml，分早晚两次饭后1小时温服。二诊，疱液干涸，疼痛缓解，大便通畅。后去大黄、枳实、龙胆草、莪术，改生栀子9g，茵陈6g，加桃仁12g。服7剂，疼痛消失。

按：本患者诊断为带状疱疹，该患者平素脾气急躁易怒，致肝胆火旺，津液被伤；肝气乘脾，脾虚运化不足，致湿气内生，湿热搏结，故口苦、口渴、心烦、大便秘结，舌红、苔黄厚腻，脉弦滑亦属于胆热兼胃肠湿热之象。柴胡配黄芩和解清热，以除少阳之邪；龙胆草、生栀子清泄肝胆实火；轻用大黄配枳实以内泻阳明热结，行气消疱，亦为臣药。芍药柔肝缓急止痛，与枳实相伍可以理气和血止痛；半夏配伍生姜燥湿和胃；泽泻、茵陈清热利湿、燥湿；大枣能和营卫而行津液，调和脾胃。生地黄清热生津，凉血活血；路路通、鸡血藤、丹参、红花、莪术共奏活血通络止痛之功。二诊大便通畅，说明胃肠、肝胆实火减轻，久服清热之药损伤脾胃，故去大黄、枳实、龙胆草，生栀子、茵陈都减量；疼痛有所缓解，久服活血之药易破血妄行，故去莪术改活血之力弱者桃仁。

（2）脂溢性皮炎：张某，男，32岁。主诉：全身皮肤瘙痒伴脱屑6日。现症：全身皮肤瘙痒，脱屑，油腻伴便秘1周，胸胁胀闷不适，心烦不寐，小便色赤，舌红、苔黄腻，脉沉实有力。中医诊断：白屑风。西医诊断：脂溢性皮炎。辨证：肝胆湿热，阳明腑实。治法：清肝利胆，清泄阳明。治法：清热祛湿，疏肝理气。处方：柴胡15g，黄芩12g，白芍15g，半夏9g，枳实15g，大黄（后下）9g，栀子9g，黄柏15g，车前子15g，5剂，水煎服，日2次。二诊，患者皮肤瘙痒、脱屑减轻,大便已通,质软,胸胁胀闷,心烦不寐均大为缓解,故守原方不变,7剂,水煎服,日2次。1周后电话随访,患者自述皮肤瘙痒、脱屑已无,面部油腻已改善,排便通畅,诸症皆去。

按:《伤寒论》曰:"太阳病,过经十余日,反二三下之,后四五日,柴胡证仍在者,先与小柴胡,呕不止、心下急,郁郁微烦者,为未解也,可与大柴胡汤,下之则愈。"又曰:"伤寒十三日,不解,胸胁满而呕,日晡所发潮热,已而微利,此本柴胡,下之不得利,今反利者,知医以丸药下之,此非其治也,潮热者,实也。先服小柴胡汤以解外,后以柴胡加芒硝汤主之。"可总结出大柴胡汤证的主症有往来寒热,胸胁苦满,呕不止,郁郁微烦,心下痞硬,或心下满痛,大便不解。其辨证要点除少阳病主症外,主要为大便不解,心下痞硬或满痛。该患者的现症中最突出的症状便是大便不解,再结合其少阳病见症,可一一对应辨出其证。(陈祥华,刘启鸿,蔡华珠.大柴胡汤加减治疗脂溢性皮炎验案举隅[J].江西中医药大学学报,2019,31(1):26-28.)

【现代研究】

基础研究显示大柴胡汤具有保肝、抗炎、降糖等多种药理作用。柳红芳的实验研究发现大柴胡汤可以促进肠胃运动,调节机体新陈代谢,可明显降低血脂、血糖水平。

大柴胡汤有显著的抗炎作用,还可止疼,临床应用广泛。赵宾彦观察大柴胡汤合桂枝茯苓丸配合刺络拔罐治疗带状疱疹后遗神经痛的临床疗效,将80例患者随机分为治疗组42例和对照组38例,治疗组口服大柴胡汤合桂枝茯苓丸配合刺络拔罐,对照组口服卡马西平。结果:总有效率治疗组95.2%,对照组73.7%,两组比较,差异有统计学意义($P < 0.05$)。刘永隆对大柴胡汤治疗痤疮的疗效进行了观察,将100例痤疮患者分为对照组和治疗组,对照组50例应用西药治疗,治疗组50例应用大柴胡汤治疗,比较两组的治疗效果及复发率。两组结果相比,治疗组在治疗效果及复发率方面均明显优于对照组,差异具有统计学意义($P < 0.05$)。基于大柴胡汤的各种药理作用,使得大柴胡汤临床应用极为广泛,不仅可以用于消化系统疾病、内分泌疾病、心血管疾病,还能应用于皮肤系统疾病,临床应用,但见"口苦,大便干"这两大主症便可使用,疗效甚好。

参 考 文 献

[1] 宋小雪, 黄金凤, 田明, 等. 大柴胡汤的药理及临床应用 [J]. 中医药学报, 2019, 47(4): 112-116.

[2] 柳红芳. 加味大柴胡颗粒对2型糖尿病胰岛素抵抗影响的临床和实验研究 [D]. 北京中医药大学, 2002.

[3] 赵宾彦, 李长聪. 大柴胡汤合桂枝茯苓丸配合刺络拔罐治疗带状疱疹后遗神经痛疗效观察 [J]. 实用中医药杂志, 2013, 29(10): 809-810.

[4] 刘永隆. 大柴胡汤治疗痤疮机理及疗效 [J]. 当代医学, 2012, 18(2): 151-152.

（刘文静）

八、附子类方

21. 真武汤《伤寒论》

【组方用法】

茯苓三两, 芍药三两, 白术二两, 生姜三两(切), 附子一枚(炮, 去皮, 破八片)。

上五味, 以水八升, 煮取三升, 去滓, 温服七合, 日三服。若咳者, 加五味子、半升细辛、干姜各一两; 若小便利者, 去茯苓; 若下利者, 去芍药, 加干姜二两; 若呕者, 去附子, 加生姜, 足前为半斤。

【方证辨析】

附子温肾壮阳, 使水有所主; 生姜宣散水气; 茯苓淡渗利水宁心; 白术健脾燥湿制水; 芍药敛阴和营, 防止温燥太过。

【辨证要点】

阳虚水泛证。发热, 心悸, 头眩, 腹痛, 小便不利, 水肿, 四肢沉重疼痛, 辨证为肾阳虚衰, 水气泛滥者。

【皮肤病应用思路】

《删补名医方论》载:"真武者北方司水之神也,以之名汤者,藉以镇水之义也。"本方为治疗少阴阳虚水泛第一方。脾虚则运化失司而水无所主,肾亏则气化无力、温煦不足而水无所制,久之水液代谢、输布失常,饮留体内,外邪触动潜伏之饮而发病。此方可治疗诸多皮肤病,如银屑病、荨麻疹、湿疹、带状疱疹、皮肤瘙痒症等。若见形寒畏冷、面㿠白、倦怠乏力、手足冷、舌胖大,苔淡白滑润者,效果更好。

【医案选录】

(1)红皮病型银屑病:患者,男,66岁。主诉:银屑病史20余年,反复全身大量脱屑,加重4个月就诊。现症:全身泛发水肿性红斑大量脱屑,畏寒,小腿水肿明显,纳可,小便短少,眠差,舌淡红,苔薄白,脉沉数。中医诊断:白疕(血热毒盛);西医诊断:红皮病型银屑病。治以清热凉血利水。处方:紫草60g、生地30g、玄参18g、金银花9g、生甘草9g、茯苓15g、泽泻9g、冬瓜皮15g、猪苓9g、泽兰9g、地龙9g。7剂,水煎服,每日1剂,分2次服用。1周后患者皮损颜色略变淡,但下肢水肿加重,畏寒明显,腰酸痛,舌略胖大,水滑苔明显,脉滑。天气炎热但患者喜厚衣,小便不利,阳虚水泛之象明显,遂治以温阳利水。真武汤方:制附片9g、茯苓9g、白术6g、白芍9g、生姜6片、金银花9g、紫草9g,7剂,水煎服,每日1剂,分2次服用。服药1周后下肢水肿明显消退,皮损颜色明显变淡,畏寒减轻,效果明显。守方1个月后,皮损大部分消退。

按:真武汤病机为阳虚水泛,本例患者久病加之长期服用寒凉药而出现明显阳虚不能制水之象。首诊时因其皮损色红而大剂用凉血药,病情无明显好转,且舌变胖大,水滑苔;二诊依此辨为阳虚水泛,不固守于血热之说,改用真武汤后患者阳气恢复,诸证均减。此例说明了辨证施治是中医的根本所在,治病不可有固定模式。(华华.应用仲景方治疗皮肤病点滴体会[J].实用皮肤病学杂志,2010,3(3):164-166.)

(2)湿疹:患者,男,58岁。主诉:左腰腹部出现带状成簇水疱,疼痛1周。现症:左腰腹部可见带状红斑、成簇水疱,疼痛,精神稍差,舌质黯红,舌苔白,脉弦。中医诊断:蛇串疮;西医诊断:带状疱疹。辨证:湿瘀互结。考虑患者体质尚可,无明显虚象,仅予常用之经验方瓜蒌散合桔梗汤加减:瓜蒌30g,红花5g,桔梗30g,苍术10g,茯苓10g,甘草5g,4剂。外用紫金锭、新癀片茶水调敷。二诊:药后病情未缓解,原皮损部位水疱未消减,反而增多,融合成片,有燎原之势,疼痛增剧,且于头面、颈、背、腹部散见小水疱,并出现发热(37.7℃),精神状态转为极差,面色虚浮无华,自感极度困倦,一身沉重,来诊时伏于诊桌,无力举头,纳差,舌体胖大,舌质淡黯,苔白,脉沉细无力。此为少阴阳虚水饮重症,宜大剂四逆汤回阳救逆,真武汤温阳利水,五苓散利水解表,故三方合治之,方为:熟附子60g,干姜30g,炙甘草30g,苍术15g,茯苓15g,桂枝15g,泽泻25g,猪苓15g,生薏苡仁30g,桔梗15g,3剂。护士用无菌针将大疱抽液后,外用药同前。三诊:服药后精神明显好转,疲倦、一身沉重明显减轻,发热已退,疼痛亦明显减轻,水疱大部分干涸结痂。此方证对应,其效甚捷。前方桔梗加至30g,以散结止痛,继服4剂。服药后疼痛减轻大半,患者嬉笑如常,水疱已干涸结痂。此后再予真武汤、柴胡桂枝汤加减,服药月余,疼痛完全消失而愈。

按: 泛发性带状疱疹多见于年老体弱者,病情较急重。本案患者平素并无大患,且初诊时未见明显衰弱之象,辨证用药欠准。二诊时病情急转直下,出现发热,水疱泛发,极度困倦,综合舌脉,全然一派阳虚水饮之象。故急予真武汤合五苓散温阳扶正、利水解表而转危为安。[欧阳卫权.真武汤在皮肤科的临床应用[J].中国医学文摘(皮肤科学),2017,34(2):262-266+11.]

【现代研究】

真武汤具有抗氧化、调节内分泌的药理作用。王钰霞等对真武汤进行了药效学实验研究,结果表明本方能明显提高老龄小鼠红细胞超氧化物歧化酶(SOD)活性,显著降低老龄小鼠肝组织及血浆丙二醛(MDA)含量,提示真武汤可对抗自由基的氧化作用,促进自由基消除。

真武汤对阳虚水泛证有较好疗效,可用于慢性荨麻疹、湿疹等疾病。张书元对真武汤治疗寒冷性荨麻疹进行了临床研究,试验组56例予真武汤治疗,对照组42例予特非那定治疗。结果显示治疗组痊愈率为57%,有效率为29%,无效率为14%;对照组有效率为26%,无效者占74%。赵瑞霞观察中西医结合治疗带状疱疹的临床疗效,纳入带状疱疹患者60例,随机分为对照组和治疗组,每组各30例。对照组给予更昔洛韦注射液、维生素B1片、甲钴胺胶囊治疗,治疗组在对照组基础上给予真武汤合四妙勇安汤、芍药甘草汤治疗。结果显示治疗组与对照组比较,可有效缩短疼痛时间、降低后遗神经痛

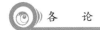
发生率。真武汤温补肾阳、健脾祛湿，临床可根据具体症状和证型进行化裁，所以应用广泛，可用于寒冷性荨麻疹、脾虚湿盛湿疹，值得临床推广应用。

参 考 文 献

[1] 王钰霞，陈魁敏，郝伟，等. 真武汤的药效学研究 [J]. 辽宁中医杂志，2000（12）：565-566.

[2] 张书元，刘西珍，田蕾，等. 真武汤治疗寒冷性荨麻疹临床观察 [J]. 中医药学报，2000（5）：31.

[3] 赵瑞霞，杜延军. 中西医结合治疗带状疱疹 30 例疗效观察 [J]. 中国民族民间医药，2018，27（1）：101-103.

（刘文静）

22. 薏苡附子败酱散（《金匮要略》）

【组方用法】

薏苡仁十分，附子二分，败酱五分。

右三味，杵末，取方寸匕，以水二升，煎减半，顿服。小便当下。

【方证辨析】

方中薏苡仁以性味甘淡而寒，功能清热利湿，排脓消肿，故重用为君药。败酱草辛苦微寒，泻热解毒，散结排脓，尤善用治热毒肠痈。其与薏苡仁相合，则排脓消痈力强，为臣药，旨在使脓溃结散痈消。少佐附子辛热，其用意，一是温助阳气，因该病已久，有损及阳气；二是以其辛热以行郁滞之气，既利于消肿排脓，又有利于腑气运转，为佐药。三药相合，共奏温阳化湿，排脓消肿之功。

【辨证要点】

肠痈脓成，毒结阳伤证。身无热，肌肤甲错，腹皮急，按之濡软，如肿状，脉数。

【皮肤病应用思路】

本方常用于病程日久，反复发作不愈的皮肤病，如掌跖脓疱病、痤疮、银屑病等。患者因禀赋不足,湿邪内蕴,复感外邪,导致湿热毒邪蕴聚肌表。若有畏寒、易疲倦、四肢厥冷、半夜易醒等阳虚体质表现,用之效果更佳。

【医案选录】

(1)湿疹:某男,28岁,销售。2013年10月28初诊。双侧手臂痒疹1月余。1个月前从温哥华度假返回成都,双侧手臂即出现红色丘疹,形小,瘙痒,近腕关节处分布较密,近端分布稀疏,余无不适,平素肥腻饮食,饮酒多,形体偏胖。脉滑,两寸不满位,舌黯红,苔薄白,诊断为湿疹(湿郁化热),予薏苡附子败酱散原方,薏苡仁30g,制附片5g,败酱草15g,3剂,水煎450ml,每日3次。3剂后复诊,丘疹全部消退,大便不成形,脉仍有滑象,舌黯红,苔根部黄腻,嘱患者忌食肥甘厚味,适当运动,上方加藿香15g,连服7剂。1周后随访,曾于吃烧烤后出现两颗红疹,隔日自行消退,二便通调,无自觉症状,遂停药。

按: 湿疹,属中医湿疮,一般认为与湿热内蕴、血虚风燥等有关。本患嗜食肥腻,喜饮酒,素有痰湿内蕴,郁遏阳气,于温哥华旅游复感寒邪,遇成都之湿与之纠缠,卫气不得宣散,郁于皮肤而化热,发为湿疹。薏苡附子败酱散利湿解毒,温通阳气,令湿浊涤散,卫阳得宣,皮疹乃尽。服药后脉力减弱,由滑脉变成缓脉,为邪气消退之象,但舌脉及大便情况提示湿邪未尽,故加藿香宣上,配合薏苡仁畅中、渗下,共奏化湿醒脾之效。(富晓旭,谢春光.薏苡附子败酱散治疗过敏性皮肤病验案二则[J].实用中医内科杂志,2015,29(11):160-161.)

(2)痤疮:患者女,23岁,因“面部丘疹、结节,囊肿反复发作半年”于2016年9月6日来诊。患者平素喜食冰镇之品,近半年来面部丘疹、结节反复发作,伴瘙痒,疼痛,多次到外院就诊,诊断:聚合性痤疮,予口服西药及外用药后病情稍好转,但停药后反复发作故来诊,诊见:面部密集炎性丘疹、结节,结节质硬,色黯红,有压痛,时有瘙痒,额头及下颌部较重,右侧太阳穴处可见一囊肿,压之有波动感,纳眠可,二便调,舌淡,苔白腻,脉沉紧。西医诊断:痤疮。中医诊断:粉刺(阳虚寒凝)。治则:温阳散寒、消痈散结。方药:薏苡附子败酱散加减。药用薏苡仁30g,川附片10g,败酱草15g,皂角刺15g,重楼15g,白芷15g,菊花10g,蒲公英30g,骨碎补30g,淫羊藿20g,蜈蚣2条。3剂,水煎内服,囊肿处行火针治疗,嘱患者服药期间忌食生冷食物。二诊(2016年9月12日):患者无新发皮疹,右侧太阳穴处囊肿行火针治疗后脓液排出变平,额头及下颌部结节较前变软,疼痛减轻,瘙痒稍重,予薏苡仁

30g，川附片 10g，败酱草 15g，皂角刺 15g，重楼 15g，白芷 15g，炒苍术 15g，厚朴 15g，陈皮 10g，海藻 15g，甘草 10g。3 剂，水煎内服。三诊（2016 年 9 月 18 日）：炎性丘疹大部分消退，未见新发皮疹，结节变软，散在分布，续予薏苡附子败酱散加女贞子 30g，旱莲草 15g，砂仁 10g，肉桂 10g，白花蛇舌草 15g，皂角刺 15g，重楼 15g，白芷 15g。3 剂，水煎内服。

按：薏苡附子败酱散专用于肠痈脓已成而未溃之病证，临床中将其加减运用于聚合性痤疮的治疗，本患者为素体阳虚，寒邪内生，阻滞经络皮肤，气血运行不畅而致，治宜温阳散寒为主，方中薏苡仁甘寒泄热，除湿排痈；败酱草破瘀排脓；附子热扶阳而行气血津液，故能散结消肿，合之排脓消肿，振奋阳气，以补正气。临床见患者皮损结节或较厚斑块，质硬者多由寒凝、痰湿凝聚或瘀血所致，患者平素喜食冰镇食品，久之则损伤体内阳气，造成阳虚寒凝，故结节质硬，"不通则痛"，故初诊时结节压痛明显，在给予温阳散寒、消痈散结治疗后取得很好疗效。（李冬梅，徐依然，陈赢政，等.温阳法在皮肤病中的应用举隅 [J].中华中医药杂志，2019，34（2）：625-628.）

（3）掌跖脓疱病：患者，男，39 岁。手足反复红斑、水疱、脓疱数年，近 2 个月加重。曾于外院外涂激素药膏治疗，效果不佳，遂前来就诊。现手足对称性肥厚性红斑，其上针柄大小脓疱、水疱，粗糙、皲裂，瘙痒，接触洗涤剂后加重，胃脘不适，食后胀满，伴反酸烧灼，喜温喜按，不喜凉食。纳可，眠安，大便日一行，偏软。舌红、苔白，脉沉细。处方：薏苡仁 30g、败酱草 15g、炙附子 9g、苍术 10g、黄柏 10g、煅瓦楞 10g、清半夏 6g、炮姜 6g、黄连 3g、炙甘草 9g。10 剂。2 周后二诊，胃部不适明显缓解，时有反酸。手足皮疹变薄，瘙痒减轻，仍有水疱、脓疱，原方去清半夏、炮姜、黄连，炙附子改 6g、加茯苓 15g 和炒白术 10g。继服 2 周。1 个月后电话随访，手足皮疹基本平复。

按：掌跖脓疱病是一种慢性复发性皮肤病，表现为掌跖部位的红斑上，周期性发生无菌性脓疱，伴角化、鳞屑、皲裂，患者自觉灼热瘙痒。该患者手足肥厚性斑块，角化过度，病程日久，水疱、脓疱反复发作，说明湿邪为患，又伴胃部不适、喜温喜按，乃中焦脾阳不足，湿邪内生，其病机完全和薏苡附子败酱散相符，故用薏苡附子败酱散、半夏泻心汤、四妙散加减。薏苡附子败酱散温运脾阳，清热祛湿，辛以散结；半夏泻心汤、四妙散祛湿热以治邪，二诊再加茯苓、炒白术健运脾胃以扶正。（李静，唐方.唐方教授应用薏苡附子败酱散治疗皮肤病经验介绍 [J].中国中西医结合皮肤性病学杂志，2020，19（5）：476-478.）

（4）慢性荨麻疹：某女，41 岁，导游。反复发作遍身风团 10 余年，每于冬、春季加重，复发 2 周。患者 2 周前由广州至成都学习时病情复发，风团全身分布，形大而色淡，瘙痒不痛，近 2 周伴有畏寒，倦怠乏力，项强腰酸，恶心欲吐，睡眠轻浅。左脉寸、关浮细，尺部沉弱，右关部滑，寸、尺和缓，舌质淡白，舌苔薄黄满腻。过敏性哮喘病史。诊断为风团块（阳虚寒湿），予薏苡附子败酱散合肾气丸，散寒除湿，温阳化气。处方为：薏苡仁 30g，制附片、败酱草、桂枝、熟地黄、山茱萸各 10g，山药 20g，茯神 30g，牡丹皮、车前子各 15g，法半夏、干姜各 12g，甘草炙 30g，7 剂，水煎 450ml，每日 3 次。二诊。风团消退殆尽，畏寒、酸强感明显缓解，睡眠安稳，食欲增加，头目清爽，而面色仍黯黄少华，左寸细紧，关尺弱，右脉缓弱，舌质淡红，苔白腻，根部苔厚。调整处方为：薏苡仁 30g，制附片 12g，败酱草 10g，桂枝、熟地黄各 15g，山茱萸 10g，山药、茯神各 30g，牡丹皮、泽泻各 10g，干姜 15g，炙甘草 20g，7 剂。三诊，未复发，哮喘、颈椎病、腰椎疼痛未再出现。

按：患者自幼体虚，患有过敏性哮喘，有伏痰之宿根，长期畏寒倦怠、周身酸强，素体阳气虚衰，不能温煦，且失于推动气机。虚寒与痰湿胶着，阻于气道，发为哮病；阻于项背腰脊，发为痹证；阻于肌肤，每于多风之春，发为风团。该患既为阳虚寒湿而发，肾气丸温阳益气除湿，加薏苡附子败酱散增强除湿散结之力，清伏郁之热邪。因阳气甚微，以车前子代替泽泻，留利湿邪、泻肾浊之意，去伤肾折阳之弊。另加半夏、干姜温阳燥湿，加炙甘草顾护脾胃之气。二诊时痰湿之象消却，邪去大半，而正气虚，故加重温补之力，以养正祛邪，巩固疗效。（富晓旭，谢春光．薏苡附子败酱散治疗过敏性皮肤病验案二则 [J]．实用中医内科杂志，2015，29（11）：160-161．）

（5）疥疮：李某，男，57 岁，2012 年 7 月 11 日首诊。主诉：皮肤瘙痒 17 天，加重 1 周。尿常规示隐血（＋），蛋白（＋）。既往史："慢性肾炎"病史，双下肢水肿间作 4 年。刻下症见：腋窝、腹股沟多发红色丘疹、结痂，剧烈瘙痒，双下肢高度水肿，尿中少量泡沫，纳可，大便黏，舌红、苔黄腻，脉弦数。西医诊断：慢性肾炎，疥疮；中医诊断：水肿，疥疮，辨证为脾肾亏虚，湿热内蕴，热损血络，治宜健脾补肾，清热利湿，凉血止血。处方：生薏苡仁 20g，附子 5g，败酱草 20g，小蓟 30g，藕节 30g，通草 10g，茜草 20g，荷叶 10g，地骨皮 20g，石韦 20g，土贝母 20g，白茅根 20g，马鞭草 30g，荆芥 10g，白鲜皮 30g，苍术 10g，黄柏 10g，怀牛膝 20g，6 剂，水煎服，早晚各 1 剂。2012 年 7 月 18 日再诊：服前方后,疥疮瘙痒较前减轻,纳可,大便畅,尿色清亮,夜间睡眠好,舌红、苔黄腻,脉弦滑。尿常规示隐血(±),蛋白(+),患者疥疮较顽固,考虑为湿热偏盛,故原方加白蒺藜30g,土茯苓60g以祛风利湿,6剂,水煎服,早晚各1剂。2012年8月29日三诊:患者自诉排出4次黑色尿后瘙痒完全消除,原有红色丘疹消失,纳可,大便通畅,舌胖大有齿痕,苔薄黄,脉弦,尿常规示红细胞计数(高倍视野):90/HPF,隐血(+),处方:生薏苡仁30g,附子6g,败酱草20g,怀牛膝20g,连翘10g,白茅根30g,马鞭草30g,土茯苓30g,紫苏叶10g,防风15g,荷叶10g,地骨皮20g,艾叶炭20g,生侧柏叶30g,金银花炭10g,凤尾草10g。6剂,水煎服,早晚各1剂。后追踪该患者,诉疥疮未再犯。

按:本例患者疥疮17天,因正值暑季,暑湿较重,故患者疥疮瘙痒加重。同时该患者为中老年男性,"慢性肾炎"4年,久病伤正,证属本虚标实,本在脾肾亏虚,标在湿热壅盛。故总的治则在于健脾补肾,清热利湿。方中薏苡仁清热利湿,健脾。患者久病,长期应用抗疥疮药物,故正气不足,日久损及阳气,故少用附子温助阳气,辛热散寒,与薏苡仁相伍,以除寒郁之邪,并畅达经气。两药相合,通阳祛湿以止痒。败酱草苦微寒,泄热解毒。因薏苡仁、败酱草均微寒之品,附子为大辛大热之物,微寒不胜大热,故用附子热而不伤阴。同时加用四妙丸、土茯苓治以清热利湿。予防风、紫苏叶祛风胜湿。患者尿潜血阳性,为膀胱湿热,热伤血络,予小蓟、藕节、通草、地骨皮、荷叶、白茅根等凉血止血,利尿通淋,同时使湿热从小便而走,故患者排出4次黑色尿后瘙痒完全消除。待患者疥疮瘙痒消失后,考虑患者湿热已去大半,减少清热利湿及凉血用药,增加炭类中药温经、收敛止血,以免损伤正气。(周慧杰,王耀光.王耀光应用薏苡附子败酱散治疗疥疮1例[J].河南中医,2013,33(4):499.)

【现代研究】

现代药理学研究发现,本方有调节免疫、消炎、抗氧化的功效。薏苡仁具有抗炎、抗病毒、抗菌、免疫调节等多方面的活性。刘建磊等进行实验研究后发现,制附子能够降低血清一氧化氮(NO)、白细胞介素(IL)-1β调控相关细胞因子的表达,达到抗炎的作用。

朱慧婷等认为薏苡附子败酱散主治为湿热酿脓之证,具有排脓消肿、振奋阳气的功效,可兼顾标本缓急等方面。从皮损来讲,薏苡附子败酱散适用于阴证红斑、脓疱、结节患者,皮疹色淡红或红而晦黯,脓稀色淡。薏苡附子败酱散加减方治疗痰瘀互结型痤疮的疗效较好。朱慧婷将 62 例痤疮患者随机分成对照组（20 例）和治疗组（42 例）。治疗组患者口服薏苡附子败酱散加减方，对照组患者口服丹参酮胶囊，疗程 8 周。治疗 4 周末和 8 周末，两组临床疗效的分布比较，差异均具有统计学意义（$P < 0.05$），治疗组优于对照组；治疗 4 周末和 8 周末，两组 GAGS 评分均较治疗前降低，差异均具有统计学意义（$P < 0.05$），且治疗组 GAGS 评分低于对照组，差异均具有统计学意义（$P < 0.05$）。杨定宪观察麻黄连翘赤小豆汤合薏苡附子败酱散治疗小儿顽固性湿疹的临床疗效。选择 2018 年 1 月至 2019 年 6 月治疗的小儿顽固性湿疹患儿 54 例，随机分为对照组和观察组，每组各 27 例，对照组患儿给予盐酸西替利嗪糖浆及双歧三联活菌治疗，观察组患儿给予麻黄连翘赤小豆汤合薏苡附子败酱散治疗，两组均连续治疗 2 周。比较两组患儿临床疗效、瘙痒消失时间、治疗前后皮损面积评分和皮损形态评分。结果显示对照组有效率为 77.77%，观察组有效率为 96.29%，两组有效率比较，差异有统计学意义（$P < 0.05$）。对照组瘙痒消失时间为 6～20h，均值 13.25 ± 5.17h；观察组瘙痒消失时间为 4～17h，均值 8.87 ± 4.63h。两组瘙痒消失时间比较，差异有统计学意义（$P < 0.05$）。对照组皮损面积评分为（2.26 ± 1.43）分，观察组皮损面积评分为（1.03 ± 0.97）分，观察组皮损面积评分明显低于对照组，差异有统计学意义（$P < 0.05$）。对照组皮损形态评分为（1.62 ± 1.03）分，观察组皮损形态评分为（0.90 ± 1.01）分，观察组皮损形态评分明显低于对照组，差异有统计学意义（$P < 0.05$）。结论为麻黄连翘赤小豆汤合薏苡附子败酱散可以改善小儿顽固性湿疹患者临床症状。临床运用薏苡附子败酱散的适应证非常广泛，需要严格把握适应证，选择合适的疾病时期进行治疗。

参 考 文 献

[1] 刘建磊，李宝丽. 制附子对类风湿关节炎抗炎作用的实验研究 [J]. 中国实验方剂学杂志，2011，17（17）：184-187.

[2] 朱慧婷，张苍，蔡念宁，等. 浅谈薏苡附子败酱散联合温潜法在皮肤科的应用 [J]. 中华中医药杂志，2015，30（9）：3155-3157.

[3] 欧阳卫权. 伤寒论六经辨证与方证新探——经方辨治皮肤病心法 [M]. 北京：中国中医药出版社，2013.

[4] 吴敏，张虹亚，刘涛峰，等. 薏苡附子败酱散加味治疗痰瘀互结型痤疮临床观察 [J]. 安

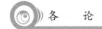

徽中医药大学学报,2016,35(6):41-43.

[5] 杨定宪. 麻黄连翘赤小豆汤合薏苡附子败酱散治疗小儿顽固性湿疹疗效观察 [J]. 河南中医,2020,40(8):1167-1169.

（王　磊）

九、当归芍药散类方

23. 当归芍药散(《金匮要略》)

【组方用法】

当归三两,芍药一斤,茯苓四两,白术四两,泽泻半斤,川芎半斤(一作三两)
上六味,杵为散,取方寸匕,酒和,日三服。

【方证辨析】

本方中芍药养血敛阴,缓急止痛,重用为君药。白术甘苦而燥,健脾燥湿,为臣药。君臣相配,养肝扶脾。川芎条达肝气,并活血行滞;当归养血活血,一助芍药养肝血,二助川芎互相活血调肝;茯苓渗湿健脾宁心,泽泻淡渗利湿消肿,共协白术健脾祛湿,共为佐药。诸药相合,则肝血充,脾气健,水湿去肝脾调和,气血畅通,诸症得解。

【辨证要点】

肝血不足,脾虚湿停证。症见腹中急痛,头晕心悸,或下肢浮肿,小便不利,舌质淡,苔白腻,脉濡细缓,或弦细者。

【皮肤病应用思路】

本方用于肝脾不和所致的黄褐斑、痤疮、脂溢性脱发等,尤其适用于肝血不足,脾虚湿停证,可症见性情急躁或焦虑,面色无华,舌体胖、边有齿痕,女性可见月经后期或经色淡红。

【医案选录】

(1)痤疮:患者女,20岁,于2017年8月20日就诊。面部散在小米粒大小黯红色丘疹及小脓疱，伴瘙痒及轻微疼痛；平素手足冰凉，面色无华，月经后期伴经量稀少且经色淡红；舌胖大、边有齿痕，苔稍黄，脉细。方用当归芍药散加味，处方：芍药30g，浙贝母20g，泽泻15g，当归、川芎、白术、茯苓、桑白皮各10g。7剂，水煎服，早晚各1次温服。嘱患者清淡饮食，忌食辛辣甜腻之品。早晚清洁面部后外用克痤隐酮凝胶涂于丘疹及脓疱处。8月27日复诊，面部丘疹颜色变淡，部分脓疱消退，手足微温，大便稀，舌淡、苔稍黄，脉细。上方去生白术，加炒白术10g，14剂，水煎服，早晚各1次温服。三诊患者未至，电话追访后得知患者去外地上大学。患者自诉服药后面部痤疮几近消退，遗留有色素沉着，大便调，手足温，近期虽未服药，但未有新发皮疹。

按：本例患者证属肝郁脾虚湿盛，治以疏肝活血化瘀，健脾行气利湿。当归芍药散中以归、芍、芎三药疏肝活血化瘀，以苓、术、泽三药健脾利湿。加用桑白皮清肺热并走表祛邪外出，加用浙贝母散结消肿。二诊患者大便稀，故将生白术换为炒白术。(刘姝含. 当归芍药散在皮肤科的应用举隅[J]. 中国乡村医药, 2019, 26(1): 27.)

（2）荨麻疹：邓某，女，26岁，2017年9月初诊。因"全身反复风团伴瘙痒2个月"就诊。自诉平时易感冒，畏风畏寒，少运动，汗出较少，夏季不愿吹空调，"四逆"明显，大便稀溏。遇风后全身出现粉红色风团，夜间瘙痒明显。刻下症：皮肤较白，语音低微，全身未见明显风团，皮肤划痕试验阳性，皮温正常。舌淡红、苔薄白腻，脉细。中医诊断：瘾疹，证属血虚风寒袭表。予当归芍药散合麻黄桂枝各半汤加减。方药：当归10g，川芎10g，酒白芍10g，赤芍10g，炒白术15g，茯苓15g，泽泻15g，麻黄绒10g，桂枝10g，防风10g，生姜3片，大枣15g，龙骨(先煎)20g，炒陈皮10g。6剂，水煎服，每2日1剂。二诊，患者自觉全身风团发作范围及频率均较前减少，前方去麻黄绒，改为荆芥10g，黄芪20g。连服10剂，患者风团偶又发作，自觉症状明显缓解。

按：患者畏寒肢冷，"四逆"，肤白少华，舌淡、脉细，属血虚；地处湿地，大便稀溏，属水盛。津血和水饮俱属阴，一虚一盛，看似矛盾，实则不然。太阴虚寒，水谷不归正化，反聚成痰，水饮内盛，行走皮肉之间，故瘙痒不甚，故选用当归芍药散为主方。方中当归、川芎性温，养血活血，兼行血中之气，合白芍养血敛阴，三药共奏养血疏肝之功；炒白术补气健脾，泽泻、茯苓淡渗水湿，合防风升散之性，升清以止泻。患者腹泻，故选用酒白芍去性存用，更加炒陈皮燥湿醒脾，补脾土而防肝之横逆，体现了"见肝之病，知肝传脾，必先实脾"之思想。患者反复出现风团、瘙痒,遇风后明显,乃风寒湿夹杂郁于肌表,汗出不畅,因"以其不得小汗出,身必痒",故合用麻黄桂枝各半汤。正值夏日,且患者体虚,腠理疏松,以"麻黄绒"替"麻黄",防其发汗太过,宜"小发汗"以疏解之,又无过汗伤正的弊端。两方合用,暗含"治风先治血"之意。加入龙骨重镇安神,二诊加入黄芪,构成玉屏风散结构益气固表,以养血、利湿、安神、益气多维度治疗,不治皮而皮病自止,不得不感叹组方之妙。(秦悦思,艾儒棣,陈明岭.当归芍药散在皮肤科异病同治体会 [J]. 光明中医,2020,35(8):1225-1227.)

(3)白癜风:患者,男,9 岁,2011 年 10 月 15 日初诊。主诉:面部、肘窝及上肢多发对称性色素减退伴瘙痒 1 年余。瘙痒最先在两颧部出现,后渐及双侧上肢,呈对称性分布,面部和肘窝较重。发病时每先起湿疹,局部皮肤瘙痒,数天后即搔之脱屑,随后即出现皮肤色素减退。面部夏季缓解,春秋季加重。家长述患儿自幼即偏嗜牛肉、鸡肉和牛奶,不喜蔬菜。纳可,寐安,二便调。舌质淡红,尖有点刺,苔薄白腻,脉滑中带弦。治以祛风养血疏肝,健脾祛湿和胃。方用当归芍药散加味:当归 10g、白芍 10g、川芎 10g、茯苓 10g、白术 10g、泽泻 10g、白蒺藜 10g、薏苡仁 15g、秦艽 10g、麦芽 10g、赤小豆 15g,每天 1 剂,水煎,分两次服用,1 次 150ml。忌食牛肉、鸡肉、牛奶、辛辣、油腻之品。连服 7 剂,颧部症状稍稍缓解,皮肤瘙痒亦减,色素减退未有变化。效不更方,原方加减调理半年,诸症消失,皮肤色素恢复正常而愈。

按:本患因过食肉食伤脾,脾虚湿盛,阻于皮肤,气血不和,血行不利,皮肤失养,故出现皮肤瘙痒湿疹,色素减退。方用当归芍药散加味以疏肝养血祛风,健脾祛湿和胃,药用当归、川芎、白芍养血和血,茯苓、白术、泽泻健脾渗湿,蒺藜、秦艽祛风,赤小豆、薏苡仁利湿化浊,麦芽消食和胃。诸药合用,既能健脾祛湿化浊,又能养血和血祛风,切中病机,故能使本患告愈。(刘绍永,傅延龄.当归芍药散加减治疗皮肤病应用举隅 [J]. 环球中医药,2016,9(7):812-814.)

【现代研究】

研究表明当归芍药散具有调节激素水平、抗炎、抗氧化等作用。当归芍药散可明显提高血清睾酮水平,降低雌二醇、促卵泡成熟素、促黄体生成素水平,从而达到治疗黄褐斑的作用。当归芍药散对泛素 - 蛋白酶体途径具有一定的调控作用,同时具有一定的抗氧化和抗炎症的作用。当归芍药散具有显著的抗氧化、清除自由基等作用。另外通过调节"一轴三系统",即下丘脑 - 垂体 - 生殖腺(卵巢)轴、中枢神经系统、凝血系统和免疫系统而发挥治疗作用。当归芍药散含药血清可以通过改善其抗氧化状态显著降低过氧化氢诱导的 SH-SY5Y 细胞的氧化损伤,同时也能通过抑制 NF-κB 信号通路降低炎症反应。当归芍药散的作用与抗炎、抗氧化功能等相关,但尚未被深入挖掘。

有专家认为当归芍药散可以用于治疗证属太阴病之血虚水盛证的疾病,如荨麻疹、痤疮和脱发等疾病。另有专家基于气血水并调理论运用当归芍药散治疗血管神经性水肿病,往往取得佳效。运用当归芍药散调和肝脾,祛瘀利湿,气血得和,令肌肤濡润,可以用于治疗符合证候的白癜风、掌跖脓疱病和黄褐斑等疾病。当归芍药散能有效改善女性黄褐斑患者临床症状,其不良反应少,患者满意度高。宋道阳将 66 例于 2014 年 5 月至 2015 年 12 月就诊于南阳市第三人民医院医疗美容科门诊的女性黄褐斑患者按随机数字表法分为两组,每组 33 例。对照组口服维生素 C(200mg/ 次,3 次 / 天)和维生素 E(100mg/ 次,3 次 / 天)。治疗组在对照组治疗基础上予以当归芍药散水煎服。连续治疗 12 周为 1 个疗程。观察治疗前后色斑深浅、色斑面积变化以及不良反应,并判定疗效。结果显示治疗组总有效率为 93.94%,对照组总有效率为 66.67%,治疗组优于对照组。陈小平通过当归芍药散药味加减对治疗女性青春期后痤疮的临床疗效进行评价。将 63 例患者随机分为治疗组和对照组,治疗组根据辨证给予当归芍药散药味加减治疗,对照组口服丹参酮治疗,按医嘱服药 5 周后观察临床疗效。结果治疗组总有效率为 94.11%,对照组总有效率为 65.51%,两组间比较有显著差异,差异有统计学意义($P < 0.05$)。综上,当归芍药散适用于血虚水盛,肝郁血虚的各种皮肤病,疗效显著,适合临床广泛使用。

参 考 文 献

[1] 罗茜, 兰培敏, 彭旭玲, 等. 当归芍药散治疗女性黄褐斑疗效及对性激素水平的影响 [J]. 现代中西医结合杂志, 2019, 28(11): 1188-1191.

[2] 陈云慧, 张天娥, 龚圆渊, 等. 基于泛素 - 蛋白酶体途径探讨当归芍药散"肝脾同调 - 血水同治"治疗阿尔茨海默病的作用机制 [J]. 世界科学技术 - 中医药现代化, 2020, 22(1): 93-100.

[3] 余婧萍, 贺春香, 成绍武, 等. 当归芍药散通过调控 NF-κB 炎性通路改善 H_2O_2 诱导的 SH-SY5Y 细胞氧化损伤的作用 [J]. 中国实验方剂学杂志, 2020, 26(10): 1-7.

[4] 马世平, 詹莹, 瞿融. 当归芍药散的抗氧化作用研究 [J]. 中药药理与临床, 2001(3): 1-3.

[5] 秦悦思, 艾儒棣, 陈明岭. 当归芍药散在皮肤科异病同治体会 [J]. 光明中医, 2020, 35(8): 1225-1227.

[6] 刘权威, 姚鹏宇, 栾光一. 基于气血水并调理论当归芍药散治疗血管神经性水肿病 [J]. 中国中医药现代远程教育, 2019, 17(17): 19-20.

[7] 刘绍永, 傅延龄. 当归芍药散加减治疗皮肤病应用举隅 [J]. 环球中医药, 2016, 9(7): 812-814.

[8] 宋道阳, 程敏霞, 陈义. 当归芍药散治疗黄褐斑的临床观察 [J]. 中华中医药杂志, 2016, 31(8): 3369-3370.

[9] 陈小平. 当归芍药散治疗女性青春期后痤疮临床评价 [J]. 中国中医药现代远程教育, 2020, 18(14): 62-63.

（王　磊）

24. 温经汤(《金匮要略》)

【组方用法】

吴茱萸三两, 当归二两, 川芎二两, 芍药二两, 人参二两, 桂枝二两, 阿胶二两, 生姜二两, 牡丹皮二两(去心), 甘草二两, 半夏半斤, 麦门冬一升(去心)。

右十二味, 以水一斗, 煮取三升, 分温三服, 亦主妇人少腹寒, 久不受胎, 兼取崩中去血, 或月水来过多, 及至期不来。

【方证辨析】

本方中吴茱萸入肝经血脉, 长于散寒止痛; 桂枝通行十二经脉, 长于温经散寒。二药相伍, 温经散寒, 通利血脉, 共为君药。当归、白芍、阿胶、麦冬养血滋阴, 以补虚损之冲任; 川芎、牡丹皮活血祛瘀, 以除阻滞之瘀血。白芍能缓急止痛, 阿胶兼以止血, 麦冬兼清虚热, 牡丹皮善退瘀热, 共为臣药。配以人参、甘草、半夏、生姜益气健脾和中, 以滋生化之源, 俱为佐药。甘草调和药性, 兼作使药。诸药配合, 共建温经散寒, 养血祛瘀之功效。

【辨证要点】

冲任虚寒，瘀血阻滞证。以漏下日久，月经提前或推后，或一月数行，或经停不至，或痛经，小腹冷痛，唇口干燥，傍晚发热，手心烦热为辨证要点。亦治女子久不受孕。

【皮肤病应用思路】

本方常用于治疗由冲任虚寒、瘀血阻滞而引起的痤疮、黄褐斑等皮肤病，此类皮肤病虽然发生于面部，但病机总属血虚寒凝夹瘀，胞宫虚寒于下，虚热于上。故运用温通、养血、祛瘀之法，上病下取，下部胞宫得温养而瘀血祛除，则面部皮肤微循环改善，痤疮、黄褐斑等皮肤病自然得以缓解。

【医案选录】

(1)痤疮：李某，女，34岁。主诉：颜面部出现红斑丘疹5月余，加重1周。5个多月前无明显诱因颜面出现红斑丘疹，经多家医院诊治效果不佳。1周前红斑丘疹范围扩大，丘疹上出现脓头。刻下：全脸可见黯红色红斑丘疹，鼻翼两侧及下颌部为甚，丘疹上可见粟粒状脓头。自诉平素夜间自觉发热，腹满，手掌烦热，周身乏力，月经或前或后，血色黯红，并夹有大量血块，眠可，大小便调，舌质黯、有瘀斑，脉沉。西医诊断：寻常痤疮。中医诊断：粉刺。证属血虚寒凝夹瘀证。治法温经散寒，养血祛瘀。方用温经汤加减。处方：吴茱萸5g，白芍15g，当归10g，桂枝10g，川芎10g，干姜10g，牡丹皮15g，麦冬15g，太子参15g，阿胶10g，炙甘草5g，金银花15g，连翘15，夏枯草20g，皂角刺20g，丹参30g。于每次行经后服药5剂，连服3个周期。复诊时患者精神转佳，痤疮明显缓解，月经复常。效不更方，嘱其继服3个周期后随访，痤疮痊愈，面色红润，月经周期规律，兼证消失。

按：温经汤本是为崩中漏下，妇人少腹久寒不受胎而设，本例患者痤疮病史，结合月经不调，痛经，腹满，手掌烦热等症，辨证等为血虚寒凝夹瘀证，故方选《金匮要略》温经汤。夜间卫气行阴，瘀血阻之则发热；大腹属脾，脾主统血，瘀血阻于下则中亦不运，故腹满；掌心属心，心属血脉，瘀血阻于下，则新血不生，心失血养，阳气独治，故手掌烦热。金银花、连翘为"疮家圣药"，夏枯草、皂角刺、丹参活血化瘀，加减之后，药专效宏，疗效倍增。本例患者因血虚寒凝夹瘀而生痤疮,胞宫暖,寒邪去,瘀血除,新血生,月经调而痤疮自愈。(宋玮,张衡,龚松凯,等.陈明岭运用温经汤治疗皮肤病经验[J].世界最新医学信息文摘,2018,18(55):204.)

(2)荨麻疹:患者孙某,女,45岁,2009年3月初诊。荨麻疹病史5年,自述5年前月经经尽后,外出海边游玩,下海游泳后,周身出现散在风团,瘙痒剧烈,以下肢和腰腹部为重,于当地医院诊断为"荨麻疹",口服中药及抗组胺药物,病情反复,现为求系统治疗,遂来我院门诊诊治,诊断为"荨麻疹"。刻下症:腰腹部及下肢散在风团,颜色略红,自述瘙痒明显,面色黯淡无华,唇干、口干,周身畏寒,夜间手足心热,汗出较少,饮食正常,夜寐多梦,二便调。月经周期正常,色黯红,量少。舌黯、苔白腻,脉沉滑。处方:制吴茱萸10g,当归15g,白芍15g,阿胶10g,川芎10g,牡丹皮15g,白鲜皮20g,茯苓皮20g茯苓15g,麦冬20g,郁金15g,7剂,水煎日1剂,早晚分服。二诊:自述荨麻疹发作频率明显减少,发疹数目减少,手、足心热好转,夜寐好转,口干、唇干未见明显改善。上方加地骨皮20g,山萸肉15g。7剂,水煎,早晚分服。患者1个月后复诊,病情明显好转,治疗同上,半年后随访,患者病情痊愈。

按:《素问》曰:"六七,三阳脉衰于上,面皆焦,发始白。"此妇人四十五岁,冲任已亏,阳气已衰,导致卫气不足,不能顾护肌表而发疹,此妇人面色黯淡无华,精血暗耗,故不能使用大剂辛温发散之剂祛风止痒,方中阿胶、当归、白芍、川芎补养胞宫之精血,吴茱萸温养下焦之元气,"独阳无生""孤阴不长",阴阳协调则气化有常,阳气充则卫气旺,故疹发减少,疹发于下多由于寒湿也,故加入茯苓皮、白鲜皮利湿止痒,郁金、麦冬清心除烦而安神。(王和平,王闯,闫景东,等.温经汤在皮肤科中的应用[J].中国药物经济学.2014,9(5),221-222.)

(3)黄褐斑:赵某,女,46岁。2012年7月26日初诊。主诉:月经量少1年伴面部黄褐斑半年,加重1月。症状:近1年来无明显诱因出现月经量减少,甚至点滴即净,色黯有血块,经来少腹冷痛,周期尚正常,伴有经前乳房胀痛,腰腿酸软无力,手心发热,口唇干燥,睡眠欠佳,患者于半年前开始出现面部色素沉着,逐渐加重,呈黧黑色,曾涂擦多种膏剂并服中药,面部黄褐斑时淡时浓,终未得满意效果。纳食尚可,神疲易乏,大便偏干,2～3日1行,小便调。舌质紫黯、苔白润,脉沉细无力。西医诊断为黄褐斑。中医诊断为黧黑斑,病机为由于体虚日久,致肾阴阳两虚,肾水不能上承,血瘀颜面所致。辨证为血虚兼瘀。冲任不调,当补益气血,调经散瘀。拟温经汤化裁投之。

处方：吴茱萸、桂枝、川芎、牡丹皮、当归、白芍、半夏、阿胶(烊化冲服)各9g，党参12g，炙甘草8g，麦冬、红花(后下)各20g，生姜6g，丹参15g。3剂。服药后面部皮损变化不明显，月经量有所增多但颜色仍较黯，舌红、苔薄白，脉沉细弱。原方加枸杞子、益母草各15g。继服14剂。色斑稍有变淡、面积渐小，舌红、苔白润，脉沉细。上方加香附12g，继服14剂。斑片颜色继续变浅，近半月来时感头面浮肿，夜晚重白天消，舌淡、苔薄白，脉沉细弱。用一诊方加山茱萸、茯苓、泽泻各12g。继服14剂。斑片颜色已不甚明显，舌红、苔薄白，脉细。上方加益母草15g。继服7剂善后，诸症皆瘥。

按： 黄褐斑是一种常见于面部的黄褐色斑。患者已46岁，正处于围绝经期，卵巢功能趋于下降，雌激素分泌开始紊乱，患者的睡眠不佳和容易乏力、腰腿酸软也表明身体状况开始衰退，此为虚；结合苔白润，脉沉细无力，伴经来少腹冷痛说明体内有寒；此为虚实夹杂之证，血瘀血虚伴有寒凝。患者经来少腹冷痛，经行不畅，色黯有血块，舌质紫黯表明体内有瘀血阻滞，经前两乳胀痛实为肝肾阴亏，经血不足，经络失于滋养，腰膝酸软、口燥咽干、心烦失眠、健忘均为肝肾阴虚、精血不足之候。由于"冲为血海，任主胞胎"，伴有月经不调，此属于冲任失调引起的黄褐斑。用温经汤温养活血，使气血调畅，冲任调和，则黯斑可退。同时加用丹参、红花加强活血化瘀祛斑之功。(李华，黄平.温经汤在损美性疾病治疗上的运用探析[J].浙江中医杂志，2015，50(3)：226-227.)

【现代研究】

现代研究表明温经汤具有抗炎、抗血管生成、抗氧化等作用。温经汤可以降低炎症因子水平，改善炎症反应。温经汤通过上调卵巢Bcl-2蛋白表达、下调Bax蛋白表达提高Bcl-2/Bax值，改善生殖内分泌功能，治疗围绝经期综合征。目前温经汤治疗皮肤病的有关机制研究尚比较少，需要进一步的研究。

温经汤出于《金匮要略》，多用于冲任虚寒，瘀血阻滞之妇科疾病。然从三焦辨证来说，温经汤也是三焦同治的良方，不仅用于治疗妇科疾病。温经汤虽名曰"温经"，实则"温、清、补、消"面面俱到，虽曰"温胞宫虚寒""偏走下焦"，实则"温下清上"，"上、中、下三焦同治"，吴茱萸、当归、川芎、白芍、桂枝、生姜温下焦胞宫之虚寒；牡丹皮、麦冬清上焦之虚热；半夏从阳引阴、降逆通泄，调理中焦脾胃气机，气机正常则枢机通畅，阴阳自和，故为三焦良方。有专家认为"中焦脾胃虚寒，阳气不足，寒凝血滞，无法濡润肌表"是斑块型银屑病的主要病机之一,认为温经汤联合火针可以使虚寒之本恢复阳气,尤其适用于病程较长,皮损色黯红,浸润明显,舌苔白、厚腻,无明显热象的斑块型银屑病患者。温经汤联合火针治疗虚寒瘀阻型白癜风有确切疗效,在减小白斑面积及改善色素积分方面均优于单纯口服温经汤的对照组。将 72 例白癜风患者随机分为治疗组与对照组,治疗组使用中药温经汤联合火针、外擦 0.1% 他克莫司软膏治疗,对照组予中药温经汤、外擦 0.1% 他克莫司软膏。两组患者疗效比较,治疗组的总有效率为 85.29%,对照组的总有效率为 66.67%。温经汤加减治疗宫寒血瘀型女性青春期后痤疮疗效确切,可降低血清睾酮水平,其作用机制可能与拮抗雄激素受体或雄激素相关代谢途径等有关。温经汤还可用于治疗掌跖角化性湿疹。总体来说,温经汤用于治疗血虚寒凝夹瘀型皮肤病效佳,临床使用时需抓住适应证。

参 考 文 献

[1] 庄梦斐,曹阳,谢丹丹,等. 温经汤对子宫内膜异位症小鼠异位内膜生长及炎症因子水平的影响 [J]. 中医学报,2020,35(5):1040-1044.

[2] 徐丁洁,徐洪,张碧微,等. 金匮温经汤对围绝经期大鼠性激素水平及卵巢凋亡相关蛋白 Bcl-2、Bax 表达的影响 [J]. 东南大学学报(医学版),2019,38(2):355-357.

[3] 徐萍萍. 温经汤联合火针治疗斑块型银屑病病案探讨 [J]. 临床医药文献电子杂志,2020,7(13):76.

[4] 张凤瑞. 温经汤联合火针治疗虚寒瘀阻型白癜风临床研究 [D]. 云南中医学院,2018.

[5] 柯丹,田黎明. 温经汤加减治疗宫寒血瘀型青春期后痤疮的临床研究 [J]. 中国中西医结合皮肤性病学杂志,2017,16(4):328-331.

[6] 郭雪枫. 刘爱民运用温经汤加减联合中药泡洗治疗掌跖角化性湿疹经验举隅 [J]. 中医药临床杂志,2017,29(8):1218-1220.

(王 磊)

25. 赤豆当归散(《金匮要略》)

【组方用法】

赤小豆(浸令芽出,曝干)三升,当归三两。

上二味,杵为散,浆水服方寸匕,日三服。

【方证辨析】

本方又名赤小豆当归散,用于湿热蕴毒成脓的狐惑证,重用赤小豆清热渗湿、排痈脓、解蕴毒为主,配当归活血通络、祛瘀生新,用浆水清凉解热、调和脏腑,共奏渗湿清热、活血排脓之功。也适用于腹痛便血,疮疡痈肿,尤其是痔疮和肛周脓肿,证属湿热下注者。

【辨证要点】

狐惑病(白塞综合征)肌表热不甚、微烦欲卧、汗出、目四眦黑、能进食、脉数。便血、痔疮、脓肿证属湿热下注者。

【皮肤病应用思路】

本方功用清热利湿,以下为治,常用于皮损发生于阴部及咽喉的皮肤病如白塞综合征、阴部湿疹以及证属湿热下注,肠道积热,皮损部位集中于身体下半部分的皮肤病如银屑病、湿疹、紫癜、荨麻疹等。常见便秘、便血或赤白带下,口臭口苦者疗效更佳。有研究报道本方对皮肤癌也可起到一定的治疗作用。

【医案选录】

(1)白塞综合征:患者,女,34岁。诊于1984年6月4日。患者于1年前发现前阴及口腔溃疡,未加重视,后来时有发热,头晕沉重,关节痛,下肢有出血点,结节性红斑不多,后因黏膜溃疡反复不愈,体质愈加不支,前来就诊。经化验:红细胞沉降率86mm/h,C反应蛋白阳性。眼科查示:玻璃体混浊,前房积脓。确诊:白塞综合征。刻下症:形体丰腴,面垢虚浮,月经基本正常,行经时症状表现明显,关节痛及下肢出血点尤为突出,带下色黄有异味,时带血迹。肢倦乏力,纳呆,口苦且黏,苔黄腻,脉滑数。中医诊断:狐惑病。西医诊断:白塞综合征。辨证:湿热蕴毒,腐血成脓。治法:清热利湿,排脓解毒。处方:赤小豆当归散加味。组成:赤小豆50g,当归18g,苦参15g,白芷12g,萆薢30g,薏苡仁30g,白鲜皮30g,赤芍15g,蜂房15g,滑石18g,黄柏15g,白花蛇舌草30g。14剂,每日1剂,水煎,分早晚两次温服。服药后溃疡面红色减退,灼热疼痛感减轻。

按:患者前阴及口腔溃疡,伴有发热、头晕,符合中医狐惑病的临床表现,同时又符合赤小豆当归散的辨证要点。观其舌脉，苔黄腻，脉滑数，均属中医湿热之象，湿热结聚于上则热蒸肉腐，湿淫外溢，导致口腔溃疡；结聚于目则目睛浑浊，视物不清；结聚于下则会阴溃烂渗液。《黄帝内经》记载："湿热不攘，大筋软短，小筋弛长。"湿热留驻肌肉而浑身疲惫乏力。赤小豆清热利湿、排脓解毒，配当归活血化瘀，浆水清凉解毒，共奏排脓解毒祛瘀之效。

（2）荨麻疹：周某，女，五十岁。患者周身风疹瘙痒已四月余，时好时发。诊时见，周身风疹，瘙痒难受，活动则剧痒，虽寒冬腊月而喜用凉水淋浴，过后又瘙痒不止，饮食、大便均正常，小便色赤，舌红、苔黄腻，脉浮滑有力。中医诊断：瘾疹。西医诊断：荨麻疹。辨证：湿热蕴肤。处方：用赤小豆当归散加味：赤小豆 30g，当归 15g，连翘 10g，土茯苓、忍冬藤、生地黄各 20g，3 剂后，症状大有好转，风疹基本消失，再进 3 剂，嘱其禁酒及辛香燥热之品，随访 2 个月未复发。

按：荨麻疹古称瘾疹，以其发无定数，疹退后不留痕迹而得名，其病机主要与风邪相关。风性善行而数变，行于皮肤则瘙痒难耐，风团迭起，风过则销声匿迹。结合本例病患病程迁延，发即剧烈，畏热喜冷，加之舌红、苔黄腻，脉浮滑有力，均属湿热内蕴之象，故当属湿热郁久，夹风作怪于肌肤所致。治用赤小豆当归散清热利湿，加土茯苓强化利湿，加连翘、忍冬藤疏风清热，同时又加用生地凉血分之热邪，标本同治，取得速效。

（3）会阴湿疹（药疹）：甄某，男，54 岁，哮喘病史，3 天前无明显诱因出现腰部疼痛，于当地社区医院注射"止疼针"（具体不详）后出现阴茎疼痛，痛感向龟头处放射。夜间前阴瘙痒剧烈，不能入睡，出现水疱后瘙痒减轻。专科检查：患者阴茎肿大，龟头及阴茎中段散在分布直径约 3～5mm 的水疱，局部破溃，渗出淡黄色液体。舌红、苔腻微黄，脉滑数。中医诊断：湿疮。西医诊断：湿疹型药疹。辨证：湿热下注。处方：赤小豆 25g，茵陈 25g，当归 15g，栀子 15g，茯苓 15g，黄芩 9g，黄柏 9g，通草 9g，生甘草 9g，10 剂，水煎服，日服 1 剂。服 5 剂后症状即明显减轻，10 剂后痊愈。

按：会阴之地，属肝之络，肾之主，易生湿热之邪。患者有哮喘病史，素体易生痰湿，加之药毒引动，湿热之邪直趋于下，浸渍前阴故出现红肿、糜烂、水疱、渗液，故用利湿祛浊、清热解毒之法。方中赤小豆、甘草清热解毒利湿，栀子、黄柏、黄芩清泄下焦湿热；茵陈、通草、茯苓利湿化浊，当归祛瘀养血生新，合而聚功，疗效甚速。

（4）紫癜：李某，男，14 岁，2018 年 3 月 15 日因"阵发性腹痛 5 天"前来就诊,次日,患儿双下肢出现散在鲜红色瘀点,抚之不碍手,压之不退色。患儿呈阵发性腹痛,拒按,以脐周及上腹部为主,双下肢肿痛,偶恶心,无呕吐。舌红、苔白厚,脉滑。纳差,眠可,小便黄,大便可。既往健康,无家族遗传病及类似病史。经电子结肠镜检查:小肠黏膜及横结肠、降结肠、乙状结肠节段性黏膜病变,黏膜粗糙,颗粒样不平,散在不规则糜烂,白色分泌物附着。直肠可见点状及小片状黏膜出血,有少量新鲜血迹附着。查全血细胞分析:白细胞计数 28.87×10^9/L,中性粒细胞百分比 89.8%,淋巴细百分比胞 5.9%,血小板计数 376×10^9/L。C- 反应蛋白定量测定:51.20mg/L。尿常规:白细胞(-),红细胞 1561.5p/μL,尿蛋白(+)。便常规:隐血试验(+)。中医诊断:紫斑。西医诊断:紫癜性肠炎。辨证:湿热蕴结。处方:赤小豆 30g,当归 9g,白芍 15g,赤芍 15g,炒白术 30g,茯苓 30g,泽泻 15g,川芎 9g,地榆炭 15g,白茅根 15g,生薏仁 30g,紫草 12g,5 剂,每日 1 剂,水煎服。二诊未见新起瘀点,双下肢皮损颜色变黯,无瘙痒,偶有胃痛。继服上方。

按: 方中赤小豆属心、小肠经,可利水消肿,解毒排脓;当归具有补血养血、润肠通便的功效;白芍、赤芍二者性均为寒,古人有"白补赤泻,白收赤散"之说,白芍养血敛阴,平抑肝阳,赤芍清热凉血,散瘀止痛,二者相配活血化瘀,柔肝止痛;炒白术、茯苓、泽泻共奏利水渗湿健脾之功;生苡仁性凉,除痹排脓,解毒散结;川芎辛香行散,被称为血中气药,取其活血化瘀,行气止痛而用之;地榆炭善泄血中之热而凉血止血;白茅根入膀胱经,导热下行;紫草凉血活血,解毒透疹。诸药合用,与腹型紫癜(紫癜性肠炎)证机合拍,故收佳效。

【现代研究】

赤小豆当归散的现代研究以病例报道居多,也有一部分的临床对照研究。近年来的研究显示,赤小豆当归散对皮肤系统疾病如白塞综合征、湿疹、荨麻疹以及复发性口腔溃疡等均有一定的治疗作用,尤其以证属湿热下注证疗效更佳明显。赤小豆当归散在皮肤科主要用于治疗白塞综合征,李华英等观察了中西药结合治疗白塞综合征的临床效果,在收录 114 例白塞综合征患者的研究中,运用西药 + 赤小豆当归散的治疗组总有效率为 94.7%,明显高于仅使用西药组的 78.9%。研究组各纤溶系统指标均低于对照组,得出结论,结合中西医治疗白塞综合征,可提高治疗总有效率和患者纤溶系统功能。同时,房定亚以"四妙勇安汤合赤小豆当归散"为底方组成定方甘草解毒汤。方中赤小豆可活血解毒,赤小豆当归散治"目赤如鸠眼";红眼者多是结膜炎、虹膜炎、葡萄膜炎病变,其病理多为变应性血管炎,既然赤小豆对其有防治作用,与此同理,房老常用赤小豆治疗血管炎有效。当归降低血管通透性,促进抗原及免疫复合物的清除,对各种致炎剂引起的急慢性炎症均有显著的抑制作用。也有研究表明,赤小豆当归散可以通过以下机制对皮肤癌起到一定的防治作用:①赤小豆当归散能改变 A431、B16-f10 细胞的细胞形态,促进细胞自噬、抑制细胞增殖与迁移、阻止皮肤癌发生、降低黑色素瘤细胞等祛除毒源。②赤小豆当归散能改善细胞线粒体功能、调节细胞信号传导和机体免疫增加机体的排异能力维持皮肤细胞稳态。③赤小豆当归散防治皮肤癌是其降低癌细胞恶性祛除毒源及增加机体排异能力维持皮肤细胞稳态的共同结果。综上所述,赤小豆当归散在临床治疗皮肤系统疾病以及中医隶属"下焦""湿热"的疾病均有可观的疗效,尤其治疗中医狐惑病(白塞综合征、口腔溃疡、会阴湿疹、溃疡等)、痔疮便血等疗效显著,但针对赤小豆当归散的动物以及分子研究较少,有待于进一步深入研究。

参 考 文 献

[1] 李晓文,刁娟娟. 赤小豆当归散合当归芍药汤加减治疗腹型紫癜 1 则 [J]. 国医论坛,2018,33(6):13-14.

[2] 彭述宪. 赤豆当归散临床运用 [J]. 湖南中医杂志,1993(3):7-8.

[3] 梅恒享. 赤小豆当归汤加味治疗渗液性皮肤病 28 例 [J]. 湖北中医杂志,1988(3):28.

[4] 张明亚. 赤小豆当归散合导赤散治狐惑有效 [J]. 山东中医杂志,1987(4):13.

[5] 匡民华. "赤小豆当归散"加味治愈瘾疹一例 [J]. 江西中医药,1984(3):55.

[6] 李华英,段颖,刘士霞. 赤小豆当归散加减治疗白塞病综合征的临床疗效观察 [J]. 临床合理用药杂志,2016,9(11):58-59.

[7] 张颖. 房定亚从"病络"论治白塞氏病经验 [J]. 世界中医药,2010,5(3):167-168.

[8] 闫桂溪. 赤小豆当归散对皮肤癌的防治作用研究 [D]. 河南大学,2020.

(柳赛赛)

26. 当归贝母苦参丸(《金匮要略》)

【组方用法】

当归、贝母、苦参,各四两。

上三味,末之,炼蜜丸如小豆大。饮服三丸,加至十丸。

【方证辨析】

小便难者,膀胱热郁,气结成燥,病在下焦,不在中焦,所以饮食如故。用当归和血润燥。《本草纲目》载贝母治热淋,乃治肺金燥郁之剂,肺是肾水之母,水之燥郁,由母气不化也。贝母非治热,郁解则热散,非淡渗利水也,其结通则水行。苦参长于治热,利窍逐水,佐贝母入行膀胱以除热结也。

【辨证要点】

妊娠小便难,饮食如故,病在下焦者。

【皮肤病应用思路】

本方为妊娠期及湿热型皮肤病证治提供思路,适用于会阴湿疹、银屑病。带状疱疹等证属邪热郁结下焦者。

【医案选录】

(1)带状疱疹:李某,女,34 岁。6 天前右侧下胸部开始疼痛,后相继起红点水疱,相继簇状出现,某医院诊断为带状疱疹,经治乏效,求治中医。诊见疱疹缠右腰肋而生,形如粟米、绿豆大小不等,水疱成簇,分布如带状,部分疱疹并见糜烂,流黄水,患部皮肤红赤,疼痛剧烈如火燎,入夜尤甚,口苦心烦,夜眠不安,尿灼热。舌质红、苔黄腻,脉弦滑数。

辨证:肝胆湿热,热重于湿,湿热火毒炽盛,循经外侵肌肤。

方药:用当归贝母苦参丸加味:当归 10g,川贝母、浙贝母各 12g,苦参15g,牡丹皮 15g,赤芍药 15g,紫草 10g,水牛角 30g,黄芩 15g,全瓜蒌 15g,生甘草 6g。

按:"肝足厥阴之脉……属肝,络胆,上贯膈,布胁肋"(《灵枢·经脉》)。本案由肝胆湿热火毒循经外犯肌肤引起。用当归贝母苦参丸清热利湿,川贝母、浙贝母同用,是取贝母"开郁""辛散""解毒""主一切疮疡肿毒,湿热恶疮……火疮疼痛"(《本草正》)的功效;牡丹皮、赤芍、紫草、水牛角清热凉血解毒;黄芩清热燥湿泻肝经实火;瓜蒌清热化痰疏肝,善疗胁痛,"瓜蒌实润燥开结,荡热涤痰,夫人知之,而不知其疏肝郁、润肝燥、平肝逆、缓肝急之功有独擅也"(《重庆堂随笔》);生甘草清热解毒兼调药味。药证合拍,故能应手。

（2）结节性红斑：田某，男，42岁。1990年5月5日诊。患结节性红斑4天，拟予肾上腺皮质激素治疗，因其畏惧药物副作用来诊。现症见：双下肢胫部皮下硬结4枚，小者0.5cm×1cm，大者1.5cm×2cm，色红，中等硬度，有压痛，扪之灼热。脉弦，舌质较红，黄腻苔。患者平素嗜酒，喜食辛辣肥甘之物。

西医诊断：下肢结节性红斑。

中医诊断：梅核火丹。

辨证：湿热下注，阻滞经隧，气血不畅，瘀血停留，进而湿热聚集胶固，形成结节。治宜清热除湿，祛瘀散结。

方药：当归贝母苦参汤。药用当归尾6g，浙贝母40g，苦参6g。水煎，日服1剂，分4次服。医嘱饮食清淡，戒酒。守方13剂，结节性红斑全部消失。

按：当归贝母苦参丸方出自《金匮要略·妇人妊娠病脉证并治》，仲景用治子淋。子淋系孕妇血虚而下焦湿热，导致小便涩痛。本案乃湿热共蕴下肢，病机切合方义，故用此方。当归专用根须尾行血逐瘀，用浙贝母软坚散结，苦参清热除湿。

【现代研究】

当归贝母苦参丸出自《金匮要略》，主治妊娠小便难，故现代药理研究主要集中在前列腺增生、前列腺炎等以小便不利，隶属中医淋证的疾病范畴，对皮肤病的现代药理研究还有待于进一步开展。本方中当归养血、活血润燥，贝母化痰、软坚散结，苦参燥湿、清热止痒，均为皮肤科治疗疾病的常用药，因此常常也认为其对皮肤病有良好的治疗作用。常用如下：①治妇女前阴瘙痒。凡证见阴痒，常流黄水，心烦，溺赤疼痛者，可用此方加蛇床子、枯矾、黄柏、百部，煎水冲洗阴道；如阴痒而阴道干涩，可用此方加川椒、硼砂、桃仁，煎汤冲洗之。②治疥疮、皮肤瘙痒症。均用此方加槟榔、白芥子、僵蚕、硫黄，共研细末，前者用香油调匀擦患处，后者用细末擦患处。③治湿疹溃烂。用此方加黄柏为细末，撒于溃烂面上。如与内服药相结合，能获较好疗效。古今医家对本方证的认识归纳起来，主要有两种：第一种意见认为本方证的病机系膀胱郁热所致，以赵以德、尤在泾为代表。赵以德说："此小便难者，独膀胱郁热，气结成燥，病在下焦，不在中焦，所以饮食如故，谓当归和血润燥，《本草》贝母治热淋，然以仲景陷胸汤观之，乃治肺金燥郁之剂，肺金是肾水之母，水之燥郁，由母气不化也。贝母非有大寒而能治热，郁解则热散，非淡渗利水也,其结通则水行,苦参长于治热,利窍逐水,佐贝母入行膀胱以除热结也。"尤在泾说:"小便难而饮食如故,则病不由中焦出,而又无腹满身重等证,则更非水气不行,知其血虚郁热而津液涩少也,《本草》当归补女子诸不足,苦参入阴利窍,除伏热,贝母能疗郁结,兼清水液之源也。"赵、尤二人之释,虽有小异,然从郁热认识病证则基本相同。另一种意见认为主治证候有误,以秦伯未为代表。他说:"近得金华沈介业中医师来信,指正这条小便难当作大便难……非但符合理论,且下文'饮食如故'也有着落。"

参 考 文 献

[1] 张斯特,张斯杰. 郭贞卿老中医使用当归贝母苦参丸的经验 [J]. 广西中医药,1981(2):15-16.

[2] 胡不群. 当归贝母苦参丸治验 [J]. 湖南中医学院学报,1991(4):49-50.

（柳赛赛）

十、其他类方

27. 黄连阿胶汤(《伤寒论》)

【组方用法】

黄连四两,黄芩二两,芍药二两,鸡子黄二枚,阿胶三两。

上五味,以水六升,先煮三物,取二升,去滓,内胶烊尽,小冷,内鸡子黄,搅令相得,温服七合,日三服。

【方证辨析】

本方证是以肾阴亏虚,心火亢盛,心肾不得相交为主要病机的病证。其多由素体阴虚,复感外邪,邪从火化,致阴虚火旺而形成的少阴热化证。少阴属心肾,心属火,肾属水。肾水亏虚,不能上济于心,心火独亢于上则心中烦、不得卧;口干咽燥,手足心热,腰膝酸软或遗精,舌尖红、少苔,脉细数均为阴虚火旺之象。本证心火独亢,肾水亏虚,治应泻心火、滋肾阴、交通心肾。方中重用味苦之黄连、黄芩泻心火,使心气下交于肾,正所谓"阳有余,以苦除之";配伍味甘之芍药、阿胶、鸡子黄滋肾阴,使肾水上济于心,正所谓"阴不足,以甘补之"。诸药合用,心肾交合,水升火降,共奏滋阴泻火,交通心肾之功,则心烦自除,夜寐自安。

【辨证要点】

以少阴病,心中烦,不得卧;邪火内攻,热伤阴血,下利脓血为辨证要点。

【皮肤病应用思路】

皮肤病中的老年瘙痒症、神经性皮炎、慢性湿疹等常反复发作,缠绵难愈。这些病中既有阴血亏损,肌肤失养的正虚一面,又有风寒湿热燥邪蕴结肌肤的邪实表现。其病机为津血亏损,邪热蕴于肤表,导致卫气营血逆乱不通而阻滞,虚实夹杂,阴虚火旺,与黄连阿胶汤方证病机契合。

【医案选录】

(1)老年瘙痒症:李某,男,72岁,全身皮肤瘙痒反复发作2年余,加重半年。患者全身皮肤瘙痒反复发作,近半年来加重,每天发作,特别是夜间,瘙痒难忍,无法入眠,曾用过多种中西药内服外搽,疗效不佳,非常痛苦。刻下症:精神差,皮肤瘙痒为全身性泛发,躯干部为甚,瘙痒处未发现原发皮损,由于搔抓而出现一些继发性皮肤损害,抓痕累累,反复抓挠的部位出现皮肤充血渗出,血痂,皮肤粗糙增厚伴有脱屑,苔藓样变,越抓越痒,口苦口干,出汗,心烦易怒,夜不能寐,纳可,大便可,小便黄。舌质红,少苔,脉弦细数。诊为老年瘙痒症,证属邪热蕴肤,津血虚损,化燥生风,肌肤失养,治以清热祛风、滋津养血、润肤止痒。方拟黄连阿胶汤加味,药用黄连20g,黄芩10g,赤芍10g,阿胶(烊化)15g,白蒺藜12g。4剂,日1剂,水煎分3次服。每次服药时吃煮熟鸡蛋黄1枚。嘱其忌食辛辣刺激及油腻食物。

按: 皮肤瘙痒症,指临床上无原发损害,且以瘙痒为主的感觉功能异常性皮肤病。中医称之为"痒风""风瘙痒",以皮肤瘙痒剧烈,搔抓后引起抓痕、血痂,皮肤肥厚、苔藓样变为特征。如清代医家许克昌、毕法合撰《外科证治全书》记载:"遍身瘙痒,并无疮疥,搔之不止。"说明本病为单以瘙痒为主,无原发皮疹的疾病。《素问·至真要大论》明训"诸痛痒疮,皆属于心"。本例患者皮损符合"痒风"

诊断,且伴心烦、不寐等。该案老年脾胃之气亏虚,以致营卫之气不足,营气不得从之,卫气弱则肌肤腠理失固,则易受外邪乘袭,加之中气虚弱,祛邪乏力,气血凝涩,营气壅遏,久则郁而化热,热灼津液,而致诸症,反复发作,久治不愈。其病机与黄连阿胶汤方证病机相符,故主以黄连阿胶汤清热滋津养血。

(2)血小板减少性紫癜:谭某,女,38岁,反复牙龈出血,皮肤紫斑半年。3月前前往某医院诊治,诊断为原发性血小板减少症。现症见面色无华,全身皮肤可见多处紫斑,以下肢明显,并有新的出血点,口干咽燥,全身乏力,手足心热,尿黄,舌红,舌尖见紫斑,脉细数。全血细胞分析:血小板计数 $35 \times 10^9/L$。中医诊为紫斑,辨证为阴虚火旺。拟黄连阿胶汤加味治疗。处方:黄连、牡丹皮、黄芩等各10g,阿胶(烊化)12g,生地黄25g,鸡子黄(纳入煎好药中)1枚,当归6g,白芍、仙鹤草、知母、旱莲草各15g。水煎服,每日1剂,复诊病情好转,加减后调治数月,紫斑消退。

按:紫斑属中医血证,在本例中阴虚火旺,灼伤脉络,是出血的主要原因。本方黄连、黄芩清热泻火,阿胶滋肾水、止血,鸡子黄养血宁心,白芍养阴。综观全方,具有滋阴清热,安神止血的作用,用于阴虚血热的血证方证相应,故能取效。

(3)慢性湿疹:余某,女,63岁,背部散在黯红色丘疹,瘙痒3年余,患者属于过敏性体质,平时容易过敏起皮疹,春季为甚。3年前背部出现大片黯红色丘疹,阵发性瘙痒,长期迁延不愈,春季加重。查体:背部散在大片黯红色丘疹,患处皮损肥厚粗糙,呈苔藓样变,抓痕明显。刻下:瘙痒,夜间明显,口渴,咽干,心烦不寐多梦,时感背部皮肤燥热,手心热。舌黯红,舌苔薄黄微干,脉沉细略数。中医诊断为湿疮,西医诊断为慢性湿疹,辨证属阴虚火旺,心肾不交。处方:黄连阿胶汤加味,黄连9g,黄芩12g,赤芍12g,阿胶(烊化)15g,白鲜皮15g,枳壳15g,鸡蛋黄(冲服)1枚。14剂,水煎服,日1剂。药后皮疹消失一部分,瘙痒明显减轻,夜能安睡,皮损增厚仍然存在,调方继服数月痊愈。

按:慢性湿疹是由于复杂的内外因素激发而引起的一种皮肤炎症反应。多由急性、亚急性湿疹反复发作不愈转变而来,慢性湿疹一般皮损局限而有浸润和肥厚,瘙痒剧烈,因经常搔抓、摩擦或其他刺激,以致病程迁延,可长达数月或数年且易复发。中医认为本病属血虚风燥,心经郁热,肝风化燥,饮食不节生湿热,或外受风湿热邪为其病之本。该案患者既有津血亏虚,又有湿热蕴结,故其治疗重在养津血、降心火,在应用黄连阿胶汤的基础上,加白鲜皮以加强清热解毒除湿之功。

【现代研究】

黄连阿胶汤出自《伤寒论》，言其主治"心中烦，不得卧"，故现代多以研究其治疗焦虑、抑郁等心理疾病居多。皮肤病大多数均是心身疾病，患者常因为皮损导致的损容、瘙痒等出现烦躁、失眠、自卑、焦虑等心理，属黄连阿胶汤的主治范畴，赵琦观察了黄连阿胶汤加味联合他克莫司、复方倍他米松治疗激素依赖性皮炎的疗效、对患者皮损评分及表皮含水量的影响，发现服用黄连阿胶汤的患者皮损改善更明显，治疗4周后的总显效率明显高于对照组。杜文齐的研究同样证实了这一观点，并提出其治疗激素依赖性皮炎的机制可能与协调T辅助细胞动态平衡有关。另外，我们还可以见到许多用黄连阿胶汤加减治疗皮肤病的病例报道，包括但不限于老年瘙痒症、血小板减少性紫癜、慢性湿疹、顽固性皮炎、银屑病、掌跖脓疱病等。由此可见，黄连阿胶汤治疗皮肤系统疾病适应证范围广，尤其对慢性迁延的病人及心理症状具有更加明显的效果，有良好的应用前景。

参 考 文 献

[1] 赵琦，冯仁洋. 黄连阿胶汤加味联合他克莫司、复方倍他米松对激素依赖性皮炎患者皮损评分及表皮含水量的影响 [J]. 现代中西医结合杂志，2017，26（15）：1681-1683.

[2] 杜文齐，陈春菊. 黄连阿胶汤加味联合复方利多卡因乳膏治疗激素依赖性皮炎80例 [J]. 河南中医，2015，35（6）：1224-1226.

[3] 陈芒华，谢俊宇，卢敏. 浅谈经方黄连阿胶汤临床运用的心得体会 [J]. 中医临床研究，2019，11（10）：32-33.

[4] 聂勇. 黄连阿胶汤辨治皮肤病初探 [J]. 河南中医，2015，35（11）：2599-2600.

[5] 马超，柴可夫. 黄连阿胶汤临床应用及理论探析 [J]. 中华中医药杂志，2015，30（4）：996-999.

[6] 龚俊华. 加味黄连阿胶汤治疗脂溢性脱发46例疗效观察 [J]. 新中医，2013，45（12）：102-103.

[7] 李月萍，伍芳. 黄连阿胶汤治愈掌跖脓疱病一例 [J]. 中华皮肤科杂志，1997（2）：68.

[8] 关绍良. 黄连阿胶汤新用 [J]. 新中医，1996（7）：53-54.

[9] 常敏毅. 黄连阿胶汤治疗顽固性皮炎 [J]. 山西中医，1986（4）：47.

（柳赛赛）

28. 乌梅丸(《伤寒论》)

【组方用法】

乌梅三百枚,细辛六两,干姜十两,黄连十六两,当归四两,附子六两(炮,去皮)、蜀椒四两(出汗),桂枝六两(去皮),人参六两,黄柏六两。

上十味,异捣筛,合治之,以苦酒渍乌梅一宿,去核,蒸之五斗米下,饭熟,捣成泥,和药令相得,内臼中,与蜜杵二千下,丸如梧桐子大,先食饮服十丸,日三服,稍加至二十丸。禁生冷、滑物、臭食等。

【方证辨析】

本方以黄连、黄柏清在上之热,又以细辛、附子、干姜、花椒驱在下之寒。另以人参、当归补其气血,桂枝降其冲气。妙在主用乌梅渍之苦酒,大酸大敛,一方面有助人参、当归以补虚,一方面有助黄连、黄柏以泄热,并还有制细辛、附子、干姜、花椒过于辛散的功能。此为治疗中虚寒自下焦,虚热上浮,固脱止利的要剂,酸苦辛甘并用,亦为驱虫的妙法。

【辨证要点】

厥阴证,寒热往来,手足厥冷,烦躁或腹痛、呕吐时缓时作或虚寒久痢属寒热错杂,上热下寒证者。

【皮肤病应用思路】

本方常用于病程日久,反复顽固不愈之皮肤病如慢性荨麻疹、皮肤瘙痒症、结节性痒疹、痤疮、银屑病等,但见其在下半夜丑时至卯时出现相关症状或症状加重者均有使用之机会。若有口干、怕冷、疲倦、四肢厥冷、半夜易醒等阴阳失调,寒热错杂之证,用之更能奏效。

【医案选录】

(1)皮肤瘙痒症:邓某,女,36岁,反复全身皮肤瘙痒难忍6年余。自诉6年前无明显诱因出现全身皮肤瘙痒剧烈,阵发性加重,尤以夜间为甚,难以遏止,每次搔至皮肤血流疼痛时方才住手。曾在多家医院皮肤科、内科诊治,服用过抗过敏西药及具有清热、凉血、祛风、止痒等功效的中药，疗效不显，经友介绍，延余诊治。查体：可见患者全身皮肤散在抓痕，血痂瘢痕，伴夜间难以入睡，头痛头胀，心烦不寐，口渴欲饮，不食饮食，大便稀溏，四肢不温，舌质润胖，边有齿印，苔薄黄，脉弦。临床辨证为厥阴寒热错杂，虚实夹杂，肝风内动。予乌梅丸加味，药用：乌梅 18g、细辛 4g、桂枝 8g、黄连 7g、川花椒 10g、黄柏 10g、制附片 8g、党参 15g、干姜 6g、当归 10g、白鲜皮 15g、蛇床子 15g，服用 6 剂后，患者自诉瘙痒明显减轻，心烦不寐有所好转，再以上方化裁。十余剂后症状消失，半年后随访未复发。

按： 皮肤瘙痒症，属中医"风瘙痒"，一般认为与感受风邪，血虚肝热，湿热浸淫等有关，临床多采用疏风、清热、凉血、养血、祛风等法治疗。但此案患者病程长，症状缠绵经久不愈，虽经清热、凉血、祛风、利湿等法治疗，亦无良效，属顽固性皮肤瘙痒症。因患者皮肤瘙痒日久，伴头痛头胀，脉弦，为肝风向上，向外扰动之象；由于久服清热、凉血之品，导致中焦脾胃虚寒，故不思饮食，便溏，四肢不温，舌润胖、边有齿印；心烦不寐，口渴苔黄，为内蓄蕴热。故辨证为厥阴寒热错杂，肝风扰动。取乌梅酸甘滋肝泄肝；附片、桂枝、细辛、川花椒与党参、当归同用，辛苦温阳；与黄连、黄柏同用，辛苦通降；加白鲜皮、蛇床子祛风止痒。诸药合用共奏酸收息风，辛热助阳，酸苦坚阴，寒热温凉，温清补益，攻补兼施之效；全方配伍，并行不悖，燮理厥阴阴阳虚实，使之归于平和，故能取得满意疗效。

（2）慢性荨麻疹：患者女，40 岁，全身瘙痒风团反复发作 3 年。春夏季节好发，秋冬好转。发病时先从颜面丘疹开始出现，后逐渐融合成片，瘙痒明显。平素易腹痛，大便稀，口干口苦，查体：躯干皮肤散在大小不等风团，以腹部及双下肢为重。舌质红，苔白腻，脉沉细。西医诊断：慢性荨麻疹，中医诊断：瘾疹，辨证属寒热错杂，予乌梅丸加减，药用：乌梅 60g，干姜 3g，细辛 3g，黄连 9g，当归 10g，制附子 3g，川花椒 6g，桂枝 10g，党参 10g，龙骨 20g，牡蛎 20g。共 15 剂，水煎服，日 1 剂。诸症痊愈。随访 1 年未复发。

按： 荨麻疹，属中医瘾疹范畴。《诸病源候论》曰："邪气客于皮肤，复逢风寒相折，则起风瘙瘾疹。"究其发病，多由风邪外袭，客于肌肤，营卫失调；脾胃郁热，复感风邪，内外不达，邪热郁于肌肤；气血不足，血虚生风；或血热生风等。前贤治疗多从风、火立论，多用宣发清凉、养血祛风之品。但久病易生他变、血虚邪恋、寒热互结。治当虚实兼顾，以防犯虚虚实实之戒。方中重用乌梅取其味酸汁多，可润其燥而风自息、热消。干姜、细辛、制附子、川花椒、桂枝温中州之脾阳,温里散寒,扶正以祛邪;黄连清解内热,以防姜附之燥;党参、当归养血,龙骨、牡蛎镇静,以防瘙痒之烦。

(3)痤疮:李某,女,25岁。初诊日期:2003年4月14日。患者颜面满布丘疹、色红、油腻,有少量白头粉刺,舌质红、苔薄黄,脉滑。小便黄,大便调,行经针刺样腹痛,手足畏寒,冬夏皆凉,既往有乳腺增生病史。西医诊断:痤疮;中医诊断:粉刺,辨证:上热下寒。治法:清上温下,引火归原。方以乌梅丸加减。处方:黄芩15g,黄连10g,知母10g,重楼20g,生山楂30g,淡竹叶10g,制吴茱萸10g,丹参15g,盐小茴香10g,醋香附15g,肉桂5g。共14剂,每日1剂,水煎服。服药后未见新发皮损,原有皮损好转,小便色稍黄。继服上方,服药1月余基本痊愈。

按: 本例患者皮疹色红,舌质红、小便黄为上焦有热,手足畏寒,行经腹痛为下焦有寒,属上下论治范畴。证属厥阴,故取乌梅丸之意,清上温下,引火归原。

【现代研究】

乌梅丸在皮肤科的临床应用以慢性皮肤病,迁延日久,辨证为寒热错杂为主,可使用于老年瘙痒症、慢性荨麻疹、慢性湿疹等久病不愈的患者。现代研究以病例报道和临床对照研究居多。临床随机对照试验表明,乌梅丸对腹型过敏性紫癜、老年性皮肤瘙痒症、肛门瘙痒症等均可以取得令人满意的治疗效果。同时黄文武的研究还观察到了患者肛周皮肤中PAR-2表达的下降,揭示其作用机制可能与抑制PAR-2的表达有关。乌梅丸在皮科有良好的应用前景,但现代研究不多,有待于进一步深入开展。

现代医家有开展五运六气对于"乌梅丸"的研究,《素问·阴阳离合论》曰:"三阴之离合也,太阴为开,厥阴为阖,少阴为枢。"厥阴为阴之"阖",两阴交尽,由阴出阳。若厥阴枢机不利,阴阳气不相顺接,则阳气难出,阴阳失调,可出现寒热错杂的各种病象,如四肢厥冷、巅顶疼痛、口干、心烦失眠及躁动不宁等。《伤寒论·辨厥阴病脉证并治》云:"厥阴病,欲解时,从丑至卯上。"顾植山教授认为,丑时至卯时正值阴气将尽,阳气初生,由阴出阳之时间节点,故厥阴病在丑时至卯时若"得天气之助",可邪退正复,"值旺时而解"则病愈;反之,则疾病不能向愈,甚至可逆转少阴成危重者。厥阴病的病机主要为枢机不利,临床表现出寒热错杂之候,而乌梅丸正是基于机体寒热错杂、阴阳不相顺接而设的方剂,为厥阴病主方。所以在"厥阴病,欲解时"通过厥阴病主方乌梅丸改变机体的阴阳运动,使机体顺应天地阴阳的变化,疾病就会有痊愈的希望。

参 考 文 献

[1] 李祥林,范瑞娟,吕增瑞,等.乌梅丸在皮肤科的临床应用[J].中国民间疗法,2012,20（10）:41.

[2] 周复兴.乌梅丸治疗腹型过敏性紫癜30例临床观察[J].北方药学,2011,8（12）:31-32.

[3] 韦晓.乌梅丸治疗老年性皮肤瘙痒症22例临床观察[J].中国保健营养,2013,23（7）:2067.

[4] 黄文武,廖莉萍,杨斌.肛周皮下游离术联合乌梅丸熏洗对肛门瘙痒症患者PAR-2靶点的研究[J].时珍国医国药,2013,24（9）:2171-2172.

（柳赛赛）

29. 银翘散（《温病条辨》）

【组方用法】

连翘一两,银花一两,苦桔梗六钱,薄荷六钱,竹叶四钱,生甘草五钱,芥穗四钱,淡豆豉五钱,牛蒡子六钱。

上杵为散,每服六钱,鲜苇根汤煎,香气大出,即取服,勿过煎。肺药取轻清,过煎则味厚而入中焦矣。病重者,约二时一服,日三服,夜一服;轻者三时一服,日二服,夜一服;病不解者,作再服。盖肺位最高,药过重,则过病所,少用又有病重药轻之患,故从普济消毒饮时时清扬法。今人亦间有用辛凉法者,多不见效,盖病大药轻之故,一不见效,随改弦易辙,转去转远,即不更张,缓缓延至数日后,必成中下焦证矣。胸膈闷者,加藿香三钱、郁金三钱,护膻中;渴甚者,加花粉;项肿咽痛者,加马勃、元参;衄者,去芥穗、豆豉,加白茅根三钱、侧柏炭三钱、栀子炭三钱;咳者,加杏仁利肺气;二、三日病犹在肺,热渐入里,加细生地、麦冬保津液;再不解或小便短者,加知母、黄芩、栀子之苦寒,与麦、地之甘寒,合化阴气,而治热淫所胜。

银翘散去豆豉加细生地丹皮大青叶倍元参方:即于前银翘散内去豆豉,加:细生地四钱,大青叶三钱,丹皮三钱,元参加至一两。

【方证辨析】

本方用金银花和连翘作为主药,取其疏散风热的特点,加用薄荷、牛蒡子等药物辛凉解表。荆芥、豆豉作为辛温药,起到开腠理透邪气的作用,同时加强辛凉解表的作用。豆豉本身有宣透胸中邪气的作用,配合荆芥发汗解表。方中用桔梗宣肺气,配伍芦根,一方面考虑热盛津伤,一方面则是宣透肺内风热之邪。此方为治疗温病初起的特色制剂。

银翘散加减法方义:银翘散义见前。加四物,取其清血热;去豆豉,畏其温也。(《温病条辨》)

【辨证要点】

温病初起。发热无汗或有汗不畅,微恶风寒,头痛口渴,咳嗽咽痛,舌尖红,苔薄白或薄黄,脉浮数。

【皮肤病应用思路】

本方常用于治疗因风温初起或风热袭肺而出现红斑、丘疹、风团等皮肤表现的皮肤病,如荨麻疹、皮肤瘙痒症、痤疮、寻常性银屑病等。若有口干、汗出不畅、咽痛等风温初起的表现,用之更能奏效。

【医案选录】

(1)银屑病:患者高某,男,12岁,2015年11月12日初诊。患者2周前患急性扁桃体炎,1周后躯干出现点状红色皮疹,不痒,近1月来皮疹逐渐增多,夜间瘙痒不适。咽干,大便干。检查:四肢、躯干见直径0.3~1cm的红色皮疹,上覆鳞屑,轻刮易脱,鳞屑脱后见膜样皮损,舌红,苔薄黄,脉浮数。中医诊断:白疕。证型:风热郁表,化火伤营。西医诊断:银屑病。治则:清热解毒,凉血祛风。方药:银翘散加减。药用:金银花9g,连翘9g,牛蒡子9g,淡竹叶9g,荆芥9g,生地15g,赤芍15g,紫草12,防风9g,大青叶12g,生槐花10g,生石膏12g,生大黄3g。7剂,水煎服,每日两次。二诊(2015年11月19日):服药后,皮疹已不痒,躯干、四肢皮疹消退40%,丘疹变平已无鳞屑,二便正常,舌淡红,苔薄白,脉数。上方去大黄,再服7剂。1周后电话告知皮疹全部消失。1年后随访未复发。

按:患者内有蕴热,复感外邪,风热之邪阻于肌肤,蕴于血分,血热生风而发皮疹,故立法以清热解毒,凉血祛风。组方以银翘散加减。方中金银花、连翘疏散风热、清热解毒,牛蒡子疏散风热、解毒利咽,防风、荆芥祛风止痒,生地、赤芍清热凉血，紫草凉血活血、解毒透疹，大青叶清热解毒凉血，生槐花清热泻火凉血，生石膏清热泻火、生津止渴，生大黄清热泻火，活血通便，诸药合用，共奏清热解毒，凉血祛风之功。

（2）荨麻疹：马某，女，21岁。主诉：右脚面皮肤突发红色风团伴瘙痒1天。自诉1天前因出汗受风后突然出现右脚面皮肤瘙痒难忍，片刻后出现一个红色风团，大小约3cm×3cm，形状规则，边界清楚，纳眠可，大小便可。查体：患者右脚面有一红色风团，瘙痒明显，大小约3cm×3cm，形状规则，边界清楚。舌质红，苔薄黄，脉浮数。中医诊断：瘾疹。西医诊断：荨麻疹。辨证：风热蕴肤。治法：疏风清热。处方：予银翘散加味。药用：金银花10g、连翘10g、荆芥10g、牛蒡子10g、淡豆豉6g、薄荷6g、芦根10g、防风10g、蝉蜕10g、当归10g、知母10g、白鲜皮10g。

服用3剂后，患者自诉怕风皮损基本消失，未瘙痒，再以玉屏风散化裁。十余剂后症状消失，半年后随访未复发。

按：荨麻疹，属中医"风瘾疹"，多因禀赋不受，又食鱼虾等荤腥动风等物；或因饮食失节而胃肠实热；或因平素体虚卫表不固，复感风热、风寒之邪，郁于皮毛肌腠之间而发病；再有情志不遂，肝郁不舒气机壅滞不畅，郁而化火，灼伤阴血，感受风邪而诱发。本病患者处于荨麻疹急性期，为风热客于肌表，引起营卫失调而致。方药选用银翘散加减，既能辛凉透表、清热解毒又能祛风止痒。金银花、连翘、疏散风热，薄荷、牛蒡子辛凉解表，荆芥、豆豉去性存用，解表散邪，配祛风止痒之防风、蝉蜕。风热之邪易伤阴血，故在急性期可适当加些当归、知母等，既能养血活血，又能清肺热生津。白鲜皮入药，能祛湿解毒止痒。诸药共用，故能取得满意疗效。

（3）疱疹性龈口炎　张某，男，7岁。主诉：1周前口腔及唇部出现白色疱疹及溃疡伴发热。于外院静点"消炎药"（具体用药及剂量不详）治疗3日，2日前热退，现口唇部仍有大量疱疹及溃疡面，咽痛，无咳嗽流涕，纳欠佳，大便3日未解，小便短赤，舌红、苔少，脉数。全血细胞分析：白细胞计数9.08×10^9/L，中性粒细胞比率59%，淋巴细胞比率27%，单核细胞比率9%，嗜酸性细胞比率2.3%；患儿就诊时精神欠佳，口痛不能言，咽痛不能食，嘱其张口观舌，质红，口中溃疡已连成片，痛剧，不可大开，故咽部未察，断其红赤也，其母诉自发病以来不能正常进食，饥饿甚时吸管吮入流质清淡饮食。中医诊断：口疮。西医诊断：疱疹性龈口炎。辨证：火热上灼，血热毒盛。治法：

清热泻火、凉血解毒。处方：方用银翘散合白虎汤加减。药用：生石膏 20g，金银花、连翘、炒牛蒡子、桔梗、荆芥穗、淡豆豉、芦根、知母、炒僵蚕、酒大黄、赤芍、牛膝、姜厚朴、麸炒枳壳各 10g，焦栀子、小通草、淡竹叶、薄荷（后下）各 6g。3 剂，每日 1 剂，水煎少量频服。

3 日后二诊：患儿溃疡较前减轻，疼痛缓解，进食水较前增加，无咳无涕，无发热，大便 2 日 1 行，质偏干，舌红、苔少，脉略数。查体时口已可正常张开，可见咽仍红，知其热未尽除也。初诊方酒大黄改为 6g，加炒莱菔子 10g，3 剂，服法同前。

又 3 日后三诊：患儿口唇溃疡消失，未诉疼痛，无咳无涕，无发热，纳可，便调，大便日 1 行，舌红、苔花剥，脉略数。为巩固疗效，调方如下：白术 15g，北沙参、麦冬、天花粉、太子参、知母、焦山楂、焦神曲、焦麦芽各 10g，玉竹、炙甘草各 6g。7 剂。水煎分 2～3 次服。

按： 脾开窍于口，其华在唇，心开窍于舌，其华在面，患儿口舌生疮，乃心脾积热、火热上灼所致。患儿初诊 2 日前热退，咽痛，大便干、3 日未解，可知邪在肺卫，故可选用辛凉透表、清热解毒之银翘散，然其辛凉平剂，恐其清热之力小，而此患儿患病 5 日，病程稍长，舌质红赤，脉数，可知其内热炽盛，遂取白虎汤中石膏、知母，加强清热泻火之效，以清其气分实热，方中焦栀子合银翘散中淡豆豉清心除烦，以解患儿心火炎上，不欲言语之苦，牛膝引心火下行，合通草、淡竹叶使火热之邪从小便而出，赤芍清热凉血、散瘀止痛，既可直接减轻患儿口疮病痛，又可凉血活血以清热，使全方清热力效，炒僵蚕具有散风热、止痛之功，合桔梗、荆芥穗、薄荷，有六味汤专治咽喉肿痛之意，厚朴、枳壳行气降气，使肺胃中上炎之火得降，厚朴与酒大黄相配，又可泻下 3 日未解之大便，肺与大肠相表里，大便得通，则肺气得降，乃标本同治之法。二诊时患儿症状减轻，疗效已现，热象虽减轻，未尽除也，故仍以清热解毒为主要治疗原则，效不更方，仍以原方治之，唯减方中酒大黄用量，因患儿大便已通，便质偏干又 2 日 1 行，故不可全去，方中加一味炒莱菔子以助消食，恐已弱之脾胃骤然得食不得运化。三诊时患儿病情基本消失，查体见咽已不红，舌仍红、苔花剥，可知久热阴已伤。故以沙参麦冬汤加减清养肺胃、润燥生津，加清热泻火、滋阴润燥之知母，既可清其余热，又可滋阴，太子参补气健脾、生津润肺，焦三仙健脾消食，白术益气健脾，乃热病后期养阴的基础上不忘顾护患儿脾胃。不仅可以彻底治愈疾患，还可以防止病情反复。（李萌，任勤. 银翘散加减治疗疱疹性口腔炎 1 则 [J]. 山西中医，2018,34(10):46.）

【现代研究】

现代研究中针对银翘散的药理机制研究众多,研究发现银翘散能增强巨噬细胞对异物的吞噬能力,对多型变态反应均有明显的抗过敏作用。其抗过敏活性主要是通过抗组胺作用而实现。围绕银翘散的抗菌抗病毒作用,有研究取小鼠随机分为治疗组、预防组及对照组。前两组分别以银翘散和土霉素灌胃给药,观察腹腔注射细菌悬液后 24h 内动物死亡情况,结果银翘散组与空白对照组比较,差异有统计学意义,与土霉素比较差异无统计学意义。整体来看,银翘散作为现代炎症治疗的用药,具有适应证多,药性缓和等特点,如今银翘散的临床新用正在被人们发现,未来会发挥更多的作用。

银翘散在临床治疗痤疮、急性荨麻疹、银屑病等皮肤类疾病均已得到良好的效果。文氏在银翘散治疗儿童手足口病的临床观察中,得出银翘散联合西药治疗较单纯西药治疗效果好,且可以减少不良反应及相关并发症。胡氏在临床中治疗小儿重症麻疹(肺热型)时,善于利用透热转气法,以金银花、连翘、芦根三者共用以透疹外出,并搭配芦根清热滋阴。最终 39 例患者全部治愈,温度降至正常范围平均需时 3.5 日。有力地证明了银翘散加减可以应用到麻疹肺热型的治疗中。运用本方随证加减也可以治疗口疮的风热乘脾证、手足口病、皮肤黏膜淋巴结综合征之卫气同病证等病证。银翘散在皮肤病多个病种的治疗上都收获了令人满意的疗效评价。其应用范围广泛。

参 考 文 献

[1] 闫素秋,郭扶平. 银翘散的现代研究及应用[J]. 光明中医,2012,27(11):2337-2339.
[2] 徐海青,贾妮. 论银翘散现代临床应用[J]. 辽宁中医药大学学报,2020,22(2):164-167.

（刘宇超）

30. 消风散(《外科正宗》)

【组方用法】

当归、生地、防风、蝉蜕、知母、苦参、胡麻、荆芥、苍术、牛蒡子、石膏各一钱,甘草、木通各五分。

水二盅,煎八分,食远服。

【方证辨析】

本方主用散风药,以荆芥、防风、牛蒡子、蝉蜕散风,再用当归、生地黄和胡麻仁养血润燥,木通清利湿热,使之从小便而出,苦参入血分除湿热,苍术燥湿。石膏、知母、甘草共用,以白虎汤之意,清肠胃之热。全方疏风泄热同时兼顾养血凉血。"风药能胜湿",本方同时又有清热除湿的功用。

【辨证要点】

以皮肤疹出色红,或遍身发出片状疹块,瘙痒难耐,抓破后渗出津水,苔白或黄,脉浮数有力为辨证要点。

【皮肤病应用思路】

用于荨麻疹、湿疹、玫瑰糠疹、面部激素依赖性皮炎、神经性皮炎、痒疹等疾病证属风热外袭,瘙痒明显者。

【医案选录】

(1)面部皮炎:患者,男,57岁。

主诉:面部红斑伴瘙痒1个月余。

现病史:患者1月余前无明显诱因面颊部出现红斑、脱屑,伴剧烈瘙痒,外院多次就诊,诊为面部皮炎,予以氯雷他定10mg、盐酸西替利嗪10mg,1次/天交替口服后,皮损好转,但马上复发,瘙痒减轻不明显。继就诊我科。

皮肤科检查:面部弥漫性红斑,可见细小脱屑,以面颊、额部为重。舌红,苔黄腻,脉弦滑。

中医诊断:桃花癣。

西医诊断:面部皮炎。

辨证:肺胃蕴热,风热上扰。

治法:疏风止痒,清热燥湿。

处方:方以消风散加减化裁。

药用:荆芥12g,防风12g,生石膏30g,通草12g,牛蒡子12g,知母12g,

苍术 12g,苦参 15g,蝉蜕 6g,荷叶 15g,生甘草 10g,生地黄 15g,山药 30g,牡丹皮 15g。

7 剂,水煎服,1 剂/天。

二诊:面部红斑消退,残留少许脱屑,瘙痒减轻一半。原方去荆芥、石膏,加地骨皮 15g,玄参 10g,续 14 剂,皮疹完全消退,瘙痒缓解。随访 3 个月未再发。

按: 面部皮炎,属中医"桃花癣""吹风癣"等范畴,一般认为与感受湿热毒邪,蕴于血分,血热生风等有关,临床多采用清热凉血,祛风止痒等法治疗。该患者以典型皮损伴风热征象为主要表现,病机为湿热郁于血分,搏结于面部,故颜面潮红,瘙痒脱屑,故辨证为血热生风。以荆芥、防风、蝉蜕、牛蒡子祛风散热,以苦参清热燥湿,苍术燥湿健脾,佐以石膏、知母清热泻火,通草利湿清热,生地黄、牡丹皮凉血解毒。诸药合用凉血消风,健脾化湿,药证相合,故能取得满意疗效。(潘胡丹,马雪婷,白彦萍.消风散组方及临床应用再探[J].中国中西医结合皮肤性病学杂志,2014,13(3):161-163.)

(2)玫瑰糠疹:患者朱某,女,17 岁。

主诉:躯干皮肤出现淡红色斑疹伴鳞屑 10 天。

现病史:患者 10 天前无明显诱因于腰背部及上腹部发现多处红色斑疹,红疹表面有细小秕糠状鳞屑,瘙痒剧烈,继而皮损泛发全身及四肢肘膝关节以上。在本市地区中心医院就诊,西医诊断为玫瑰糠疹,主要用氯雷他定片等药物口服治疗,并静滴药物治疗 1 周,症状无明显改善,仍然瘙痒剧烈,严重影响学习。

刻下:体形中等,月经已结束十余天,全身瘙痒剧烈,晚自习期间及夜间严重,饮食如常,睡眠质量略差,饮水少,大便干,小便少而黄;舌红、苔薄、舌面有红点;左脉细弱,寸脉滑,右脉缓而弱。

中医诊断:风热疮。

西医诊断:玫瑰糠疹。

辨证:风热血燥。

治法:疏风清热、凉血止痒。

处方:荆芥 9g,防风 9g,蝉蜕 10g,地肤子 15g,苦参 15g,苍术 9g,通草 6g,当归 15g,生地 30g,牡丹皮 12g,赤芍 12g,火麻仁 12g,桂枝 5g,甘草 5g。

共 3 剂,水煎服,每日 1 剂,早晚分服。嘱当天立即煎煮,下午放学后,饭后即可服用。其母反馈,当天晚自习放学时,瘙痒即减轻;次日中午,皮疹颜色消退大半。后随访得知,患者服药 3 剂后,皮肤瘙痒消失,皮疹已消退。

按：风热疮是一种斑疹色红如玫瑰、脱屑如糠秕的急性自限性皮肤病。皮损特点为常于躯干或四肢近端处出现圆形或椭圆形淡红色斑疹，称为原发斑或母斑；1～2周后，继发较小的、与母斑形态相似的圆形或椭圆形红斑，表面覆有鳞屑，称为子斑。方中荆芥、防风、蝉蜕、地肤子祛风止痒，火麻仁、生地黄、牡丹皮、当归滋阴凉血，取"治风先治血，血行风自灭"之意。（冯兴志.《外科正宗》消风散临床应用经验浅探[J].浙江中医药大学学报，2019，43（9）：1000-1001+1005.）

【现代研究】

中医有血热生风、血虚生风之说，其中尤以"风邪"及"血热""血虚"为临床上瘙痒性皮肤病的常见病因。消风散是临床治疗皮肤病的重要方剂，集疏风、清热、祛湿、养血、滋阴多种治法于一体。现代的药理研究证实，消风散作为抗Ⅰ型变态反应基本方，具有抗炎、抗过敏、免疫调节的作用。消风散能明显抑制血中组胺和白三烯等炎症介质的释放，降低毛细血管的通透性。郑咏秋通过实验研究发现，消风散可提升 SOD-1 活性、降低血栓素 A2（TXA2）水平，降低 TXA2 与贝前列素前列环素（PGI2）的比值，体现了其具有的抗炎作用。郑咏秋等研究发现，消风散具有抗过敏的作用，其机制可能是使白细胞介素 -2（IL-2）的水平降低，从而减轻小鼠皮肤瘙痒的症状。温炬等通过动物造模研究发现，消风散抑制Ⅰ型变态反应的作用机制与能影响小鼠体内的细胞因子白细胞介素 -4（IL-4）及炎症介质白三烯有关。郑秀宇等通过 ELISA 法检测小鼠模型的细胞因子发现，消风散同样有抑制Ⅳ型超敏反应的作用，其作用机制与可以降低动物模型体内的 IL-2 和 γ- 干扰素、增加 IL-4 水平相关。药理研究从实验的角度证实消风散对一些过敏性皮肤病有明显的疗效。

消风散全方疏风除湿、清热养血，在临床上应用范围广泛。原方及以该方为基础的加减方，对荨麻疹、湿疹、面部激素依赖性皮炎、接触性皮炎、马拉色菌毛囊炎等多种临床皮肤疾病兼有风、湿、热证候的，具有良好的疗效。有学者将 63 例风热犯表型荨麻疹患者随机分为治疗组 32 例（口服消风散）和对照组 31 例（口服依巴斯汀），治疗 2 周后治疗组在快速改善荨麻疹患者瘙痒、消退风团数目、提高生活质量等方面均优于对照组，证明消风散针对风热犯表型荨麻疹患者疗效确切。消风散不仅对慢性荨麻疹疗效确切，运用消风散配合西药治疗急性荨麻疹效果优于单纯应用西药治疗。现代临床证实此方可治疗皮肤科多种疾病,是攻克急慢性皮肤疑难疾病的常用处方之一。在临床应用本方时,重在掌握其主治病证的特征表现。使用本方的最关键是瘙痒症状,同时抓住疾病病机"风、湿、热"的特点,便能取得较好的疗效。

参 考 文 献

[1] 王海亮,李长慧,刘庆楠,等.《外科正宗》消风散治疗皮肤病研究进展 [J]. 中国中医药现代远程教育,2018,16(17):151-154.
[2] 白云飞. 消风散加减方联合依巴斯汀治疗风热犯表型荨麻疹的临床观察 [D]. 安徽中医药大学,2015.

(刘宇超)

31. 玉屏风散(《究原方》)

【组方用法】

防风一两,黄芪(蜜炙)、白术各二两。

㕮咀,每服三钱,水盏半,枣一枚,煎七分,食后热服。

【方证辨析】

本方益气固表,主治气虚表弱之证。方以黄芪补气,白术健脾,防风祛风,三药合用,达到益卫固表的作用,故方名"玉屏风"。李东垣有曰:"黄芪得防风而功益大,取其相畏而相使也。"为此方妙用之处。《成方便读》有云:"凡表虚不能卫外者,皆当先建立中气。故以白术之补脾建中者为君,以脾旺则四脏之气皆得受荫,表自固而邪不干。而复以黄芪固表益卫,得防风之善行善走者,相畏相使,其功益彰,则黄芪自不虑其固邪,防风亦不虑其散表。此散中寓补,补内兼疏,顾名思义之妙,实后学所不及耳。"

【辨证要点】

自汗不止,易感风寒等气虚表弱之证。

【皮肤病应用思路】

本方现代多用于治疗慢性荨麻疹等表虚卫外不固,外感风邪者,或单纯疱疹等感染性皮肤病因体虚不能外御邪毒而反复发作的病人。

【医案选录】

（1）皮肤瘙痒症：郭某，男，65岁。

主诉：皮肤干燥伴瘙痒4年。

现病史：患者自诉4年前自觉皮肤干燥伴瘙痒，热水淋浴后，瘙痒加剧，自行使用醋酸氟轻松乳膏等外涂后，疗效甚微，病情反复，无明显季节性。曾于外院使用功效清热解毒为主的中药治疗，效果不佳，就诊时瘙痒严重，皮肤干燥，体瘦乏力，入睡困难，舌淡黯，苔薄白，脉弦细。

专科检查：皮肤干燥，可见散在抓痕，结痂，搔抓后可见少许鳞屑，未见明显红斑、丘疹、水疱、糜烂及渗出。

中医诊断：风瘙痒。

西医诊断：皮肤瘙痒症。

辨证：血虚风燥，兼夹瘀滞。

治法：养血祛风。

处方：玉屏风散加味。

药用：白术12g，防风12g，黄芪15g，制首乌20g，当归15g，芍药15g，麦冬15g，茯苓15g，桑白皮12g，刺蒺藜15g，僵蚕12g，知母15g，金银花15g，红花12g，益母草15g，珍珠母20g。

服用十余剂后，患者诉瘙痒已去十之六七，但觉睡前瘙痒加重。调整用药，加重安神药物的使用。连服药1月余，诸症悉除。

按：皮肤瘙痒症，属中医"风瘙痒"，一般认为与感受风邪，血虚肝热，湿热浸淫等有关，临床多采用疏风、清热、凉血、养血、祛风等法治疗。本例患者年逾花甲，肝肾渐衰，精亏血虚，平素喜热水沐浴，伤津耗液，更使津血亏虚，血虚生风化燥，风盛则痒，又患者年事已高，多夹瘀滞，治宜养血活血，祛风止痒。方中予黄芪益气以生血，制首乌、当归、芍药养血润燥白术、茯苓补脾气以资后天，红花、益母草活血化瘀，防风、刺蒺藜、僵蚕祛风止痒。诸药共奏养血安神、滋阴润燥、祛风止痒之功。

（2）慢性荨麻疹：患者女，65岁。

主诉：全身反复出现皮疹8年余，加重半月。

现病史：患者自诉周身反复出现风团样皮疹8年，屡经中西药物治疗，症情反复不已,皮疹速起速消,伴轻度瘙痒。近半月来皮疹以晨起为多,伴瘙痒,服用氯雷他定片后,皮疹仍甚,大便日行,舌红,苔薄,脉细数。

专科检查:躯干及四肢可见散在大小不等的淡红色风团样损害,压之退色,皮肤划痕试验(+)。

辅助检查:IgE(+),过敏原检测示尘螨(+)、蟑螂(+),肝肾功能及甲状腺功能均正常。

中医诊断:瘾疹。

西医诊断:慢性荨麻疹急性发作。

辨证:腠理不固,外感风邪。

治法:益气固表,疏风清热。

处方:玉屏风散加减。

药用:黄芪 9g、浮萍 9g、陈皮 9g、白术 9g、防风 9g、白鲜皮 9g、紫草 9g、茜草 9g、苍耳草 9g、乌梅 6g、荆芥 6g、桑叶 6g、焦六曲 15g。

14 剂,水煎服。配合口服氯雷他定 10mg,1 次 / 天。

二诊:皮疹晨起发作较前减轻,入夜稍有新发,夜寐欠安,大便日行,舌红,苔薄腻,脉弦。前方加生地黄、煅瓦楞、合欢皮各 15g,苍术、黄柏各 9g,14 剂。口服氯雷他定同前。

三诊:皮疹发作频率同前,痒减,寐安,舌淡红,苔薄,脉细。前方去苍术、合欢皮,加玄参 9g,14 剂。口服氯雷他定同前。

四诊:皮疹发作频率减少,3～4 天间隙发生风团少许,减氯雷他定为 10mg,口服,隔日 1 次。时有咽痒,大便干结,舌红,苔薄,脉弦。前方去苍耳草,加金荞麦、茅芦根、瓜蒌仁各 15g,14 剂。

五诊:皮疹偶发,舌红,苔薄腻。停服氯雷他定。前方去瓜蒌仁,加白蒺藜 12g,14 剂。

六诊:无皮疹发生,无瘙痒,症情痊愈。舌淡红,苔薄,脉弦。前方去乌梅,加仙灵脾 12g,枳壳 9g,续服 28 剂巩固治疗。嘱患者注意饮食起居。忌辛辣鱼腥发物。随访 3 个月,未见复发。

按:本方所治荨麻疹多属平素体弱、气血不足、感受风寒之邪而致内不得疏泄,外不得透达,郁于皮肤腠理之间,邪正相搏而发病。《类经》云:"正气即虚,则邪气虽盛,亦不可攻,盖恐邪未去而正先脱。"治疗以扶正祛邪,标本兼顾为法,治拟益气固表、调和营卫、止痒祛风,方用"玉屏风散"化裁而成。"玉屏风散"中黄芪益气养血,白术健脾益气生血而扶正,防风祛风止痒而不留邪;另白鲜皮、苍耳草、浮萍清热凉血、止痒、祛风;甘草调和诸药,同时有类皮质激素样作用。诸药合用共奏益气养血、固表和营而扶正之功,祛风清热而祛邪,邪去正自安。[李咏梅.玉屏风散在皮肤科的临床应用[J].中国医学文摘(皮肤科学),2017,34(2):198-205.]

【现代研究】

玉屏风散可调节机体的免疫功能,具有改善性腺功能,延缓性腺衰老的作用,这可能与调节激素水平有关,其含药血清具有抗皮肤角质形成细胞和皮肤成纤维细胞光老化的作用,其作用机制与直接促进细胞生长和增殖有关。玉屏风散同样具有保护紫外线照射而引起大鼠皮肤光老化的作用,其作用机制可能是其能够清除自由基、促进表皮细胞的分裂,增强真皮胶原蛋白合成;玉屏风散具有减少表皮朗格汉斯细胞迁移,保护其树突状结构的作用。对于玉屏风散的实验研究大多侧重于其对免疫功能的影响,认为玉屏风散有明显增强自身免疫系统功能的效果,且玉屏风散的起效机制也多是通过激发自身免疫系统来实现。

玉屏风散对于缓解免疫紊乱造成的儿童过敏性紫癜有很好的辅助治疗作用,且复发率降低。在带状疱疹及后遗神经痛的治疗方面,玉屏风散能起到固表而不致留邪、祛邪而不伤正的作用。有报道应用桃红四物汤配合玉屏风散治疗带状疱疹及后遗神经损伤方面,与西医治疗方法阿昔洛韦片、吲哚美辛肠溶片、甲钴胺片等对照,有效率高,不良反应较小,经济简便,值得在临床上推广应用。玉屏风散制剂及其加减化裁方对不同年龄段的皮肤病均能改善患者的临床症状,安全可靠,疗效良好。

参 考 文 献

[1] 赵子申,高雅丽,刘文芳,等.玉屏风散现代药理学研究及皮肤科研究进展[J].中国中西医结合皮肤性病学杂志,2018,17(2):187-189.

[2] 耿利娜,薛征.玉屏风散临床运用及药理研究进展[J].山东中医杂志,2020,39(12):1369-1374.

[3] 马凯,刘颖,康素刚,等.玉屏风散制剂的药学实验及临床应用进展研究[J].现代中西医结合杂志,2020,29(5):565-570.

(刘宇超)

32. 防风通圣散(《黄帝素问宣明论方》)

【组方用法】

防风通圣散

防风、川芎、当归、芍药、大黄、薄荷叶、麻黄、连翘、芒硝(朴硝是者)以上各半两,石膏、黄芩、桔梗各一两,滑石三两,甘草二两,荆芥、白术、栀子各一分。

上为末,每服二钱,水一大盏,生姜三片,煎至六分,温服。涎嗽者,加半夏半两,姜制。

【方证辨析】

方中麻黄、防风、生姜、芥穗、薄荷发汗解表,使毒邪随汗由体表而去;大黄、芒硝泻热通便,将里热积滞从大便排到体外;栀子、滑石清利湿热利尿,引毒邪从小便排出;石膏、黄芩、连翘清泻肺胃积热;当归、芍药、川芎养血和血;白术健脾燥湿;甘草调和诸药,又能守中和胃,使本方威而不猛,祛邪而不伤正,诸药配伍扶正祛邪,调和气血,上下分消,表里同治,共起解表通里、散风清热之效。

【辨证要点】

治一切风寒暑湿,饥饱劳役,内外诸邪所伤,气血怫郁,表里三焦俱实证者。

【皮肤病应用思路】

防风通圣散是表里双解剂,具有疏风解表、清热通便之功效,主治荨麻疹、头面疖痈、皮肤瘙痒等风热炽盛,表里俱实之证。病者常伴有憎寒壮热,头目昏晕,目赤睛痛,耳鸣鼻塞,口苦舌干,咽喉不利,唾涕稠黏,咳嗽上气,大便秘结,小便赤涩,疮疡肿毒,折跌损伤,瘀血便血,肠风痔漏,手足瘛疭,惊狂谵妄,丹斑瘾疹等症状。

【医案选录】

(1)玫瑰糠疹:范某,女,12岁。

主诉:胸背部及上肢红色斑丘疹伴剧痒半月余。

现病史:患者自诉半个月前无明显诱因胸部出现一红斑,伴痒感,初起如指甲盖大小,表皮有脱屑。数日后胸背部及两侧上肢突然发起类似红色皮疹,大小不等,痒感更加明显,曾在某医院诊断为玫瑰糠疹,经治疗无效,遂至我院门诊就诊。发病以来,饮食睡眠可,二便正常,舌红,苔薄白稍腻,脉弦细滑。

专科检查:胸背部,双上肢散在大小不等的红色斑疹,呈椭圆形或不规则形,皮疹边缘不整齐,长轴与肋骨平行,表面覆有较多的细碎糠皮状鳞屑。

中医诊断:风热疮。

西医诊断:玫瑰糠疹。

辨证:血热兼感湿热毒邪。

治法:清热除湿养血。

处方:防风通圣散加减。

药用:生地黄 12g,当归 9g,荆芥 9g,蝉衣 6g,苦参 10g,白蒺藜 9g,知母 10g,生石膏 15g,生甘草 6g,生薏苡仁 15g,泽泻 10g。

7 剂,水煎服。

服方后自觉瘙痒减轻,皮损表面鳞屑减少,无新发皮疹。上方加白术 9g,茯苓 9g,继服二十余剂后皮疹已退尽,症状消失,临床治愈。

按:风热疮是一种斑疹色红如玫瑰、脱屑如糠秕的急性自限性皮肤病。本案患者皮疹颜色鲜红,鳞屑较多,且痒感明显,以清热凉血、祛风止痒为法。生地清热凉血,荆芥、蝉衣、白蒺藜祛风止痒,苦参、泽泻、生薏苡仁清热除湿。当归养血和血,知母、生石膏清热泻火,生甘草调和诸药。二诊时症状减轻,加白术、茯苓健脾除湿。

(2)荨麻疹:王某,女,28 岁。

主诉:周身风团样皮疹伴瘙痒 4 天。

现病史:患者 4 天前因受凉后出现发作性全身皮肤瘙痒,继之周身皮肤出现淡红色风疹团,消退后不留痕迹,反复发作,睡眠差,大便干燥。经服氯苯那敏、维生素 C 等药物无明显疗效。诊见:四肢、躯干及颈部皮肤散在大小不等之淡红色风疹块,瘙痒难忍,舌质淡红、苔薄黄,脉滑数。

实验室检查:未见异常。

中医诊断:瘾疹。

西医诊断:急性荨麻疹。

辨证：风寒外袭，内蕴湿热。

治法：疏风解表，通腑泄热。

处方：防风通圣散加减。

药用：麻黄10g、荆芥10g、防风10g、薄荷（后下）6g、酒大黄10g、芒硝10g、生石膏（先煎）20g、黄芩10g、当归10g、白术10g、滑石20g、川芎10g、连翘10g、桔梗10g、白芍15g、甘草6g。

7剂，每天1剂，水煎服，分早晚2次温服。嘱其忌食辛辣食物。

自述服4剂后症状完全消失，为巩固疗效又服完3剂。随访6个月无复发。

按：荨麻疹是以皮肤、黏膜反复出现瘙痒性风团为特征的过敏性皮肤病。本病的病因较复杂，如治疗不及时转为慢性，则缠绵难愈，给患者带来很大的痛苦。荨麻疹属中医学"瘾疹""风团""游风"等范畴，其发病原因为禀性不耐，风寒、风热之邪客于肌表而致营卫不和所致；或肠胃湿热，复感风邪，内不得疏泄，外不得透达，郁于皮毛腠理之间而发；或因食鱼虾荤腥发物，以致湿热内生，逗留肌肤所致；或平素体弱，气血不足，血虚生风也可发生本病。临床特征为皮疹发无定时，消退无常，不留痕迹，与中医学的风性善行数变的特性相似；皮肤出现淡红色风疹团，瘙痒无度，缠绵难愈，与中医学的湿性黏滞难化，加之阴血不足，血虚风燥的性质相似。故认为外感风邪，湿热内蕴，血虚风燥为本病的主要病机。治疗应以疏风解表，通腑泄热，养血和营为原则。方以防风通圣散加减，正切合本病的病因病机。方中麻黄、荆芥、防风、薄荷发汗解表，使风寒之邪从汗而解；大黄、芒硝破结通便，使里热从下而出；滑石、甘草清热、利小便；桔梗、石膏、黄芩清肺胃之热；当归、白芍养血和营；连翘清热退肿；白术健脾燥湿；诸药合用共奏祛风解表，清热利湿，调和气血之效。用于治疗急慢性荨麻疹疗效显著。在临床治疗时发现，本病初起邪气表浅，正气尚存，故急性荨麻疹易于治愈；久病气血亏虚，邪入营血则缠绵难愈，常需加入善于走窜，搜风通络，祛风止痒之虫类药物（如乌梢蛇、僵蚕等），方能奏效。同时慎避风寒，忌食辛辣刺激性食物亦为重要的措施。（孙旭.防风通圣散加减治疗荨麻疹42例[J].中医杂志，2009，50（S1）：188-189.）

【现代研究】

现代学者针对防风通圣方治疗皮肤病的机制进行了一系列的研究。陈桂芳研究防风通圣丸对特应性皮炎小鼠的作用,结果显示在给予防风通圣丸后,特应性皮炎模型小鼠湿疹样皮炎缓解,脾脏指数有下降的趋势。病理切片结果显示,小鼠皮肤表皮增厚减轻、炎性细胞数目减少及细胞间水肿减轻;血清IgE 水平降低,差异有统计学意义($P < 0.01$);真皮层中肥大细胞浸润数目减少。免疫组化结果表明,炎症细胞因子在皮肤中的表达显著降低。可见防风通圣丸对特应性皮炎小鼠有治疗作用,其左右机制与降低血清中总 IgE 水平,减少皮肤真皮层中肥大细胞的浸润、减轻 Th2 型细胞因子的表达有关。

临床研究方面,学者认为其在主治风热炽盛,表里俱实之证的皮肤病方面具有优势。任昌伟等用防风通圣散合六味地黄丸治疗老年人糖尿病皮肤瘙痒,也取得了较好的疗效。李爱萍对 46 例 16～28 岁的面部痤疮患者予防风通圣丸治疗 2～5 月,总有效率 98%。大多学者认为防风通圣散能调和营卫,达到充实肌肤、腠理之效。同时,清利肌肤之湿热,养血和血祛风。因此对风热炽盛表里俱实性的皮疹具有良效。

<h3 style="text-align:center">参 考 文 献</h3>

[1] 陈桂芳,郝佳旭,高娟,等. 防风通圣丸对特应性皮炎小鼠的保护作用 [J]. 中华中医药学刊, 2022, 40(01): 139-143+278-285.

[2] 任昌伟,马锦文. 防风通圣丸加六味地黄丸治疗老年糖尿病皮肤瘙痒症 41 例 [J]. 中医研究, 2005(10): 54.

[3] 李爱萍. 防风通圣丸(散)治疗面部痤疮 [J]. 河南中医, 2003(11): 54.

(刘宇超)

33. 加味逍遥散(《内科摘要》)

【组方用法】

当归、赤芍、茯苓、白术(炒)、柴胡各一钱,牡丹皮、栀子(炒)、甘草(炙)各五分,水煎服。

【方证辨析】

逍遥散既补肝体又助肝用,是气血兼顾、调和肝脾的名方,具有疏肝理气、健脾养血清热之功能；加牡丹皮、栀子则为加味逍遥散，是治疗肝脾不调、肝郁化火的经典方剂。方中柴胡疏肝理气；当归、白芍养血柔肝，调和情志；白术、茯苓健脾化湿、运化有权则气机调畅；炙甘草益气补中，缓肝之急；牡丹皮泻血中伏火；栀子泻三焦之火。全方共奏疏肝清热，养血健脾之功。

【辨证要点】

加味逍遥散主治肝郁化火兼脾虚证。情绪低落，忧郁悲伤，思虑过度，致肝气失于疏泄，气机失常，日久则化热化火，气机升降失度，阴阳失衡，脏腑功能失调，气血失调而发病，症见烦躁易怒，或自汗，或盗汗，或头痛，目涩，或颊赤口干，或月经不调，少腹作痛，或小腹坠胀，或小便涩痛。

【皮肤病应用思路】

加味逍遥散具有疏肝健脾，养血调经的作用，专治肝郁血虚，化火生热诸症。《素问·灵兰秘典论》云："肝者，将军之官，谋虑出焉。"肝脏喜调达而恶抑郁，肝气郁则疏泄功能失常，气机升降失调，脏腑功能受损，从而诱发各种皮肤疾病。因此，加味逍遥散也是皮肤科临床上最为常用的经典方剂之一，可治多种发病有情绪起伏的诱因或者伴有情志障碍的皮肤疾患，如黄褐斑、痤疮、带状疱疹、白癜风、斑秃、神经性皮炎、胆碱能性荨麻疹等。

【医案选录】

（1）黄褐斑：陈某，女，42岁，2015年9月20日初诊。

主诉：面部出现黄褐色斑3年。

现病史：患者于3年前产后面部出现黄褐色斑片，以两颧部为重，近来范围逐渐扩大，颜色逐渐加深。

现症：两颧部可见黄褐色斑片，境界不清，伴面色萎黄，情绪烦躁易怒，失眠多梦，倦怠乏力，月经前后不定，经血量少，舌淡红、苔白，脉弦。

中医诊断：鼾黑斑。

西医诊断：黄褐斑。

辨证：肝郁脾虚，气血不足。

治法：疏肝健脾，益气养血。

处方：柴胡10g，牡丹皮10g，栀子10g，白芍15g，当归15g，香附15g，白术 10g,茯苓 10g,红花 10g,川芎 10g,酸枣仁 15g,炙黄芪 30g,生甘草 6g。14 剂,每日 1 剂,水煎 400ml,分早晚两次饭后 1 小时温服。复诊患者色斑减轻。

按:患者产后情志抑郁,影响肝之疏泄,肝郁气滞,日久气郁化火,气滞血瘀;肝郁乘脾,脾虚血虚,血不养肤,而发生色斑,故选用加味逍遥散加减治疗。在经方基础上加香附理气活血,炙黄芪健脾益气,红花、川芎活血化瘀,酸枣仁养血安神,全方共收疏肝健脾,益气养血活血的功效。

(2)痤疮:邢某,女,27 岁,2016 年 5 月 3 日初诊。

主诉:面部出现红色丘疹 2 个月。

现病史:患者近 2 个月来面部反复出现红色丘疹、粉刺,上有脓头,皮疹常于月经前加重。现症见面部多发数个红色丘疹、结节,上有脓头,面部脂溢较多。平素工作压力较大,熬夜,喜食油腻,舌胖,舌尖红、苔薄,脉弦数。

中医诊断:粉刺。

西医诊断:痤疮。

辨证:肝郁脾虚,湿热外蕴。

治法:疏肝健脾,清热除湿。

处方:柴胡 10g、白芍 10g、当归 10g、白术 15g、茯苓 15g、薏苡仁 30g、蒲公英 30g、连翘 15g、茵陈 15g、甘草 6g、牡丹皮 6g、栀子 12g、黄芩 12g,14 剂,每日 1 剂,水煎 400ml,分早晚两次饭后 1 小时温服。二诊患者皮疹消退,尚遗留部分结节,色黯红,加三棱、莪术各 15g。

按:患者平时工作压力较大,日久肝气郁结,气滞血瘀;患者喜食油腻,影响脾胃运化,化湿生热,气血湿热搏结于面部,发为痤疮。选用加味逍遥散加减治疗,在经方的基础上,加生薏苡仁、茵陈化湿,蒲公英、连翘、黄芩清热解毒,全方共奏疏肝健脾,清热除湿的功效。二诊患者尚有结节未消,加三棱、莪术活血散结。

(3)荨麻疹:张某,男,33 岁 2015 年 4 月 3 日初诊。

主诉:全身起皮疹伴瘙痒 2 年。

现病史:患者自诉 2 年前无明显诱因全身起皮疹,时起时消,自诉近期工作压力较大,每于心情烦躁时加重,瘙痒剧烈,曾服氯雷他定片、马来酸氯苯那敏等西药治疗无效,纳差,眠差,胸胁饱胀感,口不干,二便尚可。现症:人工划痕试验(+++),皮疹不显。舌嫩红,边有齿痕,苔白,脉弦滑。

中医诊断:瘾疹。

西医诊断:荨麻疹。

辨证:肝郁脾虚,风邪内伏。

治法:疏肝健脾,祛风止痒。

处方:柴胡 10g、乌梅 10g、当归 10g、白芍 10g、白术 10g、茯苓 10g、防风 12g、荆芥 12g、丝瓜络 10g、徐长卿 10g、冬瓜皮 15g、白鲜皮 15g、蝉蜕 10g。

14 剂,每日 1 剂,水煎 400ml,分早晚两次饭后 1 小时温服。药后症状减轻。

按:患者工作压力过大,情志失调,肝气郁结,肝郁乘脾,脾失健运,脾虚则土不生金,腠理不得充实,易于感受外邪而发疹。选用加味逍遥散加减治疗。方中白术、茯苓、冬瓜皮健脾除湿;白鲜皮清热燥湿;柴胡、防风、荆芥、蝉蜕、丝瓜络、徐长卿散风通络止痒;乌梅敛阴;当归、白芍养血,全方共奏调肝理脾,祛风止痒的功效。

(4)带状疱疹:汪某,男,37 岁,2016 年 1 月 12 日初诊。

主诉:右侧胁肋部瘙痒、疼痛 3 年。

现病史:患者自 3 年前患带状疱疹后遗留后遗神经痛,现症:右侧胁肋部经常瘙痒,时有疼痛,平时应酬较多,工作压力较大,大便长期不成形,舌黯、舌尖红,苔薄,脉弦滑。

中医诊断:蛇串疮。

西医诊断:带状疱疹。

辨证:肝郁脾虚,血瘀湿蕴。

治法:疏肝健脾,化湿活血。

处方:柴胡 15g、炒白术 10g、白芍 12g、茯苓 15g、当归 12g、黄芩 15g、郁金 12g、全蝎 12g、元胡 30g、三七 3g、薤白 12g、桔梗 12g、生甘草 15g、川芎 12g、红花 12g、姜半夏 10g、丹参 15g。

14 剂,每日 1 剂,水煎 400ml,分早晚两次饭后 1 小时温服。药后瘙痒、疼痛明显减轻。

按:患者中年男性,平时工作压力较大,影响肝之疏泄,日久气滞血瘀;平素饮食不节,伤及脾胃,脾气亏虚,不能运化水谷精微,日久痰湿渐生。脾虚气虚,不能推动气血运行,故既往皮损处仍疼痛不得缓解。选用加味逍遥散加减治疗。方中柴胡、炒白术疏肝健脾,白芍养血柔肝,黄芩、茯苓、姜半夏燥湿化湿,郁金行气化瘀,元胡行气活血止痛,薤白通阳散结,行气导滞,全蝎散结止痛,三七、当归、川芎、红花、丹参活血止痛,生甘草调和诸药。全方共收疏肝健脾,化湿活血的功效。

（5）白癜风:李某,女,52 岁 2015 年 12 月 20 日初诊。

主诉:全身泛发多个白斑 5 年。

现病史:患者 5 年前无明显诱因,躯干处出现 2 个铜钱大小的白斑,就诊于某医院,诊断为白癜风,予地塞米松膏外用,后白斑逐渐增多、扩大、泛发全身。现症:患者全身泛发数个白斑,腹部皮肤白斑较为密集,边界不清,大小不等,如地图状,面部左侧眼睑下有一蚕豆大小白斑,呈淡白色,境界不清。平素经常自觉心慌乏力,容易紧张,汗多,脱发明显,夜间多梦,容易早醒。3 个月前已绝经。进食量少,二便正常。

中医诊断:白驳风。

西医诊断:白癜风。

辨证:血虚肝旺。

治法:养血活血,清肝疏肝。

处方:柴胡 10g、白芍 12g、川芎 12g、当归 12g、桃仁 12g、红花 12g、白蒺藜 40g、马齿苋 15g、防风 12g、石决明 30g、远志 15g、白薇 15g、鸡血藤 15g、补骨脂 15g、五味子 10g。

每日 1 剂,水煎 400ml,分早晚两次饭后 1 小时温服。

服药 2 个月患者诉面部左侧眼睑下的白斑已消失,其他部位的白斑颜色也有色素岛出现,出汗、脱发等症状明显减轻。

按:本案中患者中年女性,正值绝经前后,血亏精少,肌肤失养,发为白斑,加之女子七七之后,肾阴渐亏,阴不敛阳,加之平素工作压力较大,气机不畅,肝阳偏亢,故本案证属血虚肝旺,予加味逍遥散加减。方中柴胡搭配白芍、川芎、当归、桃仁、红花疏肝柔肝,养血活血;白蒺藜、防风疏肝祛风;马齿苋、白薇清热益阴;石决明平肝潜阳;远志宁心安神;鸡血藤补血活血通络;补骨脂、五味子滋补肾之阴阳;全方共奏养血活血,清肝疏肝的功效。

【现代研究】

加味逍遥散是调节情志的经典方剂,在治疗机制上,加味逍遥散在神经递质、激素分泌水平、肠道菌群、下丘脑 - 垂体 - 肾上腺轴（HPA）等方面都有很好的调节作用,且用于疾病治疗复发率低。

加味逍遥散在皮肤科应用广泛,在临证时要善于抓皮肤病的主要病机,只要皮疹主要分布在肝经区域,或发病与情志失调有关,或伴发月经失调,并且有化热化火表现的患者均可以考虑用本方加减治疗。

参 考 文 献

[1] 徐玲,郭丽珍,吕雄,等. 加味逍遥散调周法对乳腺增生患者血清性激素水平的影响 [J]. 广州中医药大学学报,2019,36(4):487-491.

[2] 靳冉,岳枫,朱晓光,等. 加味逍遥丸对更年期大鼠行为学及神经 - 内分泌的影响 [J]. 中华中医药杂志,2019,34(7):3289-3291.

（孙玉洁）

34. 当归饮子（《重订严氏济生方·疗癣门》）

【组方用法】

当归(去芦)、白芍药、川芎、生地黄(洗)、白蒺藜(炒,去尖)、防风(去芦)、荆芥穗各一两,何首乌、黄芪(去芦)、炙甘草各半两。

上咬咀。每服四钱,用水一盏半,姜五片,煎至八分,去滓温服,不拘时候。

【方证辨析】

当归饮子方中之当归、川芎、白芍、生地黄为四物汤组成,滋阴养血以治营血不足,同时取其"治风先治血,血行风自灭"之义,变四物汤养血调经之意而为养血润燥,活血祛风之用;何首乌滋补肝肾,益精血;防风、荆芥穗辛温发散,疏风达表,祛全身上下之风;白蒺藜平肝疏风止痒,活血祛风;黄芪益气扶正固表;甘草益气和中,调和诸药。诸药合用,共奏养血润燥,祛风止痒之功。全方配伍严谨,益气固表而不留邪,疏散风邪而不伤正,有补有散,标本兼顾。本方养血之功胜于祛风,常用于阴血亏虚兼有风邪的各种慢性皮肤病。

【辨证要点】

本方具有很好的养血祛风润燥的作用,主治心血凝滞,内蕴风热,皮肤疥疮,或肿或痒,或脓水浸淫,或发赤疹。尤其对于瘙痒较甚、表皮干燥的血虚兼有风邪或瘀滞的各种慢性皮肤病,均可使用本方加减治疗。

【皮肤病应用思路】

当归饮子具有养血润燥,活血祛风之功。血虚则皮肤痒,干燥脱屑,伴有风邪,则瘙痒明显,故本方常用于治疗以血虚风燥为主要病机的瘙痒症、湿疹、荨麻疹、银屑病等。

【医案选录】

(1)慢性荨麻疹:患者,女性,38岁,因"皮疹伴瘙痒反复发作1年余"于2016年6月26日初诊。患者诉1年来病情反复发作,迭经中西医治疗,效果不显,仍时起时消,皮肤瘙痒伴皮疹风团,色红,天气热时明显,无腹痛及关节痛,尿检正常。舌淡红、苔薄白,脉沉细。处方:黄芪30g,荆芥10g,防风10g,赤芍10g,生地黄15g,当归12g,川芎10g,制首乌30g,白蒺藜30g,红花10g,桃仁10g,牡丹皮15g,紫草15g白鲜皮30g,乌梢蛇30g。14剂,1剂/天,水煎,分3次服用。2016年7月10日二诊:诉药后荨麻疹减轻,但仍时有散发,舌脉同上,守上方加僵蚕10g,蝉衣6g,续进14剂,煎服法同前。2016年8月7日三诊:诉药后近1月来荨麻疹未发,遂予停药观察。2016年9月至2017年2月期间患者曾因他病来诊,均告知荨麻疹未复发。

按:"血虚则肌肤失养,化燥生风;气虚则卫外不固风邪易袭",气血俱虚致使血行瘀滞不通,常常是血虚与血瘀夹杂,故治疗上需加入少量活血化瘀之品,达到"血行风自灭",同时注意活血之力不可过猛,且保留或加大原方中黄芪用量,防止活血药耗气太过,伤及正气。本例患者皮疹瘙痒反复发作年余,皮损色红,遇热加重,结合舌脉,四诊合参,诊为慢性荨麻疹,血虚与血瘀夹杂证,故初诊方在当归饮子的基础上加用桃仁、红花活血化瘀,加牡丹皮、紫草清热凉血,加白鲜皮、乌蛇肉燥湿祛风止痒。方证对应,初诊即效,但仍散发;二诊守方再加僵蚕、蝉衣以增祛风止痒之功,三诊来诉病未再作,后随访半年亦未复发。当归饮子加减治疗慢性荨麻疹,治风理血,标本同治,疗效确切。

(2)老年瘙痒症:患者男,73岁,2018年7月5日初诊。患者全身皮疹伴瘙痒5年余,近4月加重,夜间瘙痒明显,影响睡眠,夏轻冬重,查体可见全身皮肤干燥,伴白色脱屑,散在抓痕、血痂、色素沉着。平素口干喜饮,舌边尖红,少苔,脉沉细。中医辨证:血虚风燥证,处方:当归、炒白芍各15g,生地黄9g,川芎6g,制首乌9g,白蒺藜15g,防风10g,荆芥12g,黄芪30g,炙甘草6g,白鲜皮 15g，地肤子 10g，浮萍 6g。每日 1 剂，水煎服。嘱患者少食腥膻，忌酒。治疗 1 周后复诊，瘙痒明显减轻，白天少有发作，夜间偶有瘙痒，已可安静入睡，效不更方，巩固再服 28 剂，基本无瘙痒，抓痕亦大部分消退，随访 1 年未复发。

按： 该患者年老气血亏虚，且病程日久，血虚风燥，肌肤失养所致皮肤瘙痒，气虚血滞，津液不得正常疏布而口干喜饮，舌红、少苔，脉沉细，亦为血虚风燥之象。故用当归饮子养血益气，疏风止痒。重用补气要药黄芪至 30g，配伍养血活血之炒白芍、生地黄、川芎，气行推动血达于肌表。加白鲜皮、地肤子以祛风除湿止痒；加浮萍穿透表里，疏散风邪。

【现代研究】

当归饮子取自宋代严用和原著的《重订严氏济生方》一书，主治血虚风燥之证。宋宗诩从玄府角度出发，认为当归饮子遣方组药体现了玄府相关治则，包括"通玄府"与"固玄府"。其中通玄府治法结合临床辨证可酌情使用补虚、理气、活血、凉血、祛痰、运水、清热解毒、攻下等治法，适当一法或多法组合应用。当归饮子中的荆芥、防风辛散具有开玄府的作用。固玄府当以益气固表之药，如当归饮子中的黄芪可达此功效。"通玄府"与"固玄府"并用，最终使腠理开阖功能恢复正常，广泛应用于皮肤科临床。

当归饮子主要适用于慢性病程的皮肤科疾病，如临证时病机以血虚风燥为主，可以考虑应用本方加减治疗。

参 考 文 献

[1] 张启盈，曹毅. 曹毅活用当归饮子治疗皮肤病经验举隅 [J]. 中国乡村医药，2020，27（10）：34-35.

[2] 宋宗诩，张静静，彭丽，等. 从"玄府"角度浅探当归饮子治疗慢性荨麻疹 [J]. 时珍国医国药，2019(2)：420-421.

（孙玉洁）

35. 枇杷清肺饮(《医宗金鉴》)

【组方用法】

人参三分，枇杷叶(刷去毛，蜜炙)二钱，甘草(生)三分，黄连一钱，桑白皮(鲜者佳)二钱,黄柏一钱,水一钟半,煎七分,食远服。

【方证辨析】

方中枇杷叶味苦、微寒,清泄肺胃之热为君;桑白皮甘寒入上焦,助枇杷叶清泄肺之热,又兼利水之效,使热随小便而解,黄连苦寒入中焦,助枇杷叶清泄胃之湿热,黄柏苦寒入下焦,清湿热,三药合用,清泻三焦之热为臣药;人参、甘草健脾和胃而泻阴火,也可托毒外出,亦能反佐寒性药物为佐药;甘草调和诸药为使药。全方清泄肺胃蕴热而不伤脾胃,达到了"祛邪而不伤正"的目的。

【辨证要点】

枇杷清肺饮具有清泄肺胃蕴热的作用,主要用于发于颜面部的炎性皮肤病证属肺胃湿热互结者。肺胃蕴热,湿热郁于阳明胃经,阳明经上行头面,故面部红斑、丘疹、粉刺、脱屑、油脂分泌旺盛,可伴便秘,舌红,苔黄腻,脉滑等症者。

【皮肤病应用思路】

枇杷清肺饮可用于治疗玫瑰痤疮、痤疮(肺风粉刺)、面部脂溢性皮炎(面游风)、激素依赖性皮炎等皮肤病。

【医案选录】

(1)痤疮:刘某,女,21岁。2013年4月14日因面部反复出现丘疹、脓疱2年就诊。患者2年前无明显诱因出现面部小结节,继而出现丘疹、脓疱,可挤出黄白色稠厚脓液,瘙痒不明显,面部油脂多,部分皮损深在,呈实性结节,色红,质硬,面部毛孔粗大,自行外用多种祛痘产品后无好转(具体不详)。现面部可见色素沉着及瘢痕形成。患者纳眠可,大便时干时稀,小便正常。现症见:面部可见丘疹、脓疱,色红、肿胀,部分丘疹及脓疱顶部可见黄白色脓头,瘙痒不明显,面部油脂多,部分皮损深在呈实性结节,色红,质硬,三角区毛孔粗大,可见陈旧皮损色素沉着及瘢痕形成,舌质常,舌苔薄黄腻,脉弦滑。

中医诊断:痤疮。

西医诊断:痤疮(Ⅲ度)。

辨证:肺经风热证。

治法:宣肺清热,软坚散结。

处方：枇杷清肺饮合消瘰丸加减。药用：枇杷叶 15g，黄芩 15g，栀子 15g，薏苡仁 30g，白花蛇舌草 20g，漏芦 30g，重楼 20g，生山楂 20g，决明子 30g，玄参 20g，浙贝母 30g，牡蛎 20g，丹参 20g，生甘草 6g。水煎服，1 日 1 剂，分 1 日 3 次服用，每次 150ml，饭后半小时温服。共 7 剂。嘱患者以清水洗净面部即可，不可使用洗面奶及化妆品，忌食辛辣、上火之物。二诊：患者服药后面皮损新发少，油脂分泌仍多，二便正常，舌苔薄黄腻，脉弦。上方加夏枯草 20g，又进 7 剂。三诊：患者服药后面部皮疹无新发，面部油脂仍多，部分皮损处色红，二便正常，舌苔薄黄，脉弦。守方加减，于前方减玄参 20g，浙贝母 30g，牡蛎 20g，又进 7 剂。四诊：患者服药后面部无新发，面部油脂较前减少，面部可见陈旧色素沉着及瘢痕形成，二便正常，舌苔薄黄，脉弦。守方加减，于前方加忍冬藤 30g，又进 7 剂。病愈。

按：枇杷清肺饮应用于治疗痤疮应注意以下几点：一是治病求本，充分重视肺的虚和郁在本病发病过程中的关键作用；二是分期论治，针对疾病不同的时期调整用药剂量，加减化裁不同的药物，有是证用是药；三是重视基本病机所导致的病理变化过程，肝的经脉上布于肺；肺主治节，调节心血的运行；心与肾水火既济，水火既济才能使肾水不寒、心火不亢；肺为水之上源，脾为生痰之源，肺清宣肃降使水液疏化正常；肺与大肠相表里肺气得畅，腑气得通。所以本病病位在肺，但常与他脏相关，需临证加减药物。（李莹. 艾儒棣教授自拟枇杷清肺饮治疗痤疮经验点滴 [J]. 四川中医，2016，34（5）：21-23 .）

（2）玫瑰痤疮：患者男，37 岁，诉鼻尖及两鼻翼红斑十余年，压之退色，时隐时现，嗜好烟酒，常有口干、便秘，舌红，苔薄黄，脉弦滑。此属肺胃热盛之玫瑰痤疮，治宜清泄肺胃积热。方用枇杷清肺饮加减：枇杷叶 10g 桑白皮 10g，黄柏 10g，川黄连 6g，西洋参 6g，生甘草 6g，芦根 10g，栀子 10g，天花粉 10g。7 剂，水煎服。并嘱服药期间忌烟酒辛辣之物。二诊，服上方后，鼻部红斑渐退，病证明显好转，上方又服 7 剂而愈，3 个月后随访未复发。

按：人体是一个有机的整体，各种疾病的发生都与机体内外相互关联，因此治病必须从整体出发，既要注意体表的某些局部病变，又要重视体内脏腑气血经络的功能失调。从枇杷清肺饮的药物组成分析，清泄肺胃湿热而不伤脾胃，达到了扶正祛邪的目的。本方以枇杷叶为君，清泄肺胃之热。桑白皮助枇杷叶清泄肺之热；黄连助枇杷叶清泄胃之热为臣药。黄柏清湿热，人参防伤胃为佐药。甘草调和诸药为使药。（孙法元. 枇杷清肺饮临床运用举隅

[J]. 中国中西医结合皮肤性病学杂志, 2010, 9 (1): 32.)

【现代研究】

枇杷清肺饮原方出自《医宗金鉴》, 对肺胃蕴热型痤疮有较好疗效。研究表明, 枇杷清肺饮能够降低睾酮水平和调节睾酮/雌二醇比例, 调节人体性激素比例, 从而达到良好的治疗肺胃蕴热型寻常痤疮效果。也有研究显示枇杷清肺饮加减方可通过下调肿瘤坏死因子 α (TNF-α)、白细胞介素 1β (IL-1β) 表达, 上调干扰素 γ (IFN-γ) 表达来抑制大鼠耳郭痤疮的局部炎症反应。

发于头面部的炎症性皮肤病, 临证中有肺胃湿热互结者, 可考虑应用枇杷清肺饮加减进行治疗。

参 考 文 献

薛兵, 任威威, 薛思思, 等. 加减枇杷清肺饮对痤疮模型大鼠耳廓组织炎症的影响 [J]. 天津医药, 2020, 48 (9): 828-833.

（孙玉洁）

36. 龙胆泻肝汤（《医方集解》）

【组方用法】

龙胆草（酒炒）、黄芩（炒）、栀子（酒炒）、泽泻、木通、车前子、当归（酒洗）、生地黄（酒炒）、柴胡、甘草（生用）。

【方证辨析】

方中龙胆草大苦大寒, 能上清肝胆实火, 下泻肝胆湿热, 泻火除湿, 两擅其功, 切中病情, 故为方中君药。黄芩、栀子两药苦寒, 归经肝胆三焦, 可泻火解毒, 燥湿清热, 用以为臣, 以加强君药清热除湿之功。湿热壅滞下焦, 故用渗湿泄热之车前子、木通、泽泻, 导湿热下行, 从水道而去, 使邪有出路, 则湿热无留, 用以为佐; 然肝为藏血之脏, 肝经实火, 易伤阴血, 所用诸药又属苦燥渗利伤阴之品, 故用生地黄养阴, 当归补血, 使祛邪而不伤正; 肝体阴用阳, 性喜疏泄条达而恶抑郁, 火邪内郁, 肝气不舒, 用大剂苦寒降泄之品, 恐肝胆之气被抑,故又用柴胡疏畅肝胆,并能引诸药归于肝胆之经,且柴胡与黄芩相合,既解肝胆之热,又增清上之力,以上六味皆为佐药。甘草为使,一可缓苦寒之品防其伤胃,二可调和诸药。综观全方,泻中有补,降中寓升,祛邪而不伤正,泻火而不伐胃,配伍严谨,诚为泻肝之良方。使火降热清,湿浊得消,循经所发诸症,皆可相应而愈。

【辨证要点】

龙胆泻肝汤能清肝胆实火,泻下焦湿热。用于治疗由于肝胆经实火上炎,或湿热循经下注所致的病证。一是肝胆实火上炎证。症见头痛目赤,胁痛,口苦,耳聋,耳肿等,舌红、苔黄,脉弦数有力。二是肝胆湿热下注证。症见阴肿,阴痒,阴汗,小便淋浊,或妇女带下黄臭等,舌红、苔黄腻,脉弦数有力。

【皮肤病应用思路】

龙胆泻肝汤对于以红斑、水疱伴痛痒等为主要表现的皮肤病,如带状疱疹、湿疹、接触性皮炎、药疹、大疱型类天疱疮等疗效甚佳。其他皮肤病湿热表现较重时,也可以考虑应用本方加减治疗。本方具有以下特点:首先,无论病位在头面、耳部、胸胁、下阴及四肢,或疾病循肝胆二经发病者皆可应用。其次,各疾病表现急躁易怒、口苦、尿黄、舌红、苔黄、脉弦等,证属肝火旺盛、病机相投者皆可应用。最后值得一提的是,全方苦寒燥湿药物较多,有伤脾败胃之弊,不可久用,不可过用,中病即止,方中也可适量加入辅助固护脾胃之品,但临证应用不可滋腻太过,否则影响全方的药效。

【医案选录】

(1)寻常痤疮:魏某,女,24岁。1999年8月16初诊。颜面黑头粉刺,挤出黄色半透明米粒碎样粉质,有多个脓疱,局部油腻不适,轻微瘙痒,疼痛。伴情绪急躁、失眠梦多,便结溲赤,舌红、苔黄腻,脉滑数。治拟清肝泄热、通腑消积、利湿解毒。处方:龙胆草12g,白花蛇舌草30g,金银花30g,黄芩10g,栀子10g,连翘15g,木通6g,泽泻10g,生地12g,丹参20g,生大黄10g,芦根20g,薏苡仁10g。水煎分服,共14剂。服药后皮疹及临床症状基本痊愈。

按:寻常痤疮属于皮肤病中的皮脂腺疾病,皮脂腺受性激素控制,青春期皮脂腺发育,皮脂分泌增多,某些人皮脂排出障碍,毛囊口角化,皮脂潴留,又有痤疮棒状杆菌和其他细菌的作用,发生炎症,引起一系列皮肤损害。从中医理论认识本病,其形成与以下三方面关系密切:一是青壮年素体肝旺,情志易动,肝气冲激,"气有余便是火",火性炎上。或女性月事失常,冲任失调,气血上冲。二是患者过饮茶,嗜烟酒,恣食油腻鱼腥,导致脾胃运化失职,助湿化热,日久湿热互结或蕴积,热毒熏蒸,循经上逆。三是外邪入侵或肺经风热,邪毒凝滞,阻塞毛窍,致气血壅滞,气滞血瘀。总之,此病的病机可概括为火、湿与毒邪为患,三者密不可分,共同导致了患者皮肤炎症性丘疹、脓疱、囊肿、结节等病变的形成。龙胆泻肝汤,具有平肝、宣肺、清胃、通腑、调和冲任之功,可以改善脏腑功能,从而达到调节内分泌的效果,以治疗痤疮。(吴瑞明,饶新华.龙胆泻肝汤加减治疗寻常痤疮73例[J].成都中医药大学学报,2002(4):21-22.)

(2)急性泛发性湿疹:患者男性,18岁。2008年7月12日来诊。

主诉:全身起疹3个月。

现病史:3个月前小腿被蚊虫叮咬后起疹,伴渗液瘙痒,曾多次在外院就医,诊断为"急性湿疹",内服氯雷他啶、西替利嗪、甘草甜素及抗生素,外用皮质类固醇药膏等药,仍渗液,瘙痒,不断有新起皮疹并逐渐泛发全身,遂来我院门诊。现症见:全身瘙痒难忍,小便黄,大便干结。查体:躯干、四肢鲜红色斑片、丘疹、丘疱疹,部分糜烂渗出,渗液较多。舌质红,舌苔黄厚,脉滑有力。

诊断:急性湿疹。

中医辨证:湿热内蕴,热重于湿。

治法:清热祛湿,凉血疏风止痒。

处方:龙胆草5g,黄芩10g,栀子10g,车前子15g,泽泻10g,生石膏(先煎)30g,知母10g,赤芍10g,牡丹皮10g,徐长卿20g,路路通15g。

7剂,200ml/次,2次/天。另外用马齿苋液(马齿苋30g,煎水2 000ml)冷湿敷,1次/天。

7天后二诊,皮损已无渗出,瘙痒减轻,二便调。舌质红,舌苔黄厚,脉滑稍细。中药前方加白术10g,外用药给予丁黛膏(自制方,主要成分为丁酸氢化可的松软膏、青黛),继服7剂。三诊时见皮损干燥,部分皮损消退,痒感减轻。舌质淡红,舌苔薄黄,脉滑细。中药在前方中减生石膏、知母,加白芍10g、首乌藤15g。1个月后患者再次来诊,诉经治疗皮疹已消,近1周被蚊虫叮咬后皮疹稍有复发,但复发的程度大大减轻。查体:双小腿原皮损处见红斑,丘疹,舌质淡红,舌苔薄黄,脉滑,予龙胆泻肝胶囊口服,外用丁黛膏。药后皮损消退。

按:患者急性湿疹,表现为鲜红色斑片、丘疹、丘疱疹,有明显渗出倾向,伴剧烈瘙痒,证属湿热浸淫,热重于湿,可在龙胆泻肝汤的基础上加入白虎汤,加强清热的力量,但需要注意中病即止,不可久服,久服则伤正气。由于热邪易伤阴,因此本案后期适当加入养阴血之品,如白芍、麦冬等。(赵雅梅.龙胆泻肝汤治疗顽固性皮肤病经验举隅[J].现代医院,2009,9(4):73-74.)

【现代研究】

龙胆泻肝汤出自《医方集解》,皮肤科临床中适用于以肝胆经实火上炎,或湿热循经下注为主要病机的皮肤病,现代药理学研究证实本方具有抗炎、免疫调节作用、抗变态反应作用、抗感染作用。龙胆泻肝汤可以提高溶血素抗体及 T 细胞的转化率,增强机体的非特异性免疫,提高细胞免疫和体液免疫功能。还可抑制迟发过敏反应,提高溶血素量,具有增强免疫、抗炎、抗过敏等作用。龙胆泻肝汤可通过抑制疱疹病毒表面的 TLR3,TLR4 和 TLR7mRNA 表达水平,同时可下调 CD11c,CD80,CD83 和 HLA-DR 的表达水平,从而起到抗病毒作用。龙胆泻肝汤同时可抑制解脲脲原体的生长及繁殖,从而达到抗感染的作用。

病机为肝胆经实火上炎,或湿热循经下注的皮肤科疾病,临床表现可见水疱、红、痛、痒或有其他湿热证表现的皮肤科疾病,可考虑应用龙胆泻肝汤加减治疗。

参 考 文 献

孙圆圆,茅婧怡,曹蒂莲,等.龙胆泻肝汤及方中单药在皮肤病治疗中的药理作用及应用进展[J].世界临床药物,2014,35(10):647-651.

(孙玉洁)

37. 仙方活命饮(《校注妇人良方》)

【组方用法】

白芷六分,贝母,防风,赤芍,当归尾,甘草节,皂角刺,穿山甲,炙天花粉,乳香,没药各一钱,金银花,陈皮各三钱。

用酒一大碗,煎五、七沸服。

现代也可用黄酒、水各半煎煮;实在不耐酒者,也可以用水煎煮。要点是如用酒煎煮,时间切不可过长,五、七沸服;用水、酒各半煎煮及用水煎煮时,应适当延长煎煮时间,但十数分钟即可。汪昂针对真人活命饮指出:"毒在上饱服,在下饥服。喜饮者多饮酒,以行药势。忌酸物铁器。"在《医方集解》中主张煎煮时忌用铁器。

【方证辨析】

本方以金银花清热解毒为君,当归尾、赤芍、乳香、没药、陈皮活血散瘀、消肿止痛为臣;白芷、防风透达营卫、散结消肿,穿山甲、皂角刺溃坚决痛,天花粉、贝母清热化痰排脓,均为佐药;甘草调和诸药为使。诸药合用,共奏清热解毒、消肿溃坚、活血止痛之功。本方以清热解毒、活血化瘀、通经溃坚诸法为主,佐以透表、行气、化痰散结,其药物配伍较全面地体现了外科阳证疮疡内治消法的配伍特点。

【辨证要点】

仙方活命饮主治疮疡肿毒初起,或已成脓而未溃者,红肿焮痛,身热恶寒,脉数有力,其证属阳者。

【皮肤病应用思路】

本方是治疗热毒痈肿的常用方,前人云:"此疡门开手攻毒之第一方也。"凡痈肿初起属于阳证者均可运用,对于疮疡的不同病程,未成脓能消能散,已成脓能托能排,已溃者能收能敛。本方常用于化脓性炎症,如蜂窝织炎、丹毒、痤疮、化脓性扁桃体炎、乳腺炎、脓疱疮、疖肿等临床表现为局部皮肤红肿焮痛、化脓、溃烂、疼痛,伴有身热凛寒,属于阳证、实证者。

【医案选录】

(1)蜂窝织炎:戴某,男,28岁。臀部皮疹伴疼痛2周。2周前因长时间坐位后出现臀部皮疹伴疼痛,未予诊治。1周后自感皮疹逐渐增大,患处红肿并感疼痛加剧,触之质硬,压痛明显,遂就诊于当地医院,诊断不详,予以"头孢哌酮4g静滴，1次/天，外用鱼石脂软膏"治疗3天后无明显疗效，疼痛进一步加重，皮疹扩大，遂转诊于本科。皮肤科情况：臀部右侧可见一直径约12cm的弥漫性鲜红色浸润硬块，硬块上见数个黄豆大小丘疹。压痛（+）。舌红，苔薄腻，脉滑数。诊断：蜂窝织炎。中医辨证为热毒壅滞，气血瘀滞，气机阻滞，致液聚成痰，痰瘀互结所致。治宜托脓解毒，化痰散结。方选仙方活命饮加减：黄芪30g，浙贝母20g，防风15g，天花粉30g，赤芍15g，没药10g，乳香10g，金银花30g，当归尾15g，陈皮20g，法半夏10g，皂角刺10g，白芷15g，连翘20g，紫花地丁20g，水煎服，日1剂；另外，用自制中成药如意金黄散敷于患处，1次/天。8天后皮疹完全消退，遗留淡褐色斑片，触之平软，病情痊愈。

按：大剂量黄芪可补气托毒，连翘、紫花地丁可清热解毒，消痈散结，配合仙方活命饮共奏清热解毒、消肿溃坚、活血止痛之功。仙方活命饮中穿山甲价格昂贵，更是国家一级保护动物，故现在不提倡使用，本案例未加此药同样获得良效。该方在皮肤科可用于治疗球菌感染性皮肤病，主要包括头部脓肿性穿掘性毛囊周围炎、疖、痈、蜂窝织炎、化脓性汗腺炎等。辨证要点主要是局部皮疹红、肿、热、痛，苔薄白或黄，脉数有力或滑，属阳证者已成脓或未成脓皆可。若未成脓可加黄芪、党参、茯苓、白术等托脓解毒；已成脓可加桔梗、败酱草、薏苡仁排脓；若皮疹质地硬，可重用浙贝母、紫花地丁化痰消痈散结；若伴有大便秘结可加生大黄；结合发病部位适当地选择引经药，发于面部可加野菊花、生槐花、黄芩、枇杷叶等；发于头部加川芎、藁本等；发于下肢者，加川牛膝、黄柏、板蓝根、白茅根等；发于外阴者加龙胆草、车前子等；发于上肢或手部者加姜黄、桑枝等。（李凯，段逸群．仙方活命饮加减在皮肤科的应用[J]．中国皮肤性病学杂志，2013，27（5）：517-519．）

（2）丹毒：患者，女，58岁，2012年3月7日初诊。右下肢小腿处红肿热痛反复发作10年余，再发2天。患者10余年前无明显诱因出现右下肢小腿处皮肤红肿热痛，伴发热，头痛。曾就诊于西医。用抗生素治疗有所好转后又复发。10余年来反复发作。2天前因再发来诊，伴有口疮、便秘。舌质红，苔白，舌边生疮，有齿印，脉弦。处方：金银花30g，紫花地丁15g，连翘30g，蒲公英20g，野菊花20g，当归20g，赤芍20g，浙贝母12g，天花粉12g，陈皮9g，皂角刺6g，炮穿山甲6g，生甘草6g，川牛膝12g，大黄（后下）6g，生地黄20g，玄参20g，厚朴6g，茯苓20g。7剂，水煎服，日1剂，早晚分服。

2012年3月22日再诊：患者神情愉悦，诉服药效果明显，在服药3剂后大便通畅,5剂后口疮消失,7剂后右下肢红肿热痛消失。要求再服药巩固。舌质淡红,边有齿印,苔薄白,脉弦。上方去大黄、厚朴、生地黄、玄参,再服6剂。随访未再发病。

按: 丹毒一症,古已有之。《素问·至真要大论》称为"丹熛"。清代顾世澄著《疡医大全》始有流火之名,曰:"流火,两脚红肿光亮,其热如火者是。"中医认为本病主要因血分有热,火毒侵袭,郁于肌肤而发,或由于皮肤黏膜破损,毒邪乘隙侵入而成。热毒壅聚于右下肢,则局部红肿热;热毒壅聚于心脾,则舌质红,口舌生疮;热聚于肠,则便秘;气滞血瘀,则疼痛;一诊方中金银花清热解毒,为治阳性疮疡之要药;因清热解毒之力稍欠不足,故加用紫花地丁、连翘、蒲公英、野菊花以增清热解毒之力。当归、赤芍活血散瘀止痛;浙贝母、天花粉清热散结;陈皮理气行滞以消胀;炮山甲、皂角刺活血通络,消肿;生甘草调和诸药;川牛膝引药下行;大黄、生地黄、玄参、厚朴通便泄热;茯苓顾护脾胃。二诊患者症状明显好转,故原方去大黄、生地黄、玄参、厚朴以防苦寒伤胃。诸药合用力猛效宏,使热毒消解,气血顺畅,则肿消痛止。(崔晓莹.仙方活命饮加减治疗下肢丹毒的体会[J].内蒙古中医药,2014,33(15):4.)

(3)痤疮:患者,男,19岁,2014年5月25日初诊。现病史:3个月前额、面颊部出现散在米粒大小的丘疹脓疱,并有数个蚕豆大小结节,色较红,伴有疼痛,触之痛甚,此起彼落,反复发作,平素多食辛辣食物,小便黄,大便干燥,数日1次,舌质红、苔黄燥,脉弦滑或数。治宜清热解毒、消肿散结,方用五味消毒饮合仙方活命饮加减。处方:金银花10g,野菊花10g,蒲公英10g,紫花地丁10g,连翘9g,乳香3g,没药3g,赤芍9g,穿山甲3g,皂角刺6g,当归10g,天花粉6g,浙贝母6g,白芷6g,防风3g,陈皮9g,焦大黄6g,甘草3g,每日1剂,水煎300ml,早晚各150ml餐后温服。辨证加减,连续治疗15日后,面部皮疹消退。

按: 中医学认为若饮食不节,偏嗜辛辣之物,过食炙烤肥腻之味,脏腑蕴热火热结聚,上发于面部,而生痤疮。《灵枢·痈疽》曰:"营卫稽留于经脉之中,则血泣而不行,不行则卫气从之而不通,壅遏而不得行,故热。大热不止,热盛则肉腐,肉腐则为脓。"可见本病是由瘀热所致,治宜清热解毒,祛瘀散结。方用五味消毒饮合仙方活命饮,二方均有金银花,以清气血热毒为主;菊花、蒲公英、紫花地丁、连翘均清热解毒,配合使用,其解毒之力尤强,并能凉血散结以消肿痛;穿山甲、皂角刺通行经络、透脓溃坚;当归、赤芍、乳香、没药活血散瘀、消肿止痛；浙贝母、天花粉清热散结；防风、白芷疏散外邪，使热毒从外透解；陈皮理气；焦大黄清热泻火、活血消肿；甘草化毒、和中。全方清热解毒、消肿散结、活血散结。（杨平.中医辨证治疗囊肿性痤疮[J].中国民间疗法，2016，24（9），44-45）

【现代研究】

仙方活命饮为治疗疮痈之圣药。现代药理研究表明，本方有抗菌、抗炎、镇痛、增强免疫功能、改善局部血液循环等作用。金银花具有抗菌、抗病毒以及抗炎解热等作用，其提取物对金黄色葡萄球菌、大肠埃希菌、白念珠菌等均有不同程度的抑制作用。当归尾的主要有效成分为当归中的多糖，具有造血、抗癌、抗氧化、免疫调节等作用，其煎剂对多种急慢性炎症均有明显的抑制作用，能降低血管的通透性。白芷主要含有香豆素类和挥发油成分，具有镇痛、抗炎、抗菌、降压、抗癌、解痉等作用，白芷水煎剂对大肠杆菌等细菌均有一定抑制作用。

需要注意的是，本方清热解毒、攻伐的力量较强，长期使用会导致正气受损，故应中病即止；后期还应注意顾护脾胃，加用健脾助运的药物，避免损伤脾胃、导致气血生化乏源，影响预后。本方设乳香、没药意在活血化瘀，消肿定痛生肌，但乳香、没药入药气味辛烈，易致汤液浑浊，对胃肠道有较强的刺激性，极易恶心呕吐，不但增加患者痛苦，而且会影响药物疗效。现代药理研究亦表明，乳香、没药可以引起全身皮疹、发热、恶心、呕吐等不良反应，故为了减轻患者服药的痛苦和提高疗效，乳香、没药不宜多服，甚至可以改为丸散剂，亦可用功效相似的三七、丹参代替。

仙方活命饮在皮肤科临床中应用极为广泛，在临证时要抓住皮肤病的主要病机，只要皮疹具有红、肿、热、痛等阳证表现者均可以考虑用本方加减治疗。

参 考 文 献

[1] 兰彬，王军省.仙方活命饮不同剂型的临床应用进展[J].新疆中医药，2018，36（2）：108-110.

[2] 李永平.陈天然教授临床应用仙方活命饮的体会[J].中医药临床杂志，2017，9（26）：124-126.

[3] 黎清斌，张兆华，潘海文，等.仙方活命饮在伤科疾病中的应用体会[J].中医药导报，2017，23（8）：102-104.

（齐潇丽）

38. 五味消毒饮(《医宗金鉴·外科心法要诀》)

【组方用法】

金银花三钱,野菊花、蒲公英、紫花地丁、紫背天葵子各一钱二分。

水一盅,煎八分,加无灰酒半盅,再滚二三沸时热服。滓如法再煎服。被盖出汗为度。

【方证辨析】

方中金银花味甘性寒,气味芳香,可清透疏表,入肺胃,解上焦之热毒,又可解血分热毒,为治阳性疮疡的要药,为君药;野菊花辛开苦降,其性微寒,可清热泻火,入肝经,专清肝胆之火,解中焦之热,消肿止痛力强;蒲公英既能清解火热毒邪,又能泄滞降气,可利水通淋,泻下焦湿热,为清热解毒,消痈散结之佳品;紫花地丁苦泄辛散,寒能清热,入心肝血分,故除清热解毒外,还可凉血消痈,为红肿热痛常用药,亦能入三焦,善除三焦之火;紫背天葵子能入三焦,善于除三焦之火;野菊花、蒲公英、紫花地丁、紫背天葵子共为臣佐药。五药合用,气血同清,三焦同治,上开、中清、下利,兼能开三焦热结,利湿消肿。

【辨证要点】

五味消毒饮具有清热解毒、消散疔疮之功效,是中医治疗疮痈疔毒的经典方剂。在皮肤科临床中是治疗热毒疔疮的常用方,凡疔疮初起,伴发热恶寒,属于阳证者均可运用。临床应用以疮形如粟,坚硬根深,状如铁钉以及痈疡疖肿,红肿热痛,舌红、苔黄,脉数为辨证要点。

【皮肤病应用思路】

《灵枢·痈疽》说:“热盛则肉腐,肉腐则为脓。”皮肤热毒之证初起热毒炽盛,热壅肌肉,发为痈肿疔毒;热毒袭滞于鼻,蒸灼肌肤,可见局部皮肤红肿如粟如椒,疼痛不适,皮肤可出现疔疮、疖、痈诸疮疡。五味消毒饮具有清热解毒、消散疔疮之效,是中医外科之名方,侧重消散疔毒,多用于疔疮初起,痈肿未溃之时,若已溃后则一般不用。临床常用于各种疔毒,痈疮疖肿,如红丝疔、暗疔、内疔、羊毛疔,疔疮发无定处,未化或已化,或走黄者。也可用于治疗丹毒、痤疮、毛囊炎、玫瑰痤疮、带状疱疹、银屑病、各种原因引起的红皮病等。

【医案选录】

（1）丹毒：患者，男，20岁，2003年5月18日初诊。患者自2天前开始，右脚背靠外侧部感觉疼痛，未引起重视。于昨天早上开始畏寒发热，体温38℃以上，局部红肿疼痛，伴头痛、乏力、纳呆，既往无类似病史。检查：体温38.6℃，右足外踝沿小腿外侧中上部皮肤呈水肿性红斑，颜色鲜红，境界清楚，右侧腹股沟淋巴结肿大，触痛明显。全血细胞分析示：白细胞计数18.3×10^9/L，中性粒细胞百分比82%，脉弦数，舌苔薄黄。诊为右小腿部丹毒。此为热毒下注，治宜清热解毒为主，凉血为辅。投以五味消毒饮加味，药用：金银花30g，紫花地丁、紫背天葵子、野菊花、牛膝、生地黄、赤芍各15g，生石膏50g，黄柏12g，蒲公英20g，生甘草6g。每日1剂，水煎服，复煎1次内服。三煎溶液湿敷患处，每日2次。其后体温恢复正常，局部红肿已消退，疼痛停止。继服3剂，诸症皆除，病获痊愈。

按：该例病人为发生于小腿的急性丹毒，伴有发热，因而用金银花、蒲公英、紫花地丁、天葵子、生甘草清热解毒；赤芍、生地黄、野菊花凉血解毒；黄柏苦寒燥湿，清下焦湿热；牛膝引诸药下行；生石膏清气分热。故服药后热退肿消，得以痊愈。（唐伟东.五味消毒饮在皮肤科疾病中的应用[J].中医药临床杂志，2005，17（3）：224-225.）

（2）银屑病：患者，男，15岁，2003年12月5日初诊。患者1周前外出郊游回来后，出现感冒、咽痛、发热，随后全身出现点状至黄豆大小鲜红色斑片，表面覆盖银白色的鳞屑，去除鳞屑有半透明薄膜，继续刮去薄膜则见点状出血，泛发全身，瘙痒明显，舌红、苔黄。诊断为点滴状寻常性银屑病，属血热毒盛型。治则：清热凉血解毒。方用五味消毒饮加味。药用：金银花、蒲公英、野菊花、紫花地丁、紫背天葵子、生地黄各15g，山豆根10g，牡丹皮、赤芍各6g，玄参9g，芦根12g，生甘草3g。每日1剂，水煎分3次服，连服7剂后皮疹基本隐退，瘙痒消失。加减继服7剂后，诸症消除。随访1年未见复发。

按：此例银屑病，中医辨证属血热毒盛。特点是皮疹鲜红，泛发全身，瘙痒明显，舌红、苔黄，同时伴有发热。方用金银花、蒲公英、紫花地丁、野菊花、紫背天葵子、生甘草、山豆根清热解毒；牡丹皮、赤芍、玄参、生地黄凉血活血，解毒消斑。全方清解和凉血活血之力均较强，适合于病毒和细菌引起的寻常性银屑病急性期。(俞肖君.加味五味消毒饮在皮肤科中的临床应用 [J].辽宁中医药大学学报.2010,12(3):24-25.)

(3)带状疱疹:安某,女,61岁。2015年3月9日初诊。病史:3个月前患者出现头痛,结膜充血等不适,在某医院就诊,予口服消炎止痛药治疗,未见明显效果。1周后患者头面部出现红色水疱样斑疹,烧灼样疼痛,难以忍受,诊断为带状疱疹,予以抗病毒药物治疗,效不佳。来就诊时症见:头面部带状疱疹,部分疱疹已结痂,结膜充血,头痛,眼周疼痛较重,夜间加重,影响睡眠,心烦易怒,每晚起夜4~5次,大便干,小便短赤。舌质黯红,苔黄,脉弦数,西医诊断:带状疱疹;中医辨证:热毒内蕴,壅滞皮肤。治法:清热解毒、理气止痛。处方:金银花30g,野菊花30g,蒲公英30g,延胡索15g,蜈蚣3条,全蝎3g,泽兰10g,柴胡15g,赤芍15g,生甘草9g,威灵仙15g,青皮10g。上方7剂,水煎煮,每日1剂,每日2次,口服。

2015年3月16日二诊:服用上方后头痛、眼周疼痛频率下降,疼痛程度亦有所减轻,大便黏腻,小便色黄,舌质红,苔黄腻,脉弦数。上方加炒栀子10g,龙胆草10g,泽泻10g。再服7剂,水煎煮,每日1剂,每日两次,口服。

2015年3月23日三诊:服用上方后患者头痛、眼周疼痛程度进一步减轻,疼痛频率下降,夜间睡眠好转,每晚起夜2次,眼结膜充血减轻,舌质红、苔黄,脉弦数。上方加紫花地丁10g,大青叶10g。再进7剂。

2015年3月30日四诊:服用上方7剂后,头面部、眼周疼痛感明显减轻,头面部疱疹已结痂脱落,夜间睡眠进一步好转,但睡眠质量欠佳,眼结膜充血基本消失,但自觉双目不适,大小便正常,舌质淡红、苔白,脉弦。上方加茺蔚子15g,酸枣仁30g。再进7剂后,诸症消失。

按:患者老年女性,感受邪毒后头面部出现疱疹,属中医蛇串疮范畴。本病病机关键为热毒内蕴、壅滞皮肤,故以清热解毒通络为大法,用药特点是以大剂量清热解毒药为基础,以五味消毒饮为基础方,并配伍蜈蚣、全蝎通经止痛之品,疗效显著,二诊又因患者湿热较重,加龙胆草、炒栀子、泽泻以清热利湿,以后诸诊谨守病机,随症加减,效如桴鼓。(王义军.五味消毒饮异病同治临床应用体会[J].中国中医药现代远程教育,2020,18(7),60-62.)

【现代研究】

五味消毒饮作为传统的中药方剂,适用于治疗疔疖疮痈、蜂窝织炎及银屑病等伴有细菌感染的疾病。现代药理研究发现,五味消毒饮具有广谱抗菌作用。方中金银花具有抗病原微生物、抗炎、解毒、加强免疫力、兴奋中枢、降血脂及抗内毒素等作用;蒲公英富含多种维生素与矿物质,内含蒲公英醇、有机酸、胆碱等多种健康营养成分,具有抗菌、抗肿瘤、利胆等作用;《本草纲目》记载紫花地丁主治"一切痈疽发背,疔肿瘰疬,无名肿毒,恶疮",紫花地丁有抗炎及体外抑菌作用,特别适用于治疗头面部、背部的疖肿,具有抑制结核杆菌生长的作用,能清热、消炎、消肿。蒲公英煎剂有抗金黄色葡萄球菌作用,对大肠杆菌、铜绿假单胞菌、葡萄球菌、福氏痢疾杆菌、副伤寒杆菌甲、白念珠菌等均有一定抑制作用。因此,该方中诸药合用,尤其适用于细菌感染性皮肤病。

五味消毒饮不仅可以应用于痈疮疔疖之证,亦可辨证用于具有红肿热痛等实热证之症的其他皮肤病中,均可取得良好的疗效。

参 考 文 献

[1] 谭文英. 五味消毒饮抑制人皮肤鳞状细胞癌 A431 细胞增殖及促凋亡作用研究 [J]. 中医学报, 2018, 33(236): 5-10.

[2] 王亚琼, 陈卫, 钟水生, 等. 金银花清热解毒作用的血清代谢组学研究 [J]. 中药材, 2016, 39(5): 1129-1133.

[3] 宋亚玲, 王红梅, 倪付勇, 等. 金银花中酚酸类成分及其抗炎活性研究 [J]. 中草药, 2015, 46(4): 490-495.

[4] 熊富良, 吴珊珊, 李心愿, 等. 蒲公英抗肿瘤活性的研究进展 [J]. 中国药师, 2016, 19(7): 1363-1366.

[5] 李永生, 何希瑞, 杨燕, 等. 紫花地丁化学成分与药理活性研究新进展 [J]. 环球中医药, 2013, 6(4): 313-318.

(齐潇丽)

39. 普济消毒饮(《东垣试效方·杂方门·时毒治验》)

【组方用法】

黄芩、黄连各五钱,陈皮、甘草、玄参、柴胡、桔梗各二钱,连翘、板蓝根、马勃、牛蒡子、薄荷各一钱,僵蚕、升麻各七分。

上药为末,汤调,时时服之,或蜜拌为丸,噙化。

【方证辨析】

本方重用酒炒黄连、酒炒黄芩清热泻火,祛上焦头面热毒为君;以牛蒡子、连翘、薄荷、僵蚕辛凉疏散头面风热为臣;玄参、马勃、板蓝根有加强清热解毒之功;配甘草、桔梗以清利咽喉;陈皮理气疏壅,以散邪热郁结,共为佐药。升麻、柴胡疏散风热,并引诸药上达头面,且寓"火郁发之"之意,功兼佐使之用。甘草调和诸药、缓急止痛,诸药配伍,共收清热解毒、疏风散邪、化瘀通络之功。

【辨证要点】

普济消毒饮原为治疗大头瘟的常用方。临床应用以头面红肿焮痛,恶寒发热,舌红、苔白兼黄,脉浮数为辨证要点。今择其功效而不拘泥于主治,治疗面部或上焦皮肤病证属风热毒邪为患者。

【皮肤病应用思路】

普济消毒饮具有清热解毒、疏风散邪、化瘀通络之效,主治感受风热疫毒之邪,壅于上焦,发于头面,郁于肌表,可有恶寒发热,红肿热痛,咽喉不利,口渴,便秘等症。本方可用于治疗痤疮、脂溢性皮炎、带状疱疹、丹毒、腮腺炎、急性扁桃体炎等疾病。

【医案选录】

(1)痤疮:李某,男,28岁。2011年2月28日初诊。主诉及现病史:面生青春痘1年。初期面部只生少许丘疹,能挤出白色分泌物,时起时落,未予治疗,不久,丘疹演变成结节及囊肿,越发严重而来我中医门诊求治。现症见:前额、双颊、下颌、颈部均可见丘疹、结节、囊肿,颈部尤重,大的囊肿触痛并有波动感,丘疹能挤出白色分泌物,口渴,大便秘结,舌红,苔黄,脉浮数有力。西医诊断:痤疮。中医诊断:肺风粉刺;辨证:风热毒聚。治法:清热解毒,疏风散邪。处方:酒黄芩10g,酒黄连5g,牛蒡子10g,陈皮10g,连翘10g,板蓝根10g,生甘草10g,柴胡、桔梗、玄参各5g,薄荷、僵蚕、升麻各2g。7剂,水煎服,1日2次。第三遍煎液局部湿敷,1日1次。

二诊(2011年3月7日):上方用7剂,无新生丘疹,小丘疹消退,囊肿中脓液吸收,口渴明显减轻,大便通畅。上方去黄连、柴胡、薄荷、升麻,加白术

10g,丹参10g,益母草10g,继续口服及湿敷。

三诊(2011年3月14日):上方又用7剂,结节消失,囊肿明显回缩。守方继服及湿敷。

四诊(2011年3月21日):上方又用7剂,诸症消失,面颈部留有瘢痕。再拟消痕汤:白芷10g,白芍10g,丹参10g,三七10g,丝瓜络10g,夏枯草10g,猫爪草10g,炙甘草10g。水煎服,1日2次。外涂消痕散(白芷、白芍、丹参、三七、桃仁、红花、三棱、莪术等量,粉碎过筛),用黄瓜汁调成糊状涂瘢痕处,1日2次。

五诊(2011年4月4日):上方又用14剂,瘢痕明显变浅。停用口服药,外涂消痕散1个月,瘢痕基本消退。

按:此患者为青年男性,素体阳热偏盛,肺经蕴热,复感风热毒邪,壅于上焦,发于头面,形成风热毒聚之证。毒邪宜清解,风热宜疏散,病位在上宜因势利导。疏散上焦之风热,清解上焦之毒邪为基本治法。方中黄芩、黄连清热燥湿,泻火解毒,尤清上焦头面热毒;牛蒡子、薄荷疏散风热,清利头目,宣肺祛痰,利咽透疹,解毒消肿;连翘清热解毒,消肿散结,疏散风热;僵蚕祛风定惊,化痰散结;玄参、板蓝根加强清热解毒之功;甘草、桔梗清利咽喉;陈皮理气疏壅,散邪热郁结;升麻、柴胡疏散风热,并引诸药上达头面,且寓"火郁发之"之意。全方共奏清热解毒、疏散风邪之功。普济消毒饮因突出"消毒"二字,可用于毒邪为患之病证,因升麻、柴胡引药上达头面,而利于头面之疾的治疗,又因有疏风、宣肺、祛痰、散结,更适于风热毒聚之痤疮。综观全方,解毒是关键。(周宝宽,周探.普济消毒饮治疗面部皮肤病经验[J].辽宁中医药大学学报,2012,10(14):21-22.)

(2)脂溢性皮炎:梁某,女,31岁。2011年3月21日初诊。主诉及现病史:5个月前患者发现面部毛囊周围有红丘疹,渐发展融合成黯红色斑片,被覆油腻性皮屑及痂皮,瘙痒,不久,蔓延到头皮,曾按脂溢性皮炎治疗,外涂药膏,口服B族维生素,稍有缓解,近期因外感风热,病情加重,求诊于中医。现症见:头面部均可见黯红色丘疹及融合成的斑片,覆盖鳞屑、痂皮,渗出,瘙痒,轻度发热,口渴,大便秘结,舌红,苔黄,脉浮数。西医诊断:脂溢性皮炎。中医诊断:面游风。中医辨证:风热犯表,毒邪郁结。治法:清热解毒,疏风散邪。处方:酒黄芩、陈皮、生甘草、玄参、连翘、牛蒡子、板蓝根各10g,酒黄连、柴胡、桔梗、僵蚕、升麻、薄荷、蝉蜕、白鲜皮各5g。水煎服,1日2次。第

3遍煎液局部湿敷,1日1次。

二诊(2011年3月28日):上方用7剂,热退,渴止,丘疹明显消退,大便通畅。上方去柴胡、黄连,加白术10g,桂枝2g,继续口服及湿敷。

三诊(2011年4月11日):上方又用14剂,丘疹几乎消退,瘙痒止。上方去升麻、薄荷、板蓝根,又服7剂,诸症悉除。

按:本案风、湿、热、毒为患,患者素体湿热内蕴,蕴久化毒,复感风邪,热毒上壅,风热上扰,形成面游风。治宜清热解毒,疏风散邪。普济消毒饮清热解毒,疏散风热,用后热退、毒解、湿祛、疹消、痒止,疗效满意。

(3)带状疱疹:男,62岁,右眶周疼痛伴簇状丘疱疹渐肿胀10天。曾自行外用阿昔洛韦滴眼液等治疗3~4天,效果不显。刻下所见:右眶周及额头面颊掀红肿胀,目不能开,皮面泛发丘疱疹,部分糜烂,同侧鼻孔被痂皮遮盖,耳郭肿胀,颌下、耳后、颈部淋巴结肿大,舌红、苔黄腻,脉滑数,自诉患处疼痛难忍,夜不能寐,伴有畏寒,咽痛,食欲不振,尿黄便秘等症。西医诊断:带状疱疹,三叉神经右眼支受损病变。中医诊断为"大头瘟"。治则:疏风散邪、清热解毒。处方:黄芩10g,黄连10g,牛蒡子10g,升麻10g,生甘草10g,柴胡10g,马勃10g,连翘12g,僵蚕10g,薄荷6g,板蓝根15g,玄参10g,蝉衣6g,白茅根15g,牡丹皮10g,赤芍10g,熟大黄(另包)10g共7剂,并嘱肿消后去大黄,外用四黄膏或紫金锭香油调和外敷。

1周后患者反馈,在未用其他药物治疗的情况下,服药3剂后肿消痛减,服完7剂后基本痊愈。

按:带状疱疹是皮肤科常见病、多发病。发于躯干、四肢者,属中医缠腰龙、蛇串疮、蛤蟆瘤等范畴,该患者症在头面,更符合中医大头瘟特征。头面部带状疱疹病变症状重、病程长、并发症多、预后差,常可引起结膜炎、角膜穿孔,甚至眼球病变而失明,或遗有长期偏头痛、局部感觉异常等症,患者痛苦无比,临床治疗棘手,是皮肤科、眼科的难题。而该患者从局部症状、年龄等方面都提示此为急重症,治宜选用清热解毒之重剂,故用普济消毒饮。普济消毒饮出自李东垣方,由黄芩、黄连、陈皮、玄参、甘草、连翘、牛蒡子、板蓝根、马勃、白僵蚕、升麻、柴胡、桔梗组成,功用清热解毒、疏风宣肺,主治大头瘟,恶寒发热,头面红肿掀红,目不能开、咽喉不利、舌燥口渴、舌红、苔白兼黄,脉浮数有力。《医方集解》中记载:"此手太阴、少阴,足少阳、阳明药也。芩、连苦寒,泻心肺之热为君;玄参苦寒,橘红苦辛,甘草甘寒,泻火补气为臣；连翘、薄荷、鼠粘辛苦而平，蓝根甘寒，马勃、僵蚕苦平，散肿消毒定喘为佐；升麻、柴胡苦平，行少阳、阳明二经之阳气不得伸，桔梗辛温，为舟楫，不令下行，为载也。"现临床较多用于治疗流行性腮腺炎、扁桃体炎、化脓性腺腮炎、流感等发于头面部的感染性疾病。此案中该患者病位在头面，其症状更符合大头瘟症，属火热邪毒郁表，治当疏风散邪，清热解毒，用薄荷、蝉衣取其升清、发散之意，"火郁发之"，祛病邪同时给邪以出路，故取普济消毒饮，收获良效。(杜仲平，赵婕，杜渐. 李博鉴中医皮科病案 3 则——从病例谈同病异治和异病同治 [J]. 中医药临床杂志，2020，32（9），1657-1659.)

【现代研究】

普济消毒饮具有清热解毒、疏风散邪、化瘀通络之效。现代研究证明，普济消毒饮有确切的抗菌、抗感染作用，对链球菌、金黄色葡萄球菌、白色葡萄球菌、肺炎球菌的抗菌作用较强，对大肠杆菌及普通变形杆菌亦有抑制作用，且对于耐药菌也有一定的抑制作用。还有研究表明，普济消毒饮可以通过增强自然杀伤细胞活性和 IL-2 生成能力，促进脾淋巴细胞增殖等增强免疫力。药理研究显示，普济消毒饮中多种成分具有不同程度的抗菌、抗病毒、抗炎及免疫调节作用，黄芩、黄连、连翘、金银花、板蓝根具有抗多种革兰氏阳性菌和阴性菌的广谱抗菌作用，连翘、薄荷、板蓝根、甘草具有抗真菌作用。

普济消毒饮已广泛用于临床，对热毒为患的皮肤疾病确有疗效。

（齐潇丽）

40. 血府逐瘀汤（《医林改错》）

【组方用法】

当归三钱，生地三钱，桃仁四钱，红花三钱，枳壳二钱，赤芍二钱，柴胡一钱，甘草一钱，桔梗一钱半，川芎一钱半，牛膝三钱。水煎服。

【方证辨析】

本方主治诸症皆为瘀血内阻胸部，气机郁滞所致。即王清任所称"胸中血府血瘀"之证。胸中为气之所宗，血之所聚，肝经循行之分野。血瘀胸中，气机阻滞,清阳郁遏不升,则胸痛、头痛日久不愈,痛如针刺,且有定处;胸中血瘀,影响及胃,胃气上逆,故呃逆干呕,甚则水入即呛;瘀久化热,则内热烦闷,入暮潮热;瘀热扰心,则心悸怔忡,失眠多梦;郁滞日久,肝失条达,故急躁易怒;至于唇、目、舌、脉所见,皆为瘀血征象。治宜活血化瘀,兼以行气止痛。方中桃仁破血行滞而润燥,红花活血祛瘀以止痛,共为君药。赤芍、川芎助君药活血祛瘀;牛膝活血通经,祛瘀止痛,引血下行,共为臣药。生地黄、当归养血益阴,清热活血;桔梗、枳壳,一升一降,宽胸行气;柴胡疏肝解郁,升达清阳,与桔梗、枳壳同用,尤善理气行滞,使气行则血行,以上均为佐药。桔梗并能载药上行,兼有使药之用;甘草调和诸药,亦为使药。合而用之,使血活瘀化气行,则诸症可愈,为治胸中血瘀证之良方。

【辨证要点】

血府逐瘀汤主治气滞血瘀证。症见胸痛,头痛日久,痛如针刺而有定处,或呃逆干呕,或内热烦闷,或心悸失眠,急躁易怒,入暮潮热,唇黯或两目黯黑,舌质黯红或有瘀斑,脉涩或弦紧。

【皮肤病应用思路】

血府逐瘀汤具有活血化瘀,行气止痛之功效,能行血分之瘀滞,又解气分之郁结,活血而不耗血,祛瘀而不碍新。主治胸中瘀血,阻碍气机,兼有肝郁气滞之瘀血证。而血瘀为皮肤病重要的病因病机,凡外感六淫、内伤七情,均可导致气机不畅,气为血之帅,血随气行,气滞则血瘀而为病。且久病必瘀、顽疾属瘀,皮肤病反复发作、日久不愈亦可致瘀,出现血瘀之象。故皮肤病中凡症见皮损色黯、紫红、青紫,或出现肌肤甲错、色素沉着、瘀点瘀斑、肥厚、结节、肿块等,如过敏性紫癜、黄褐斑、瘢痕疙瘩、银屑病等疾病,伴有舌紫或有瘀点,脉弦涩或弦紧,辨证属血瘀证者,均可用本方加减治疗。"通则不痛,不通则痛",血府逐瘀汤具有行气止痛之功效,故对于带状疱疹神经痛等伴有疼痛症状的皮肤病亦有一定治疗效果。

【医案选录】

(1)带状疱疹后遗神经痛:男,71岁。患带状疱疹后遗神经痛2个月。患者2个月前左胸背部出现成片水疱,伴有剧烈疼痛,当地某医院诊为"带状疱疹"，经中西医多方治疗1个月，疱疹干燥结痂，但疼痛不减，反而日渐加重，不可忍受。现症见：心烦易怒，口苦咽干，大便干结难解，夜间痛甚，难以安眠。查体：左胸乳至后左背部可见深褐色色素沉着，呈带状排列。舌质黯红，苔黄，脉弦滑。西医诊断：带状疱疹后遗神经痛；中医诊断：蛇串疮。中医辨证：气滞血瘀，余毒未清。治法：活血化瘀、清解余毒。处方：当归15g，生地黄15g，赤白芍10g，桃仁10g，红花10g，川芎10g，牛膝10g，大黄10g，枳壳15g，龙胆草15g，板蓝根15g，夜交藤20g。

二诊：大便已通，口苦、咽干已解，但仍疼痛，睡眠欠佳。舌黯红，苔白，脉弦细。方用当归15g，赤芍10g，桃仁10g，红花10g，川芎15g，莪术10g，三棱10g，地龙15g，穿山甲10g，全蝎6g，黄芪30g，生龙骨30g、生牡蛎30g，珍珠母30g。服4剂。

三诊：服后疼痛大减，睡眠佳，续服6剂，疼痛基本消失，舌质红，苔薄白，脉缓。于前方去三棱、莪术，加苡仁20g，生地黄15g。服12剂，病痊愈。

按：患者因余热未清，邪毒瘀阻于经络，致气血凝结不通，虽病已数月，但观其舌脉诸症，仍为实热之象而未见虚证，因此投以活血祛瘀、行气止痛之血府逐瘀汤，加入清热解毒利湿之胆草、板蓝根，通腑泻热祛瘀之大黄以清解余热。二诊时虽便通热解，但疼痛不减，故用三棱、莪术破血逐瘀、行气止痛，恐其耗气伤血，用黄芪补气健脾，扶正祛邪；穿山甲性善走窜，功专行散，可活血通经；全蝎解毒散结，通络止痛。疗程历经月余，先期以活血通络清热为主，后期破血逐瘀、行气止痛，虑其年老，故用药顾护其胃气，又兼用安神之味。

（2）黄褐斑：女，38岁，面颊部逐渐出现黄褐斑1年余，近月来逐渐扩大，颜色加深，如蝶状分布于两颊，曾用各种祛斑霜、口服多种维生素未效。现症见：面色不华，头晕神疲，经行不畅，量少色黯，痛经，乳房胀甚，情绪不安；舌黯紫、苔薄白，脉弦细。西医诊断：黄褐斑；中医诊断：黧黑斑；中医辨证：气滞血瘀；治法：活血祛瘀，疏肝理气。处方：柴胡、赤芍、当归各12g，郁金、益母草、香附、枳壳各15g，生地黄、女贞子、旱莲草20g，桔梗、红花、桃仁各10g。服药后面色较润，余症明显改善。服药共50余剂，色斑消退，诸症消失而愈。

按：本病多因肝气郁结，气机不畅，致血脉瘀滞，头面肌肤失养而发为黄褐斑。本例以疏肝解郁，活血祛瘀通络为治则，用血府逐瘀汤活血祛瘀，行气解郁；郁金、香附、益母草疏肝解郁，理气活血；女贞子、旱莲草合为二至丸，养血活血，调摄冲任。诸药合用郁结除而瘀滞去。（陈维梅，刘颖，于健金．血府逐瘀汤治疗皮肤病的体会[J].社区中医药,2006,8(135):56.)

（3）银屑病：张某，男，40岁，工人。患者以全身性红斑、鳞屑、瘙痒，反复发作20年加重1月之主诉于1998年7月6日初诊，查：膝前肘后及四肢伸侧、背部可见大片地图状肥厚性红斑，上覆较厚的白色鳞屑，搔之易脱，小腿及背部部分皮损顽厚干裂，头发呈毛笔状，指甲变厚，表面凹凸不平状如钉针，舌黯、边红有瘀点，脉弦滑。诊断为银屑病。用血府逐瘀汤加槐米30g，三棱、莪术各6g，水煎服，连服10剂后，鳞屑变薄，瘙痒减轻，皮损变成岛屿状，继用上方加何首乌20g。共服30余剂，皮肤基本恢复正常，病告痊愈。

按：银屑病初发以血热为主，病久则常为血瘀。患者反复发作20年，久病多瘀，加之皮损顽厚干裂，舌边有瘀点，乃血瘀于肤，瘀久成块。瘀血不去则新血不生，而干裂作痒。故以血府逐瘀汤为基础方，加三棱、莪术、槐米，治以理气活血化瘀，佐以凉血解毒。

（4）硬皮病：苏某，男，14岁，学生。左下肢皮肤带状变硬3年，于1998年6月12日初诊。3年前因受寒邪侵袭，左股外侧一片皮肤呈淡褐色，发硬，轻度萎缩，难以捏起，因无痒痛之感而未重视，渐向远端延伸，就诊时已波及左侧小趾，局部出汗少，汗毛消失，活动不便，舌黯红，脉沉细。西医诊断：硬皮病；中医诊断：皮痹。治以益气活血，温经通络。用血府逐瘀汤加黄芪20g，蜈蚣2条，石斛20g，桂枝6g，水煎服，每日1剂，同时外用热敷药局部热敷。每日1次，每次半小时。1个月后症状明显减轻，局部开始变软，已有汗毛长出。嘱其继用前方化裁，坚持用药3个月皮肤基本恢复正常。

按：硬皮病属结缔组织病，属中医"皮痹"范畴，西医无特效药物。此病由气虚阴亏，外受寒邪所侵，日久导致血流不畅，瘀滞于肤，筋脉失养而变硬萎缩，故以血府逐瘀汤为基础方活血化瘀通脉，加黄芪益气生血行血，蜈蚣功善走串通络活血，血得温则行，得寒则凝，故加桂枝温经通阳，以助行血之功，石斛滋养胃阴，以育后天之本。（韩世荣，姚克俭.董永丰主任医师运用血府逐瘀汤治疗皮肤病经验举隅[J].陕西中医,2001,22(3):168-169.)

（5）过敏性紫癜：宁某，男，9岁，1999年6月15日诊。于1998年6月3日因进食海鲜后出现腹痛，继而出现皮肤紫斑，到某医院求诊，诊断为过敏性紫癜，给予马来酸氯苯那敏片4mg，每日3次，泼尼松5mg，每日3次；并口服中药治疗，效果欠佳，病程长达1年。查体：四肢躯干皮肤有大小不等的青紫斑块，以双下肢为甚，按之色不退，关节呈游走性疼痛，舌质红，苔薄白，脉弦数。体温 36.8℃，脉搏 96 次 /min，血压 14/8kPa，心（－），肺（－），腹（－），四肢关节红肿。实验室检查：全血细胞分析、尿常规均正常。诊断为过敏性紫癜。用血府逐瘀汤加减治疗，服药 7 剂，患者关节痛消失，紫癜消退，守原方再进 7 剂，以巩固疗效。随访 1 年未复发。

按：本病属中医学"血证"及"斑疹"范畴。患者症见四肢躯干皮肤有大小不等的青紫斑块，以双下肢为甚，按之色不退，关节呈游走性疼痛，舌质红，苔薄白，脉弦数，属于血瘀证，治宜凉血化瘀，宣郁消斑。以血府逐瘀汤为基础方进行加减，方中防风、僵蚕祛风清热；生地黄凉血清热；桃仁、红花、当归、川芎活血化瘀；赤芍活血生新消斑；柴胡、枳壳疏肝解郁、行气利气；甘草调和诸药，共奏凉血活血，祛瘀消斑之功效。（俞玥，周峥.血府逐瘀汤加减治疗过敏性紫癜 24 例 [J].实用中医药杂志，2001，17（9）：20-21.）

【现代研究】

血府逐瘀汤是治疗血瘀证的重要方剂。研究认为血府逐瘀汤可以改善血液流变性，改善微循环。血府逐瘀汤还能延长凝血时间，提高痛阈，调节 5- 羟色胺（5-HT）的过度降低。其对机体细胞免疫应答也具有一定程度的影响，且具有剂量依赖性及双向性调节的特点，并且取决于机体当时的状态。

血府逐瘀汤在皮肤科应用广泛，临床皮肤病只要符合血瘀证型和症状特点，就可以考虑运用本方加减治疗。

参 考 文 献

[1] 朱斌，殷劲.血府逐瘀汤对小鼠定量符合训练血液流变学的影响 [J].武汉体育学院学报，2006，40（3）：55.

[2] 罗尧岳，周小青，刘新华，等.血府逐瘀汤、二陈汤对动脉粥样硬化家兔球结膜循环的影响 [J].中国中医药信息杂志，2006，13（6）：35.

[3] 李松梅.血府逐瘀汤对小鼠偏头痛作用的实验研究 [J].山西中医学院学报，2006，7（2）：25.

[4] 纪传珍，张鹏宇，王雅贤，等.血府逐淤汤对小鼠血清中 IL-2 和 SIL-2R 水平的影响 [J].齐齐哈尔医学院学报，1999（6）：540-541.

（董晓宛）

41. 除湿胃苓汤(《医宗金鉴·外科心法要诀》)

【组方用法】

苍术(炒)、厚朴(姜炒)、陈皮、猪苓、泽泻、赤茯苓、白术(土炒)、滑石、防风、山栀子(生研)、木通各一钱,肉桂、甘草(生)各三分。

水二钟,灯心五十寸,煎八分,食前服。

【方证辨析】

本方由五苓散合平胃散(即胃苓汤),再加防风、山栀子、滑石、木通组成。方中五苓散淡渗利水,使湿邪从下分利,再用平胃散(苍术、厚朴、陈皮、甘草)理气健脾,燥湿,使脾气健运,湿无以生。山栀子清利三焦湿热,并能泻火解毒;滑石、木通清热利湿,以加强上药清利湿热之力;防风祛风消肿。诸药共用,既渗湿于下,燥湿于中,亦能解毒消肿,使湿除热清,诸症可愈。

【辨证要点】

除湿胃苓汤由运脾燥湿、行气和胃的平胃散及利水渗湿、温阳化气的五苓散合方加味而来,具有清热除湿、健脾利水之功效,主治脾虚湿蕴之证。临床表现以脓疱、糜烂、瘙痒以及缠绵难愈等为主,可见便溏,舌淡,苔白腻,脉濡缓等症。

【皮肤病应用思路】

除湿胃苓汤具有健脾理气,清热除湿之功,主治脾虚湿蕴之证。湿邪是皮肤病发生发展的重要因素,赵炳南先生曾提出"善治湿者,当治皮肤病之半"。而湿邪又与脾脏的功能密不可分。脾脏喜燥恶湿,易感湿邪而影响正常生理功能。若脾气虚弱,脾胃运化失常,水湿不能正常输布,而生内湿,若外溢肌肤,则发为皮肤病。因此治疗湿邪多离不开健脾,正所谓"治湿不理脾,非其治也"。而除湿胃苓汤兼具健脾与利湿之功效,在临床中多用于脾虚湿蕴所致的各种皮肤病,如湿疹、带状疱疹、掌跖脓疱病、类天疱疮等。

【医案选录】

(1)湿疹:患者,女,16岁。主诉:周身起皮疹伴瘙痒数年,复发2周。现病史：患者数年前无明显诱因躯干部出现红斑丘疹，瘙痒剧烈，反复发作。曾于外院就诊，口服及外用药物（具体不详）治疗，皮损稍有缓解，但仍有新发。刻下症：躯干及四肢可见针尖至粟米大小黯红色丘疹，部分皮肤增厚粗糙呈苔藓样，伴抓痕、血痂及色素沉着，未见明显渗出及糜烂。舌质红，苔白，脉弦。西医诊断：湿疹；中医诊断：湿疮；中医辨证：脾虚失运、中气不足证。治法：健脾除湿。处方：炒苍术、姜厚朴、猪苓、茯苓、泽泻、生白术、陈皮、黄柏各10g，肉桂6g，生薏苡仁30g，7剂，水煎服，每天1剂，分2次服用。二诊：患者病情稳定，皮疹变薄或消退，无新发皮疹，舌淡红，苔白，脉弦。上方去黄柏，继服14剂，水煎服，每天1剂，分2次服用。三诊：患者皮疹消退。2个月后随访无复发。

按： 本病属于中医"湿疮"范畴，其"湿"为主因，风、湿、热相兼致病。《医宗金鉴·外科心法要诀》云："此证初生如疥，瘙痒无时，蔓延不止，抓津黄水，浸淫成片。"该病例病程长，反复发作，皮损成慢性湿疹改变，证属脾失健运，痰湿充于腠理，浸于肌肤而致湿疹，故治以除湿胃苓汤加减，起健脾燥湿、和中利水之功效。（曹婷，谈楚琛，彭斌，等．除湿胃苓汤在皮肤科的临床应用[J]．临床合理用药，2020，13（5）：110-113．）

（2）大疱性类天疱疮：患者，女，85岁，左侧胫前反复起水疱伴痒痛3个月余。患者3个月前无明显诱因全身起针尖到粟米大小丘疹伴痒痛，未治疗，后自行消失，1个月前左侧胫前起黄豆大小水疱，疱液清亮，不易破溃，伴瘙痒，在当地曾诊断为"固定性药疹""脓疱疮"，给予抽取疱液及对症治疗，疗效欠佳，水疱仍反复出现。现症见：皮损处渗液结痂，境界清楚，未见浸渍，色黯红。面色黯黄，易口干，不欲饮水，伴视物不清，轻度体力活动后少气乏力。小便清长，大便溏。舌淡，苔白，脉滑。诊断为局限型大疱性类天疱疮，辨证为脾虚湿盛证。治疗：烟酰胺片0.2g，口服，3次/天；四环素片0.25g，口服，4次/天；糠酸莫米松乳膏适量，外用，1次/天。用药1天后患者感恶心、呕吐、头晕明显，遂停用烟酰胺及四环素，改用中药治疗。中医治宜健脾利湿，予除湿胃苓汤加减：苍术、厚朴、陈皮、泽泻、车前子、藿香、佩兰、滑石、桂枝、枳壳、连翘各10g。疗效：治疗1个月未见新发水疱，原有皮损大部分消退，仅残留轻度色沉斑，随访1年未见新发皮疹。

按： 患者左侧胫前水疱初起时疱液清亮，不易溃破，且现症见皮损处渗液结痂，境界清楚，未见浸渍，色黯红，小便清长，大便溏，舌淡，苔白，脉滑。辨证属于脾虚湿盛证。故以清热除湿，健脾利水的除湿胃苓汤为基础方，加车前子健脾利水湿，藿香、佩兰芳香化湿，枳壳配合桂枝行气以助水湿运化，连翘清热利湿。（张红梅，段逸群，陈金波. 除湿胃苓汤加减治疗局限型大疱性类天疱疮1例[J]. 皮肤病与性病，2019，41（4）：523.）

（3）慢性家族性良性天疱疮：患者女，63岁。脐周、腋窝以及腹股沟反复出现红斑、糜烂、水疱伴瘙痒20余年，加重2个月。患者20余年前无明显诱因腋窝处出现红斑、水疱，伴瘙痒，搔抓后破溃，面积逐渐扩大，腹股沟、脐周也相继出现类似皮损，自行涂抹外用药膏（具体不详）后稍好转，但反复发作，且多于夏季发病，秋冬季自行缓解。2个月前皮损复发，伴剧烈瘙痒、糜烂、结痂及腥臭味，自行外用红霉素软膏无明显缓解。自发病以来无发热、寒战，精神、饮食可，口中略有黏腻，小便黄，大便黏滞不爽。近期体重无明显改变。皮肤科情况：双侧腋窝皮肤呈褐色沉着斑，糜烂、结痂，尼科利斯基征阴性；脐两侧皮肤呈条带状黯红斑疹，部分结痂；双侧腹股沟有小片状黯红斑及色沉斑，轻度糜烂、渗出，有特殊气味。其余皮肤和黏膜无损害，毛发正常。真菌涂片（-）。左腋下皮损组织病理检验示：棘层细胞松解，部分区域松解不完全，犹如"倒塌的砖墙"；真皮浅层血管周围淋巴细胞、组织细胞及少许嗜酸性粒细胞浸润。西医诊断：慢性家族性良性天疱疮；中医诊断：湿疮。处方：苍术、厚朴、陈皮、炒白术、猪苓、茯苓、泽泻、防风、栀子、黄连、车前子和黄柏各10g，滑石、生薏苡仁、白鲜皮、白蒺藜、合欢皮和蛇床子各20g，生甘草6g。7剂煎服，日1剂，早晚分服。枸地氯雷他定片1片，1次/天，口服；复方多黏菌素B乳膏涂于患处，2次/天。上述方剂煎汤湿敷患处，2次/天。经治疗后糜烂和瘙痒减轻，无渗液，患者出院。继服本方10剂，皮损明显消退。随访3个月，病情无反复。

按：本病属于中医"湿疮"的范畴。通过中医四诊，辨证为"脾虚湿滞，蕴结肌肤"，"湿"为本病的主要致病因素。因此祛除湿邪为治疗的关键。《黄帝内经》记载："诸湿肿满，皆属于脾。"因此健脾除湿，脾健则湿祛，湿祛则风、热之邪无所依，其病则愈。故使用除湿胃苓汤加减以"健脾除湿，清热祛风"，加生薏苡仁、车前子加强祛湿，白鲜皮、蛇床子加强燥湿祛风止痒，黄连、黄柏增强燥湿清热，合欢皮解郁安神以改善患者精神焦虑，达到身心同治的疗效。（刘勇，闫小宁. 除湿胃苓汤加减治疗慢性家族性良性天疱疮1例及文献回顾[J]. 皮肤科学通报，2019，36（1）：149-152.）

（4）荨麻疹：王某，女，76岁。全身风团，反复发作近3年。患者于3年前无明显原因出现全身红色风团，常年发作，口服氯雷他定、氯苯那敏等药物，效果不佳。近来发作频繁，骤起不消，瘙痒剧烈，发时腹痛。刻诊见：全身泛发淡红色风团，大小不等，瘙痒剧烈，伴脘闷纳差，恶心欲吐，神疲乏力，腹痛泄泻。舌淡，苔白腻，脉沉缓。西医诊断：荨麻疹；中医诊断：瘾疹。中医辨证：脾虚湿困，邪滞胃肠，复感外风。治法：健脾除湿、理气固表。处方：苍术、厚朴、桂枝、防风、猪苓各 10g，陈皮、炒栀子各 12g，泽泻、炒白术、茯苓各 15g，黄芪、地肤子、生薏苡仁、滑石各 30g，川木通、炙甘草各 6g。每日 1 剂，连服 21 剂而愈。

按： 荨麻疹中医称"瘾疹"，是由多种因素引起的皮肤黏膜小血管扩张及渗透性增高而出现的一种局限性水肿反应，主要表现为边缘清楚的红色或苍白色瘙痒性风团，以发无定处、骤起骤退、来去迅速、消退后不留痕迹为特点。该病例病程长，皮损颜色偏淡，伴有脘闷纳差，恶心欲吐，神疲乏力，腹痛泄泻，舌淡，苔白腻，脉沉缓等症，证属脾虚失运，湿从内生，卫气不固，外受风邪。故以除湿胃苓汤健脾除湿、祛风止痒。（何佳丽，高如宏，徐静．除湿胃苓汤加减治疗皮肤病体会 [J]．江西中医药，2015，46（392）：19-21．）

（5）带状疱疹：张某，男，42 岁。右胁肋部散在黯红斑片，上有簇集样水疱，疱液混浊，伴疼痛，活动受限，发病 5 天。刻下症：皮损颜色黯淡，疱壁松弛，口渴不欲饮，神疲纳呆，食后腹胀，大便溏，舌胖、苔白腻，脉濡缓滑。证属脾失健运，蕴湿化热，湿热搏结，并感毒邪而发。治以健脾利湿，佐以清热止痛，方选除湿胃苓汤加减。药用：苍术、厚朴、陈皮、猪苓、泽泻、车前子（包）各 10g，炒白术 15g，防风、元胡各 12g，山栀子 9g，茯苓 20g，板蓝根 30g。每日 1 剂，连服 10 剂而愈。

按： 带状疱疹是由水痘带状疱疹病毒感染引起的一种急性疱疹性皮肤病，中医学称之为"缠腰火丹""蛇串疮"。《医宗金鉴》记载："此证俗名蛇串疮，有干、湿不同，红、黄之异，皆如累累珠形……湿者色黄白，水疱大小不等，作烂流水，较干者多痛，此属脾、肺二经湿热，治宜除湿胃苓汤。"该病例皮损色黯红，伴有神疲纳呆，食后腹胀，大便溏，舌胖、苔白腻，脉濡缓滑等症，乃因脾运失调，湿热搏结，并感毒邪而发，治宜健脾利湿，清热止痛，予除湿胃苓汤，加山栀子、板蓝根、元胡以清热理气止痛。（李德龙，耿春梅．除湿胃苓汤治验 3 例 [J]．山西中医，2006，22（3）：35．）

【现代研究】

现代临床上，常用除湿胃苓汤治疗由内湿或外湿引起的皮肤病，如湿疹、特应性皮炎、荨麻疹、银屑病、带状疱疹、掌跖脓疱病、自身敏感性皮炎、慢性家族性良性天疱疮、大疱性类天疱疮、脂溢性皮炎、脂溢性脱发、痤疮等。除湿胃苓汤具有健脾和中，清热燥湿之功效，临床上凡证属脾虚湿盛证均可考虑使用此方加减治疗，疗效颇佳。

参 考 文 献

[1] 谭凌玲. 除湿胃苓汤治疗慢性湿疹 200 例 [J]. 西部中医药, 2018, 31(12): 66-68.

[2] 郭昕炜, 李冠汝, 李萍, 等. 加减除湿胃苓汤治疗脾虚湿蕴型特应性皮炎的临床疗效观察 [J]. 中华中医药杂志, 2020, 35(1): 458-460.

[3] 尚华. 除湿胃苓汤治疗寻常型银屑病脾虚湿蕴证 60 例疗效观察 [J]. 宁夏医学杂志, 2018, 40(12): 1210-1211.

[4] 李冠汝, 孙丽蕴. 加减除湿胃苓汤治疗带状疱疹脾虚湿蕴证的临床试验 [J]. 中国中西医结合皮肤性病学杂志, 2020, 19(3): 261-264.

[5] 兰燕琴, 解凡, 许经纶. 加减除湿胃苓汤联合红光照射治疗痤疮的疗效观察 [J]. 中国妇幼健康研究, 2017, 28(S3): 340-341.

（董晓宛）

42. 四妙勇安汤（《验方新编》）

【组方用法】

金银花、玄参各三两，当归二两，甘草一两组成。水煎服，一连十剂，药味不可减少，减则不效，并忌抓擦。

【方证辨析】

方中金银花善于清热解毒，故重用为主药；当归活血和营，玄参滋阴清热，泻火解毒，生甘草本有解毒之功，金银花得甘草辅助，更能增强清热解毒之力，共为辅佐。四药合用，药味不多，但量大力专，共奏清热解毒，活血止痛之功。

【辨证要点】

四妙勇安汤具有清热解毒，活血止痛，养阴清热之功，本方所治之脱疽，证属火毒内蕴血行不畅而成,热毒灼伤阴液,而有阴血耗伤之症。临床以患处皮色黯红,微肿微热,疼痛剧烈,烦热口渴,舌红、脉数为辨证要点。

【皮肤病应用思路】

四妙勇安汤原用于治疗热毒型脱疽,具有清热解毒,活血止痛功效。临床上将其灵活化裁,应用于皮肤科。凡肌肤出现急性红斑鳞屑、红斑结节、紫癜、局部皮温升高,或痒或痛,或伴有咽干发热,舌质红绛或干红、少苔,脉滑数或弦滑,四诊合参后辨证有阴虚热毒血瘀证者,应用本方皆有良效。临床用于治疗进展期的寻常性银屑病、红皮病型银屑病、结节性红斑、过敏性紫癜、白塞综合征及血栓性静脉炎等一些血管炎性疾病。

【医案选录】

(1)过敏性紫癜:徐某,男,14岁。主诉:四肢出现密集的大小不等的出血斑,伴疼痛1月余。现病史:患者1月前因感冒咽痛、咽干自行口服药物治疗,感冒症状缓解之后出现双足散在的出血点,未在意,继而增多,并且在左足踝关节外侧发现有2~3个血疱,触痛明显。遂在当地医院以"过敏性紫癜"治疗,实验室检查:全血细胞分析正常,尿常规示潜血(++),蛋白质(++),疗效时好时坏,为求进一步治疗来我院诊治。目前症状:四肢可见密集的大小不等出血斑,压之不退色,皮色黯红,稍高出皮面,略觉瘙痒,父亲背其来诊,精神欠佳,食欲尚好,二便调。查体:踝关节周围触痛,有2~3个血疱,咽部红,无痛,无发热,实验室检查:全血细胞分析正常,尿常规示潜血(+++)、蛋白质(++)。舌质淡、苔薄白,脉细数。接诊后给予患者第1方:黄芪15g,金银花30g,连翘15g,当归10g,白术9g,茜草15g,紫草6g,三七粉(冲服)3g,白茅根30g,小蓟30g,仙鹤草15g,甘草6g。4剂,日1剂,水煎服。二诊:患者自诉:服用4剂后出血斑明显减少,咽部不红,精神好,饮食可。继续遵循上述治疗思路,调整方药:黄芪30g,金银花18g,当归10g,白茅根30g,紫草6g,茜草15g,三七粉(冲服)3g,小蓟18g,仙鹤草15g,五味子6g,甘草6g。2周后复查,实验室检查:全血细胞分析正常,尿常规示潜血(++),蛋白(-)。继续服用上药,随症加减,1月后恢复正常,1年后随访未复发,患者正常上学生活。

按:本病多见于儿童,患儿乃稚阴稚阳之体,脏腑娇嫩,形体未充,加之饮食不节,易与内热相搏,损津耗液,进而灼伤脉络,迫血妄行,溢出脉外而为此病;

若患儿的卫外功能紊乱,感受时邪,热毒内蕴,血随火动,灼伤脉络,迫血妄行亦可为此病。与中医学中阳斑、斑疹、葡萄疫较相似;若出血明显时,可归属于血证。血证的治疗,《景岳全书·血证》曰:"凡治血证,须知其要,而血动之由,惟火惟气耳。""血本阴精,不宜动也。"缪希雍的《先醒斋医学广笔记·吐血》中"论血证要诀"指出:"宜行血不宜止血。"故当治以凉血活血化瘀、益气养阴扶正,以四妙勇安汤为基础方,一诊时:加黄芪、白术益气;加紫草、三七粉、茜草、白茅根、小蓟、仙鹤草止血;加连翘清热。二诊时:出血斑明显减少,咽部不红,故去清热燥湿解毒的连翘,加收敛固涩,益气生津,补肾宁心的五味子。(贾颖.四妙勇安汤加味治疗过敏性紫癜临证经验[J].山西中医学院学报,2014,15(6):43-44.)

(2)结节性红斑:张某,女,33岁。患者两小腿红斑结节伴肿痛反复发作7年。曾口服雷公藤多苷、泼尼松、吲哚美辛等药物,治疗后缓解,但每遇外感,咽痛即发。此次,发热4天伴双下肢结节肿痛3天,咽喉干痛,大便干结。查体示:两小腿伸侧见散在红斑,色鲜红光亮,触之可扪及皮下结节,伴压痛。咽红、舌红、少苔,脉数。西医诊断:结节性红斑;中医诊断:瓜藤缠。中医辨证:热毒炽盛,阴虚血瘀。治法:养阴清热,活血化瘀。处方:生地黄30g,玄参15g,金银花15g,连翘10g,当归10g,鸡血藤15g,赤芍10g,白花蛇舌草30g,牛膝10g,北豆根10g,甘草15g。二诊,体温恢复正常,双下肢皮下结节明显消退,疼痛消失,未完全消退的红斑转为淡褐色,舌红、苔薄白,脉细。前方酌减清热解毒之品,加强活血通络的力度。原方去白花蛇舌草、北豆根、赤芍,加桃仁15g,连续服药2周,皮疹完全消退,随访半年未复发。

按:患者两小腿红斑结节伴肿痛反复发作7年,病程日久,属于中医"瓜藤缠"范畴。《医宗金鉴·外科心法要诀》记载:"……若绕胫而发即名瓜藤缠,结核数枚,日久肿痛。"本病多系湿热下注瘀阻经络而发,病程缠绵难愈。该患者辨证属热毒炽盛,阴虚血瘀,故治以养阴清热、活血化瘀,以四妙勇安汤加减,一诊:加生地黄清热生津;连翘、白花蛇舌草清热解毒;鸡血藤行血补血;加赤芍活血化瘀;加牛膝活血通经,补肝肾,强筋骨,引火/血下行;加北豆根清热解毒、消肿止痛。二诊:患者体温已恢复正常,双下肢皮下结节明显消退,疼痛消失,未完全消退的红斑转为淡褐色,舌红、苔薄白,脉细。故在前方酌减白花蛇舌草、北豆根、赤芍等清热解毒之品,加桃仁以加强活血化瘀通络的力度。(高尚璞,蒋俊青,关杨.四妙勇安汤类方在皮肤科的应用举隅[J].中国中西医结合皮肤性病学杂志,2004,3(2):98-99.)

（3）下肢慢性溃疡：韩某，男，79岁，退休工人。主诉：右下肢溃疡反复发作4年余。有外伤搔破史，无下肢静脉曲张史。发病后曾在本市数家医院门诊就诊，经局部换药及内服抗生素治疗，效果不佳。刻诊：右内踝上方约2cm处有一溃疡，大小约4cm×4cm，疮面黄稠脓水淋漓，肉芽欠新鲜，疮口下陷约0.5cm，边缘高起似缸口，周围轻度红肿。舌苔薄黄腻，脉濡。西医诊断：下肢慢性溃疡；中医诊断：臁疮。中医辨证：湿热下注，血脉瘀滞。治法：清热利湿，活血化瘀。处方：金银花60g，玄参60g，当归30g，生甘草15g，苍术12g，川柏12g，牛膝15g。10剂。局部疮面予生理盐水清洗洁净擦干后，将蜡膏与五五丹调和，敷于疮面，再用无菌纱布包扎固定，每日换药1次。治疗10天后，疮面明显缩小，脓水减少，肉芽新鲜。再以原方去川柏、苍术，如法煎服。局部疮面予蜡膏与生肌散调和后外敷，并用无菌纱布包扎固定。又经治疗2周后，疮面基本愈合。

按：本病属于中医"臁疮"范畴。申斗垣的《外科启玄》中指出："……皆因湿毒，或因打仆抓磕、虫犬所伤，日久不愈"。清代王维德《外科证治全生集》中则云："生于小腿……因气滞血瘀，经年累月，臭烂人憎，初起或由搔破，或生小疮化大，或因经热汤之气所致，或食毒物而成。"本病的病因病机以湿热邪毒蕴结、气血瘀滞为主，故治以清热利湿、活血化瘀，以四妙勇安汤加减。在四妙勇安汤基础上，加用苍术健脾燥湿；川黄柏清热燥湿、泻火解毒；牛膝补肝肾、逐瘀通经、引血下行。五五丹有拔毒提脓、祛腐生肌之功，生肌散有活血润肤、生肌敛疮之效。外治与内治合用，相辅相成，使治疗效果更加满意。（金淳民．四妙勇安汤治疗臁疮35例[J]．江苏中医，1999，20（4）：3-5．）

（4）脱疽：患者，女，68岁。主诉：间歇性跛行伴右下肢疼痛2个月余，足趾渐进性紫黑色伴剧痛1月余。现病史：患者1998年5月感右小腿发凉、麻木，未予重视，至7月初，上述症状加重，出现疼痛、间歇性跛行，在某医院行肢体血流图检查，发现右下肢血流量减低，循环障碍。检查右足背动脉搏动消失，诊为右下肢血栓闭塞性脉管炎，经用血塞通和镇痛药10余天，症状未见好转。遂到某卫生院用中药治疗，共服药15剂，效果仍不明显，且第四小趾趾腹出现赤紫色，疼痛加剧，尤以夜间为甚。赤紫处10天左右后发生溃烂，并有少许黄色、质稀薄液体渗出，因病逐加重，故辗转于8月10日来我科就诊。刻下症见：右小腿及足部皮温低，且足部皮肤枯糙，趺阳及胫后动脉搏动消失，第四趾之趾腹呈黑紫色，此处可见一长约0.5cm溃口，有少许浆液附着，伴有身热、口干、纳呆、便秘、溲赤、舌红、苔黄、脉细数等热象。辨证：气血凝滞、脉络痹阻、郁久化热、热盛肉腐、溃破损骨、遂成脱疽（热毒型）。治则：清热解毒，化瘀通脉。处方：四妙勇安汤加味，药用：金银花60g、玄参60g、当归30g、甘草20g、没药10g、水蛭10g、鸡血藤15g。二诊（8月15日），上方服5剂后，效果不显著，因患者服药后时觉呕恶，故减没药，加桃仁5g、红花10g。三诊（8月20日），疼痛稍有缓解，便已通畅，食欲增进，原方加牛膝15g、生黄芪30g、元胡15g，7剂。四诊（8月29日），疼痛大减，溃烂伤口已被黄褐色结痂封闭，患者在室内缓行而无剧痛。唯见上腹部胀满不适，故以原方加陈皮10g、川朴15g、穿山甲10g，10剂。五诊（9月10日），服药后，疼痛基本消失，黄褐色结痂变为褐黑色，已能行走，跌阳动脉偶微动，改用顾步汤加丹参30g、蒲公英30g善后调治。后经追访，伤口愈合，结痂脱落，尚未复发。

按：本病属于中医"坏疽"范畴。在《灵枢·痈疽》篇中就有"发于足指，名曰脱疽，其状赤黑，死不治。不赤黑，不死。治之不衰，急斩之，不则死矣"的记载。本病例中，患处已发生趾端黑紫、剧痛、溃破等症状，乃因血行不畅，火毒内蕴，肉腐伤骨而成。当此之际，若虑其蕴热已甚，毒气连脏，难以保生，应斩去患趾。然《验方新编》载有四妙勇安汤，系为"脱疽"而设，且尤宜斯证之治。故予重剂投之，竟收殊功。（张玉丑.四妙勇安汤加味治疗脱疽证一例[J].天津中医学院学报，1999，18（1）：27.）

【现代研究】

四妙勇安汤具有清热解毒，活血化瘀的功效，临床广泛应用于血管炎性疾病。近年来对四妙勇安汤的药理作用及作用机制的研究也逐渐深入，一方面就单味药而言：金银花具有抗炎，抑制流感病毒、埃可病毒、疱疹病毒等多种病毒的作用；当归具有抗炎、镇痛及抗损伤、抗氧化、清除自由基和延缓衰老等药效学作用；玄参具有改善微循环及毛细血管通透性，抗菌、抗炎、抗氧化等药效学作用。另一方面，全方配伍具有抗炎、保护血管内皮、调节血管新生、抗凝、抑制血栓形成、改善血液流变学、抗氧化应激等作用。研究表明，四妙勇安汤可以从多靶点、多途径消除或减轻炎性反应，抑制炎症因子浸润血管的发生。张军平等研究表明本方能够通过抑制白细胞介素-8（IL-8）、肿瘤坏死因子α（TNF-α）及单核细胞趋化蛋白1（MCP-1）的分泌，从而起到抑制血管内皮细胞异常增生、保护血管内皮细胞的作用。朱宏斌等证实四妙勇安汤可以舒张血管，清除氧自由基，保护血管内皮，防止动脉粥样硬化的发生，其机制与升高谷胱甘肽过氧化物酶（GSH）、SOD、一氧化氮合酶（NOS）、抗总氧化物能力（AOC）水平，降低黄嘌呤氧化酶（XOD）水平有关。四妙勇安汤还可通过控制蛋白质凝血酶原（F2）的生成，增加血液凝固的时间，降低血浆黏度，继而产生抑制血栓形成的治疗效果。加味四妙勇安汤能调节蝮蛇咬伤患者的血清肌酸激酶（CK）、超氧化物歧化酶（SOD）和 MDA 的水平，从而减少肌肉损伤并改善人体的抗氧化活动；能够明显下调氧自由基激活转录调控因子 NF-κB 的表达，具有抑制氧化应激反应的作用。

临床上凡症见肌肤出现急性红斑鳞屑、红斑结节、紫癜、局部皮温升高，或痒或痛，或伴有咽干发热，舌质红绛或干红、少苔，脉滑数或弦滑，辨证属于阴虚热毒血瘀证的皮肤病，均可考虑用此方治疗。

参 考 文 献

[1] 曹阳，季帅. 基于异病同治理论探讨四妙勇安汤的临床运用 [J]. 四川中医，2015，33（12）：22-24.

[2] 薛俊茹，何录文，孙晖，等. 四妙勇安汤药理作用及作用机制研究进展 [J]. 中医药信息，2020，37（5）：113-118.

[3] 张军平，袁卓，李明，等. 四妙勇安汤稳定动脉粥样硬化斑块拮抗炎症反应的分子生物学机制研究 [J]. 天津中医药，2009，26（5）：366.

[4] 朱宏斌，郝建军，张耕，等. 四妙勇安汤对动脉粥样硬化大鼠氧化损伤的保护作用 [J]. 中日友好医院学报，2013，27（3）：168-171.

[5] 刘惠. 基于系统药理学的甘草作用机制和新药发现研究 [D]. 咸阳：西北农林科技大学，2013.

[6] 李晓新，石文远. 加味四妙勇安汤干预蝮蛇咬伤患者血清 CK、SOD、MDA 的临床研究 [J]. 中国中医急症，2014，23（7）：1341-1342.

[7] 张军平，许颖智，李明，等. 四妙勇安汤对动脉粥样硬化模型兔氧化应激及炎症反应的影响 [J]. 中医杂志，2010，51（1）：72-74.

（董晓宛）

43. 阳和汤（《外科全生集》）

【组方用法】

熟地黄一两，肉桂（去皮，研粉）一钱，麻黄五分，鹿角胶三钱，白芥子二钱,姜炭五分,生甘草一钱。

煎服。

【方证辨析】

阳和汤具有温阳补血,散寒通滞之功效。方中重用熟地黄,滋补阴血,填精益髓;配以血肉有情之鹿角胶,补肾助阳,益精养血,两者合用,温阳养血,以治其本,共为君药。少佐以麻黄,宣通经络,与诸温和药配合,可以开腠里,散寒结,引阳气由里达表,通行周身。甘草生用为使,解毒而调诸药。综观全方,补血与温阳并用,化痰与通络相伍,益精气,扶阳气,化寒凝,通经络,温阳补血以治本,化痰通络以治标。用于阴疽,犹如离照当空,阴霾自散,故以"阳和"名之。

【辨证要点】

阳和汤具有温阳散寒,补血通滞之功效,故可治疡科阴证,阳虚寒凝而成之流注、阴疽、脱疽、鹤膝风、石疽、贴骨疽等症见漫肿无头,皮色不变,肢体疼痛,热度不显,口淡不渴,舌淡、苔白,或薄或厚,脉沉细或迟细者。

【皮肤病应用思路】

阳和汤治疗疡科阴证,主要从温补散寒,阳和通滞入手;兼顾化湿消痰,祛瘀通络,从而使得阴证转阳。"诸疽白陷者,乃气血虚寒凝滞所致。其初起毒陷阴分,非阳和通腠",不能解其寒凝;"已溃而阴血干枯,非滋阴温畅",不能厚其脓浆;"盖气以成形,血以华色,诸疽平塌,不能逐脓者,阳和一转,则阴分凝结之毒,自能化解"。阴疽当治以"阳和通腠,温补气血"。而阳和汤具有温阳散寒,补血通滞之功效,故可治阴疽、流注、脱疽、鹤膝风、痰核等辨证属阴寒证者。

【医案选录】

(1)雷诺病:患者女,73岁。双手指指端麻木,遇冷苍白发绀1年余。症见面色少华形寒肢冷,伴神疲懒言,时感疲乏,胃纳欠佳,舌淡、苔薄白,脉沉细弱。西医诊断:雷诺病;中医诊断:厥证,辨证属阳虚阴胜,气血不足。治宜温补散寒,补血通阳。方以阳和汤化裁主之。药用:黄芪、熟地黄、鸡血藤各30g,赤芍25g,当归、红花、桃仁、白芥子、肉桂、炮姜各10g,地龙12g,川芎15g,麻黄、甘草各6g,细辛3g。日1剂,连续7天水煎服,药渣煎煮后温汤浸泡。1 周后复诊,患者诉怕冷有所改善,效不更方,守方继服 21 剂,面色好转,手指麻木苍白消失,胃口好转,舌脉正常。随访半年未见复发。

按:雷诺病是由肢端动脉痉挛所致,每于受寒冷刺激或情绪激动等情况下加重,肢端肤色多见苍白、发绀和潮红,肤温偏凉。该患者年过七旬,诸多阳虚症状显见,证属阳虚证兼气血亏虚,故选用阳和汤,加黄芪、当归,以补气养血,鸡血藤、桃仁、红花等补血活血,寓通络之意,临证疗效甚佳。

(2)冻疮:患者女,14 岁。手足患冻疮数年。症见:双手背红肿,自觉奇痒,足背部皮肤散在水疱,部分破溃、糜烂,有组织液渗出,活动受限,舌淡、苔薄白,脉沉缓。诊断:冻疮。治以温阳通络、除湿止痒。方用阳和汤加减。药用:熟地黄、薏苡仁各 30g,鹿角胶 9g,麻黄、炮姜、甘草各 6g,白芥子、肉桂各 10g,苍白术、泽泻各 15g。7 剂,水煎服,日 1 剂,药渣第三煎浸泡手足。上方连服 4 剂,即自觉手背皮肤舒适,部分肿胀消失,水疱逐渐干枯,足背破溃处渗出减少。

按:冻疮发作有明显的季节性,患者素体阳虚,阳不达末则容易发生。此例患者湿邪偏重,湿为阴邪,当温化寒湿,故以阳和汤打底,且薏苡仁、苍术、白术、泽泻等健脾祛湿药剂量堪与阳和汤药物剂量并重,内服外洗,意在攻补兼施、内外同调。

(3)寒冷性多形红斑:患者女,32 岁。全身红斑、水疱 2 年余,加重 1 天。刻下症:患者大腿后侧见少许红斑、丘疹,色深红,中央见一水疱。平素怕冷喜暖,四肢不温,月经量不多,有痛经史。舌质淡,苔白,脉细。西医诊断:寒冷性多形红斑;中医诊断:猫眼疮,证属阳虚证,兼血瘀、寒湿,治以温阳补血、化湿和营。方用阳和汤加减。药用:熟地黄、土茯苓各 30g,当归、泽兰各 15g,鹿角胶、苍术、白鲜皮、乌梢蛇各 10g,附片、白芥子各 6g,细辛、甘草各 3g,桂枝、麻黄各 5g,白芍 9g。14 剂,水煎服,日 1 剂。药渣第三煎浸泡手足,擦洗患处。2 周后复诊:未见新发红斑丘疹,怕冷好转,瘙痒减轻。

按:此例患者素体虚寒,从其红斑色泽、平日月经情况来看,兼有血虚、血瘀,虚重于瘀,故用熟地黄、当归、鹿角胶养血润肤;平素怕冷、四肢不温提示阳虚且阳不达末,故用附片温阳,细辛、桂枝温通经脉,使阳气通达四末;麻黄与白芥子合用,既可通阳散寒、宣通气血,又可制熟地黄、鹿角胶之腻,于补养之中又有温通之义;白芍敛阴和营,与桂枝合用,一散一收,调和营卫;苍术、泽兰、土茯苓燥湿利水解毒,助湿邪外出;白鲜皮、乌梢蛇止痒。全方共奏散寒通络、养血和营、祛湿止痒之功。(郭冬婕,李福伦.阳和汤在皮肤疾病中的

应用 [J]．中国医学文摘，2017，34（2）：191-197．）

（4）皮肤结核：患者女，53 岁。右手背结节 1 年余，加重 1 周。刻下症：可见右侧手背结节，有少量米白色脓液，结节色黯红，不痒，触之柔软，边界清。其他部位未见皮下结节。皮损组织病理示皮肤结核性肉芽组织。胸部 CT 示未见活动性结核灶。患者舌质淡，苔薄白，脉沉细。诊断：皮肤结核，证属阳虚痰凝，治以益气温阳、解毒化痰。方用阳和汤加减。药用：黄芪、皂角刺各30g，熟地黄、白芥子、夏枯草、白及各 15g，槟榔 10g，麻黄、鹿角胶、炮姜各9g，肉桂、甘草各 6g。14 剂，水煎服，日 1 剂。药渣第三煎擦洗患处。2 周后手背结节变小，无脓液渗出。

按：皮肤结核属中医学"流注"范畴，为风寒湿邪客于肌肤，寒凝不化，气血阻滞，经脉不通，化腐成脓所致。阳和汤方具有温阳补血、散寒通滞之功，加黄芪取其托毒生肌之用，皂角刺消肿排脓，夏枯草解毒散结。肺痨一般指肺结核，中医认为肺痨是由"痨虫"蚀肺，故皮肤结核也可认为"痨虫"是其病因之一，因此方中又加槟榔杀虫，白及亦能生肌敛疮，并杀痨虫，增强托毒排脓，生肌杀虫之功。因此收到较好疗效。

（5）带状疱疹后遗神经痛：朱某，女，70 岁，左胁部疼痛 3 月余。患者于1999 年 4 月初因左胁部出现疱疹，局部疼痛入院，经诊断为"带状疱疹"。给予"龙胆泻肝汤"加减口服，并外用抗病毒西药，皮肤疱疹 10 余天消失，其左胁部疼痛一直未减，给予消炎镇痛药治疗，效不佳。刻下症见：左胁部疼痛，呈跳痛，周身乏力，眠差，舌质黯，脉弦细。考虑此系带状疱疹后遗神经痛，辨证属气血不足，寒痰凝滞。治则：补气养血、温经化痰通络。方用阳和汤加减。药用：熟地黄 30g，肉桂 6g，麻黄 6g，鹿角胶（烊化）15g，白芥子 6g，炮姜6g，生甘草 6g，白芍 30g。水煎服，日 1 剂。治疗 10 天后，左胁部疼痛明显缓解，仍乏力，上方加黄芪 30g，继服 10 剂。复诊，症大减，守方继服 10 剂，以巩固疗效。再次复诊，诸症皆消。随诊 6 个月未复发，病告痊愈。

按：带状疱疹发病多因肝胆湿热所致，久服或大剂量口服苦寒、泻肝胆之剂，加之中老年人体质虚弱，思虑过度，正气不足，易留气血不足、寒痰凝滞之患。在本方中熟地黄为滋腻静药，重用以滋补阴血、填精益髓；麻黄为发散动药，轻用开腠达表、辛散寒凝。大量熟地黄得小量麻黄，则补血而不腻，小量麻黄得大量熟地黄，则通络而不发表，一守一走，相反相成。配以血肉有情之品鹿角胶，补肾助阳，益精养血。白芥子辛温，温化寒痰，可达皮里膜外，能驱皮里膜外筋骨经络的寒痰凝聚,古有"治胁下及皮里膜外之痰,非此不达"之说(《本草求真》)。生甘草解毒而调和诸药,纵观全方,补血与温阳药物并用,化痰与通络药物相伍,诸药合用,化寒凝,通经络,腠理一开,寒凝一解,气血乃行,通则不痛。(吕顺玲,张晓莉.阳和汤治疗带状疱疹后遗神经痛48例[J].中国民间疗法,2005,13(10):39.)

【现代研究】

阳和汤具有温阳活血的作用,是治疗阴疽的代表方剂。现代药理研究证实,阳和汤能扩张血管,抑制血小板聚集,增加白细胞,并有激素样作用,还可抑菌,抗甲状腺功能亢进及调节性腺功能等。阳和汤的中药组成中,熟地黄的化学成分主要有多糖、5-羟甲基糠醛、氨基酸等;熟地黄水提液能促进内皮细胞增殖;熟地黄醇提液对红细胞新生有促进作用;多糖能增强机体造血功能,增强机体的免疫力5-羟甲基糠醛能增强红细胞变形性。肉桂具有抗胃溃疡、抗炎、抗氧化、抗肿瘤、解热、升高白细胞等作用,同时能杀菌、驱虫、起到消毒的作用。鹿角胶中含有多种微量元素、钙、动物蛋白、胶质、磷酸钙及少量雌酮、多糖、硫酸软骨素A、胆碱样物质等,现代药理作用研究表明其具有防治骨质疏松、抗衰老及保护胃黏膜作用。麻黄中主要有效成分为各种生物碱和少量挥发油;通过药理学实验发现,麻黄碱能兴奋中枢神经系统,也能兴奋肾上腺能神经并能使血管收缩,血压升高;麻黄挥发油对实验性发热动物有解热效果,对流感病毒有明显的抑制作用。白芥子中含有白芥子苷及其衍生物、脂肪酸类、维生素及甾类、还含有蛋白质及黏液质等,现代研究表明其具有抗炎镇痛、抗肿瘤、辐射保护、抑菌等作用。甘草具有抗炎、抗菌、抗病毒、抗氧化、调节内分泌、增强免疫功能等诸多作用。炮姜能显著缩短出血时间。

阳和汤是治疗疡科阴证的代表方,凡辨证属于阳虚寒凝者,皆可考虑运用阳和汤加减化裁治疗。

参 考 文 献

[1] 陈志丹,王晶莹,蒋燕.阳和汤临床应用研究进展[J].2017,34(2):86-88.

[2] 朱妍,徐畅.熟地黄活性成分药理作用研究进展[J].亚太传统医药,2011,7(11):173-175.

[3] 李艳,苗明三.肉桂的化学、药理及应用特点[J].中医学报,2015,30(9):1335-1337.

[4] 李民,王春艳,李士栋,等.鹿角胶的研究进展[J].中国药物评价,2014,31(5):310-311.

[5] 严孜,侯永春. 浅析经方麻黄附子细辛汤运药之精妙[J]. 江西中医学院学报,2011,23 (6):22-24.

[6] 万军梅. 中药白芥子研究进展[J]. 中国民族民间医药,2014,21(11):20-21.

[7] 高雪岩,王文全,魏胜利,等. 甘草及其活性成分的药理活性研究进展[J]. 中国中药杂志,2009. 34(21):2698-2699.

[8] 李文圣,熊慕兰. 炮姜与姜炭的实验研究[J]. 中成药,1992,14(12):22-24.

（董晓宛）

44. 七宝美髯丹(《医方集解·补养之剂》)

【组方用法】

赤、白何首乌各一斤(米泔水浸三四日,瓷片刮去皮,用淘净黑豆二升,以砂锅木甑,铺豆及首乌,重重铺盖蒸之。豆熟取出,去豆曝干,换豆再蒸,如此九次,曝干,为末),赤、白茯苓各一斤(去皮,研末,以水淘去筋膜及浮者,取沉者捻块,以人乳十碗浸匀,晒干,研末),牛膝八两(去苗,酒浸一日,同何首乌第七次蒸之,至第九次止,晒干),当归八两(酒浸,晒),枸杞子八两(酒浸,晒),菟丝子八两(酒浸生芽,研烂,晒)补,骨脂四两(以黑脂麻炒香)。

并忌铁器,石臼为末,炼蜜和丸,弹子大,一百五十丸,每日三丸,清晨温酒下,午时姜汤下,卧时盐汤下,其余并丸如梧桐子大,每日空心酒服一百丸,久服极验。

【方证辨析】

何首乌涩精固气,补肝益肾,为君;茯苓交心肾而渗脾湿;牛膝强筋骨而益下焦;当归辛温以养血;枸杞子甘平而补水;菟丝子益三阴而强卫气;补骨脂助命火而暖丹田;此皆固本之药,使营卫调适,水火相交,则气血调和,而诸疾自已。

【辨证要点】

七宝美髯丹具有滋补肝肾的功效,可用于治疗须发早白、脱发、齿牙动摇、腰膝酸软、梦遗滑精、肾虚不育以及其他因肝肾不足所致的诸症。辨证要点为齿摇发白、腰酸乏力、脉细等。

【皮肤病应用思路】

本方常用于肝肾不足之须发早白、脱发，也可以用于其他皮肤病证属肝肾不足者，如皮肤瘙痒症、白癜风、斑秃、黄褐斑。

【医案选录】

（1）脱发：杨某，男，20岁，2014年12月就诊。患者自国庆假期开始，自觉每次洗头时脱发严重，因其父亲头发稀疏，遂来就诊。患者头顶部头发稀疏细软，毛发干枯无光泽，伴口干，乏力，腰膝酸软，平素易起口腔溃疡，易感冒。查体：一般情况可，头顶部头发稀疏细软，毛发干枯无光泽。舌质红，苔少，脉细数。临床辨证为肝肾不足，毛发失养，予七宝美髯丹加减使用。药用：何首乌10g，菟丝子10g，怀牛膝10g，茯苓15g，补骨脂10g，枸杞子10g，当归10g，熟地黄10g，山萸肉10g，山药15g，黄柏10g，知母10g。服药28剂后，脱发量有所减少，但大便干，舌质红，苔少，脉细。上方加决明子10g，荷叶10g。继服28剂后诸症缓解。原方继服7剂巩固疗效，随访1个月患者未诉复发。

按：患者自述高考期间缺乏锻炼，体质较差，易感冒，口腔溃疡反复，自身体虚，肝肾不足，故患者常伴乏力腰膝酸软等症状。肾精不足，精不化血，血不养发，腠理失润，毛窍张开，风热之邪乘虚而入，日久化燥伤阴，阴血不能上承，而致毛发失养，干枯无光，稀疏脱落。再察其舌脉，以滋补肝肾为急务，佐以滋阴清热生发防脱之品，在七宝美髯丹基础上加减，肝肾两调，阴阳并补，使患者脱发得以控制，乏力及腰膝酸软问题有所改善。其中以何首乌益精血，菟丝子、枸杞子滋肾益精，助何首乌壮水，当归养血补血，牛膝、补骨脂益肾强骨，熟地黄、山萸肉滋补肝肾固精养阴，山药健脾化湿，黄柏知母滋阴清热。二诊因患者自述大便偏干，加决明子荷叶润肠通便，使患者症状减退。三诊时患者自述症状改善，遂继服巩固疗效。

（2）老年瘙痒症：陈某，男，69岁，2001年1月6日初诊。全身皮肤瘙痒反复发作2年，加重1月。患者2年前无明显诱因出现左侧腋下、腰背部皮肤瘙痒，随之逐渐扩散至全身均感瘙痒。曾服苯海拉明、马来酸氯苯那敏，外搽药膏，间断口服中药汤剂，均无明显效果。近1月来，夜间剧痒难忍，反复搔抓，彻夜难眠，全身皮肤粗糙多皱，腰背四肢有明显条状抓痕、脱屑、血痂，双髋部外侧皮肤增厚苔藓样变，无渗液。自感腰酸，神疲乏力，食欲欠佳，舌质淡，苔薄白，脉沉细。无肝胆及肾脏疾病、糖尿病史。诊断为皮肤瘙痒症。证属肾精亏虚，血虚风燥。治宜益精补血，祛风润燥。方用七宝美髯丹加减。处方：制何首乌、熟地黄、枸杞子、当归各15g，菟丝子、补骨脂、茯苓、夜交藤、白芍各12g，全蝎5g，防风、白鲜皮、牛膝各10g。每天1剂，服药7剂后，皮肤瘙痒减轻，夜寐安宁，抓痕、脱屑、血痂消失。继服原方3周，瘙痒及皮损消退。随访半年未复发。

按：皮肤瘙痒症属中医学"痒风"范畴，是老年人常见病。本病多因老年人肾精亏虚，气血不足，肌肤失于濡养所致。血虚则化燥生风，燥盛则肌肤失润，风盛则皮肤瘙痒。抓痕、脱屑、血痂、皮肤增厚、苔藓样变等皮损，均为血虚化燥生风之征。治疗宜益精补血，润燥祛风。方中制何首乌、菟丝子、枸杞子、补骨脂益肾填精，润养肌肤；熟地黄、当归、白芍滋阴补血润燥；茯苓健脾益气；全蝎走而不守，能息表里内外之风，与防风、白鲜皮共进，疏风散邪，祛风止痒；牛膝补益肝肾，引血下行；夜交藤安神止痒。诸药合用，肝肾得补，阴血得养，肌肤濡润，风消痒止。（马国均，马坤.七宝美髯丹治疗皮肤病验案3则[J].云南中医中药杂志，2004，25（2）：23.）

（3）黄褐斑：患者女，颜面双颊部出现褐黑斑2年余，近2月来黑斑增大，斑色加深，逐渐向四周蔓延。曾服用舒肝颗粒、"维生素"等药物治疗，效果不佳。刻下症见：面色萎黄不华，面部可见深褐色斑，以双颊、颧部、鼻翼最为突出，鼻翼与颧部融合似蝶翼状，表面光滑，无炎症及脱屑。头目眩晕，多梦易醒，心烦急躁，腰膝酸软，月经后期，量少有血块，舌质红、少苔，脉沉涩乏力。证属肝肾阴虚、精血不足、络脉瘀阻，治宜滋养肝肾、益精养血、活血通络。予七宝美髯丹加减治疗。药用：制何首乌20g，熟地黄、菟丝子和枸杞子各15g，当归、白芍、旱莲草、女贞子和茯苓各12g，补骨脂、川芎和白僵蚕各10g。日1剂，连服2周后，头目眩晕、心烦急躁、睡眠均好转，双颊、鼻翼与颧部色斑变淡；原方加黄芪20g，再服1个月，诸症减，双颊、鼻翼与颧部残留斑迹隐现。继服上方3周后，黄褐斑全部消退，颜面皮肤呈正常肤色。随访1年未复发。

按：本例患者由肝郁血虚、肝肾亏损、火燥血热所致。方中制首乌、熟地黄滋阴补肾，生精生血；旱莲草、女贞子益肝肾，补阴血；枸杞子温润营血颜容；补骨脂、菟丝子补肾益精，悦颜色为补肝肾要药；白僵蚕祛风化痰，善搜络邪走头面除面尘；《神农本草经》曰："灭黑䵟，令人面色好。"当归、白芍补血养肝，养血活血华肉；茯苓健脾益气；川芎活血行血，疏肝理气，畅通气机。诸药合用共奏滋补肝肾，益精养血之功。切合病机，收效迅捷。

【现代研究】

七宝美髯丹的现代研究主要从血清激素水平、细胞免疫等角度探讨七宝美髯丹的作用机制。崔利莎运用七宝美髯丹合枇杷清肺饮加减治疗脂溢性脱发证实其可下调雄激素水平。汤勇军等研究表明七宝美髯丹可以使外周血CD4+T 细胞、CD4+T 细胞 /CD8+T 细胞比值上调，CD8+T 细胞降低，说明七宝美髯丹治疗肝肾不足型斑秃可能是通过调节 T 淋巴细胞亚群而发挥作用。孟诗等研究显示七宝美髯口服液能改善快速老化痴呆模型（SAMP8）小鼠的学习记忆功能，减轻海马组织的退行性病变程度，显著升高 SOD 活力，降低羰基化蛋白含有量。马晓萍揭示七宝美髯丹具有植物雌激素样作用，且可能是通过上调雌激素受体水平途径起到增殖作用。罗文峰研究表明七宝美髯丹能减轻 60 岁以上肝肾不足老年人白头发线粒体 DNA（mtDNA）异质性，从而证实七宝美髯丹乌发黑发的功效。由此可见，七宝美髯丹具有拮抗雄激素、上调雌激素水平的功效，能够调节 T 细胞亚群，能够增加 SOD 的活力，从而改善脱发、斑秃、须发早白等皮肤疾患症状。

现代医家主要应用七宝美髯丹治疗斑秃、脱发、白癜风、黄褐斑等皮肤病，联合中医外治等方法，收到了满意的疗效。七宝美髯丹是滋补肝肾的名方，皮科疾患中证属肝肾不足者都可加减使用。

参 考 文 献

[1] 崔利莎. 七宝美髯丹合枇杷清肺饮加减治疗脂溢性脱发的疗效及对伴随症状、血清性激素的影响 [J]. 首都食品与医药，2020，27(10)：187-188.

[2] 汤勇军，钟卫红，罗文峰，等. 七宝美髯丹治疗斑秃 33 例临床观察 [J]. 湖南中医杂志，2018，34(9)：19-21.

[3] 孟诗，魏江平，郑航，等. 七宝美髯口服液对小鼠脑组织 SOD 活力及羰基化蛋白含量的影响 [J]. 中成药，2017，39(7)：1347-1350.

[4] 马晓萍. 七宝美髯方雌激素样作用及机理研究 [D]. 广州中医药大学，2014.

[5] 罗文峰，程喜平，谭凤明，等. 七宝美髯丹对 60 岁以上肝肾不足老年人黑白头发 mtDNA 异质性影响 [J]. 辽宁中医药大学学报，2014，16(2)：19-21.

[6] 汤勇军，钟卫红，罗文峰，等. 梅花针叩刺联合七宝美髯丹刺治疗肝肾不足型斑秃随机平行对照研究 [J]. 实用中医内科杂志，2014，28(11)：139-141.

[7] 刘永信，杨春梅. 七宝美髯丹合枇杷清肺饮加减治疗脂溢性脱发临床观察 [J]. 中国社

区医师, 2018, 34(35): 100+102.

[8] 祝红宇, 顾晓军, 童寅. 七宝美髯丹治疗白癜风的临床观察[J]. 医药前沿, 2011, 1(11): 9-10.

[9] 张晓刚. 张学文教授治疗黄褐斑经验[J]. 新中医, 2002, 34(1): 11-12.

（白冬洁）

十一、经典外用方

45. 二矾汤(《外科正宗》)

【组方用法】

白矾、皂矾各四两, 孩儿茶五钱, 柏叶半斤。

用水十碗, 同上药四味煎数滚候用。先用桐油搽抹患上, 以桐油蘸纸捻点着, 以烟焰向患上熏之; 片时方将前汤乘滚贮净桶内, 手架上用布盖, 以汤气熏之, 勿令泄气, 待微热倾入盆内, 蘸洗良久, 一次可愈。

【方证辨析】

本方中皂矾、白矾性酸、凉, 有燥湿杀虫止痒, 解毒敛疮之功, "燥能制湿", 故二者共为君药, 侧柏叶、儿茶清热凉血, 敛疮生肌, 以增皂矾、白矾解毒敛疮之功。诸药合用, 共奏燥湿敛疮, 杀虫止痒之功。

【辨证要点】

《外科正宗》云: "鹅掌风皮肤枯厚、破裂作痛, 宜用此汤熏洗, 轻则不宜, 越重越效。"四肢皮损表现为肥厚、干燥、粗糙、皲裂者, 用之效显。

【皮肤病应用思路】

二矾汤具有燥湿杀虫止痒, 清热凉血之功效, 对于湿邪流注四肢末端, 久不能除, 郁而化热, 耗伤阴血, 肌肤失养所致的手足部亚急性湿疹、慢性湿疹、银屑病, 手癣, 足癣等均可应用。尤其是皮损表现肥厚、干燥、粗糙、皲裂者, 效果更佳。

【医案选录】

（1）手部慢性湿疹：郭某，女，66岁，2015年12月1日初诊。患者主诉双手干裂、脱屑伴瘙痒3年，加重1月。患者3年前接触大量消毒洗衣液后，双手泛发密集红斑伴瘙痒，自行涂抹卤米松乳膏后症状缓解。此后双手皮肤时起红色斑丘疹，尤其是接触刺激性化学物质后双手皮肤自觉瘙痒伴脱屑。现症见患者双手散在黯红色斑块，皮肤表面粗糙肥厚，上覆盖少量干燥鳞屑，皮沟加深，部分皮肤干裂脱皮，干裂处疼痛明显。诊断为手部慢性湿疹。予二矾汤加减泡洗患处。方用皂矾15g、白矾15g、当归15g、鸡血藤15g、红花5g、侧柏叶20g、川贝母10g、熟地黄30g、白鲜皮20g、花椒15g，14剂，煎汤浸泡，每次浸泡20min。2015年12月15日复诊，患者双手皮肤干裂处已全部愈合，黯红色斑块变平，表面较前光滑，继续上方予患者14剂，嘱患者加强手部保湿，避免接触刺激性物质，后电话随访患者症状进一步减轻。

按：患者老年女性，湿邪胶着，流注四肢末端，日久耗伤阴血，肌肤失养，出现慢性湿疹的皮肤改变，治疗上以养血润肤，燥湿止痒为主，方中皂矾、白矾燥湿敛疮，当归、鸡血藤养血润肤，红花活血养血，川贝母、熟地黄滋阴润燥，侧柏叶凉血敛疮，白鲜皮除湿止痒，花椒杀虫止痒，全方共奏养血润肤、除湿止痒的功效。

（2）手部亚急性湿疹：戚某，女，37岁。因"右手背反复红斑、丘疹伴瘙痒3月余"于2016年5月21日前来就诊。3月余前无明显诱因，患者由手背出现片状红斑，上可见粟粒大小丘疹及无色透明小水疱，瘙痒明显，经搔抓后出现少许糜烂、渗液。在当地诊所诊断为"手部湿疹"，予糠酸莫米松软膏外擦后皮损好转。后皮损反复复发，每次外用上述药物后均有所好转。患者诉皮损接触肥皂、洗涤剂等后加重。发病前7天，患者皮损复发，再次用上述药物后，缓解不明显，遂来寻求中医治疗。专科检查：右手背及手腕可见一片状红斑，上覆少许细薄鳞屑，红斑周围见少许粟米大小丘疹及少许黄色渗液。自诉瘙痒剧烈。诊断：手部湿疹（亚急性期）。予加味二矾汤，药用：皂矾10g、白矾10g、儿茶15g、侧柏叶20g、五倍子20g、地肤子20g、生大黄20g、黄精15g、生甘草6g，7剂，煎汤浸泡，每次浸泡20min。并避免接触肥皂、洗涤剂、橡胶手套等化学物质，饮食上嘱忌食鱼虾、牛羊肉等发物。2016年5月28日二诊：专科检查：红斑颜色较前变淡，丘疹较前减少，未见明显糜烂、渗液。患者诉瘙痒明显减轻。继予患者上述药物7剂,治疗及注意事项如前法。患者1周后再次复诊,皮损基本恢复正常。电话随访3月未见复发。

按: 手部亚急性湿疹的主要病因病机为腠理亏虚于内,外感风、湿、热、虫、毒为患。其中,风、湿、热常相兼为病。"风为百病之长",风邪多夹湿、夹热,风湿热蕴结于皮肤,故发红斑、丘疹、水疱。瘙痒是手部湿疹的主要主观症状。"无风不作痒",风邪是瘙痒的主要致病因素。湿热侵袭肌肤,阳气郁遏不得宣发,亦可导致瘙痒的发生。湿郁生热,流溢肌表,则血浊不清,湿邪留而不去,积湿生热,蕴热生虫,其痒尤烈。湿热久蕴,亦可化湿生虫。虫邪所致瘙痒多剧烈难忍,时发时止。毒邪是中医特有的一种致病因素,有内毒、外毒之分。手部湿疹的发生可由接触有"毒"物质发生。毒邪所致瘙痒多来势凶猛,发病急骤,症状剧烈,传变迅速,变化多端,且易致病情迁延、反复发作、缠绵难愈。二矾汤有燥湿杀虫、敛疮生肌之功,即可很好地缓解手部湿疹的瘙痒症状,又有促进皮损修复的功能,故临床上可用于治疗手部湿疹。方中皂矾、白矾燥湿杀虫止痒,解毒敛疮;儿茶、侧柏叶、五倍子清热凉血,敛疮生肌;"热淫于内,以苦泄之",生大黄苦寒燥湿,泻火解毒,泄血分之热;地肤子清热利湿,祛风止痒,黄精滋阴润燥,以防化燥伤阴,甘草清热解毒兼调和诸药。诸药合用,共奏燥湿杀虫、解毒敛疮之功。(赵萌.加味二矾汤浸泡治疗手部亚急性湿疹的临床疗效观察[D].成都中医药大学,2017.)

【现代研究】

《外科正宗》中二矾汤的适应证主要是鹅掌风,即患处为手部的疾患,在现代应用中,可应用于四肢末端,皮损表现肥厚、干燥、粗糙、皲裂者。如亚急性湿疹、足癣、皮炎等疾病,尤其是使用西药"激素药膏"仍久治不愈或愈后反复发作者,都可用二矾汤加减外治,可提高治愈率,降低复发率。

现代药理研究发现二矾汤的主要组成药物有抗菌、消炎、促进愈合的作用。皂矾、白矾能强烈凝固蛋白质,可使炎症表面蛋白质形成一层保护膜,减轻外界刺激对神经末梢的作用,同时沉淀了细胞表面及微血管内膜的胶着物质,对于微血管的收缩和渗透性降低也有一定作用。儿茶所含槲皮素具有抑制病原微生物的作用,对革兰氏阳性球菌、革兰氏阴性杆菌及真菌均有良好的抑制作用。此外,儿茶的活性成分儿茶素和表儿茶素等,具有抗病原体、增强机体免疫力等药理作用。侧柏叶主要有效成分为黄酮类、挥发油等。黄酮类能促进血液循环。侧柏叶挥发油的体外抑菌研究表明,侧柏叶对金黄色葡萄球菌、四联球菌、大肠杆菌和产气杆菌均有明显的抑制作用。此外,侧柏叶还有抗真菌、抗氧化、抗炎、抗凝血、神经保护及镇静的功能。以上研究支持和证实了二矾汤具有抑菌、抗真菌、促进创面愈合等作用。可以应用于皮损表现肥厚、干燥、粗糙、皲裂者。

参 考 文 献

[1] 贺洪武. 自拟二矾汤治疗脚湿气 35 例 [J]. 四川中医,2002(8):68.

[2] 艾儒棣. 中医外科特色制剂「M]. 北京:中国中医药出版社,2008.

[3] 井玥,赵余庆,倪春雷. 儿茶的化学、药理与临床研究 [J]. 中草药,2005. 36(5):790-792.

[4] 张俊飞,孙广璐,张彬,等. 侧柏叶药理作用的研究进展 [J]. 时珍国医国药,2013,24(9):2231-2233.

（白冬洁）

46. 如意金黄散(《外科正宗》)

【组方用法】

天花粉(上白)十斤,黄柏(色重者)、大黄、姜黄各五斤,白芷五斤,紫厚朴、陈皮、甘草、苍术、天南星各二斤。

以上共为咀片,晒极干燥,用大驴磨连磨三次,方用密绢罗厨筛出,瓷坛收贮,勿令泄气。凡遇红赤肿痛,发热未成脓者,及夏月火令时,俱用茶汤同蜜调敷;如微热微肿及大疮已成,欲作脓者,俱用葱汤同蜜调敷;如漫肿无头,皮色不变,湿痰流毒、附骨痈疽、鹤膝风等病,俱用葱酒煎调;如风热恶毒所生患,必皮肤亢热,红色光亮,形状游走不定者,俱用蜜水调敷;如天泡、火丹、赤游丹、黄水漆疮、恶血攻注等症,俱用大兰根叶捣汁调敷,加蜜亦可;汤泼火烧,皮肤破烂,麻油调敷。具此诸引,理取寒热温凉制之。又在临用之际,顺合天时,洞窥病势,使引为当也。

【方证辨析】

方中天花粉苦、寒,清热泻火,排脓散肿,用量最大,位列方首,实为君药。

黄柏苦、寒,泻火解毒,清热燥湿;大黄苦、寒,清热泻火解毒,活血化瘀;姜黄辛、苦、温,行气活血散瘀,消肿止痛;白芷辛、温,祛风燥湿止痒,消肿排脓止痛,共为臣药。厚朴行气燥湿,消痰;陈皮理气、燥湿、化痰;苍术芳香燥烈,祛风湿、燥湿;天南星燥湿化痰,外敷能散结消肿止痛,此四药皆辛温,辛以散结,温以通滞,苦以燥湿,共为佐药。甘草甘、平,有良好解毒功效,缓和药性,调和诸药,为佐使药。诸药合用,共奏清热解毒、除湿化痰、活血散瘀、消肿止痛之功。

【辨证要点】

如意金黄散广泛应用于外科疾病,陈实功云:"治痈疽发背、诸般疔肿、跌扑损伤、湿痰流毒、大头时肿、漆疮、火丹、风热天泡、肌肤赤肿、干湿脚气、妇女乳痈、小儿丹毒,凡外科一切诸般顽恶肿毒,随手用之,无不应效,诚为疮家良便方也。"故凡皮肤疾患有红肿热痛特点,不论属阳、属阴、属半阴半阳,均可使用。

【皮肤病应用思路】

如意金黄散适用于皮肤科疾病初起、成脓、溃后三个时期,能使疮疡初起易消,脓成易溃,溃后易敛。蜂窝织炎,多发性疖肿,毛囊炎,丹毒等皮肤疾患都能应用。尤其是对于急性、阳性、化脓性皮肤疾患,特别是病变向周围组织扩展,引起周围组织广泛充血水肿,局部有红肿热痛的炎性症状者疗效更好。

【医案选录】

(1)玫瑰痤疮:刘某,女,28岁,学生。2016年6月25日因玫瑰痤疮半年就诊。半年前患者三角区皮肤发红,边界清楚,后皮肤发红持续不退,油脂分泌旺盛,外用克林霉素凝胶1个月余,上述症状仍反复。现鼻面部皮肤发红,以三角区为主,红色丘疹,油多,鼻头稍肥大。头部患脂溢性皮炎,脱屑多。二便、精神尚可。舌苔薄黄,脉弦。诊断:玫瑰痤疮。辨证:肺胃湿热证。治法:清热除湿,杀虫止痒。方剂:清肺饮合楂曲平胃散加减。外用浓茶水调金黄散涂擦皮损处,清淡饮食。二诊:无新发皮疹,发红减轻,油脂分泌减少,舌苔薄黄腻,脉弦细。继用浓茶水调如意金黄散,外搽皮损,清热解毒,软坚散结。三诊:服药后鼻头皮肤正常,周围皮肤色红明显减轻,三角区少许皮疹,油脂减少。外用蜂蜜调如意金黄散涂擦皮损。

按:玫瑰痤疮相当于中医外科文献所指之"酒渣鼻",明代陈实功《外科正宗》说："肺风、粉刺、酒皶鼻三名同种，粉刺属肺，糟鼻属脾，总皆血热郁滞不散。"清代《医宗金鉴》说："肺风粉刺肺经热，面鼻疙瘩赤肿痛。"此论述指出酒渣鼻是由肺脾病变以致湿热之邪郁滞鼻、面部而生。中医学认为"肺主皮毛"，"皮毛者，肺之合也"。根据这一理论，本病病位主要在肺，故应从肺论治，而本病病情严重时也累及皮下之肌肉，而肌肉乃由脾所主，故有时亦需同时治脾。因此，以清肺饮清解肺热，楂曲平胃散健脾除湿，配以猫爪草、生百部、南鹤虱等杀虫药，增强疗效，并加以不同的赋形剂调配金黄散外敷，达到内外合治，共奏清热解毒、活血化瘀、消除痘印的作用。（蒋友琼.艾儒棣教授运用如意金黄散与赋形剂治疗酒渣鼻经验[J].世界最新医学信息文摘，2018，18（92）：221-222+225.）

（2）甲沟炎：王某，女，15岁，2019年8月20日因甲周红肿疼痛2周就诊。患者2周前将右足大脚趾趾甲外侧倒刺拔出，而后右足大脚趾外侧甲沟红肿疼痛，有脓液积聚，遂于外科行切开排脓并每日换药，但红肿疼痛仍不减，并于近3日再次出现甲沟旁积脓，遂至我科就诊，症见右足大脚趾外侧皮肤红肿，表面紧张发亮，甲旁皮下可见脓液，压痛明显，予蜂蜜将如意金黄散调匀成药糊，取凡士林将如意金黄散药糊调入其中，将混匀的药膏涂于患者甲沟处，1日2～3次，3日后患者复诊，甲沟处红肿消退大半，疼痛基本消失，脓液完全吸收，3日后复诊，患者皮损处已经痊愈。

按：患者甲沟炎局部红肿热痛，脓液积聚，实为阳性疮疡的典型表现，如意金黄散清热解毒、消肿止痛，对于甲沟炎有很好的疗效，将如意金黄散和蜂蜜凡士林调配在一起，可以加强药物的渗透性，并且延长药物的作用时间。

（3）结节性血管炎：刘某，女，34岁。主诉：右侧小腿散发结节数日。现病史：患者2周前发热咽痛，自服感冒药（具体不详）后缓解，数日后发现右小腿出现2枚结节，疼痛，未予重视。近3日来，右小腿结节增多，疼痛加剧。现症见：右小腿外侧及后侧有结节5枚，如蚕豆大小，质地软硬中等，潮红肿胀，推之可移动，局部皮温高，压痛（+），舌红、苔薄白，脉滑。西医诊断：结节性血管炎；中医诊断：瓜藤缠；证型：风热入络，血热致瘀；外治法：如意金黄散拌匀，用水调成软膏状，外敷患处，1次/天。用此法治疗20日后，患者右小腿结节疼痛消失，肿胀明显缓解，查体：右小腿结节3处，如黄豆大小，黯红，局部皮温正常，无压痛。

按：结节性血管炎是一种持久或反复发作的真皮和皮下组织血管炎性、结节性病变。本病好发于30～60岁女性，病位多见于下肢，亦可累及上肢及股部。患者症见右侧小腿散发结节，红肿热痛，符合如意金黄散的适应证特点，外敷如意金黄散治疗，收到了很好的疗效。

【现代研究】

如意金黄散的药理作用主要集中在抑菌，抗炎止痛，提高溶菌酶含量，激活巨噬细胞等方面。周聪和通过体外培养实验发现，如意金黄散对常见的致病菌如金黄色葡萄球菌和铜绿假单胞菌有一定抑制作用，且具有对小鼠腹腔巨噬细胞激活的作用，并能增强其吞噬能力。马卓等采用琼脂稀释法对比研究发现，对于金黄色葡萄球菌，如意金黄散在1∶16稀释度时有抗菌作用；对于溶血性链球菌，如意金黄散在1∶32时有抗菌作用；对于铜绿假单胞菌，如意金黄散在1∶4时有抗菌作用。张远哲等研究发现，如意金黄散治疗大鼠皮肤疮疡后能有效调控炎症介质的表达和释放，从而控制了炎症的发展。王喜云等将如意金黄散加凡士林制备金黄膏，证明金黄膏组能明显提高脓性分泌物中和血清中溶菌酶的含量，从而能提高机体防御能力。

临床中用不同的赋形剂调配如意金黄散，具有各自的特点，可以发挥不同的作用。传统赋形剂如蜂蜜对有耐药性的慢性溃疡效果好，用麻油和蜂蜡做的油膏箍围消肿、抗炎、抗溃疡和修复血管作用强，以75%浓度酒精为介质调的酊剂透皮吸收和消肿作用突出，可迅速改善神经水肿造成的疼痛，鲜草药汁可清透气分、凉血解毒，茶叶汁可保护神经，葱汁可促进气血生长与流通，防止瘢痕形成，醋汁散瘀解毒效佳，这些赋形剂的应用扩大了如意金黄散的应用范围。现代工艺如巴布剂、凝胶、膜剂是将药物与基质或成膜材料通过不同的工艺组合在一起，具有含量准确、可控、作用持久、透皮吸收好、便于自动化和无菌生产，克服传统赋形剂易污染衣物，使用不方便的缺点，进一步扩大了如意金黄散的应用。

如意金黄散可改善皮损症状，提高临床疗效，且可促进皮肤生理功能好转。可广泛应用于具有红肿热痛特点的皮科疾患。

参 考 文 献

[1] 周聪和,谭新华,李彪. 金黄散外用抗感染实验研究 [J]. 辽宁中医杂志,1989(12): 35-36.

[2] 马卓,刘小平,何福艳,等. 甲氧苄啶配用如意金黄散的抗菌实验研究 [J]. 湖北中医杂

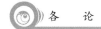

志, 2001(3): 5-6.

[3] 张远哲, 朱晓燕, 黎豫川. 如意金黄散对阳证疮疡大鼠疗效及 INF-γ 表达的影响 [J]. 中华中医药杂志, 2017, 32(3): 1280-1282.

[4] 王喜云, 周永慧, 严春海. 金黄膏治疗疮疡的实验探讨——对溶菌酶含量的影响 [J]. 中药药理与临床, 1987(4): 22-23.

[5] 赵军瑞, 关靖. 如意金黄散赋形剂的临床应用特点 [J]. 中医外治杂志, 2017, 26(3): 63-64.

（白冬洁）

47. 黄连膏（《医宗金鉴·外科心法要诀》）

【组方用法】

黄连三钱, 当归尾五钱, 生地一两, 黄柏三钱, 姜黄三钱。香油十二两。

将药煠枯, 捞去渣；下黄蜡四两融化熔化尽, 用夏布将油滤净, 倾入磁碗内, 以柳枝不时搅之, 候凝为度。

【方证辨析】

黄连膏中黄连性味苦寒, 有泻火解毒, 清热燥湿之功效；黄柏具有清热燥湿, 泻火除湿, 解毒疗疮功效；姜黄破血行气；生地黄凉血养阴润燥；当归补血活血。诸药合用, 清中寓疏, 降中寓升, 泻中寓补, 共奏清热解毒, 疏通经络之功效。

【辨证要点】

黄连膏主治湿热证。症见皮损色红、肿胀或有脓疱等, 常伴瘙痒、疼痛, 口干口苦, 舌红、苔黄腻、脉濡数。

【皮肤病应用思路】

黄连膏具有清热解毒, 活血消肿的作用, 可用于治疗湿热所致各种皮肤疾患, 如湿疹、脓疱疮、疮疡疖肿、烫伤、带状疱疹、单纯疱疹、压疮等。

【医案选录】

湿疹: 赵某, 男, 30 岁。5 日前无明显诱因出现肛门周围皮肤红肿、瘙痒、疼痛，搔抓后局部疼痛加重，有较多渗液，2004年6月8日来我科就诊。视诊见局部皮肤红肿，有散在红色丘疹及搔痕，有较多渗液，小便短赤，舌质红，苔黄腻，脉弦滑数。诊为急性肛门湿疹，证属湿热型。治以清热解毒、燥湿止痛。给予黄连膏外用，每日涂于患处，早晚各1次，4天后症状、体征明显减轻，连续治疗7天，症状、体征消失，局部皮肤恢复正常。

按：急性肛周湿疹，究其病因，多为湿热下注，聚于肛周，或内有湿热，外感风邪，浸淫肌肤，而出现肛门周围皮肤红肿、瘙痒、渗液、疼痛等症状。故治疗上应以清热解毒，燥湿止痛为关键。黄连膏中黄连、黄柏均有清热解毒燥湿之功；当归养血活血止痛；生地黄清热凉血；姜黄行气活血镇痛。全方共奏清热解毒，燥湿止痛之功效。（赵景明，周建华．黄连膏外用治疗急性肛门湿疹37例[J]．吉林中医药，2005（2）：20．）

【现代研究】

黄连膏具有清热解毒，活血消肿的作用。现代药理研究表明，黄连膏外用可以促进创面的愈合速度，促进创面毛细血管的生成，可能通过调节PI3K/AKT/eNOS信号通路促进AKTS308和AKTS437两个位点磷酸化，调节eNOS、VEGF-A的蛋白表达，促进血小板衍生生长因子（platelet derived growth factor，PDGF）和碱性成纤维细胞生长因子（basic fibroblast growth factor，BFGF）的生成有关。其中，黄连中主要成分为小檗碱，具有明显的抗菌、抗炎作用，有良好的抗感染扩张血管作用，能减轻局部水肿，促进炎症消退。黄柏抗菌有效成分大体与黄连相似。当归能扩张局部血管，改善微循环，从而减轻局部红肿，促进炎症消退，促进损伤快速愈合。且另有研究表明，当归、生地可以通过提高血管内皮生长因子（vascular endothelial growth factor，VEGF）的表达，达到促进创面血管生成的作用。

临床上，黄连膏主要用于治疗湿热型皮肤病，也广泛地应用于外科，对肛周脓肿、痔疮术后、急性乳腺炎、口腔颌面间隙感染等疾病的治疗也有较好的疗效。谢龙炜等通过对纳入Ⅱ度至深Ⅱ度烧烫伤患者给予黄连膏进行治疗和观察，结果发现黄连膏治疗早期烧伤疗效可靠，能缩短水肿消退时间和伤口愈合时间，降低创面感染发生率。黄连膏能够降低毛细血管的通透性，减少渗出，消除肿胀，在外涂后创面与外环境相隔离，能够保护创面、减少创面的渗出与水分蒸发，具有抗感染止痛、促进组织再生、减少瘢痕形成的功效。

参 考 文 献

[1] 张晓芬,宋静,李洪昌,等. 黄连膏通过 PI3K/AKT/eNos 通路促进模型小鼠创面血管生成的实验研究 [J]. 世界科学技术 - 中医药现代化,2018,20(4):527-533.
[2] 季光琼,邓衍清,谈发明,等. 黄连软膏的研究进展 [J]. 湖北中医杂志,2018,40(3):55-57.
[3] 谢龙炜,顾在秋,蔡良良. 黄连膏治疗早期烧伤 41 例 [J]. 河南中医,2014,34(12):2487-2488.

（宋晓娟）

48. 苦参汤（《疡科心得集》）

【组方用法】

苦参、蛇床子、地肤子、白芷、黄柏、金银花、野菊花、大菖蒲。
用河水煎汤,临洗,入 4～5 枚猪胆汁。

【方证辨析】

苦参汤以清热燥湿杀虫之苦参、黄柏为主药,辅以金银花、野菊花清热解毒;蛇床子、地肤子、石菖蒲祛风杀虫止痒;白芷辛开除湿、消肿散结。诸药共奏清热除湿、凉血祛风、杀虫止痒之功。

【辨证要点】

苦参汤主治湿热郁于皮肤而发疹,出现灼热瘙痒、疼痛、渗出糜烂,浸淫肌肤者,可伴舌红,苔黄,脉滑数等症。

【皮肤病应用思路】

苦参汤具有清热、除湿、祛风、凉血、杀虫、止痒之功,用于湿热、血热性皮肤病,如湿疹、疱疹样皮炎、药疹、丹毒、风疹等。

【医案选录】

（1）湿疹:马某,女,25 岁,因"自觉肛门瘙痒 2～3 年"2017 年 1 月 5 日至我院肛肠科就诊。现病史：患者2～3年前无明显诱因出现肛门瘙痒，晚间尤甚，搔抓后自觉缓解，平日外用"地奈德乳膏，皮肤康"，可使症状缓解，停药后反复发作，大便正常，每日1～2次，舌红，苔黄，脉滑数。专科检查：肛周皮肤色红潮湿，4cm×4cm左右。诊断：肛周湿疹。拟方如下：苦参40g，黄柏20g，蛇床子10g，地肤子15g，白鲜皮15g，土荆皮15g，防风10g，枯矾20g，川芎10g，鱼腥草15g，百部10g，煎水外洗。14剂后患者肛周瘙痒感不显，肛周红肿潮湿消退。

按：患者青年女性，脾胃虚弱，禀赋不耐，加之嗜食辛辣油腻，运化失司，湿热下注，而致肛周潮红瘙痒；舌红，苔黄，脉滑数均为湿热蕴结之征。苦参具有清热燥湿、杀虫止痒的作用；黄柏具有泻火解毒、清热燥湿的功效，白鲜皮、地肤子、土荆皮具有祛风止痒、清热利湿的功效，枯矾具有燥湿止痒的功效，百部、蛇床子具有杀虫止痒、燥湿祛风的功效，诸药共奏清热利湿、祛风止痒之效。（顾苤冰，陈正鑫，蒋泽砚，等.樊志敏教授治疗从"风""湿"论治肛门湿疡经验[J].健康必读，2019，（9）：235-236.）

（2）丹毒：李某，女，37岁，2000年4月26日初诊。就诊前2天全身乏力，低热，右小腿下外侧出现一手掌大小的红斑、疼痛，次日晨起红斑扩大，致右小腿前下段、外侧、踝前均灼热肿胀，色紫红。小便黄，舌红、苔薄黄，脉滑数。诊断：丹毒（火丹）。治以清热凉血，解毒除湿。内服萆薢渗湿汤加味。药用：萆薢、黄柏各15g，赤茯苓、薏苡仁、牡丹皮各20g，泽泻12g，滑石、金银花藤各30g，通草、紫草各10g，连翘12g，甘草5g。外用苦参汤加减。药用：苦参、蛇床子、地肤子、金银花、野菊花、黄柏、赤芍、连翘、紫草、大黄各30g。煎水频频冷湿敷。3剂后红肿、疼痛大减；6剂后肿痛全消，唯皮肤仍余有浅红色痕迹，停用内服药，再外用苦参汤加减3剂巩固疗效。

按：患者青年女性，内热炽盛，湿热蕴结，充于肌肤腠理，熏蒸肌肤而发病，故选用善"治瘅疥疡作痒"之苦参汤外洗治疗。苦参汤以清热燥湿杀虫之苦参、黄柏为主药，辅以金银花、野菊花清热解毒；蛇床子、地肤子清热利湿；白芷辛开除湿、消肿散结。诸药共奏清热解毒除湿之功。（张常宁.苦参汤外用治疗湿热、血热性皮肤病[J].四川中医，2003（12）：72-73.）

【现代研究】

苦参汤具有清热燥湿、杀虫止痒等功效。现代药理研究表明苦参汤中苦参、黄柏等主要成分具有抑菌、消炎、抗过敏等作用。苦参中含苦参碱、苦参素

（氧化苦参碱）、槐花醇、甲基金雀花碱等10余种生物碱,具有抑菌、抗炎、抗病毒、抗肿瘤等药理作用。其中苦参碱发挥抗炎作用的途径有以下三条:①通过下调吞噬细胞、淋巴细胞和受损组织细胞的炎性细胞因子(如白介素(IL)、肿瘤坏死因子-α(TNF-α)、趋化因子以及白介素受体)的表达水平产生抗炎作用;②通过抑制磷脂酶A$_2$和环氧化酶抑制炎症介质前列腺素生物合成以及抑制花生四烯酸转化成白三烯,产生抗炎作用;③通过稳定细胞膜抑制肥大细胞释放组胺和直接竞争组胺H$_1$受体,产生抗炎作用。黄柏的主要化学成分包括生物碱类、黄酮类、黄柏酮、黄柏内酯等,其中生物碱类为黄柏的主要成分,包括小檗碱、药根碱、木兰花碱、黄柏碱、掌叶防己碱等,具有抑制过敏反应,杀灭和抑制体表多种细菌、真菌、病毒及其他病原微生物生长的药物作用。金银花的主要化学成分包括有机酸类、黄酮类、挥发油类及三萜皂苷类,主要有效成分为有机酸类的绿原酸及异绿原酸,具有抗菌、抗病毒、解热抗炎作用。蛇床子、地肤子、野菊花也具有杀灭、抑制细菌及抑制真菌生长的作用。因此,苦参汤对于体表的细菌、真菌感染及过敏原因引起的多种皮肤疾患都有很好的治疗效果。

参 考 文 献

[1] 张明发,沈雅琴. 苦参碱抗炎和免疫抑制药理作用的研究进展[J]. 抗感染药学,2018, 15(5):737-743.

[2] 智信,陈晓. 苦参碱药理作用研究进展[J]. 成都中医药大学学报,2017,40(1):123-127.

[3] 董阳阳,钟泓玲,钱成,等. 川黄柏的化学成分及药理活性研究进展[J]. 西北药学杂志,2018,33(5):710-712.

（宋晓娟）

49. 颠倒散(《医宗金鉴·外科心法要诀》)

【组方用法】

大黄、硫黄各等分。

研细末,共合一处,再研匀,以凉水调敷。

【方证辨析】

颠倒散中大黄味苦性寒,归脾、胃、大肠、肝、心包经,清热泻火,凉血解毒,逐瘀通经;硫黄味酸性温,归肾、大肠经,杀虫止痒、温散祛邪。在寒凉药物中配合性温之品,体现了中医寒温并用、阴阳同治的理念,避免了邪气被寒凉郁遏,给其以出路,使局部热毒瘀滞得以更好地消散。二者寒热颠倒,故曰颠倒散。

【辨证要点】

颠倒散主治肺经血热证。症见面、背部丘疹色红,或痛或痒,舌红、苔薄黄,脉浮数。

【皮肤病应用思路】

颠倒散具有清热解毒之效,常用于肺经血热之皮肤病,如寻常痤疮、玫瑰痤疮、脂溢性皮炎、玫瑰糠疹等。因感受风、寒、热、湿等外邪,郁积生热而发病,病位在肺经,病性多属实。常伴痒痛,口渴喜饮、便秘溲赤、舌红,苔薄黄,脉弦滑。

【医案选录】

脂溢性皮炎:周某,男,28岁,平素喜食油腻之物。2016年5月8日初诊。主诉:面颊部油腻性红斑、丘疹、瘙痒脱屑1月余,加重1周。现病史:患者1月余前无明显诱因面颊部出现油腻性红斑、丘疹,并伴有脱屑、瘙痒,医院诊断为脂溢性皮炎,予以0.03%他克莫司软膏外搽半月,未见明显好转,后再使用丁酸氢化可的松软膏外搽数天,红斑瘙痒明显有所改善,并自行停药。1周前外出日晒后上症明显加重,遂来就诊。现症见:面颊部见油腻性红斑、丘疹,并伴有脱屑,瘙痒明显,精神尚可,纳眠可,小便稍黄,大便调,舌红,苔黄稍腻,脉浮滑数。中医诊断:面油风;西医诊断:脂溢性皮炎。口服方:金银花15g、连翘10g、当归10g、川芎10g、桃仁10g、红花10g、荆芥12g、防风10g、黄芩15g、生石膏15g、玄参10g、车前草10g、茯苓12g、泽泻10g,7剂,水煎服,1剂/天,3次/天。同时予以颠倒散外敷(1次/天)。5月15日二诊,面颊部红斑丘疹渐退,瘙痒明显改善,稍有油腻,二便调。上方去生石膏,继续口服加外用颠倒散。5月22日三诊,二诊方药服用7剂后,诸症消失,嘱其再服用7剂以巩固疗效。

按:本案患者为青年男性,初为外感风热之邪,久不得治,则热邪入里;

加之患者平素喜食油腻之物,脾胃气机不畅,以致湿热内生。其病性为实,且表里同病,故治疗上以祛风清热、养血除湿为法,表里同治,可收到良好效果。外用药予颠倒散,大黄清内热解毒,硫黄味辛,发散表邪,使邪有出路,两药配伍,同样起到表里同治之效。内服药与外用药配合,使祛邪不伤正,风热湿邪得以祛除,病情得以控制。(苟婷婷,贾敏.贾敏教授治疗脂溢性皮炎临床经验[J].亚太传统医药,2017,13(24):104-105.)

【现代研究】

颠倒散具有清热解毒之功效。现代药理研究表明,硫黄中的硫易与皮肤分泌物作用生成硫化物,其中硫化氢及五硫黄酸具有杀菌、止痒的作用;硫化钡可使表皮软化,具有脱脂、杀菌、止痒及角质促溶作用。大黄对痤疮丙酸杆菌、葡萄球菌的生长具有较强抑制作用。

基于上述药理研究,临床上,颠倒散广泛应用于脂溢异常、角化异常或感染性皮肤病。杨柳等用颠倒散治疗兔耳痤疮,结果表明颠倒散可能通过纠正毛囊导管的角化异常治疗痤疮。临床中使用颠倒散汤剂时需注意,部分患者可能出现局部刺激性反应,可视情况更改剂型为膏剂或散剂。

参 考 文 献

[1] 景万仓.消痤汤内服及古方颠倒散外敷治疗痤疮疗效观察[J].新中医,2017,49(5):96-98.

[2] 杨柳.治痤名方沿革与新方研创[J].湖南中医药大学学报,2018,38(9):1022-1023.

[3] 杨柳,种树彬,杨文志.复方颠倒散药物面膜的皮肤毒理学实验研究[J].辽宁中医杂志,2008(4):616-618.

[4] 贾育蓉.颠倒散用法探讨[J].中国民间疗法,2001(5):4.

(宋晓娟)

50. 干葛洗剂(《疡医大全》)

【组方用法】

干葛　白矾,各五钱。

水煎泡洗。

【方证辨析】

干葛洗剂中干葛性凉,味甘而辛,归脾、胃经,具有发表解肌、透发麻疹、解热生津、升阳止泻之功。白矾酸、涩,性寒,归肺、脾、肝、大肠经,外用解毒杀虫,燥湿止痒,治疗疮疡疥癣、湿疹瘙痒,尤适用于创面湿烂瘙痒者。

【辨证要点】

干葛洗剂具有燥湿收敛之功,汗多者即可使用,无论虚实。因组方药性偏凉,故热象明显者尤宜,寒热不著者亦可使用。症见局部多汗,皮肤浸渍,伴瘙痒不适者,舌质淡红或红,苔白或略腻,脉弦或滑。

【皮肤病应用思路】

干葛洗剂具有敛汗之功,主要用于治疗多汗症,也可用于治疗以浸渍为主要表现的手癣、足癣、花斑癣等真菌感染性皮肤病。值得注意的是,因本方干燥效果较强,故不宜浸泡过久,必要时配合保湿剂外用。

【医案选录】

(1)多汗症:患者,女,15岁,2015年6月25日初诊。患者自幼手足部多汗,紧张时尤显,严重时如水珠滴下。曾多家医院就诊,应用收敛止汗类药物,可短暂好转。刻下症:双手足皮肤湿冷,如有水浸,无明显瘙痒不适。伴口干、烦躁,纳可,眠安,大便干,小便调。专科情况:双手足皮肤潮湿,皮色如常,皮温偏低,对称发生。舌红、苔白腻,脉弦滑。西医诊断:多汗症;中医诊断:多汗;辨证:湿热熏蒸证。以去湿收敛止汗为法,选用干葛洗方外用治疗,处方:干葛30g、明矾6g,水煎取汁200ml,加水稀释至1 000ml,每日2次适温泡洗手足。用药5天后,患者手足部皮肤较前干燥,仍有湿冷感,外洗中药加苍术10g、苦参10g,加强燥湿收敛之功,每日泡洗1～2次。用药2周后,患者手足皮肤基本干燥。嘱患者适量外用保湿润肤之剂,并调整情绪,避免紧张焦虑及洗烫刺激。随访半年,患者病情时有反复,应用干葛洗方加减治疗可以控制病情,但仍易复发。嘱患者避免紧张与劳累,病情严重时配合中药内服及针灸治疗。

按:患者青少年女性,心脾气虚,心虚胆怯,卫表不固,腠理疏松,不能敛汗；加之湿热内蕴，迫津外泄，故选用祛湿收敛止汗之干葛洗剂外用治疗，收敛燥湿。（杨岚，曲剑华．赵炳南外治洗方的临证辨析应用[J]．北京中医药，2016，35（4）：320-322．）

（2）多汗症伴发腋毛癣：患者，男，26岁，因"双侧腋窝多汗3年，发现左侧腋毛起皮疹2天"就诊。患者3年前无诱因双侧腋窝出现多汗，训练及加班后加重。近1年因工作压力大、加班多自觉出汗增多明显，偶可沿腋毛滴下，个别时有轻微异味，2天前体检时发现左侧腋窝腋毛上附着白色细小结节，特来就诊。患者既往有掌跖部及会阴部多汗史，患者所在单位既往曾有"腋毛癣"患者。体格检查：双侧腋窝腋毛浓密，局部多汗，左侧腋窝部分腋毛上附着冰凌状白色小结节，与毛干紧密黏着，无自觉症状。相邻淋巴结无肿大。诊断：多汗症；腋毛癣。治疗上予以：①剃除双侧腋窝腋毛；②局部予以自制干葛洗剂（葛根配方颗粒6g、枯矾配方颗粒15g、水1 000ml，煮沸20min，待温后备用）湿敷，2次/天，每次30min；③湿敷后外涂红霉素软膏；④口服青大将丸1次2g，2次/天。同时注意局部卫生，保持清洁干燥。治疗4周后，患者局部多汗缓解明显，再生腋毛局部无皮疹。随访3月未复发。

按：多汗症在中医文献中亦有论述，主要由脾胃湿热，蕴蒸肌肤，迫津外泄；或先天不足，阳气偏虚，腠理不固，津液外泄所致。干葛洗剂具有燥湿解毒，透疹止汗等功用，适用于手足多汗症及腋部多汗等。本例患者既往掌跖部潮湿，会阴部特别是肛周多汗潮红，近3年自觉双侧腋窝汗液明显增多，偶尔汗液似滴状流淌，考虑和患者工作任务重，睡眠不足等因素有关。腋毛癣的发病可能与汗液增多导致局部卫生状况差，加之与有腋毛癣同事接触有关。单纯局部多汗症一般无异味，患者腋下的异味可能与局部腋毛浓密、汗液增多及腋毛癣感染有关。治疗上首先剔除双侧腋毛，湿敷干葛洗剂及内服青大将丸祛湿通络，干燥收敛，抑制过多汗液分泌，再外涂抗生素软膏有效治疗分枝杆菌和预防复发。（尚进，尚颖，程琦，等．局限性多汗症伴发腋毛癣1例[J]．皮肤病与性病，2019，41（1）：124-125．）

【现代研究】

干葛洗剂具有较强的敛汗作用。现代药理研究表明，其中葛根具有收敛抗炎，影响机体代谢的作用。白矾能强力凝固蛋白质，又可消炎、止血、止汗、止泻；且其广谱抗菌，对皮肤癣菌、白念珠菌、部分厌氧菌、多种革兰氏阳性球菌及阴性杆菌均有一定程度的抑制作用。故干葛洗剂对于多汗浸渍,可能伴有真菌或细菌感染的皮肤病具有良好的治疗效果。

参 考 文 献

[1] 张桂生. 葛根苦参浸泡液治疗手足癣[J]. 山西中医,2006,22(增刊):50.
[2] 王思园. 明矾的巧思妙用[J]. 中国民间疗法,2014,22(2):93.

(宋晓娟)

51. 水晶膏(《医宗金鉴·外科心法要诀》)

【组方用法】

矿子石灰水化开,取末五钱,又用浓碱水多半茶钟,浸于石灰末内,以碱水高石灰二指为度。再以糯米五十粒,撒于灰上,如碱水渗下,陆续添之,泡一日一夜,冬天两日一夜,将米取出,捣烂成膏。挑少许点于痣上,不可太过,恐伤好肉。

【方证辨析】

方中石灰性辛温,为石灰岩经加热煅烧而成,不断吸收大气中的二氧化碳而成碳酸钙,取其"止血定痛、蚀恶疮"之能;粳米性甘平,含淀粉、蛋白质、脂肪、少量 B 族维生素、单糖等,具缓和、柔腻、胶粘、滋养之特点;两者相配,共起蚀毒而不伤络出血,消赘而不侵肌留疤的妙用。

【辨证要点】

水晶膏主治气血凝结证,本证由孙络之血,滞于卫分,阳气束结而成。症见皮肤的赘生物或良性增生性肿物,颜色偏黯或偏淡,可伴痛痒,多数患者无明显其他不适症状,可有舌紫黯,脉弦涩等症。

【皮肤病应用思路】

水晶膏具有较强的腐蚀性,可用于治疗病毒感染类疾病,如扁平疣、寻常疣、传染性软疣、尖锐湿疣等,也可用于治疗良性增生性皮肤病,如痣、瘢痕疙瘩、血管瘤等。

【医案选录】

（1）扁平疣：倪某，女，38岁，工人。额部、双颧部、腮部等散在性分布米粒至黄豆大小圆形或椭圆形扁平丘疹，表面光滑，质硬，浅褐色，微痒和不适感14年。诊断扁平疣，用水晶膏分4次治疗（每次间隔2天）。治疗方法：皮肤用75%酒精消毒，以牙签蘸水晶膏，均匀点涂疣体表面，避免接触正常皮肤。24小时忌洗擦，第2天开始，适当涂些红霉素软膏或绿药膏等，预防皮肤创伤面感染。25天后痂皮全部脱落，皮疹全消，不留瘢痕，恢复正常皮肤颜色。

按： 扁平疣好发于青年，为皮肤科常见、多发病。西医学认为本病属感染乳头瘤病毒的皮肤病。主要表现为表皮上部弥漫性空泡化疣，宿主细胞是皮肤和黏膜上皮细胞，病毒的成熟程度与细胞的角化程度有关，完整的病毒只见于角化不全上表皮细胞。水晶膏主要成分是强碱，对角化不全的上皮细胞有较强的促成和腐蚀作用，促使病毒包涵体裂碎，被吞噬，随着新陈代谢，创伤的上皮细胞逐渐被修复痊愈。（周德江，吴志海，何桂芬. 水晶膏治疗扁平疣300例[J]. 安徽中医学院学报，1990，2（9）：42.）

（2）血管瘤：杜某，男，1岁半，出生后半月发现左下腹部有麦粒大之红斑，其母未在意，日后渐增大，曾到两家医院诊治，治疗方案均为手术切除，其母疼子不允。检查：瘤体稍隆起，色紫红，质软，大小约2.5cm×2.3cm。采用水晶膏如下法治疗1次，2周后痂落而愈，随访2年未见复发。治疗方法：局部洗净，75%酒精消毒，然后用胶布一块，视瘤体大小，将胶布中间剪一洞，贴于患处，使瘤体暴露于外，胶布块周围贴牢，避免水晶膏浸蚀瘤体周围组织，将水晶膏薄涂抹于瘤体上，厚1～2mm，上面再用胶布2层固定，2日后将胶布全部取下，可见血管瘤体成凹形黑色创面，再以消毒敷料包扎即可。

按： 水晶膏见于《医宗金鉴》，古籍记载主要用于治疗黑痣，其原理为强腐蚀作用，以此启发用于治小儿血管瘤收效甚佳。此病例提示我们水晶膏应用时应避免接触正常皮肤，且结痂后不宜过早揭去，待创面平复自行脱落，均可避免瘢痕形成。应用水晶膏治疗血管瘤具有操作简单无创伤，感染风险小，价廉等优势。（李造坤，李俊伟. 水晶膏外用治疗小儿血管瘤[J]. 新中医，1993，10（9）：12.）

（3）瘢痕疙瘩：孙某，男，27岁。自述青春期患痤疮，反复发作，常自行挤压，现遗留胸前增生性瘢痕数枚，经多方治疗不满意。查体：患者胸前散发4

枚增生性瘢痕,小者如蚕豆状,大者如鸟卵状,表面褐色,质硬。治疗:予棉花蘸水晶膏外敷疙瘩处。先治疗2个较小的,半月后即腐蚀平坦,再用同样的方法治疗较大者。治疗中始终注意保护好正常皮肤。

按:瘢痕疙瘩多继发于皮肤感染或外伤等处,是由于结缔组织大量增生所致。表现为高出皮面的肿物,形状、大小不定,表面光滑,色淡红至红,触之较硬,时有痛痒。水晶膏可以腐蚀增生的结缔组织,使突出皮面的肿物变平,达到治疗瘢痕疙瘩的目的,但腐蚀本身也可能造成皮肤损伤,再次刺激结缔组织增生,因此,在治疗和随访过程中要注意避免和预防瘢痕复发。(钟长庆.改良水晶膏外治瘢痕疙瘩 [J]. 中医外治杂志,2000,9(5):30-31.)

【现代研究】

水晶膏出自《医宗金鉴》,用于治疗黑痣,相当于西医学的色素痣。色素痣分为皮内痣、交界痣和混合痣3种。刘忠恕等认为水晶膏适用于治疗浅小的色素痣,面积过大或痣细胞过深者,应用腐蚀的方法难以完全祛除,且易继发瘢痕,因此不适宜本法治疗。而交界痣、混合痣由于反复刺激可能诱发恶变,也不适宜应用水晶膏治疗。

《医宗金鉴》中的水晶膏是用石灰、纯碱、糯米配制而成。石灰为氧化钙,加水后变为氢氧化钙,与纯碱反应后又变成氢氧化钠,含有氢氧化钠的水溶液被糯米吸收后,再把糯米捣成膏即成水晶膏。但原方中石灰用量太多,腐蚀性太强,且碱浓度不易掌握,因此不少医家对本方进行了改良。钟长庆用特定浓度的氢氧化钠溶液直接浸泡糯米制成改良版水晶膏,并且根据皮损特点的不同,可以通过调节氢氧化钠的浓度调整药物的腐蚀性,如对角质层较薄的皮损,如痣,应用15%~25%的浓度,特别是小儿皮肤娇嫩,只用15%即可。而对于角质层较厚者,如胼胝,可应用25%~50%的浓度,特别是足底后跟表皮厚硬者,可用50%的浓度先使过厚的角质层变薄后,再逐渐应用较低的浓度。刘忠恕等在此基础上还加用了炉甘石、血余炭等,因炉甘石具有收敛作用,可使腐蚀后的创面迅速收敛结痂,血余炭有化瘀止血,敛疮生肌的功效,其中含有多种微量元素,对创面愈合起到重要作用,以此来促进伤口愈合,预防瘢痕形成。侯敏等通过大量临床实践,认为水晶膏应用时多有疼痛感,且剂型为糊剂,故还有久存会变干而失效,且不适于批量生产的局限性。因此加用了达克罗宁、薄荷脑2种局麻药物以减轻患者痛苦,并将各种原料制成粉剂,装入密封小瓶中,用铝盖封口,用时打开,加水搅拌均匀后使用,可延长保存时间。侯敏还用薏苡仁替代原方中的糯米,《中国药典》中记载薏苡仁对赘疣有治疗功能。综上所述,改良版水晶膏可用于治疗多种病毒感染性疾病,如扁平疣、寻常疣、传染性软疣、尖锐湿疣等,疗效显著。

参 考 文 献

[1] 刘忠恕、李光平、李彦. 改良水晶膏治疗色素痣 100 例临床观察 [J]. 天津中医药,1989（4）:13.

[2] 侯敏、侯润安、王亚琴,等. 论水晶膏的改良及用之治疗 4 种疣病 [J]. 中外医疗,2011,21:128-129.

（杨皓瑜）

52. 润肌膏（《外科正宗》）

【组方用法】

麻油四两,当归五钱,紫草一钱同煎,药枯滤清,将油再熬,加黄蜡五钱化尽倾入碗内,顿冷,搽擦患上渐愈矣。

【方证辨析】

方中当归养血润燥,紫草凉血解毒,《药性论》称其"治恶疮、㿋癣",麻油润燥、解毒、生秃发。三药配合,共成养血、凉血、润燥之功。用于秃疮、白屑风、湿疹等见证如上所述者,极为适宜。

【辨证要点】

润肌膏具有养血润燥,凉血解毒之功,用于治疗秃疮、白屑风证属血分燥热者。症见头皮干枯,白斑作痒,头发脱落;或头面瘙痒,日久出现白屑,脱而复生者。可伴口干口渴,舌红、苔燥,脉细数等症。

【皮肤病应用思路】

润肤膏具有"杀虫祛风,润肤止痒"的功效,可用于治疗白癣和脂溢性皮炎等与真菌感染有关的皮肤病,表现为头皮瘙痒、白色鳞屑、脱发等症状;也可用于慢性湿疹等以皮肤干燥、粗糙、苔藓化、脱屑、皲裂等为主要表现的皮肤病。

【医案选录】

慢性湿疹:王某,女,27岁。右手掌皮肤燥裂,瘙痒,不断加剧3年。患者3年前产后出现右手拇、示指皮肤粗糙,并现小裂口,每洗衣物后加重,1年前皮肤干燥,手掌及指均出现小裂口,伴痒。曾在当地医院诊断为"手癣"。用克霉唑软膏外涂及中药泡洗,未见效,诸症加剧,遂来诊。查:右手掌及拇指、示指、中指皮肤干燥,粗糙,糠秕状脱屑,深浅不一皲裂。部分裂口处发红,渗血,真菌镜检阴性。诊断:湿疹。治疗:外涂润肌膏,日3次,嘱患者避免与洗衣粉,肥皂接触。复诊:掌指皲裂基本消失,诸症皆除,仅觉手部干燥,拇指、示指端有细小裂纹,嘱其继用一疗程。随访1年未复发。

按:慢性湿疹多由风邪外侵,客于皮肤毛孔,滞塞皮肤脉络,郁久化热成燥,肤失所养而成燥证。润肌膏中用紫草既能清热凉血,又能解毒透邪润燥,配小剂量当归活血养血润燥,共治皮肤脉络阻塞,血不润肤之燥证,麻油既能清热解毒,又具有较强的润肤之功。方中可加地骨皮,取其清热凉血润肤之功能,加强紫草、当归之药效;或加丁香,取其芳香透皮之功能,可刺激皮肤,增强皮肤对药物的吸收作用。诸药合用,共成清热凉血,润燥止痒的作用。(杨坚真.紫归油外治皲裂性湿疹98例[J].湖南中医学院学报,1993,2(13):27.)

【现代研究】

润肌膏方中当归、紫草以活血润肤为法,凡皮肤干燥作痒有裂纹者均宜外用润肌膏,《疡疡全书》《杂病广要》《外科正宗》《疡科捷径》等古籍中记载"皮燥眉脱""白斑作痒""秃疮""脱发"等症亦可用此膏。

润肌膏传承至今,也有不少国内外学者对其进行加工改良,用于多种皮肤病的治疗。日本学者华冈青州(公元1760—1835)在本方基础上加入豚脂制成紫云膏。白崇智等认为紫云膏除可用于治疗皮肤脱屑皲裂等慢性皮肤病外,也可用于治疗接触性皮炎、痱等急性皮肤病,且因当归具有活血通络的特性,还适用于冻疮、溃疡等瘀血阻络所致的疾病。杨金枝等在原方基础上加用川芎、黄连制成芎黄润肌膏,用于治疗白秃疮,相当于西医的白癣,疗效显著。其中黄连苦寒,与紫草配伍加强清热解毒,泻火除湿之效,现代药理研究认为两者均有良好的抗菌作用；川芎能行气活血，与当归配伍可以散瘀消肿，生肌敛疮，现代研究认为两者均有较好的抗炎作用。赵炳南先生在润肌膏的基础上加用大黄粉制成清爽膏，清爽膏具有清热解毒，凉血止痛的功效，主要用于烫伤、烧伤、冻疮等创面清洁，又可用于多形红斑、银屑病、红皮病等炎症性干燥脱屑皮损。另外，赵老还用甘草油浸泡当归、紫草，再用凡士林调和，调配出甘草润肌膏，再加入蜂蜜，化裁出复方归紫膏，复方归紫膏对于干燥脱屑类皮损均有较好的疗效。综上，润肌膏主要用于血燥证引起的各种皮肤病，临床表现以皮肤干燥脱屑为主，通过加减化裁，也可用于治疗血瘀证所致的皮肤创伤类疾病，对血热证所致的急性皮肤病临床中均可酌情使用，也有一定疗效。

参 考 文 献

[1] 蒋岚，孙丽蕴. 润肌膏的演变在中医古籍外用制剂中的规律研究 [J]. 东南大学学报，2018，37（1）：149-151.

[2] 白崇智，梁忠民. 神效紫云膏的临床运用 [J]. 陕西中医函授，1985（1）：40-41.

[3] 杨金枝，贾敬选. 芎黄润肌膏治疗秃疮的临床疗效观察 [J]. 中医中药指南，2015，13（14）：208-209.

[4] 李彩虹，周克元. 黄连活性成分的作用及机制研究进展 [J]. 时珍国医国药，2010，21（2）：466-468.

[5] 胡永金，乔金玲，朱仁俊，等. 紫草与大青叶提取物体外抑菌效果研究 [J]. 安徽农业科学，2010，38（9）：4565-4567.

[6] 刘医辉，杨世英，马伟林，等. 当归药理作用的研究进展 [J]. 中国当代医药，2014，21（22）：192-196.

[7] 张晓琳，徐金娣，朱玲英，等. 中药川芎研究新进展 [J]. 中药材，2012，35（10）：1706-1711.

[8] 李冠汝，孙丽蕴，王萍. 燕京赵氏学术流派中医外治临方调配应用分析 [J]. 北京中医药，2019，38（10）：950-953.

（杨皓瑜）

53. 玉容散（《医宗金鉴·外科心法要诀》）

【组方用法】

白牵牛、团粉、白蔹、白细辛、甘松、白鸽粪、白及、白莲蕊、白芷、白术、白僵蚕、白茯苓、荆芥、独活、羌活、白附子、鹰条白、白扁豆各一两,防风五钱,白丁香一两共研末。每用少许,放手心内,以水调浓搽搓面上,良久再以水洗面,早晚日用二次。

【方证辨析】

方中君药为白芷,气味辛温,《本草崇原》认为:"土主肌肉,金主皮肤,白芷得阳明金土之气,故长肌肤。面乃阳明之分部,阳气长,则其颜光,其色鲜,故润泽颜色。白芷色白,作粉如脂,故可作面脂。"臣药是四味白色的药物:白僵蚕、白及、白蔹、白附子。白僵蚕味咸、辛,气平,"灭黑黑干及诸疮瘢痕,面色令好";白及气味苦平,《本草纲目》记载主治"面上皯疱,令人肌滑";白蔹苦、甘、辛,微寒,《本经逢原》曰:"白蔹性寒解毒,敷肿疡疮,有解散之力,以其味辛也。"白附子味甘、辛,气温,《本草经疏》认为:"辛温善散,故能主面上病而行药势也……治一切冷风气、面黚瘢疵。"四药配伍,共奏润肌、消斑、祛风、散结之效。牵牛味苦辛,性寒,除风毒,黄元御认为:"逐痰泻水,破聚决壅……风刺雀斑之症皆医。"细辛"辛温,宜入心、肝等经,以疗在里之风邪,其气升阳,故上部多功";甘松芳香,气平,味甘,温,治皯黯;白术甘而除湿,为脾家要药,茯苓、白扁豆加强健脾除湿之功;荆芥、独活、羌活、防风、丁香皆为辛温之品,有升阳之功,温运经脉,祛风活络。以上共为佐使药,加强白芷光鲜皮肤的治疗作用。团粉即绿豆粉,清热散结;鹰条白是指鹰粪中化未尽之毛;白鸽粪在历代美容品配方中都是重要的护肤材料。诸药相合,制成香粉,每日搽面,可祛瘀生新,消除褐斑,使面部洁白细嫩,色泽悦人。

【辨证要点】

玉容散用于治疗鼾黑皯黯(又名鼾黑斑),该病多因气滞血瘀,颜面气血失和而发病。表现为初起色如尘垢,日久黑似煤形,枯黯不泽,大小不一,小者如粟粒赤豆,可伴舌黯红,脉弦涩等症。相当于西医的黄褐斑。

【皮肤病应用思路】

玉容散具有祛风活络,祛瘀生新的功效,临床应用本方外搽或外洗以治疗雀斑、黄褐斑、痤疮以及脂溢性皮炎等与皮脂分泌有关的诸皮肤病及色素沉着等病证,在常规中西医治疗的基础上,配合外用玉容散加减可明显提高治疗效果,值得在临床推广。

【医案选录】

黄褐斑(鼾黑斑):应用此方最为经典的医案当属慈禧。经故宫博物院宫廷部专家证实,此方是慈禧太后的御用秘方,用来治疗黑斑、改善皮肤粗糙,保持美白和去粉刺。据《慈禧光绪医方选议》记载,当慈禧太后逐渐步入中年时,脸部肌肤变得粗糙发黄,还出现了大片黑斑。经御医反复研究和论证,诊断为鼾黑斑,最终选用玉容散为底方加减为慈禧太后诊治,处方用药:白芷1两5钱,白牵牛5钱,防风3钱,白丁香1两,甘松3钱,白细辛3钱,山奈1两,白莲蕊1两,檀香5钱,白僵蚕1两,白及3钱,鹰条白1两,白蔹3钱,鸽条白1两,团粉2两,白附子1两。使用方法:上研极细末,每用少许,放手心内,以水调浓,搽搓面上,良久再用水洗净,日2～3次。慈禧用后肌肤恢复白润光洁。

按: 鼾黑斑,相当于西医的黄褐斑,是一种常见的面部色素沉着性疾病,多见于女性,严重影响面部美观。发病原因较为复杂,一般认为与遗传因素、紫外线照射、妊娠、口服避孕药、某些慢性疾病、化妆品中的光敏物质及饮食有关。中医学认为,黄褐斑的病因病机为精血不足,不能上荣于面;或气血瘀滞皮下,色素沉着;或肝郁气滞,郁久化热,灼伤阴血,致使颜面气血失和而发病。而玉容散有活血化瘀之功,可利于面部血液正常循环,细胞代谢正常进行,从而有效地分解色素,阻碍其形成以达到祛斑作用。

【现代研究】

西医学研究表明,黄褐斑是色素增加性皮肤病,酪氨酸酶是黑素生成途径中的主要限速酶,酪氨酸酶在黄褐斑发生发展过程中起着重要作用,而玉容散方中部分中药具有调节酪氨酸酶活性的作用,且组方中白色中药均能抑制黑素代谢。白芷、白蔹、白及等还对皮肤致病菌有不同程度的抑制作用,可使皮肤光洁,能去面部黑斑。临床研究也证实,在常规中西药治疗黄褐斑的基础上,外用经方玉容散加减做面膜治疗,可明显提高治疗效果,且复发率低,无毒副作用,可在临床推广使用。

参 考 文 献

[1] 邓燕, 杨柳. 中药对黑素细胞及酪氨酸酶调节作用的研究进展 [J], 新中医, 2003, 35 (5): 72-73.

[2] 李莉.《医宗金鉴》中玉容散加减治疗黄褐斑的疗效观察 [J]. 中华中医药学刊, 2009, 27 (4): 822-823.

（杨皓瑜）

54. 海艾汤(《医宗金鉴·外科心法要诀》)

【组方用法】

海艾、菊花、藁本、蔓荆子、防风、薄荷、荆穗、藿香、甘松各二钱。

水五六碗，同药煎数滚，连汤共入广口钵内。先将热气熏面，候汤少温，用布蘸洗，日洗二三次，洗后避风，忌鱼腥、发物。

【方证辨析】

方用海艾为君药，《本草纲目》记载其能"利阴气，生肌肉，避风寒"。菊花祛风，能"治身上诸风"(《汤液本草》); 荆芥"发表汗解利诸邪，通血脉传送五脏"(《本草蒙筌》); 防风治风兼能散湿，以上三药为本方之臣药。薄荷"清六阳会首，驱诸热生风"(《本草蒙筌》); 藿香"主治风水毒肿，去恶气"(《本草纲目》); 甘松主治恶气、风疳; 蔓荆子"体轻而浮，上行而散。故所主者，皆头面风虚之证"(《本草纲目》)，以上四味，引药上行，清热祛风，为本方之佐药。而藁本为本方之使药，《汤液本草》记载其为"太阳经风药，治寒邪结郁于本经"。诸药合用，共奏治风散湿，通利血脉之功。

【辨证要点】

海艾汤主治油风血虚证。俗称鬼剃头，相当于西医的斑秃。由肌肤失养，毛孔开张，邪风乘虚袭入，以致风盛血燥，不能荣养毛发，表现为毛发干焦，成片脱落，皮红光亮，干燥脱屑，痒如虫行，可伴舌淡、苔薄，脉细等症。

【皮肤病应用思路】

海艾汤,可祛风燥湿热之邪,外洗用于治疗头部脂溢性皮炎、脂溢性脱发、斑秃等。对于头皮干燥,脱屑较多,发质干枯之血虚风燥者更为适宜。

【医案选录】

脂溢性脱发:龚某,女,30岁。患者去年开始脱发。现见全头黑发脱光,只剩下稀少白发。已生3胎,月经量少,不规则,常后错。舌质淡,苔薄白,脉细。辨证:精血亏损、肝肾不足证。立法:益肾补血祛风。处方:神应养真汤加减,何首乌30g、当归9g、熟地黄7.5g、枸杞子15g、川芎7.5g、天冬9g、麦冬9g、菟丝子15g、白芍7.5g、钩藤9g、防风9g。3剂,水煎内服。外洗药:蔓荆子9g、薄荷(后下)6g、防风9g、艾叶9g、鲜桑叶9g、菊花9g、藁本9g、侧柏叶9g、荆芥9g、藿香9g。3剂,每日1剂,水煎洗,日3~4次。

二诊:服药后尚无明显效果,舌脉同前。再服上方去天冬、麦冬加芝麻30g,补骨脂、侧柏叶各9g,3剂。外洗方:前方加桑椹30g,3剂。

三诊:头上秃处开始长出黑发根,唯近日纳减。处方:内服方中加焦三仙30g、陈皮9g,以助消化,3剂,两日1剂。外洗方同前,3剂。另配丸药:芝麻60g、何首乌60g、当归90g、川芎15g、生地黄30g、熟地黄30g、白芍30g、女贞子30g、菟丝子30g、五味子30g、补骨脂30g、山药30g、菊花30g。上药共研细末,蜜丸,每丸9g,早晚各1丸。

四诊(6月28日)服药后第8天头上逐渐长出几束黑发,就诊时已满头黑发,纳佳,精神好。继服丸药,又配丸药两料,并嘱常用艾叶、桑叶适量煎水洗头。

按:《素问·五脏生成》云:"肾之合骨也,其荣发也。"《诸病源候论》云:"若血盛则荣于头发,故须发美,若血气衰弱,经脉虚竭,不能荣润,故须发秃落。"陈修园说:"心主血,发者血之余。"以上说明头发营养来源于血,而根源于肾气。身体强壮、气血充实之人,则发乌而润泽。脱发的原因多由血虚肾亏所致,血虚则肌肤失养,腠理不固,邪风乘虚而入;肾亏则水不涵木,肝火上炎;风火交炽,以致血燥阴伤,头眩发枯,逐成落发之症。本例患者几年内连生3胎,出血太过,生育过度而致肾亏血少,发失所养,故先见月经后错,经量逐渐减少,继而脱发。因而本病治疗应从滋补肝肾、养血祛风为主,内服以神应养真汤加减,以治其本,外用以海艾汤加减,洗之,以治其标。内服方中四物补血,何首乌、黑芝麻、枸杞子、菟丝子等补肝肾，佐以菊花、羌活、防风、木瓜等祛风镇静。临床体会，何首乌、黑芝麻不仅长于补肾阴，而且补而不腻，治脱发重用之，可提高疗效。羌活、防风都是祛风主药，防风乃风药中之润剂，用之能祛风于外，羌活散肌表游风能直达巅顶，用之祛风于上。用菊花一味更寓有深意，这是基于"肺主皮毛"之说，陈修园云："发亦毛类，属手太阴肺。"肺脏有热，也可致"皮枯而毛拔"，故用菊花清肺热，肺阴虚者还可加天冬、麦冬以清肺润燥。全方养中有疏，疏中有养，补而不滞邪，攻而不伤正，以本为主，标本并治，故药到病除。（许隆祺.脱发治验4则[J].中国农村医学,1988,3:39-40.）

【现代研究】

《外科正宗》中海艾汤洗剂，用于治疗血虚风热的毛发脱落、痒如虫行等。方药有祛风清热之功，荆芥、防风、薄荷、菊花有较好的止痒作用。现代药理研究表明，藿香、海艾、藁本有不同程度的抗真菌作用，藿香、荆芥、防风、薄荷、菊花、蔓荆子有一定的抗炎、抑菌、抗过敏作用。海艾汤洗剂治疗脂溢性皮炎及其所致的脱发也有一定疗效。另有研究证实，海艾汤加减用于治疗头皮银屑病及寻常性银屑病（血瘀证）也具有一定的疗效。

参 考 文 献

[1] 江苏新医学院.中药大辞典[M].上海：上海科学技术出版社,1986.

[2] 单敏洁.海艾汤外洗治疗头部脂溢性皮炎38例[J].江西中医药,2006,4:31.

[3] 刘岩,闵仲生,单敏洁,等.海艾汤外洗治疗头部银屑病35例[J].现代中医药,2011,31(6):24-25.

[4] 李银玲.海艾汤加减方外泡联合中药内服治疗寻常型银屑病（血瘀证）疗效观察[D].南京中医药大学,2016.

（蔡文墨）